普通高等教育案例版系列教材

案例版

供临床、基础、口腔、麻醉、影像、药学、检验、护理、法医等专业使用

医学统计学计算机操作教程

第3版

主　　编	罗家洪	郭秀花				
副 主 编	姚应水	贾　红	刘启贵	赵若望	董莉萍	程晓萍
	毛　勇	李秀央	谢红卫	孟　琼	刘　芬	
学术秘书	何利平	彭林珍				
编　　者	（按姓氏汉语拼音排序）					

常　巍（昆明医科大学）　　　　　　　陈　燕（皖南医学院）
陈　莹（昆明医科大学）　　　　　　　程晓萍（锦州医科大学）
董莉萍（北华大学）　　　　　　　　　杜瑞红（北华大学）
郭秀花（首都医科大学）　　　　　　　郝金奇（内蒙古科技大学包头医学院）
何利平（昆明医科大学）　　　　　　　和丽梅（昆明医科大学）
贺连平（皖南医学院）　　　　　　　　侯瑞丽（内蒙古科技大学包头医学院）
胡志宏（北华大学）　　　　　　　　　贾　红（西南医科大学）
李晓梅（昆明医科大学）　　　　　　　李秀央（浙江大学）
刘　芬（首都医科大学）　　　　　　　刘军祥（西南医科大学）
刘启贵（大连医科大学）　　　　　　　刘　艳（南华大学）
罗家洪（昆明医科大学）　　　　　　　罗　健（昆明医科大学）
毛　勇（昆明医科大学）　　　　　　　孟　琼（昆明医科大学）
彭林珍（云南交通职业技术学院）　　　宋桂荣（大连医科大学）
童玲玲（南华大学）　　　　　　　　　王良君（锦州医科大学）
王耶盈（昆明医科大学）　　　　　　　吴梦吟（浙江大学）
肖媛媛（昆明医科大学）　　　　　　　谢红卫（南华大学）
闫宇翔（首都医科大学）　　　　　　　姚应水（皖南医学院）
叶运莉（西南医科大学）　　　　　　　俞婉琦（浙江大学）
喻　箴（昆明医科大学）　　　　　　　詹志鹏（锦州医科大学）
张　凤（首都医科大学）　　　　　　　张俊辉（西南医科大学）
赵若望（内蒙古科技大学包头医学院）

科学出版社

北　京

郑 重 声 明

为顺应教学改革潮流和改进现有的教学模式，适应目前高等医学院校的教育现状，提高医学教育质量，培养具有创新精神和创新能力的医学人才，科学出版社在充分调研的基础上，首创案例与教学内容相结合的编写形式，组织编写了案例版系列教材。案例教学在医学教育中，是培养高素质、创新型和实用型医学人才的有效途径。

案例版教材版权所有，其内容和引用案例的编写模式受法律保护，一切抄袭、模仿和盗版等侵权行为及不正当竞争行为，将被追究法律责任。

图书在版编目（CIP）数据

医学统计学计算机操作教程 / 罗家洪, 郭秀花主编. —3版. —北京：科学出版社，2018.3

普通高等教育案例版系列教材

ISBN 978-7-03-056280-7

Ⅰ. ①医… Ⅱ. ①罗… ②郭… Ⅲ. ①计算机应用–医学统计–高等学校–教材 Ⅳ. ①R195.1-39

中国版本图书馆 CIP 数据核字（2018）第 006623 号

责任编辑：朱 华 / 责任校对：郭瑞芝
责任印制：李 彤 / 封面设计：王 融

科学出版社出版
北京东黄城根北街16号
邮政编码：100717
http://www.sciencep.com

北京盛通商印快线网络科技有限公司 印刷
科学出版社发行 各地新华书店经销

*

2007年 8 月第 一 版　开本：850×1168 1/16
2018年 3 月第 三 版　印张：18 1/2
2023年 8 月第十九次印刷　字数：612 000
定价：59.80元
（如有印装质量问题，我社负责调换）

前　言

本教材是根据《国家中长期教育改革和发展规划纲要（2010—2020年）》《国家中长期人才发展规划纲要（2010—2020年）》《国家中长期科学和技术发展规划纲要（2006—2020年）》等的精神，在本科案例版《医学统计学》（第2版）和《医学统计学计算机操作教程》（第2版）等的基础上编写的第3版《医学统计学计算机操作教程》，本教程本着与时俱进、改革与创新医学生培养模式、教学方法的宗旨，在借鉴国外先进教学模式——案例式教学模式的基础上，编写的适合中国国情的全新案例式教程。本教程可与本科案例版《医学统计学》第3版配套使用，也可以与其他教材配套使用，还可以独立供本科生、研究生等学习SPSS统计软件包使用，本教程以SPSS20.0撰写计算机操作过程。

本教程是常年从事医学统计学和卫生统计学教学工作的各位主编、副主编及编委的经验总结，也是医学科研统计方法的综合反映，具有先进性、科学性、启发性、实用性等主要特点。

《医学统计学计算机操作教程》主要突出了以下几个方面的特点：

1. 目的明确、重点突出　为避免学习中主次不分的情况，每章的第一部分就向学生介绍本章的目的要求，让学生知道学习的重点和难点，应该掌握、熟悉和了解的内容。在分清主次的基础上，提高学习的主动性和积极性，事半功倍地学好医学统计学。

2. 操作明细、解释详尽　为适应信息时代的发展，准确高效地分析处理各种医学科研资料，医学生有必要具备应用SAS、SPSS、PEMS等统计软件包的能力。为使医学生掌握SPSS的常用统计分析方法，本教程以教材为基础，以实例分析和计算机操作的形式，按统一模式构建例题（分析→操作→结果→解释），由浅入深地指导学生学习SPSS的应用。具体模式：首先，分析资料的研究目的、类型及其设计方案，据此决定应该采用何种统计方法进行分析，调用何种SPSS过程实现；然后，以图文并茂的形式指导学生进行每一步操作（建立数据库→输入数据→统计分析），并以统计术语的形式，翻译每个新出现的英语单词或短语；最后，根据SPSS的输出结果，逐行逐字地解释了每个结果的意义，并做出统计结论。

3. 分析正误、解惑答疑　为方便学生学习，本教材全面解答了案例版《医学统计学》的思考练习题和本书内的补充思考练习题，均按解答、评析的形式，具体分析每道习题错误的原因或正确的道理，特别是针对反例式应用分析题，既详尽分析了错误原因，又给出正确做法。这样的解题方式，相信会让学生感到好学、易懂、过目不忘。

4. 题库丰富、适应备考　为适应医学生参加执业医师、研究生入学等综合性考试的备考需求，我们在教材思考练习的基础上，根据教学大纲的要求，增加了大量的补充思考练习题，其中大部分应用分析题都是最近一年医学科研热点的浓缩，相信会有所帮助。

本教程的编写融入了主编、各位副主编和编委的大量心血，饱含着所有参编院校对莘莘学子的期望和爱心。在本教程编写和出版过程中，得到了科学出版社和各参编医科院校的大力支持；同时，昆明医学院院长姜润生教授，副院长李松教授，副院长李燕主任医师，教务处章宗籍处长，公共卫生学院陆林院长、张有福书记、殷建忠副院长等也给予了大力支持并提出了宝贵意见，我谨代表全体编委一并鸣谢。

本教程是全新案例版《医学统计学计算机操作教程》（第3版），限于我们的水平和缺乏编写经验，可能有不少的缺点和错误，热忱欢迎广大师生和同行批评指正，并希望各医学院校在使用过程中不断总结经验，提出宝贵意见，以便进一步修改完善。

罗家洪
2017年8月于春城昆明

目 录

第1章 绪论 ··· 1
　一、目的要求 ··· 1
　二、实例分析与计算机操作 ·· 1
　三、思考练习参考答案 ·· 10
　四、补充思考练习 ·· 12
　五、补充思考练习参考答案 ··· 13

第2章 计量资料的统计描述 ··· 15
　一、目的要求 ·· 15
　二、实例分析与计算机操作 ··· 15
　三、思考练习参考答案 ·· 21
　四、补充思考练习 ·· 24
　五、补充思考练习参考答案 ··· 26

第3章 分类资料的统计描述 ··· 28
　一、目的要求 ·· 28
　二、实例分析与计算机操作 ··· 28
　三、思考练习参考答案 ·· 32
　四、补充思考练习 ·· 37
　五、补充思考练习参考答案 ··· 39

第4章 统计表与统计图 ··· 41
　一、目的要求 ·· 41
　二、实例分析与计算机操作 ··· 41
　三、思考练习参考答案 ·· 63
　四、补充思考练习 ·· 66
　五、补充思考练习参考答案 ··· 68

第5章 总体均数估计与假设检验 ·· 70
　一、目的要求 ·· 70
　二、实例分析与计算机操作 ··· 70
　三、思考练习参考答案 ·· 81
　四、补充思考练习 ·· 88
　五、补充思考练习参考答案 ··· 90

第6章 方差分析 ·· 92
　一、目的要求 ·· 92
　二、实例分析与计算机操作 ··· 92
　三、思考练习参考答案 ··· 102
　四、补充思考练习 ··· 106
　五、补充思考练习参考答案 ·· 109

第7章 二项分布与Poisson分布 ··· 110
　一、目的要求 ··· 110
　二、实例分析与计算机操作 ·· 110
　三、思考练习参考答案 ··· 117
　四、补充思考练习 ··· 120
　五、补充思考练习参考答案 ·· 122

第8章 χ^2检验 ·· 124

一、目的要求 ··· 124
　　二、实例分析与计算机操作 ··· 124
　　三、思考练习参考答案 ··· 132
　　四、补充思考练习 ·· 137
　　五、补充思考练习参考答案 ··· 139
第 9 章　秩和检验 ·· 142
　　一、目的要求 ··· 142
　　二、实例分析与计算机操作 ··· 142
　　三、思考练习参考答案 ··· 154
　　四、补充思考练习 ·· 157
　　五、补充思考练习参考答案 ··· 159
第 10 章　直线相关与回归 ·· 161
　　一、目的要求 ··· 161
　　二、实例分析与计算机操作 ··· 161
　　三、思考练习参考答案 ··· 167
　　四、补充思考练习 ·· 172
　　五、补充思考练习参考答案 ··· 174
第 11 章　调查设计 ·· 177
　　一、目的要求 ··· 177
　　二、实例分析与计算机操作 ··· 177
　　三、思考练习参考答案 ··· 179
　　四、补充思考练习 ·· 181
　　五、补充思考练习参考答案 ··· 183
第 12 章　实验设计 ·· 185
　　一、目的要求 ··· 185
　　二、实例分析与计算机操作 ··· 185
　　三、思考练习参考答案 ··· 190
　　四、补充思考练习 ·· 194
　　五、补充思考练习参考答案 ··· 195
第 13 章　剂量反应 ·· 197
　　一、目的要求 ··· 197
　　二、实例分析与计算机操作 ··· 197
　　三、思考练习与参考答案 ·· 206
　　四、补充思考练习 ·· 210
　　五、补充思考练习参考答案 ··· 212
第 14 章　多因素分析 ··· 213
　　一、目的要求 ··· 213
　　二、实例分析与计算机操作 ··· 213
　　三、思考练习参考答案 ··· 226
　　四、补充思考练习 ·· 230
　　五、补充思考练习参考答案 ··· 231
主要参考文献 ··· 233
附录一　《医学统计学》期末模拟考试题（一） ·· 234
附录二　《医学统计学》期末模拟考试题（二） ·· 237
附录三　《医学统计学》期末模拟考试题（三） ·· 240
附录四　《医学统计学》期末模拟考试题（四） ·· 266

第 1 章　绪　论

一、目的要求

【了解】　医学统计学的概念及主要内容。
【熟悉】　统计工作的基本步骤。
【掌握】
1. 统计资料的类型及其相应的分析方法。
2. 统计学的几个基本概念。
【重点难点】
1. 重点是统计资料的类型和统计学的基本概念。
2. 难点是正确区别统计资料的类型。

二、实例分析与计算机操作

（一）SPSS 的概述

SPSS（Statistical Package for Social Sciences，社会科学统计软件包）是美国 SPSS 公司开发的大型统计软件包，适用于社会科学、医学、经济学、心理学等各个领域。在国际学术界有条不成文的规定：凡是用 SAS 和 SPSS 统计分析的结果，在国际学术交流中可以不必说明算法。本书的实例分析是以 IBM SPSS Statistics 20.0 版本为基础，结合教材的例题和思考练习题，具体介绍 SPSS 的应用。

（二）SPSS 的启动

双击桌面 SPSS 快捷图标或单击**开始** → **程序** → IBM SPSS Statistics，即可启动（激活）SPSS 的数据编辑窗口；SPSS 数据编辑窗口的第一行是主菜单，共包含 12 个菜单项，第二行是数据编辑快捷工具栏。单击窗口左下角的 Variable View（变量视窗）或 Data View（数据视窗），可以在变量视图窗口（图 1-1）和数据视图窗口（图 1-2）之间互相切换。下面介绍主要菜单。

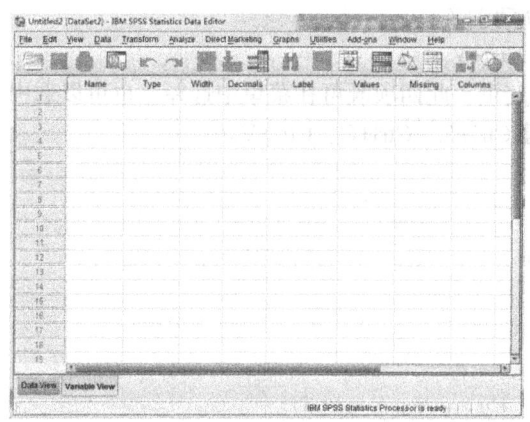

图 1-1　SPSS 的 Variable View 窗口

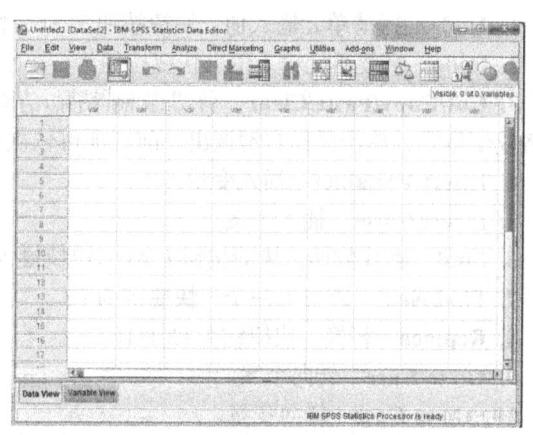

图 1-2　SPSS 的 Data View 窗口

（三）File 菜单（文件操作）

1. New　新建文件，快捷键为 Ctrl+N。包括新建 **Data**（数据）、**Syntax**（程序）、**Output**（输出结果）、**Draft Output**（草案输出结果）、**Script**（脚本）。

2. Open　打开文件，快捷按钮为 ，快捷键为 Ctrl+O。包括打开 **Data**（数据）、**Syntax**（程序）、**Output**（输出结果）、**Script**（脚本）、**Other**（其他类型文件）。

3. Open Database 打开数据库，包括 **New Query**（新建查新）、**Edit Query**（编辑查新）和 **Run Query**（运行查新）。

4. Read Text Data 打开文本数据。

5. Close 关闭，快捷键 Ctrl+F4。

6. Save 保存文件，快捷按钮为 ，快捷键为 Ctrl+S。保存文件时，文件的格式不同，其后缀名也不同。SPSS 数据文件的默认后缀名为".sav"；程序文件的默认后缀名为".SPS"；输出结果的默认后缀名为".spv"。

7. Save as 另存为…。若要保留原数据文件，可用 **Save as** 将修改过的数据以新文件名保存。可用 **Save as** 将 SPSS 数据文件转换为 Excel、SAS、Stata 等数据文件。

8. Save All Data 保存所有数据。

9. Export To DataBase 导出到数据库，将 SPSS 数据文件导出为 Excel、SAS、Stata 等数据文件，或用 **Export**…将 SPSS 结果转换为 Word 文件等。

10. Mark File Read Only 将文件标记只读。

11. Rename Dataset 重新命名数据集。

12. Display Data File Information 显示数据文件信息，包括 **Working File**（工作文件）和 **External File**（外部文件）。

13. Cache Data 缓存数据。

14. Stop Processor 停止处理程序，快捷键 Ctrl+Period。

15. Switch Server 开关服务器。

16. Predictive Enterprise Repository 预测企业存储库，包括 **Connect**(链接)、**Store From SPSS Statistic**（从 SPSS Statistics 存储）、**Publish to Web**（发布到互联网）、**Add a File**（添加一个文件）、**Retrieve to SPSS Statistics**（检索到 SPSS 统计软件包）、**Download a File**（下载一个文件）。

17. Print Preview 打印预览。

18. Print 打印，快捷键 Ctrl+P。

19. Recently Used Data 最近使用过的数据。

20. Recently Used File 最近使用过的文件。

21. Exit 退出 SPSS 系统，快捷键为 Alt+F4。

（四）Edit 菜单（编辑）

1. Undo 撤消单元输入值，快捷按钮为 ，快捷键为 Ctrl+Z。

2. Redo 恢复单元输入值，快捷按钮为 ，快捷键为 Ctrl+Y。

3. Cut/Copy/Paste/Clear 剪切/复制/粘贴/清除数据或变量，此四项既可在菜单中选择，也可以选中单元格或变量后，单击鼠标右键调出。前三项可依次用快捷键 Ctrl+X、Ctrl+C、Ctrl+V。

4. Insert Variables 插入变量。

5. Insert Cases 插入个案。

6. Find 查找数据，快捷按钮为 ，快捷键为 Ctrl+F。

7. Find Next 查找下一个，快捷键为 F3。

8. Replace 替换，快捷键为 Ctrl+H。

9. Go to Case 转向个案。

10. Go to Case 转向变量。

11. Go to Imputation 转向归因。

12. Options 选项，选择 SPSS 参数。通过 **Options**（选项）语言选择调整，实现中英文 SPSS 统计软件包转换。

（五）View 菜单（视图）

1. Status Bar 状态栏，显示或隐藏状态栏。

2. Toolbars 工具栏定义，系统默认为 **Data Editor**（数据编辑）工具栏。小技巧：工具栏中的 为 **Dialog Recall**（重复调用对话框），单击之，所弹出的下拉列表中就依次列出了最近几次使用的一些过程名（包括非统计分析过程），直接从中选择需要的过程，就可重复已做过的分析。

3. Menu Editor　菜单编辑器，可自定义菜单。

4. Fonts　自定义字体。

5. Grid Lines　显示或隐藏表格线。

6. Value Labels　变量值标签/变量值显示与隐藏切换，系统默认不显示变量值标签，快捷按钮为 。变量值标签的定义方法参见例 4-1。

7. Mark Imputed Data　标识归因数据。

8. Customize Variable View　自定义变量视图。

9. Variables/Data　变量视窗/数据视窗切换，快捷键为 Ctrl+T。

（六）Data 菜单（数据操作）

1. Define Variable Properties　定义变量属性。

2. Copy Data Properties　复制变量属性。

3. New Custom Attribute　新建设定属性。

4. Define Dates　定义日期，主要用于时间序列模型。

5. Define Multiple Response Set　定义多重响应集。

6. Validation　验证，包括 **Load Predefined Rules**（加载预先定义规则）、**Define Rules**（定义规则）和 **Validate Data**（验证数据）。

7. Identify Duplicate Cases　标识重复个案。

8. Identify Unusual Cases　标识异常个案。

9. Sort Cases　个案排序，按个案排序，排序方式有升序（**Ascending**）和降序（**Descending**）两种。

10. Sort Variables　变量排序，按变量排序，排序方式有升序（**Ascending**）和降序（**Descending**）两种。

11. Insert Variable　插入变量，在当前列插入新变量，快捷按钮为 。在 V17.0 后，仅有快键按钮，菜单不再显示。

12. Insert Cases　插入个案，在当前行插入新个案，快捷按钮为 。在 V17.0 后，仅有快键按钮，菜单不再显示。

13. Go to Case　个案定位，到达指定记录号的个案，快捷按钮为 。当数据较多时，非常有用。在 V17.0 后，仅有快键按钮，菜单不再显示。

14. Transpose　数据行列转置，可以将原来的一条记录转成为一个变量，或将原来的一个变量转成一个记录。原变量名会自动保存在系统生成的 case_$|b|$ 的字符变量中。

15. Restructure　数据重排，例如，进行随机区组设计资料的秩和检验时，处理组各为一个变量，但是，当对其进行两两比较时（秩变换分析方法），变量定义需按随机区组设计方差分析的形式，这时就可以调用 Restructure 过程完成这一任务（参见例 9-8）。

16. Merge Files　合并数据文件。

（1）**Add Cases** 增加个案（或记录），从外部数据文件中增加个案到当前数据文件中，称为纵向合并。注意：相互合并的数据文件中应该有相同的变量；

（2）**Add Variables** 增加变量，从外部数据文件中增加变量到当前数据中，称为横向合并。注意：横向合并时默认按照相同个案（或记录）数进行合并，否则会丢弃一部分记录。

17. Aggregate　数据分类汇总，分类汇总是按指定的分类变量（选入 **Break Variables** 框）对观察值（选入 **Aggregate Variables** 框）进行分组，在 **Function** 子对话框中定义需描述的统计量。

18. Orthogonal Design　正交设计，用于自动生成正交设计表格。分为 **Generate**（生成）、**Display**（显示）两个过程。

19. Copy Dataset　复制数据集。

20. Split File　拆分数据文件，用于数据文件的分组处理，快捷按钮为 。选择某分组变量（如性别、职业、实验分组等）对数据文件进行分组后，就可以对数据文件进行分组统计分析。

21. Select Cases　选择个案，用于选择需分析的个案，快捷按钮为 。当不需要分析某变量的全部数据时，可调用该过程进行选择。

22. Weight Cases 个案加权或频数加权，快捷按钮为。在使用频数表格式录入数据时（如 χ^2 检验），相同取值的观察（如处理、疗效）或组段只录入一次，另加一个频数变量用于记录该数值共出现了多少次，分析时需要用 **Weight Cases** 过程将频数加权即将频数变量的数据乘以组段。（参见例 2-2、例 8-1）

（七）Transform 菜单（数据转换）

1. Compute Variable 计算变量，用于对变量进行计算。主要特点：
（1）目标变量可以是新变量，也可以是已有的变量。
（2）**Compute** 过程中赋给变量的值可以是一个常数，也可以是从已有变量值或系统函数计算而得的值，系统函数可以从 **Function** 框中选择。
（3）操作记录既可以是所有记录，也可以设定逻辑条件。**Compute** 过程可以直接调用菜单进行（参见例 5-4），也可以编写程序进行（参见例 3-1）。

2. Count Values with Cases 计数，用于计数每个个案在多个变量中相同数值的发生次数，或某个值或某些值在某个变量取值中出现的次数，并生成一个新变量。

3. Shift Values 转换值。

4. Recode Into Same Variables 在相同变量中重新编码，**Recode** 过程即重新编码（或重新赋值），用于将原变量值按照某种一一对应的关系生成新变量值。

5. Recode Into Different Variables 在不同变量中重新编码。（参见例 2-1）

6. Automatic Recode 自动重新编码，自动按原变量大小生成新变量，功能与 **Rank Cases** 过程类似。

7. Visual Binning 可视离散化，根据现存的连续变量进行分组，并产生一个新的分组变量。可用于将连续变量创建一个分类变量，也可以将多个有序分类合并为少数的分类变量。

8. Optimal Binning 最优离散化，将一个或多个连续变量的值分布到"块"中进行离散化。根据块进行分析。

9. Rank Cases 个案排秩，用于变量的秩变换。可根据某变量的大小进行编秩，并将秩次结果存入新变量。

10. Date and Time Wizard 日期和时间向导。

11. Create Time Series 创建时间序列，用于创建时间序列变量。

12. Replace Missing Value 替换缺失值，用于时间序列模型数据的预处理。

13. Random Number Generator 随机数字生成器，用于设定伪随机种子数，默认情况下随机种子随着时间在不停改变，这样所计算出的随机数值无法重复。在临床试验等情况中，可以人为指定一个种子，结果就可重现。

14. Run Pending Transform 运行挂起的转换。

（八）Analyze 菜单（统计分析）

1. Reports 菜单（统计报表）
（1）**Codebook** 过程：代码本，显示活动数据集中所有或指定变量和多重响应集的变量信息。
（2）**OLAP Cubes（Online Analytical Processing Cubes）**过程：在线分层分析，用于对分组变量的各组之间或不同变量之间进行统计，可计算 **Sum**（总和）、**Number of case**（个案例数）、**Mean**（均数）、**Median**（中位数）、分组中位数（**Grouped Median**）、**Standard Error of mean**（标准误）等。
（3）**Case Summaries** 过程：个案汇总，用于计算 **Number of case**（例数）、**Mean**（均数）、**Median**（中位数）、**Harmonic mean**（调和均数）、**Geometric mean**（几何均数）、分组中位数（**Grouped Median**）、**Standard deviation**（标准差）、**Standard Error of mean**（标准误）等。注：几何均数和调和均数的计算常调用 **Case Summaries** 过程实现。
（4）**Report summaries in row** 过程：按行报表汇总，用于按行形式表达变量或指标的统计量输出报告。可计算 **Sum of values**（总和）、**Mean of values**（均数）、**Standard deviation**（标准差）、**Percentage above value**（高于某值的百分数）、**Percentage below value**（低于某值的百分数）、**Percentage inside low…high…**（界于 **Low** 与 **High** 之间的百分比）等。
（5）**Report summaries in columns** 过程：按列报表汇总，用于按列形式表达变量或指标的统计量输出报告。可计算按行报表汇总的指标。

2. Descriptive Statistics 菜单（描述性统计分析）

（1）**Frequencies** 过程：频数分布分析，用于生成详细的频数表，并可按要求计算描述统计量，生成常用的条图、圆图、直方图等（参见例 2-1）。

（2）**Descriptive** 过程：描述性分析，进行一般性的统计描述，适用于服从正态分布的计量资料。

（3）**Explore** 过程：探索行分析，进行数据分布状况的探索性分析，可进行分层统计描述，例如正态性检验，不同性别的统计描述比较。

（4）**Crosstabs** 过程：行列表（或列联表，或交叉表）分析，进行行列表资料的分析，用于分类资料/等级资料的统计描述及各种假设检验，例如 χ^2 检验、McNemar 检验等（参见第 8 章）。

（5）**Ratio** 过程：比率统计分析，用于对两个连续型变量计算相对比指标。

（6）**P-P Plots** 过程：绘制 P-P 图。

（7）**Q-Q Plots** 过程：绘制 Q-Q 图。

3. Tables（统计表格）**菜单**：包括 **Custom Tables**（设定表格）、**Multiple Response Set**（定义多重响应集）过程。

4. RFM Analysis 菜单：包括 **Transaction Data**（交易资料）和 **Customer Data**（顾客资料）过程。

5. Compare Means 菜单（均数间的比较）

（1）**Means** 过程：平均数分析，用于对样本进行统计描述，即检验前的预分析。可计算各个指标的平均值，或根据一个或多个分类指标计算相关指标的统计量，并可进行单因素方差分析等。

（2）**One-Sample T Test** 过程：单样本 t 检验，进行单样本 t 检验（参见例 5-1）。

（3）**Independent-Samples T Test** 过程：独立样本 t 检验，进行完全随机设计两样本均数比较的 t 检验。（参见例 5-3）

（4）**Paired-Samples T Test** 过程：配对 t 检验，进行配对 t 检验（参见例 5-2）。

（5）**One-Way ANOVA** 过程：单因素方差分析，进行完全随机设计的方差分析（参见例 6-1）。

6. General Linear Model 菜单（一般线性模型）

（1）**Univariate** 过程：单变量方差分析，当应变量为一个时，进行随机区组设计的方差分析（参见例 6-2）。

（2）**Multivariate** 过程：多变量或多元方差分析，当应变量为多个时，进行多元方差分析。

（3）**Repeated Measures** 过程：重复测量方差分析，进行重复测量资料的方差分析。

（4）**Variance Components** 过程：方差成分分析，对层次数据拟合方差成分模型分析。

7. Generalized Linear Models 菜单（广义线性模型）：包括 **Generalized Linear Models**（广义线性模型）过程和 **Generalized Estimating Equations**（广义估计方程）过程。

8. Mixed Models（混合模型）**菜单**：**Linear**（线性混合模型）。

9. Correlate 菜单（相关分析）

（1）**Bivariate** 过程：双变量相关分析，进行两个/多个变量间的参数/非参数相关分析。如果是多个变量，则给出两两相关的分析结果（参见例 10-1、例 10-2）。

（2）**Partial** 过程：偏相关分析，进行偏相关分析。如果需要进行分析的两个变量的取值均受到其他变量的影响，就可以利用偏相关分析对其他变量进行控制，输出控制其他变量影响后的相关系数。

（3）**Distances** 过程：距离相关分析，可对同一变量内部各观察单位的数值或各个不同变量间进行相似性或不相似性（距离）分析。

10. Regression 菜单（回归分析）

（1）**Linear** 过程：线性回归分析，用于拟合线性回归模型，包括简单线性回归（1 个自变量）和多重线性回归（多个自变量）（参见例 10-3、例 10-4）。

（2）**Curve Estimation** 过程：曲线参数估计法，用于拟合常用曲线。

（3）**Partial Least Squares Regression** 过程：部分（偏）最小平方回归。

（4）**Binary Logistic** 过程：二分类 Logistic 回归分析，进行二分类资料的 Logistic 回归分析（参见例 19-1）。

（5）**Multinomial Logistic** 过程：多分类 Logistic 回归分析，进行无序多分类资料的 Logistic 回归分析。

（6）**Ordial** 过程：有序分类回归，进行有序分类资料的 **Logistic** 回归分析。

（7）**Probit** 过程：概率单位法，用于分析剂量反应关系（参见例 13-1、例 13-2）。

（8）**Nonlinear** 过程：非线性回归，对非线性关系资料进行回归分析。

（9）**Weight Estimation** 过程：权重估计法，对观测值精确度不同的资料进行回归分析。

（10）**2-Stage Least Squares** 过程：二阶段最小二乘回归。

（11）**Optimal Scaling（CATREG）**：分类回归分析，对分类资料进行回归分析。

11. Loglinear 菜单（对数线性模型分析）

（1）**General** 过程：广义线性模型分析，进行一般对数线性模型分析，主要用于证实性研究。

（2）**Logit** 过程：Logit 对数线性模型分析，当应变量为两分类时，可以用 Logit 过程提供的对数线性模型来分析。

（3）**Model Selection** 过程：模型选择对数线性分析，用于拟合分层对数线性模型。

12. Neural Networks（神经网络）菜单：包括 **Multilayer Perceptron**（多层感知器）和 **Radial Basis Function**（径向基函）过程。

13. Classify 菜单（分类分析）

（1）**TwoStep Cluster** 过程：二阶段聚类分析，可进行两步聚类分析。

（2）**K-Means Cluster** 过程：快速聚类分析，对记录进行快速聚类，又称为 K-均值聚类分析（快速聚类分析、逐步聚类分析、Q 型聚类分析）。

（3）**Hierarchical Cluster** 过程：系统聚类分析，对数据进行系统聚类或分层聚类分析。

（4）**Tree**（决策树）过程。

（5）**Discriminant** 过程：判别分析，对数据进行判别分析。

（6）**Nearest Neighbor Analysis** 过程：最近邻元素分析。

14. Dimension Reduction 菜单（降维分析）

（1）**Factor** 过程：因子分析，对数据进行因子分析/主成分分析。

（2）**Correspondence Analysis** 过程：对应分析，对数据进行简单对应分析。

（3）**Optimal Scaling** 过程：最优尺度分析，可进行同质性分析、最优尺度分析。

15. Scale 菜单（信度分析）

（1）**Reliability Analysis** 过程：信度分析或可靠性分析，进行内在的信度分析，用于评价问卷的稳定性和可靠性。

（2）**Multidimensional Unfolding（PREFSCAL）** 过程：多维展开分析，对数据进行多维展开分析，尝试查找允许您直观地检查两组对象之间关系的公共定量尺度。

（3）**Multidimensional Scaling（PROXSCAL）** 过程：多维邻近尺度分析，对数据进行多维邻近尺度分析，反映多个研究事物间的相似或不相似程度。

（4）**Multidimensional Scaling** 过程：多维尺度分析，对数据进行多维尺度分析，反映多个研究事物间的不相似程度。

16. Nonparametric Tests 菜单（非参数检验）

（1）**Chi-Square** 过程：单样本 χ^2 检验，用于检验二项/多项分类变量的分布，即检验分类数据样本所在总体分布（各类别所占比例）是否与已知总体分布相同即拟合优度检验。

（2）**Binomial** 过程：二项式检验，用于检验二项分类变量的分布是否服从指定概率参数 P 的二项分布。

（3）**Run** 过程：游程检验，用于检验样本序列的随机性。

（4）**1-Sample K-S** 过程：单样本 K-S 检验（1-Sample Kolmogorov-Smirnov Test，即 1-Sample K-S），用于检验样本是否服从各种常用分布，如正态分布、均匀分布、指数分布。

（5）**2 Independent Samples** 过程：两独立样本秩和检验，进行完全随机设计两样本资料的秩和检验（参见例 9-3、例 9-4）。

（6）**K Independent Samples** 过程：多个独立样本秩和检验，进行完全随机设计多个样本资料的秩和检验（参见例 9-5）。

（7）**2 Related Samples** 过程：两个相关样本秩和检验（配对秩和检验），进行配对设计资料的秩和检验、单样本资料的秩和检验（参见例 9-1、例 9-2）。

（8）**K Related Samples** 过程：多个相关样本秩和检验（随机区组秩和检验），进行随机区组设计资料的秩和检验（参见例9-7）。

17. **Forecasting** 菜单（预测分析、时间序列分析） 可用于尝试预测序列的未来值。解释过去值的序列的模型还可以预测下几个值是增加还是减少，以及增减的幅度有多大。

（1）**Create Models** 过程：建立时间序列模型，用数据建立时间序列模型。

（2）**Apply Models** 过程：应用时间序列模型，从外部文件加载现有的时间序列模型，并将它们应用于活动数据集。使用此过程，可以在不重新建立模型的情况下获得其新数据或修订数据可用的序列的预测值。

（3）**Seasonal Decomposition** 过程：季节分解法，可将一个序列分解成一个季节性成分、一个组合趋势和循环的成分和一个"误差"成分。

（4）**Spectral Analysis** 过程：频谱分析，可用于标识时间序列中的周期行为。它不需要分析一个时间点与下一个时间点之间的变异，只要按不同频率的周期性成分分析整体序列的变异。平滑序列在低频率具有更强的周期性成分；而随机变异（"白噪声"）将成分强度分布到所有频率。

（5）**Sequence Chart** 过程：系列图，通过系列图说明该时间序列是否具有稳定性。

（6）**Autocorrelations** 过程：自相关图，通过自相关图说明该时间序列是否具有平稳性。

（7）**Cross-Correlations** 过程：交叉相关图，通过2个或以上时间序列的正、负或零延迟的交叉相关系数形成的图形，用于时间序列中识别具有其他变量的前导指数的变量。

18. **Survival** 菜单（生存分析）

（1）**Life Tables** 过程：寿命表方法，用于分析分组生存资料，求出不同组段的生存率。当样本量较大时（如$n>50$），可以把资料按不同时间段分成几段，观察不同时间点的生存率。

（2）**Kaplan-Meier** 过程：Kaplan-Meier法（Kaplan-Meier，1958），用于样本含量较小时，不能给出特定时间点的生存率。

（3）**Cox Regression** 过程：Cox回归分析，用于拟合Cox比例风险模型，这是生存分析中最重要的一个分析方法。

（4）**Cox w/Time-Dep Cov** 过程：含时间—依赖协变量的Cox回归分析（Cox时效协变量回归分析），当所研究的危险因素取值随时间不断变化，或危险因素强度随时间不断变化时，不符合Cox模型的适用条件，此时需要对模型加以修正，就必须用这个过程进行分析。

19. **Multiple Response** 菜单（多重响应）

（1）**Define Variable Sets** 过程：定义多重响应数据集，将多个基础变量定义为多重响应数据集（多重二分类变量集或多重分类集），以便进行多重响应分析。

（2）**Frequencies** 过程：多重响应频率分析，可产生多重响应数据集的频数表，包括例数、响应百分比、个案百分比等。

（3）**Crosstab** 过程：多重响应行列表分析，可产生多重响应数据集、基础变量或组合变量的行列表，包括例数、各种百分数等。

20. **Missing Value Analysis** 菜单　缺失值分析。

21. **Multiple Imputation** 菜单　**Analyze Patterns**（分析模式）和**Impute Missing Data Value**（归因缺失数据值）。

22. **Complex Sample** 菜单（复杂抽样）　包括**Select a Sample**过程（选择抽样），**Prepare for Analysis**过程（准备分析），**Complex Sample Plan**过程（以下统计分析的复杂计划）：**Frequency**（频率分析）、**Descriptive**（描述性分析）、**Crosstabs**（交叉表分析）、**Ratios**（比率分析）、**General Linear Model**（一般线性模型）、**Logistic Regression**（Logistic回归）、**Ordinal Regression**（有序回归）和**COX Regression**。

23. **Quality Conrrol** 菜单　质量控制，绘制质量控制图。

24. **ROC Curve** 菜单　通过ROC Curve过程绘制计量资料或分类资料的ROC曲线，并计算曲线下的面积，对诊断价值做出判断。

（九）Graphs菜单（统计图形制作与编辑）

1. **Chart Builder** 菜单（图表构建程序）　可绘制**Bar**（条图）、**Line**（线图）、**Area**（面积图）、**Pie**（圆图）、**Scatter/Dot**（散点图/点图）、**Histogram**（直方图）、**High-Low**（高-低图）、**Boxplot**（箱式图）和**Dual**

Axes（双轴图）。

2. Graphboard Template Chooser 菜单（图形画板模板选择程序） 可绘制 **Bar**（条图）、**Line**（线图）、**Area**（面积图）、**Pie**（圆图）、**Scatter**（散点图）、**Histogram**（直方图）等。

3. Legacy Dialogs（旧对话框） 传统的图形构建界面，可绘制多种统计图：**Bar**（条图）、**3-D Bar**（3-D 条形图）、**Line**（线图）、**Area**（面积图）、**Pie**（饼图或圆图）、**High-Low**（高-低图）、**Boxplot**（箱式图）、**Error Bar**（误差图）、**Population Pyramids**（人口金字塔）、**Scatter/Dot**（散点图/点图）、**Histogram**（直方图）。**Interactive**（交互式绘图）：可绘制 **Bar**（条图）、**Dot**（点图）、**Line**（线图）、**Area**（面积图）、**Pie**（饼图或圆图）、**Boxplot**（箱式图）、**Error Bar**（误差图）、**Scatterplot**（散点图）等。（绘图方法参见第四章）

（十）Utilities 菜单（实用程序）

Utilities 菜单包括 **Variables**（变量）、**OMS Control Panel**（OMS 控制面板）、**OMS Identifiers**（OMS 标识符）、**Data File Comments**（数据文件注释）、**Define Variable Set**（定义变量集）、**Use Variable Set**（使用变量集）、**Show All Variables**（显示所有变量）、**Spelling**（拼写）、**Run Script**（运行脚本）、**Production Job**（生产工作）、**Custom Dialog Builder**（自定义对话框构建程序）、**Install Custom Dialog**（安装自定义对话框）。

（十一）Add-ons 菜单（附加软件）

Add-ons 菜单包括 **Applications**（应用）（包括 AMOS 多水平分析等）、**Service**（服务）、**Programmability**（可编程序）、**Statistics Guides**（统计指导）。

（十二）Windows 菜单（窗口）

Window 菜单包括 **Split**（拆分）、**Minimize All Windows**（将所有窗口最小化）。

（十三）Help 菜单（窗口）

Help 菜单包括 **Topics**（主题）、**Tutorial**（教程）、**Case Studies**（个案研究）、**Statistics Coach**（统计辅导）、**Command Syntax Reference**（指令语法参考）、**Developer Central**（开发者中心）、**About**（关于）、**Algorithms**（算法）、**SPSS Inc. Home**（SPSS 公司主页）、**Check For Updates**（检查更新）、**Product Registration**（产品注册）。

（十四）SPSS 的数据输入与保存（数据准备）

【例 1-1】 某市 2016 年 120 名 18 岁女孩身高（cm）资料表 1-1，试建立 SPSS 数据库并输入数据。

表 1-1 某地 2014 年 120 名 18 岁女孩身高（cm）资料

169.1	171.5	169.4	167.5	165.9	166.6	169.8	167.9	166.3	167.7
165.6	169.8	167.7	166.8	167.9	158.6	169.8	168.9	164.5	165.3
165.1	164.5	159.9	171.6	169.7	168.3	163.6	158.5	165.6	165.9
161.5	166.3	168.5	167.1	161.0	159.0	167.3	157.2	164.7	165.1
166.1	167.5	166.0	158.5	161.2	167.5	158.2	154.7	159.6	169.7
168.8	165.6	167.2	162.8	163.7	173.5	159.8	168.3	159.4	168.8
169.2	168.9	159.8	168.6	166.5	163.5	169.8	166.8	163.9	169.2
171.2	163.4	164.5	166.6	165.9	168.4	167.2	167.7	169.5	159.9
165.2	169.6	162.3	164.6	165.4	173.6	162.8	163.4	164.6	167.2
165.7	161.3	165.5	166.4	168.8	165.0	164.2	165.3	162.7	168.5
168.5	162.6	158.8	165.8	175.5	166.9	165.8	164.5	167.9	165.8
168.1	169.8	166.2	167.7	165.9	166.6	169.4	167.9	164.5	169.9

【分析】 该资料为同一个观察指标（身高）的测量数值，应当输入到同一个变量中，本例的变量为身高；同一观察对象的数据应当独占一行，为一个记录，本例应该有 120 个记录。

【操作】

1. 建立数据库

（1）定义变量：激活 SPSS 的数据编辑窗口，单击窗口左下角的 Variable View（变量视图），切换到 SPSS 的 Variable View 窗口。变量视图的每一行代表对一个变量的定义，每一列代表定义该变量时用到的某种属性，包括 Name（变量名）、Type（变量类型）、Width（宽度）、Decimals（小数点位数）、Label（变量名标签）、Values（变量值标签）、Missing（缺失值）等。

在第 1 行第 1 列中输入"身高"，敲击 Enter 键（回车）或用鼠标点中，就可以依次对 Type、Width、Decimals、Label、Values 等进行定义，本例均为系统默认，即 Type 为 Numeric（数值型），宽度为 8，小数点位数为 2。这样就完成了定义变量的过程，如图 1-3 所示。

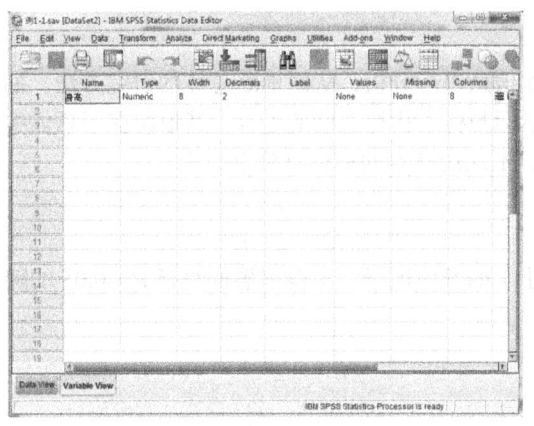

图 1-3　SPSS 的 Variable View 窗口

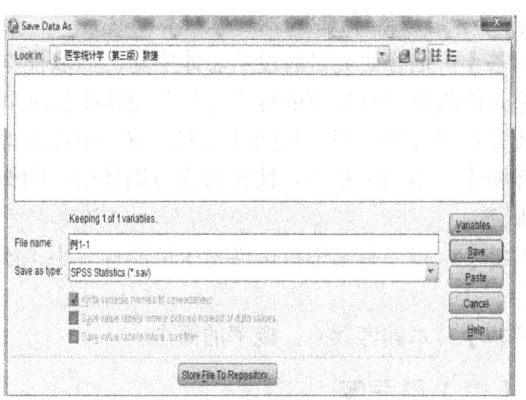

图 1-4　Save Data As 对话框

（2）保存文件：选择菜单 File → Save 或 Save as，弹出 Save Data As（数据存为…）对话框。值得注意的是，系统默认的存盘目录是 SPSS 系统的根目录，为保证文件的安全性，应将文件储存到 C 盘以外的其他本地磁盘（如 D 盘、E 盘等）或可移动磁盘（如移动硬盘、U 盘等）。选择好存盘目录后，在"**文件名**"框中输入"**例 1-1**"，保存类型为默认的 SPSS（*.sav）文件，单击"**保存**"，该文件就以"**例 1-1.sav**"的文件名保存了（默认后缀名".sav"自动加上），如图 1-4 所示。

2. 输入数据　点击数据编辑窗口左下角的 Data View（数据视图），切换到 SPSS 的 Data View 窗口，可见第 1 列的名称为深色显示，即刚定义的变量"身高"，其余各列名称仍为灰色的"var"，表示尚未使用。同样，各行的标号仍为灰色的"1、2、3…"，表明该数据集中没有记录。

从第 1 行第 1 列开始输入数据，输入第 1 个数据 169.1，如图 1-5 所示，敲击 Enter 键下移一行，继续输入下一条记录。依此方法，将 120 个数据全部输入，记录号一直到 120 都是深色显示，其后均为灰色显示，表示全部记录数为 120，如图 1-6 所示。

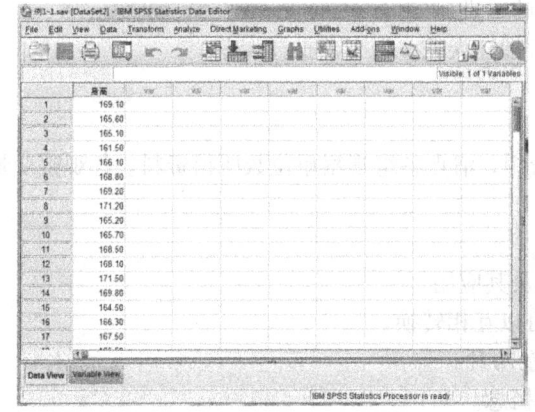

图 1-5　SPSS 的 Data View 窗口

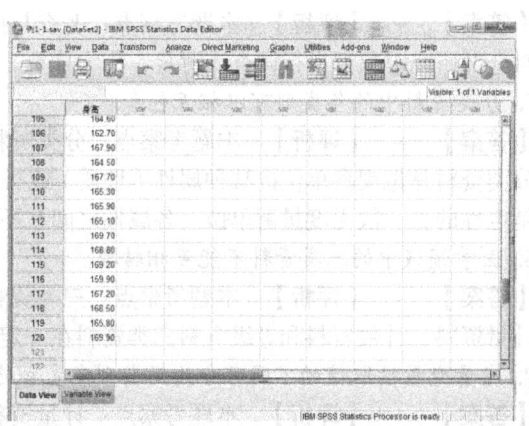

图 1-6　数据输入完毕

三、思考练习参考答案

（一）名词解释

1. 总体与样本

【解答】 总体是根据研究目的确定的同质研究对象的全体即研究对象的全体。样本是总体中具有代表性的一部分个体。

【评析】 本题考察点：总体与样本的概念。参见教材【知识点1-4】第1条。

2. 参数与统计量

【解答】 总体的指标称为参数，一般用希腊字母表示，如总体均数用 μ 表示，总体标准差用 σ 表示。样本指标称为统计量，如样本均数用 $\bar{x}$ 表示，样本标准差用 s 表示。

【评析】 本题考察点：参数与统计量的概念。

3. 抽样研究与抽样误差

【解答】 抽样研究是通过从总体中随机抽取样本，对样本信息进行分析，从而推断总体的研究方法。抽样误差是由随机抽样造成的样本指标与总体指标之间、样本指标与样本指标之间的差异。其根源在于总体中的个体存在变异性。只要是抽样研究，就一定存在抽样误差，不能用样本的指标直接下结论。

【评析】 本题考察点：抽样研究与抽样误差的概念。

4. 概率

【解答】 概率是某随机事件发生可能性大小（或机会大小）的数值度量。小概率事件是指 $P \leqslant 0.05$ 的随机事件。

【评析】 本题考察点：概率的概念。

（二）是非题

1. 只要增加样本例数就可以避免抽样误差。

【答案】 −　【评析】 本题考察点：抽样误差。

抽样误差的根源在于个体变异，在抽样研究中是不可避免的，但其规律可以认识。

2. 某医院发生的医疗事故属于小概率事件。

【答案】 ＋　【评析】 本题考察点：小概率事件。

发生概率 $P \leqslant 0.05$ 的随机事件称为小概率事件，小概率事件的原理是在一次实验中是不大可能发生的。一般医院发生的医疗事故均小于0.05。

3. 统计描述就是用样本推断总体的统计过程。

【答案】 −　【评析】 本题考察点：统计描述与统计推断的区别。

统计描述是对已知的样本（或总体）的分布情况或特征进行分析表述。统计推断是根据已知的样本信息来推断未知的总体。

4. 如果对全部研究对象都进行了调查或测定就没有抽样误差。

【答案】 ＋　【评析】 本题考察点：普查与抽样研究的区别。

对全部研究对象都进行调查或测定，称为普查。此时没有抽样误差，但有非抽样误差。

5. 分类资料中的各类别可以相互包含。

【答案】 −　【评析】 本题考察点：分类资料的概念。

分类资料是把观察单位按某种属性（性质）或类别进行分组，清点各组观察单位数所得资料。各观察变量值是定性的，一般无度量衡单位。各属性之间互不相容。

6. 医学领域中的三类资料不能互相转换。

【答案】 −　【评析】 本题考察点：三类资料的概念及其应用。

计量资料、计数资料和等级资料三类资料在一定条件下可以互相转换。

7. 定量变量按取值的不同可分为离散型变量和连续型变量两种。

【答案】 ＋　【评析】 本题考察点：计量资料资料的概念。

定量变量按取值的不同可分为离散型变量（discrete variable）和连续型变量（continuous variable）两种，前者取值范围是有限个值或者一个数列构成的，常取 0 和正整数值，如现有子女数，儿童的龋齿数，胎次等。连续型变量则可以取实数轴上的任何数值，如身高、体重、血红蛋白等。

8. 科研结果的好坏取决于研究设计的好坏，研究设计是统计工作的基础和关键，决定着整个统计工作的成败。
【答案】 + 【评析】 本题考察点：科研设计的意义。
科研结果的好坏取决于研究设计的好坏，一定的设计决定了一定的数据分析方法，不同设计下获得的资料常要用不同的方法来分析。

9. 没有较好的统计学知识，就不可能进行较好的科学研究，更不可能写出一篇高质量的科研论文。　　（　　）
【答案】 + 【评析】 本题考察点：统计学的意义。

10. 用 SAS 和 SPSS 统计分析的结果，在国际学术交流中可以不必说明算法。　　（　　）
【答案】 + 【评析】 本题考察点：国际统计软件包的应用。
在国际学术界有条不成文的规定：凡是用 SAS 和 SPSS 统计分析的结果，在国际学术交流中可以不必说明算法。

（三）选择题

1. 若成年男子以血红蛋白＜125g/L 为贫血，调查某地 1000 人中有多少个贫血患者，这是_____。
a. 计量资料　　　　　　　　b. 还不能决定是计量资料还是计数资料　　　c. 计数资料
d. 既可作计量也可作计数资料　　　e. 等级资料
【答案】 c 【评析】 本题考察点：计数资料的概念。
该资料是以血红蛋白＜125g/L 为贫血，将 1000 人分为两组，即贫血组和非贫血组，清点各组人数所得的资料，属于计数资料。

2. 一批病人的淋巴细胞转换率（％）是_____。
a. 计量资料　　　　　　　　b. 还不能决定是计量资料还是计数资料　　　c. 计数资料
d. 既可作计量也可作计数资料　　　e. 等级资料
【答案】 a 【评析】 本题考察点：资料类型转换。
淋巴细胞转换率（％）属于计数资料，计算时因不用分母％，分子为数值大小，属于计量资料。

3. 统计一批糖尿病患者的住院天数是_____。
a. 计量资料　　　　　　　　b. 还不能决定是计量资料还是计数资料　　　c. 计数资料
d. 既可作计量也可作计数资料　　　e. 等级资料
【答案】 a 【评析】 本题考察点：计量资料的概念。
住院天数（天）有度量衡单位和数值大小，属于计量资料。

4. 测量某病患者的抗体滴度（1∶2，1∶4，1∶8，…），是_____。
【答案】 a 【评析】 本题考察点：计量资料的概念。
抗体滴度为比例或分数，计算时用其倒数，有具体的数值大小，属于计量资料。

5. 调查某医院医生的工作状况，医生一天内上班的时间是_____。
a. 变量　　　b. 总体　　　c. 个体　　　d. 变量值　　　e. 统计指标
【答案】 b 【评析】 本题考察点：计量资料的概念。
时间是变量，具体上班时间是变量值。

6. 治疗结果分为有效和无效的资料，严格说来属于_____。
a. 等级资料　　b. 计数资料　　c. 计量资料　　d. 等级或计量均可　　e. 计数或计量均可
【答案】 e 【评析】 本题考察点：等级资料的概念。
治疗结果分为有效和无效的资料，一般属于计数资料，严格说来有效和无效有程度差异，属于等级资料。

（四）简答题

1. 某医师根据自己 20 年来收集的胆结石病例进行分析，认为：胆结石的发病和居住地有关，某些地区特别容易发生胆结石。女性发生胆结石的机会比男性大。从治疗效果看，保守治疗的效果不如手术治疗的效果好。请从统计学的角度，分析该医师的结论。
【解答】 （1）该医师将患者按不同居住地、不同性别、不同疗法分组，分别清点各组的患者例数，属于二分类的计数资料；其设计方案为完全随机设计。由于该医师所收集的胆结石病例资料为样本资料，不可避免地存在抽样误差,不能直接凭统计描述指标即胆结石患病率、疗法有效率的大小下结论。

(2)正确做法:该资料需要进一步进行统计推断,即假设检验后根据 P 值大小再下结论。根据资料的类型及其设计方案,对于二分类计数资料可采用 χ^2 检验,对于等级资料可采用秩和检验。

【评析】 本题考察点:统计推断的重要性。

2. 举例说明如何正确区分不同类型的统计资料?

【解答】 医学原始资料可分为计量资料、计数资料和等级资料,资料类型应根据研究目的、资料性质和主要特点来确定。比如,某地一批人的血红蛋白值资料,可根据不同的研究目的划分为不同类型:

(1)如果目的是比较男女血红蛋白含量有无差别,其观察指标为血红蛋白值(如135g/L),有数值大小和度量衡单位,为定量变量,此时所得资料为计量资料。

(2)如果目的是比较男女贫血患病率有无差别,则需按血红蛋白的高低分为贫血组与非贫血组,并清点各组人数,为二分类变量,此时所得资料为计数资料。

(3)如果目的是比较不同贫血程度的人群分布有无差异,可根据贫血的血红蛋白含量分级标准,将贫血患者分为轻度贫血、中度贫血、重度贫血后清点各组人数,为有序分类变量,此时所得资料为等级资料。

【评析】 本题考察点:正确区分不同类型的统计资料。

3. 举例说明如何进行不同类型资料间的相互转换?

【解答】 根据研究分析的需要,计量资料、计数资料和等级资料在一定条件下可以互相转换。

(1)计量资料→计数资料→等级资料

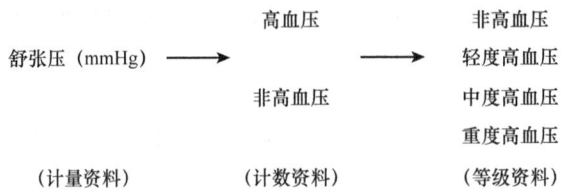

(2)等级资料→计量资料、计数资料→计量资料

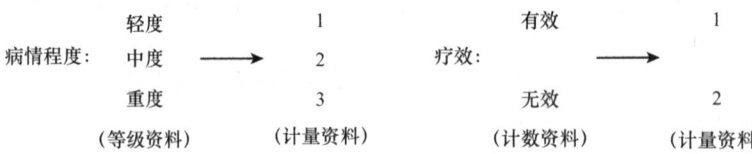

【评析】 本题考察点:不同类型资料间的相互转换。

四、补充思考练习

(一)是非题(正确记"+",错误记"-")

1. 统计推断是根据已知的样本信息来推断未知的总体。( )
2. 离散变量在数值很大时可以取小数值,可近似地看成连续型变量。( )
3. 小概率事件是指 $P \leq 5\%$ 的随机事件。( )
4. 等级资料也可认为是一种计数资料。( )
5. 概率 P 介于 0~1 之间的事件称为必然事件。( )
6. 总体与样本的划分是相对的,一个研究中的样本可能是另一个研究中的总体。( )
7. 样本指标称为统计量,总体指标称为参数。( )
8. 等级资料的等级顺序可以根据需要任意颠倒。( )
9. 用统计量估计参数称为参数估计。( )
10. 有序分类变量也称连续性变量,变量值可取连续不断的实数。( )
11. 定量变量可分为离散型变量和连续型变量。( )
12. 样本是根据研究目的的确定的同质研究对象的全体。( )
13. 一般统计分析包括统计描述和统计推断。( )
14. 变量观察结果或变量的测定数值称为变量值。( )

15. 客观事物中同质是相对的，变异是绝对的。（　　）

（二）选择题（从 a～e 中选出一个最佳答案）

1. 统计工作的基本步骤是_____。
   a. 研究设计　　b. 搜集资料　　c. 整理资料　　d. 分析资料　　e. 以上都是
2. 要了解某班 60 名学生的卫生统计学成绩，则统计指标为_____。
   a. 每个学生的成绩　　b. 学生成绩的平均分　　c. 部分学生的成绩
   d. 某一学生的成绩为 90 分　　e. 以上都不对
3. _____是统计工作的的基础和关键，决定着整个统计工作的成败。
   a. 研究设计　　b. 搜集资料　　c. 整理资料　　d. 分析资料　　e. 撰写科研论文
4. 研究某医院职工的月收入（元）时得到如下资料：2700、3600、4900 等，这是指_____。
   a. 变量　　b. 数量标志　　c. 变量值　　d. 指标　　e. 指标值
5. 抽样误差的根源在于_____，在抽样研究中是不避免的，但其规律可以认识。
   a. 研究设计不合理　　b. 选择研究对象方法不当　　c. 观察或测量方法不一致
   d. 个体变异　　e. 样本例数过少
6. 下面的变量中哪个是离散变量_____。
   a. 某校在校学生人数　　b. 血清胆固醇　　c. 身高　　d. 工龄　　e. 肺活量
7. 随机抽查某地 1000 名正常成年男性的血清胆固醇含量（mmol/L），所得资料是_____。
   a. 计数资料　　b. 计量资料　　c. 等级资料　　d. 计量或计数均可　　e. 以上都不对
8. 下面的变量中哪个是连续变量_____。
   a. 在校学生人数　　b. 职工人数　　c. 红细胞计数　　d. 企业生产设备数　　e. 患病人数
9. 将某病患者按病情程度（轻、中、重）分组，分别清点各组人数，所得资料是_____。
   a. 计数资料　　b. 计量资料　　c. 等级资料　　d. 计量或计数均可　　e. 以上都不对
10. 下面的变量中哪个是分类变量_____。
    a. 某校教师人数　　b. 学生性别　　c. 学生年龄　　d. 学生学习成绩　　e. 学生视力
11. 下列变量属于连续型变量的是_____。
    a. 患病人数　　b. 门诊人数　　c. 住院人数　　d. 白细胞计数　　e. 治愈人数
12. 概率等于 1 的事件称为_____。
    a. 小概率事件　　b. 或然事件　　c. 不可能事件　　d. 互斥事件　　e. 必然事件
13. 评价某中药治疗流感疗效，按疗效（有效、无效）分组后清点各组人数，所得资料是_____。
    a. 二分类资料　　b. 计量资料　　c. 多分类资料　　d. 计量或计数均可　　e. 以上都不对
14. 某地疾控中心对艾滋病监测得到艾滋病发病资料为_____。
    a. 计量资料　　b. 计数资料　　c. 等级资料　　d. 计量或计数均可　　e. 以上均不对
15. 总体可分为有限总体和无限总体，其中有限总体是指_____。
    a. 无法确定数量的总体　　b. 观察单位有限的总体　　c. 在有限时间内确定的总体
    d. 方便研究的总体　　e. 以上都不是

（三）应用分析题

为评价某中药治疗老年慢性气管炎的临床疗效，某医师将抽取的 200 例老年慢性气管炎患者随机分为两组，试验组 100 例采用中药治疗，标准对照组 100 例采用西药治疗，结果试验组有效人数为 90 人，有效率为 90%；试验组有效人数为 80 人，有效率为 80%，该医师据此认为某中药的治疗老年慢性气管炎的临床疗效优于西药。该医师结论是否正确？为什么？

五、补充思考练习参考答案

（一）是非题

1. +　　2. +　　3. +　　4. +　　5. −　　6. +　　7. +　　8. −　　9. +　　10. −

11. +   12. −   13. +   14. +   15. +

（二）选择题

1. e   2. b   3. a   4. c   5. d   6. a   7. b   8. c   9. c   10. b
11. d   12. e   13. a   14. b   15. b

（三）应用分析题

【解答】　（1）该资料将随机抽取的200例老年慢性气管炎患者分成两组，按中西药的疗效（有效、无效）分类，属于完全随机设计的二分类的计数资料。由于该资料为样本资料，不可避免地存在抽样误差，不能直接凭统计描述指标即有效率的大小下结论。

（2）正确做法：该资料需要进一步进行统计推断，即假设检验后根据 P 值大小再下结论。根据资料的类型及其设计方案，对于二分类计数资料可采用 χ^2 检验，对于等级资料可采用秩和检验。

【评析】　本题考察点：统计推断的重要性。

（罗家洪　彭林珍　罗　健）

第 2 章 计量资料的统计描述

一、目 的 要 求

【了解】
1. 计量资料频数分布表的概念。
2. 质量控制的警戒限和控制限。

【熟悉】
1. 计量资料频数分布表的编制方法、分布规律和用途。
2. 用统计图描述计量资料的基本方法。

【掌握】
1. 描述计量资料集中趋势的算术均数、几何均数、中位数的概念、计算方法及其适用条件。
2. 描述计量资料离散趋势的极差、四分位数间距、方差、标准差和变异系数的概念、计算方法及其适用条件。
3. 正态分布的概念与特征、正态曲线的概念和正态曲线下的面积分布规律;医学参考值的计算及其应用。

【重点难点】
1. 重点是描述计量资料的统计指标。
2. 难点是不同资料集中趋势和离散趋势指标的选择。

二、实例分析与计算机操作

(一) 计量资料的统计描述——原始数据

【例 2-1】 某内科医生调查得到 100 名 40~50 岁健康男子总胆固醇 (mg/dl),结果如下,试描述这些人的总胆固醇。(主教材例 2-1)

138	149	155	156	161	163	167	167	171	172
172	172	174	174	174	175	178	180	181	181
184	185	186	186	186	189	189	190	190	190
193	193	194	195	195	196	197	197	197	198
199	199	199	199	199	200	201	202	202	203
203	203	206	207	207	208	208	209	209	209
210	210	213	214	214	216	217	220	220	222
224	224	225	226	227	230	231	232	234	234
235	235	235	236	238	244	246	246	247	248
249	253	255	257	259	259	266	273	277	**278**

【分析】 总胆固醇属于连续型计量资料,首先可采用频数表和统计图来进行统计描述。统计图可选择频数分布图(直方图)。如果从频数表和直方图看出资料分布呈正态分布或近似正态分布,可用均数来描述其集中趋势,用标准差或方差来描述其离散趋势;若资料分布呈偏态分布,可用中位数来描述其集中趋势,用四分位数间距来描述其离散趋势。

【操作】 调用 SPSS 的 Frequencies 和 Recode 过程实现。

1. 数据准备

(1) 建立数据库:激活 SPSS 的数据编辑窗口,单击窗口左下角的 **Variable View** (变量视图),定义变量名为总胆固醇,如图 2-1 所示。点击菜单 File → **Save** 或 **Save as**,以"例 2-1".sav 文件名保存。

(2) 输入数据:点击数据编辑窗口左下角的 **Data View** (数据视图),按顺序输入相应的数据,如图 2-2 所示。

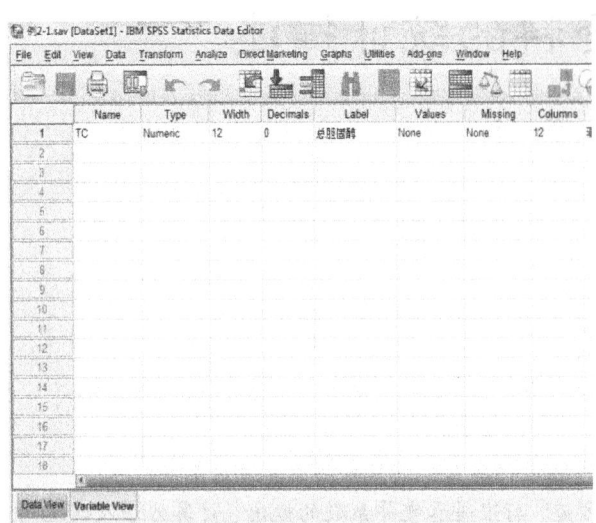

图 2-1　SPSS 的 Variable View 窗口

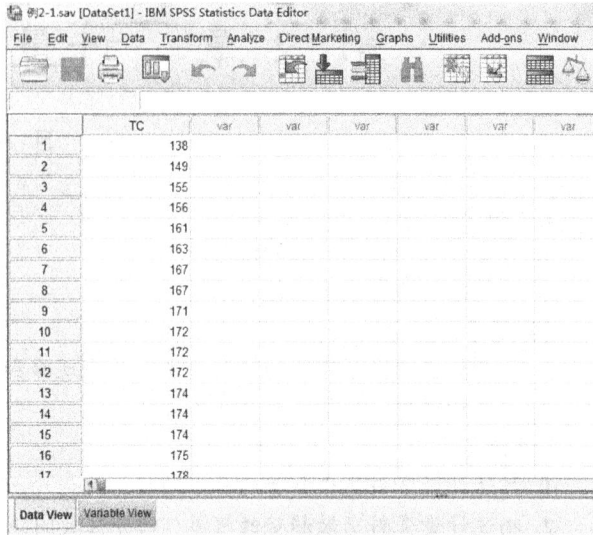

图 2-2　SPSS 的 Data View 窗口

2. 统计分析

点击菜单 **Analyze** → **Descriptive Statistics** → **Frequencies**，弹出 **Frequencies**（频数分布分析）主对话框，选中左侧源变量框中的"TC"，单击中间的 ▶ ，将其送入 **Variable (s)**（分析变量）框中，如图 2-3 所示。单击 **Statistics**（统计量），弹出 **Statistics** 子对话框，如图 2-4 所示。

（1）**Percentiles Values**（百分位数值）复选框组：选择 **Quartiles**（四分位数）；选中 **Percentile (s)**（指定某个百分位数），在右侧框中输入 2.5，单击 **Add**，将其加入到下框中。与此类似，依次输入 5、95、97.5，即直接指定输出 $P_{2.5}$、P_5、P_{95}、$P_{97.5}$。

（2）**Dispersion**（离散趋势）复选框组：选择 **Std. deviation**（标准差）、**Variance**（方差）、**Range**（极差）、**Minimum**（最小值）、**Maximum**（最大值）。

（3）**Central Tendency**（集中趋势）复选框组：选择 **Mean**（均数）、**Median**（中位数）。

单击 **Continue** 返回，再单击 **OK**，输出结果。

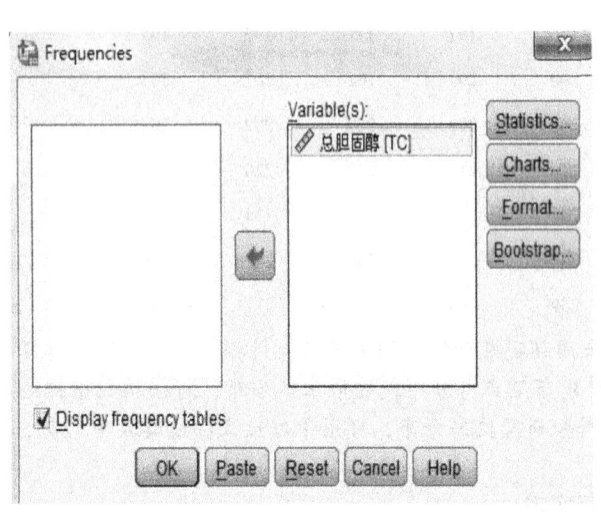

图 2-3　Frequencies 主对话框

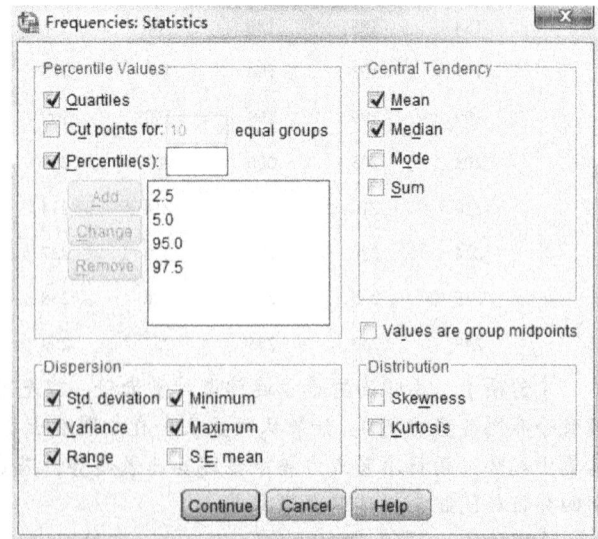

图 2-4　Statistics 子对话框

3. 编制频数分布表、绘制频数分布图

（1）**Recode** 过程：①选择菜单 **Transform** → **Recode into Different Variables**，弹出 **Recode**（重新赋值）主对话框。选中左侧源变量框中的"TC"，单击中间的 ▶ ，将其选入 **Numeric Variable** → **Output**

Variable（输入变量→输出变量）框中，在 Output Variable（输出变量）框中输入新变量名"TCgroup"并单击 Change，可见原来的"TC→?"变成了"TC → TCgroup"，如图 2-5 所示。②单击 Old and New Values（新旧变量值定义），系统弹出 Old and New Values 子对话框。根据手工分组，最小值 138mg/dl，最大值 278mg/dl，极差 140mg/dl，组距为 10mg/dl，第一组从 130mg/dl～开始即 130～139，第二组 140～即 140～149，依此类推。选择 Range：through，在左、右侧框中分别输入 130、140，然后在右上方的 Value 右侧框输入对应的新变量值 130，单击 Add，Old → New 框中就会加入 **130 thru 139 → 130**。按此方法依次加入其他转换规则，如图 2-6 所示。完成后单击 Continue 返回，再单击 OK，系统就会按要求生成新变量"TC group。

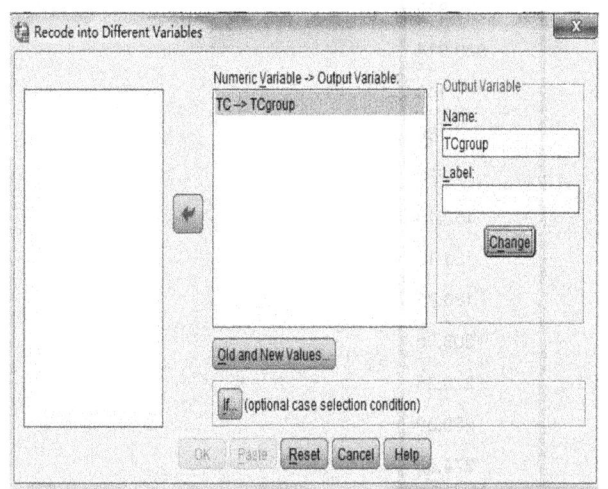

图 2-5　Recode 主对话框

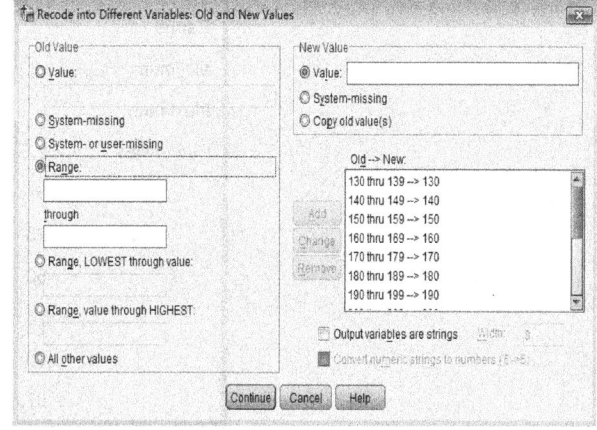

图 2-6　Old and New Values 子对话框

（2）**Frequencies** 过程：①点击菜单 **Analyze → Descriptive → Frequencies**，弹出 **Frequencies** 主对话框，选中左侧源变量框中的"TCgroup"，单击中间的 ▶，将其送入 **Variable（s）**（分析变量）框中，如图 2-7 所示。②单击 **Frequencies** 主对话框中的 **Charts**（统计图），弹出 **Charts** 子对话框，如图 2-8 所示。在 **Chart Type**（图形类型）区域内，选择 **Histograms**（直方图）和 **With normal curve**（带正态曲线），单击 **Continue** 返回，再单击 **OK**，输出结果。如果对图形不满意，可双击图形进入图形编辑状态进行调整。

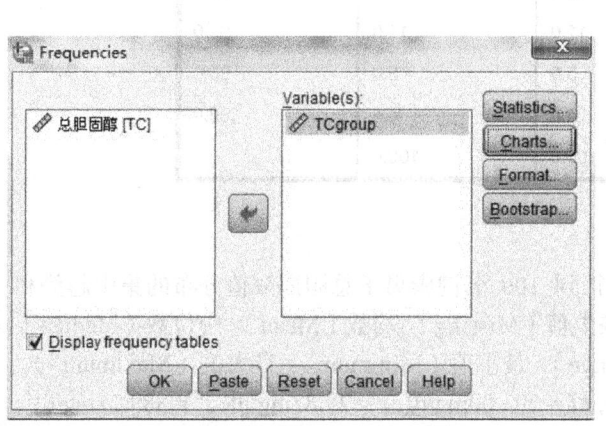

图 2-7　Frequencies 主对话框

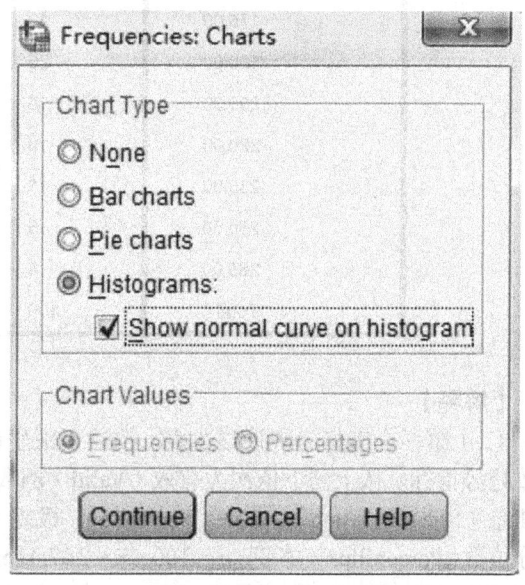

图 2-8　Charts 子对话框

【结果】　例 2-1 的 **SPSS** 输出结果如下：

Frequencies

Statistics

总胆固醇

N	Valid	100
	Missing	0
Mean		207.41
Median		203.00
Std. Deviation		29.820
Variance		889.214
Range		140
Minimum		138
Maximum		278
Percentiles	2.5	152.15
	5	161.10
	25	186.75
	50	203.00
	75	229.25
	95	259.00
	97.5	274.90

TCgroup

		Frequency	Percent	Valid Percent	Cumulative Percent
Valid	130.00	1	1.0	1.0	1.0
	145.00	3	3.0	3.0	4.0
	160.00	11	11.0	11.0	15.0
	175.00	12	12.0	12.0	27.0
	190.00	25	25.0	25.0	52.0
	205.00	15	15.0	15.0	67.0
	220.00	13	13.0	13.0	80.0
	235.00	11	11.0	11.0	91.0
	250.00	5	5.0	5.0	96.0
	265.00	4	4.0	4.4	100.0
	Total	100	100.0	100.0	

【解释】

（1）第一个表格为统计描述表，描述了医生调查得到 100 名健康男子总胆固醇值分布的集中趋势和离散趋势指标。从上到下依次为有效（Valid）例数、缺失值（Missing）、均数（Mean）、中位数（Median）、标准差（Std. Deviation）、方差（Variance）、极差（Range）、最小值（Minimum）、最大值（Maximum）、百分位数（Percentiles）。本例，$n=100$，$\bar{x}=207.41$mg/dl，$M=203.00$mg/dl，$s=29.82$mg/dl，$s^2=889.21$mg/dl^2，$R=140$mg/dl，$\min(x)=138$mg/dl，$\max(x)=278$mg/dl，$P_{2.5}=152.15$mg/dl，$P_5=161.10$mg/dl，$P_{25}=186.75$mg/dl，$P_{50}=203.00$mg/dl，$P_{75}=229.25$mg/dl，$P_{95}=259.00$mg/dl，$P_{97.5}=274.90$mg/dl，四分位数间距 $Q=P_{75}-P_{25}=229.25-186.75=42.5$（mg/dl），变异系数 $CV=29.82/207.41=0.1438$。

(2)第二个表格为变量"TCgroup"的频数分布表,依次为组段下限、频数(Frequency)、频率(Percent)、有效频率(Valid Percent)、累计频率(Cumulative Percent)。

(3)图2-9为变量"TCgroup"的频数分布图及其正态分布曲线。

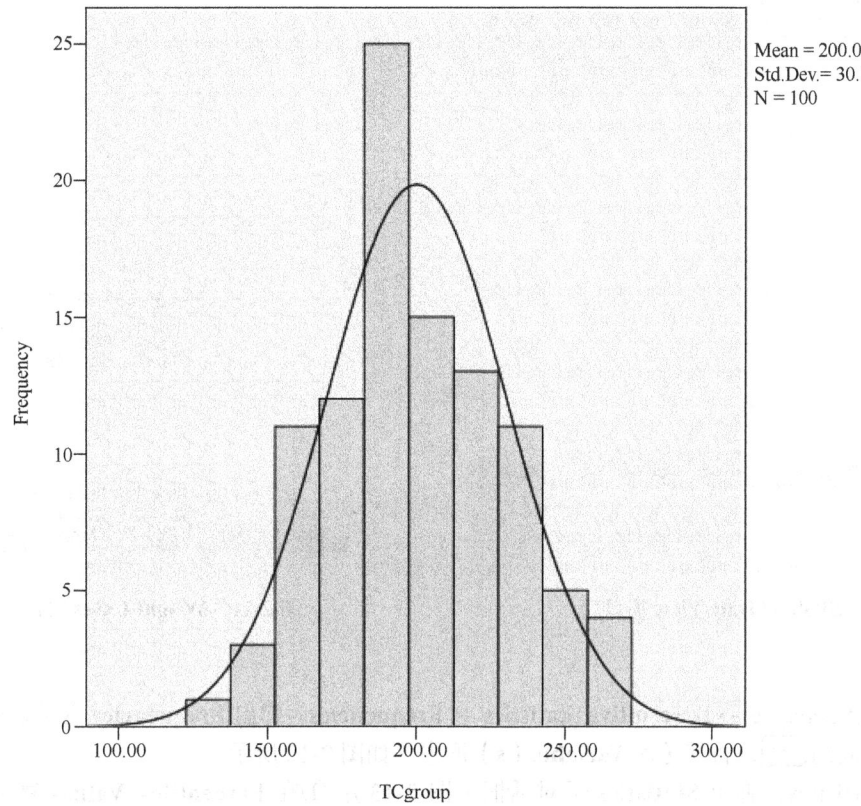

图2-9 某内科医生调查得到100名健康男子总胆固醇的频数分布图

从频数表和直方图可以看出,数据呈近似正态分布,100人的总胆固醇的频数分布在190~组段较集中,以此为中心,两侧的频数逐渐减少,该分布与正态曲线比较吻合,描述其集中趋势应选用均数,离散趋势应选用标准差。

(二)计量资料的统计描述——频数表资料

【例2-2】 某医院为了研究某种手术后病人的康复状况,测定了293名病人的生存质量,结果如表2-1,求平均评分。(主教材例2-8)

表2-1 293名病人手术后生存质量评分

评分	0~	10~	20~	30~	40~	50~	60~	70~	80~	90~100
人数	8	31	55	71	60	48	12	5	2	1

【分析】
(1)该资料呈正偏态分布,描述数据的集中趋势应用中位数,离散趋势应用四分位数间距。
(2)由于资料呈偏态分布,且故不能用正态分布法计算正常值范围,而应该用适合偏态分布的百分位数法,计算$P_{2.5}$和$P_{97.5}$。
(3)本例为频数表资料,无原始数据,应按频数表格式录入数据,并指定"freq 例数"为频数变量。

【操作】 调用 **SPSS** 的 **Weight Cases** 和 **Frequencies** 过程实现。

1. 数据准备

(1)定义变量:group 组段、freq 频数。输入数据:变量"group"应输入组中值,如图2-10所示。
(2)频数加权:调用 **Weigh Cases** 过程实现。点击菜单 **Data → Weigh Cases**,弹出 **Weight Cases** 对话

框，选择 **Weight cases by**，选中源变量 "freq"，单击 ▶，将其送入 **Frequency Variable**（频数变量）框中，如图 2-11 所示，单击 **OK**。

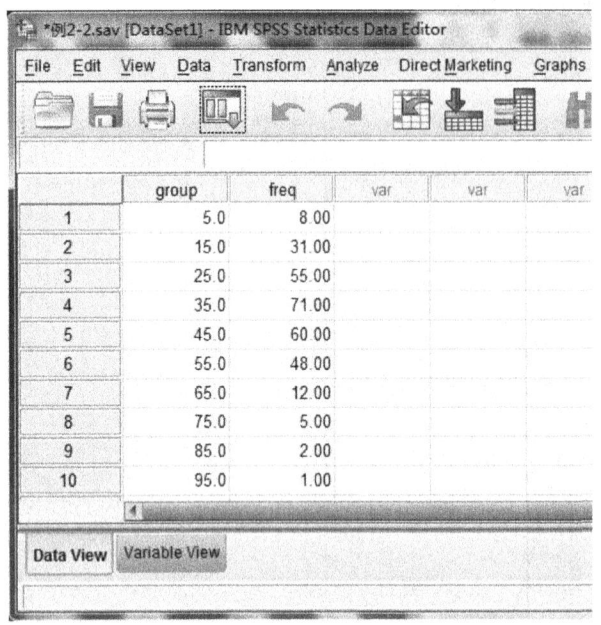

图 2-10　SPSS 的 **Data View** 窗口　　　　图 2-11　**Weight Cases** 对话框

2. 统计分析

（1）点击菜单 **Analyze → Descriptive Statistics → Frequencies**，弹出 **Frequencies** 主对话框，选中变量 "group"，单击中间的 ▶，将其送入 **Variable(s)** 框中，如图 2-12 所示。

（2）单击 **Statistics**，弹出 **Statistics** 子对话框（图 2-13）：①在 **Percentiles Values** 复选框组中选择 **Quartiles**，选中 **Percentile(s)** 并输入 95，单击 **Add**，将其加入到下框中；②在 **Central Tendency** 复选框组中选择 **Median**；③选择 **Values are group midpoints**（变量值为组中值）。单击 **Continue** 返回，再单击 **OK**，输出结果。

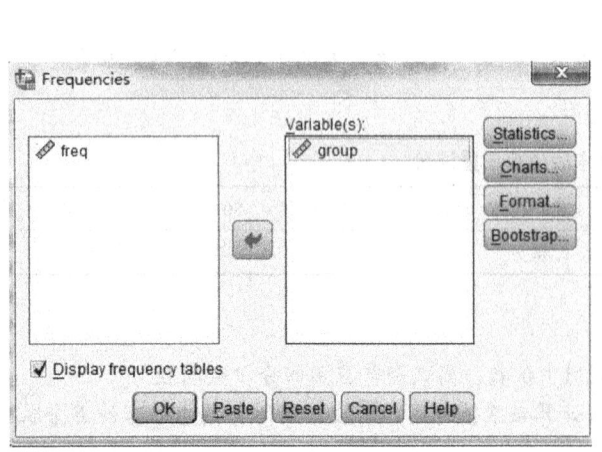
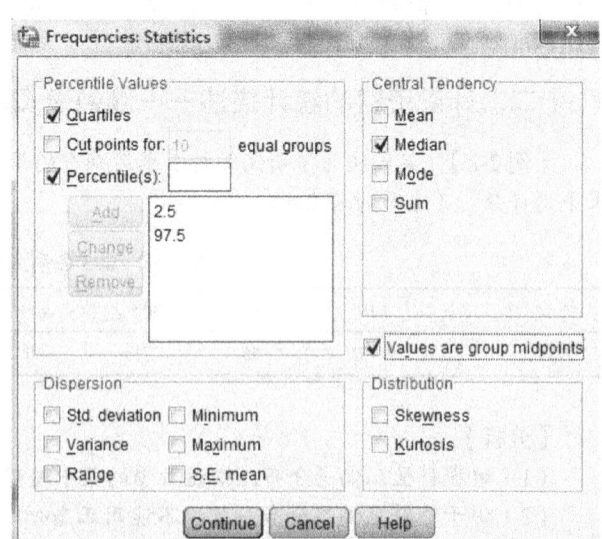

图 2-12　**Frequencies** 主对话框　　　　图 2-13　**Statistics** 子对话框

【结果】　例 2-2 的 **SPSS** 输出结果如下：

Frequencies

Statistics

group 生存质量评分

N	Valid	293
	Missing	0
Median		37.595[a]
Percentiles	2.5	6.705[b]
	25	26.071
	50	37.595
	75	49.583
	97.5	72.853

a. Calculated from grouped data
b. Percentiles are calculated from grouped data

group 生存质量评分

		Frequency	Percent	Valid Percent	Cumulative Percent
Valid	5.0	8	2.7	2.7	2.7
	15.0	31	10.6	10.6	13.3
	25.0	55	18.8	18.8	32.1
	35.0	71	24.2	24.2	56.3
	45.0	60	20.5	20.5	76.8
	55.0	48	16.4	16.4	93.2
	65.0	12	4.1	4.1	97.3
	75.0	5	1.7	1.7	99.0
	85.0	2	.7	.7	99.7
	95.0	1	.3	.3	100.0
	Total	293	100.0	100.0	

【解释】

（1）第一个表格为统计描述表，描述了 293 名某种手术后病人生存质量平均评分的集中趋势和离散趋势指标。本例，$n = 293$，$M = 37.595$，$P_{2.5} = 6.705$，$P_{25} = 26.071$，$P_{50} = 37.595$，$P_{75} = 49.583$，$P_{97.5} = 72.853$，四分位数间距 $Q = P_{75} - P_{25} = 49.583 - 26.071 = 23.512$。

（2）第二个表格为变量"生存质量评分"的频数分布表。

由此可知，293 名某种手术后病人生存质量评分的中位数 $M = 37.595$，四分位数间距 $Q = 23.512$。该地 293 名某种手术后病人生存质量评分的 95%正常值范围为 $P_{2.5} \sim P_{97.5} = 6.705 \sim 72.853$。

三、思考练习参考答案

（一）是非题

1. 对数值变量资料绘制频数表时，组段数越多越好。　　　　　　　　　　　　　　　　　　（　　）

【答案】 －　【评析】　本题考察点：频数分布表的绘制。
编制频数分布表是为了揭示数据的分布特征，分组不宜过粗，也不宜过细。

2. 中位数适用于任何分布类型的资料，因此在选用描述资料集中趋势的指标时应首选中位数。　（　　）

【答案】 − 【评析】 本题考察点：集中趋势指标的选择
中位数适用于各种分布的指标，但特别用于偏峰分布的资料。

3. 描述资料离散程度时选择计算标准差来描述是最好的。　　　　　　　　　　　　　（　　）
【答案】 − 【评析】 本题考察点：标准差的适用资料。
标准差适用于对称分布的资料。

4. 对正态分布资料进行描述时，标准差一定小于算术均数。　　　　　　　　　　　（　　）
【答案】 − 【评析】 本题考察点：标准差和算术均数的概念。
在原始数据中如果存在正数和负数时，可能出现算术均数小于标准差的情况。

5. 变异系数CV是一相对数，无度量衡单位，因而具有便于比较分析的特点，可用于多组资料间度量衡单位不同或均数相差悬殊时的变异度比较。　　　　　　　　　　　　　　　　　　　　　　　　　（　　）
【答案】 ＋ 【评析】 本题考察点：变异系数的适用情况。
变异系数用于单位不同，或虽单位相同，但均数相差较大的资料间变异程度的比较。

6. 正态分布有两个参数，μ决定位置，σ决定形状。σ越大曲线越扁平。　　　　　　（　　）
【答案】 ＋ 【评析】 本题考察点：正态分布的特征
正态分布中有两个参数：总体均数μ和总体标准差σ。μ是位置参数，描述正态分布曲线峰的位置，即集中趋势位置。σ是变异度参数，描述正态变量取值的离散程度。当μ固定时，σ愈大，表示x的取值愈分散，曲线愈"矮胖"；σ愈小，x的取值愈集中在μ附近，曲线愈"瘦高"。

7. 医学正常值范围不适用于偏态分布资料。　　　　　　　　　　　　　　　　　　（　　）
【答案】 − 【评析】 本题考察点：医学正常值的制定
在制定医学正常值范围时，按资料分布特征选取不同方法计算正常值范围：正态分布或近似正态分布资料用正态分布法，偏态分布或分布不明资料用百分位数法。

（二）选择题

1. 各观察值均加（或减）同一个不为0的数后，_____。
   a. 均数不变，标准差不一定变　　　b. 均数不变，标准差变　　　c. 均数不变，标准差也不变
   d. 均数变，标准差不变　　　　　　e. 均数变，标准差也变
【答案】 d 【评析】 本题考察点：均数和标准差的计算公式及原理。
各观察值的大小改变均数也会改变，但标准差是由各观察值减均数的差值计算获得。

2. 算术均数与中位数比较，算数均数_____。
   a. 更适于偏态分布资料　　　　　　b. 更适于对数正态分布资料　　　c. 更适于分布不明的资料
   d. 更适于正态分布资料　　　　　　e. 有不确定数值资料
【答案】 d 【评析】 本题考察点：算术均数和中位数的适用条件。
算术均数应用于计量资料的正态分布或近似正态分布资料，中位数适用于描述偏态分布资料、一端或两端无确定数据的资料和分布不明资料的集中趋势。

3. 对指标取值过小时无法准确测量的资料，宜用_____指标进行统计描述。
   a. 算术均数、标准差　　　　　　　b. 算术均数、四分位数间距　　　c. 中位数、标准差
   d. 中位数、四分位数间距　　　　　e. 中位数、极差
【答案】 e 【评析】 本题考察点：中位数和极差的适用条件。
中位数和极差适用于描述偏态分布资料、一端或两端无确定数据的资料和分布不明资料的集中趋势。

4. 描述一组对称（或正态）分布资料的变异程度，用_____较好。
   a. 标准差　　　b. 极差　　　c. 离均差平方和　　　d. 变异系数　　　e. 四分位数间距
【答案】 a 【评析】 本题考察点：标准差的适用条件。
标准差用于描述正态分布计量资料的离散程度。

5. 某资料的观察值呈正态分布，理论上有_____的观察值落在$\bar{x}\pm1.96s$范围外
   a. 97.5%　　　b. 95%　　　c. 10%　　　d. 5%　　　e. 2.5%
【答案】 d 【评析】 本题考察点：正态曲线下的面积分布规律。
$\bar{x}\pm1.64s$内的面积为90%，$\bar{x}\pm1.96s$内的面积为95%，$\bar{x}\pm2.58s$内的面积为99%。

6. 若正常人的血铅含量 x 近似服从对数正态分布，则制定 x 的95%参考值范围，最好采用（其中 $y = \lg x$，s_y 为 y 的标准差）_____。

a. $\bar{x} \pm 1.96s$ b. $P_{2.5} \sim P_{97.5}$ c. $\lg^{-1}(\bar{y} + 1.64s_y)$ d. $\lg^{-1}(\bar{y} + 1.96s_y)$ e. $P_5 \sim P_{95}$

【答案】 c 【评析】 本题考察点：医学正常值的制定

在制定医学正常值范围时，按资料分布特征选取不同方法计算正常值范围：正态分布或近似正态分布资料用正态分布。本资料近似服从对数正态分布，且血铅值高于一定值为异常，故用单侧95%正常值。

（三）应用分析题

1. 随机了调查某地120名健康成年女性的红细胞数（10^{12}/L），结果如下。

5.12	4.45	4.07	3.58	4.41	4.03	4.22	3.53	4.69	4.62
4.56	3.99	4.28	3.10	4.98	3.37	4.01	3.59	4.20	4.13
4.17	4.47	4.31	4.31	4.04	4.37	4.10	5.05	4.68	4.64
4.64	4.14	5.45	4.00	4.95	4.18	4.44	3.64	3.96	4.12
4.61	3.86	4.63	3.67	4.37	4.40	4.35	4.33	4.20	4.43
4.29	4.16	4.41	4.49	4.29	4.07	4.42	4.31	4.10	4.82
4.34	3.99	4.02	3.32	4.45	4.08	3.23	4.58	3.82	4.16
4.24	4.28	4.41	4.29	4.23	3.22	4.00	4.26	4.36	4.28
3.99	4.24	4.39	4.16	4.31	4.17	4.54	5.07	3.74	4.03
4.42	4.01	4.11	3.12	4.03	4.88	3.87	4.61	4.84	4.36
3.73	4.67	4.68	4.34	3.69	4.47	4.13	4.08	3.44	4.33
4.23	4.28	4.22	4.42	4.13	3.85	4.05	4.18	4.42	4.67

问：（1）该资料属于什么类型的资料？

（2）试作统计描述。

（3）估计该地区健康成年女性红细胞数的95%正常值范围。

【解答】 （1）红细胞数是通过测量得到的具体数字，有度量衡单位，属于计量资料。编制频数分布表。据频数分布表（见下表）可以看出，120名健康成年女性红细胞数的频数分布的高峰在中间，两端基本对称，逐步减少，呈近似正态分布。

（2）该资料呈近似正态分布，故应选择用均数描述其集中趋势，标准差描述其离散趋势。计算统计指标：应用 SPSS 软件包计算得：$\bar{x} = 4.23 \times 10^{12}$/L，$M = 4.25 \times 10^{12}$/L，$s = 0.41 \times 10^{12}$/L，$R = 2.35 \times 10^{12}$/L，$\min(x) = 3.10 \times 10^{12}$/L，$\max(x) = 5.45 \times 10^{12}$/L，$P_{2.5} = 3.22 \times 10^{12}$/L，$P_{97.5} = 5.07 \times 10^{12}$/L，四分位数间距 $Q = P_{75} - P_{25} = 4.43 - 4.03 = 0.4 \times 10^{12}$/L，变异系数 $CV = 0.41/4.23 \times 100\% = 9.69\%$。

（3）由于红细胞数成近似正态分布，故应用正态分布法；又由于正常红细胞数过高或过低均属异常，故应求双侧参考值范围。其95%参考值范围为 $\bar{x} \pm 1.96s = (3.43, 5.03) \times 10^{12}$/L

表 2-2   某地120名健康成年女性红细胞数的频数分布表

组段	频数	频率（%）	累计频数	累计频率（%）
3.10~	6	5.0	6	5.0
3.40~	7	5.8	13	10.8
3.70~	10	8.3	23	19.2
4.00~	45	37.5	68	56.7
4.30~	32	36.7	100	83.3
4.60~	14	11.7	114	95.0
4.90~	5	4.2	119	99.2
5.20~	1	0.8	120	100.0
合计	120	100.0	120	100.0

2. 收集了某医院2015年治疗某病的费用（千元）如下

费用	0~	1~	2~	3~	4~	5~	6~	7~	8~	9~	10~
例数	8	64	57	55	41	20	14	8	3	5	2

问：（1）试选用合适的集中趋势与离散趋势指标对该资料进行统计描述。

（2）估计该医院2015年治疗某病费用的95%正常值范围。

【解答】（1）该数据呈正偏态分布，描述数据的集中趋势应用中位数，离散趋势应用四分位数间距。本例，$n=277$；$M=3.179$（千元）；$P_{25}=1.983$（千元）；$P_{75}=4.607$（千元）；四分位数间距 $Q=P_{75}-P_{25}=4.607-1.983=2.624$（千元）

（2）由于本数据呈偏态分布，故用百分位数法估计正常值范围。该医院2015年治疗某病费用的95%正常值范围（0.581，8.894）千元。

3. 随机测量了224名正常男性的身高和体重，算得身高 x_1（cm）为 167.1 ± 6.2，体重 x_2（kg）为 64.2 ± 5.3。

问：（1）试比较身高和体重的离散程度大小。

（2）分别计算身高和体重的95%正常值范围。

（3）现有一名男性测得身高为176.0cm，体重为80.5kg，试对该名男性的身高、体重进行判断。

【解答】（1）变异系数（CV）主要用于量纲不同的变量间的比较。身高和体重的度量单位不同，因此，要比较身高和体重的离散程度大小，需要比较两者的变异系数。CV是标准差 s 与均数之比。身高 $CV_1=3.71\%$，体重 $CV_2=8.25\%$。变异系数越大，意味着相对于均数而言，变异程度越大。结果显示，体重的相对变异要大于身高的相对变异。

（2）身高的95%正常值范围：$\bar{x}\pm1.96s$（154.9，179.3）cm；体重的95%正常值范围：$\bar{x}\pm1.96s$（53.8，74.6）kg。

（3）已知该男性测得身高为176.0cm，在正常男性身高的95%正常值范围；体重为80.5kg，超出测得的正常男性体重的95%正常值范围，但是，个体存在差异性，所以不能说该男性的体重值不正常。

四、补充思考练习

（一）是非题（正确记"+"，错误记"-"）

1. 标准差的大小可以表明均数的代表性的好坏。（　）
2. 某组学生身高的平均值大于体重的平均值，则该组学生身高的变异程度大于体重的变异程度。（　）
3. 理论上，对于正态分布资料，总体百分位数的 $P_{0.5}$~$P_{99.5}$ 或 $\mu\pm2.58\sigma$ 范围内都包含99%的变量值。（　）
4. 描述离散程度的指标中，最易受极端值影响的是极差。（　）
5. 原始数据加上一个不为零的数据后，变异系数不变。（　）
6. 几何均数常用来表示对数正态分布或近似正态分布资料，也可用于呈倍数关系的等比资料的平均水平。（　）
7. 患者血清滴度的资料最好用中位数描述其集中趋势。（　）
8. 标准差表示的是数据的绝对离散度，而变异系数表示的是数据的相对离散度。（　）
9. 标准正态分布一定是以0为中心，左右对称的分布。（　）
10. 在实际测定值为正值，如果标准差大于均数，则其分布一定为偏态分布。（　）
11. 对数正态分布资料最好用几何均数表示其平均水平。（　）
12. 只要某人的某项指标值在参考值范围内，就可以判断这个人一定没有病。（　）

（二）选择题（从a~e中选出一个最佳答案）

1. 近似正态分布资料最好计算_____以表示其离散趋势。
   a. 方差　　b. 几何均数　　c. 中位数　　d. 标准差　　e. 以上都不对
2. 最小组段无下限的频数表资料，宜用_____指标进行统计描述。
   a. 算术均数、标准差　　b. 算术均数、四分位数间距　　c. 中位数、标准差
   d. 中位数、四分位数间距　　e. 中位数、极差

3. 从同一总体抽样，则样本标准差_____。
a. 随着样本含量增大而增大　　　　　b. 样本含量增大，而标准差不变
c. 随着样本含量减小而减小　　　　　d. 随着样本含量增大而减小
e. 以上都不对

4. 原始数据同时乘以一个既不等于零也不等于1的常数后
a. $\bar{x}$ 不变，M 变（M 为中位数）　　b. $\bar{x}$ 与 M 都不变　　c. $\bar{x}$ 变，M 不变
d. $\bar{x}$ 与 M 都变　　　　　　　　　e. 以上都不对

5. 以组距为 5，如下划分组段何者正确_____。
a. 0~4，5~9，10~14…　b. 0~，5~，10~，…　c. 0~5，5~10，10~15…　d. 5，~10，~15…

6. 变异系数的数值_____
a. 一定大于 1　　　　　　b. 一定小于 1　　　　　c. 可大于 1，也可小于 1
d. 一定比标准差小　　　　e. 一定不会等于零

7. 一组测量值为 9、-4、8、1、3、5、-2，其中位数是_____。
a. 3.5　　　　　　b. 0　　　　　　c. 3　　　　　　d. 1.5　　　　　　e. 0.5

8. 用频数表计算均数时，组中值为
a.（本组段下限值+下组段下限值）/2　　　b.（本组段下限值+本组段上限值）/2
c.（本组段下限值+下组段上限值）/2　　　d. 本组段的上限值
e. 本组段的下限值

9. 比较 5 岁男女童与 35 岁成年女子身高的变异情况，宜用_____。
a. 标准差　　　b. 均数　　　c. 变异系数　　　d. 四分位数间距　　　e. 极差

10. μ 确定后，σ 越大，则正态曲线
a. 越陡峭　　　b. 形状不变　　　c. 越平缓　　　d. 向左移动　　　e. 向右移动

11. 利用频数表及公式 $M = L + \dfrac{i}{f_M}\left(\dfrac{n}{2} - \sum f_L\right)$ 计算中位数时：
a. 要求组距相等　　　　　b. 不要求组距相等　　　　　c. 要求数据呈对称分布
d. 要求数据呈对数正态分布　　　e. 要求变量值都比较接近

12. 对于标准正态分布变量，_____范围内正态曲线下面积包含有 95%变量值。
a. 0~1.96　　b. -1.96~1.96　　c. -1.64~1.64　　d. 0~1.64　　e. -1.64~∞

（三）应用分析题

1. 某研究者测量某项临床试验的 15 名病例的体重（kg），数据如下：81.0，60.0，69.0，70.0，61.0，60.5，85.0，68.0，55.0，72.0，74.5，51.0，68.0，86.0，80.0，试描述该 15 名病例的平均体重。

2. 某医师测定某地 110 名正常成年男子的血清甘油三酯（mmol/L），结果见表 2-3。

表 2-3　某地 110 名正常成年男子血清甘油三酯（mmol/L）

1.02	0.75	0.95	1.15	0.90	1.23	1.15	0.85	1.30	1.35
1.06	1.13	0.92	1.05	0.94	0.95	1.35	1.08	1.17	0.97
1.28	1.33	1.65	1.02	1.02	1.03	1.07	1.22	1.46	1.05
1.25	1.06	1.27	0.90	1.13	1.07	0.82	0.88	1.09	1.12
1.35	0.94	1.14	1.05	0.94	1.15	0.84	1.31	1.52	1.16
1.13	1.37	1.16	1.16	1.17	1.54	1.21	1.47	1.18	1.18
1.29	1.41	1.32	1.12	1.07	1.22	1.29	1.24	1.49	1.25
1.26	1.23	1.27	1.13	1.22	1.47	1.25	1.29	0.88	1.30
1.32	1.16	1.35	1.35	1.06	1.34	1.58	1.14	1.38	1.40
1.44	1.53	1.46	1.57	0.99	1.05	1.53	1.00	1.58	1.18
0.89	1.61	1.28	1.35	1.06	0.98	1.52	1.27	0.87	1.26

问：(1) 编制频数分布表，简述其分布特征。
(2) 计算均数、中位数、$P_{2.5}$、$P_{97.5}$、标准差、变异系数和四分位数间距。
(3) 该资料应用何种指标描述其集中趋势和离散趋势？
(4) 试估计该地正常成年男子血清甘油三酯的95%参考值范围。

3. 某班40名学生的数学成绩分布如表2-4所示，试求其均数与标准差。

表2-4 某班40名学生的数学成绩分布

成绩	<60	60~	70~	80~	≥90
人数	2	8	16	10	4

4. 某地100名甲肝病人的潜伏期如表2-5所示，某医师用均数描述其平均潜伏期为35.5天。试问该描述指标的选择是否合适？平均潜伏期是多少？

表2-5 某地100名甲肝病人的潜伏期（天）

潜伏期	0~	10~	20~	30~	40~	45~	50~	≥55
人数	8	28	28	30	3	2	0	1

5. 某病用某种药物治疗后，治愈时间（天）各为2，3，4，4，5，6，7，7，7，8，8，8，9，9，9，10，30，32。试描述该药物治疗治愈时间的平均水平和变异性。

6. 某研究者检测了12名儿童的脊髓灰质炎抗体水平，其测定值分别为1:10、1:20、1:20、1:40、1:40、1:80、1:80、1:160、1:160、1:320、1:320、1:640。该研究者用其倒数求均数后，得平均滴度为1:157.5。试求其平均抗体滴度。

7. 已知某市正常成年人的血糖值近似服从正态分布。调查了该地150名正常成年人，得样本血糖值均数为5.2mmol/L，标准差为0.45mmol/L。某男性成年人的血糖值为5.98mmol/L，该男子的血糖值是否在该地正常成年人血糖的95%参考值范围内？

五、补充思考练习参考答案

（一）是非题

1. +　2. −　3. +　4. +　5. −　6. +　7. −　8. +　9. +　10. +
11. +　12. −

（二）选择题

1. d　2. d　3. d　4. d　5. b　6. c　7. c　8. a　9. c　10. c
11. a　12. b

（三）应用分析题

1. 【解答】 计算15名病例的平均体重，即15名病例的体重之和除以总人数：$\bar{x}$ =（81 + 60 + 69 + 70 + 61 + 60.5 + 85 + 68 + 55 + 72 + 74.5 + 51 + 68 + 86 + 80）/15 = 69.4（kg）。

2. 【解答】 （1）编制频数分布表（表2-6）。据频数表可以看出，110名正常成年男性血清甘油三酯的频数分布的高峰在中间，两端基本对称，逐步减少，呈近似正态分布。

（2）应用SPSS软件包计算得：$\bar{x}$ = 1.20mmol/L；M = 1.18mmol/L；$P_{2.5}$ = 0.84mmol/L；$P_{97.5}$ = 1.59mmol/L；S = 0.20mmol/L；变异系数 CV = 16.67%；四分位数间距 $Q = P_{75} - P_{25}$ = 0.28mmol/L。

（3）该资料数据呈正态分布，应用均数和标准差描述其集中趋势和离散趋势。

（4）该资料呈正态分布，用正态分布法估计该地区正常成年男子血清甘油三酯的95%参考值范围 $\bar{x} \pm 1.96s$：（0.81，1.59）mmol/L。

表2-6 某地110名正常成年男性血清甘油三酯的频数分布表

组段	频数	频率（%）	累计频数	累计频率（%）
0.75~	2	1.8	2	1.8
0.84~	9	8.2	11	10.0
0.93~	9	8.2	20	18.2
1.02~	17	15.5	37	33.6
1.11~	20	18.2	57	51.8
1.20~	17	15.5	74	67.3
1.29~	17	15.5	91	82.7
1.38~	6	5.5	97	88.2
1.47~	8	7.3	105	95.5
1.56~	4	3.6	109	99.1
1.65~	1	0.9	110	100.0
合计	110	100.0	110	100.0

3.【解答】 均数用频率表法 $\bar{x} = \dfrac{f_1 x_1 + f_2 x_2 + \cdots + f_k x_k}{f_1 + f_2 + \cdots + f_k} = \dfrac{\sum_{i=1}^{k} f_i x_i}{\sum_{i=1}^{k} f_i} = \dfrac{\sum fx}{\sum f} = 76.5$

标准差 $s = \sqrt{\dfrac{\sum fx^2 - \left(\sum fx\right)^2 / n}{n-1}} = 10.1$

4.【解答】 该描述指标选择不合适。因为该资料的一端是无确定数据，不宜用均数描述平均潜伏期。
正确做法：该资料应用中位数描述其平均潜伏期。求得中位数：

$$M = L + \dfrac{i}{f_M}\left(\dfrac{n}{2} - \sum f_L\right) = 20 + \dfrac{10}{28}\left(\dfrac{100}{2} - 36\right) = 25（天）$$

5.【解答】 该资料呈偏态分布，应用中位数描述其集中趋势，四分位数间距描述其离散趋势

中位数：$M = \dfrac{1}{2}\left(x_{\frac{n}{2}} + x_{\frac{n+1}{2}}\right) = \dfrac{1}{2}(7+8) = 7.5（天）$

四分位数间距 $Q = P_{75} - P_{25} = 9.00 - 4.75 = 4.25（天）$

6.【解答】 （1）该描述指标选择不合适。因为抗体滴度数据呈倍数增加，不服从正态分布，不宜用均数描述其集中趋势。
（2）正确做法：该资料应采用几何均数来描述其集中趋势。求得抗体滴度倒数的几何均数 $G = 57$，故其平均抗体滴度为1：57。

7.【解答】 已知该地区测得样本血糖均数 $\bar{x}$ 为5.2mmol/L，标准差 s 为0.45mmol/L
该地正常成年人血糖的95%参考值范围为 $\bar{x} \pm 1.96s$：（4.32，6.08）mmol/L，因此该男子的血糖值在该地正常成年人血糖的95%参考值范围内。

（刘 芬 张 凤）

第 3 章 分类资料的统计描述

一、目的要求

【了解】
1. 标准化法的意义和基本思想，常用标准化法的方法。
2. 医学人口统计常用指标。

【熟悉】
1. 绝对数和相对数的概念。
2. 标准化法的概念、计算步骤。

【掌握】
1. 常用相对数的种类、意义、计算、特点。
2. 应用相对数的注意事项。
3. 计算标化率时一般选择"标准"的方法，标化死亡比（SMR）的意义。

【重点与难点】
1. 重点是常用相对数的计算及应用相对数的注意事项。
2. 难点是率和构成比的区别；计算标化率时应怎样选择"标准"。

二、实例分析与计算机操作

（一）直接标准化法

【例3-1】 试就表3-1资料分析比较甲、乙两地的肿瘤死亡率。（教材例3-11）

表3-1 甲、乙两地的肿瘤死亡率（1/10万）

年龄（岁）	甲地				乙地			
	人口数	人口构成比(%)	肿瘤死亡数	肿瘤死亡率	人口数	人口构成比(%)	肿瘤死亡数	肿瘤死亡率
0～	206338	53.17	13	6.30	263309	62.30	17	6.46
30～	67187	17.31	27	40.19	55028	13.02	24	43.61
40～	45883	11.82	41	89.36	38724	9.16	39	100.71
50～	28114	7.25	80	284.56	31890	7.54	101	316.71
60～	23621	6.09	147	622.33	21204	5.02	144	679.12
70～	16929	4.36	139	821.08	12513	2.96	123	982.98
合计	388072	100.00	447	115.18	422668	100.00	448	105.99

【分析】 由表3-1资料看出，肿瘤死亡率随年龄增长明显升高，乙地各年龄别肿瘤死亡率皆比甲地高，但甲地总的肿瘤死亡率却高于乙地，出现了不合理的现象。究其原因是由于两地年龄别人口构成不同所致，须计算标化率后再比较两地的总肿瘤死亡率。本例已知两地的年龄别死亡率，用直接法计算标化率。

【操作】 调用SPSS的程序编辑功能实现。

1. 数据准备

（1）建立数据库：激活 **IBM SPSS Statistics** 的数据编辑窗口，单击窗口左下角的 **Variable View**（变量视图），定义第一个变量名为年龄，第二个变量名为甲地人口，第三个变量名为甲死亡率，第四个变量名为乙地人口，第五个变量名为乙死亡率，如图3-1所示。选择菜单 **file → save** 或 **save as**，以"**例3-1**".sav文件名保存。

（2）输入数据：点击数据编辑窗口左下角的 **Data View**（数据视图），按顺序输入相应的数据，如图3-2所示。

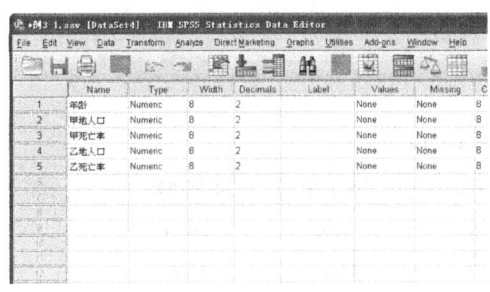

图 3-1　SPSS 的 Variable View 窗口　　　　图 3-2　SPSS 的 Data View 窗口

2. 程序编辑　选择菜单 file→new→syntax，打开 IBM SPSS Statistics Syntax Editor（SPSS 程序编辑）窗口，输入以下程序，以"**例 3-1**".SPS 文件名保存，如图 3-3 所示。在 **IBM SPSS Statistics syntax Editor** 窗口中选择菜单 **Run →All**，提交运行。

注：为方便输入中文，**IBM** 程序可以先在 **Word**、记事本等文本编辑软件中编辑，然后将程序粘贴到 **IBM SPSS Statistics syntax Editor** 窗口内提交运行即可。

```
COMPUTE 标准人口 = 甲地人口 + 乙地人口.              计算标准人口数
COMPUTE 甲预期数 = 标准人口 * 甲死亡率/100000.       计算甲地预期肿瘤死亡数
COMPUTE 乙预期数 = 标准人口 * 乙死亡率/100000.       计算乙地预期肿瘤死亡数
CREATE a = csum（标准人口）.                         创建变量 a，取值为标准人口数的累计数
IF（年龄 = 70）标准总数 = a.                          缺失除 70~年龄段以外的数据，得标准人口总数
CREATE b = csum（甲预期数）.                         创建变量 b，取值为甲地预期死亡数的累计数
IF（年龄 = 70）甲预期总 = b.                          缺失除 70~年龄段以外的数据，得甲地预期总数
CREATE c = csum（乙预期数）.                         创建变量 c，取值为乙地预期死亡数的累计数
IF（年龄 = 70）乙预期总 = c.                          缺失除 70~年龄段以外的数据，得乙地预期总数
COMPUTE 甲标化率 = 甲预期总/标准总数*100000.         计算甲地标准化总肿瘤死亡率
COMPUTE 乙标化率 = 乙预期总/标准总数*100000.         计算乙地标准化总肿瘤死亡率
TITLE 直接法计算标准化肿瘤死亡率（1/10 万）.          定义输出表格的名称
LIST 年龄 标准人口 甲死亡率 甲预期数 乙死亡率 乙预期数.  在结果窗口中输出数据列表
TITLE 合计.
LIST 标准总数 甲预期总 乙预期总.
TITLE 直接法标准化率的计算结果.
LIST 甲标化率 乙标化率.
EXECUTE.                                            开始执行以上程序
```

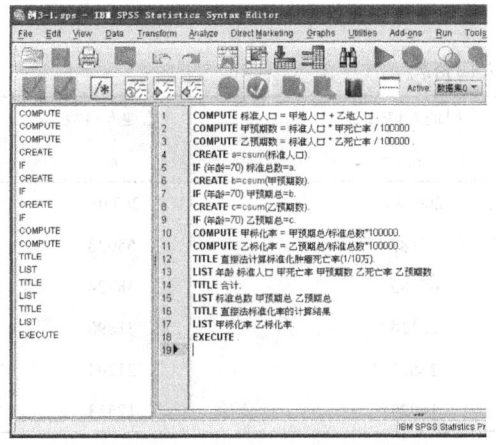
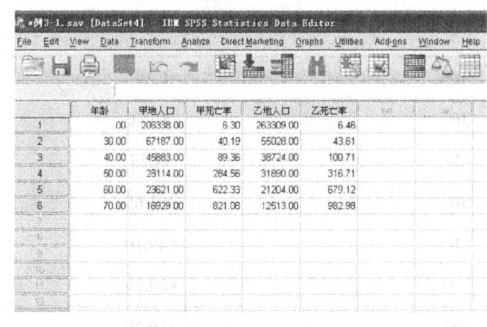

图 3-3　SPSS 的程序编辑窗口　　　　图 3-4　SPSS 的 Data View 窗口

【结果】 例3-1的SPSS程序运行结果如下：

（1）建立变量情况如图3-4所示。

（2）**SPSS OUTPUT** 结果如下：

直接法计算标准化肿瘤死亡率（1/10万）

年龄	标准人口	甲死亡率	甲预期数	乙死亡率	乙预期数
.00	469647.00	6.30	29.59	6.46	30.34
30.00	122215.00	40.19	49.12	43.61	53.30
40.00	84607.00	89.36	75.60	100.71	85.21
50.00	60004.00	284.56	170.75	316.71	190.04
60.00	44825.00	622.33	278.96	679.12	304.42
70.00	29442.00	821.08	241.74	982.98	289.41

Number of cases read: 6   Number of cases listed: 6

合　　计

标准总数	甲预期总	乙预期总
810740.0	845.76	952.71

Number of cases read: 6   Number of cases listed: 6

直接法标准化率的计算结果

甲标化率	乙标化率
104.32	117.51

Number of cases read: 6   Number of cases listed: 6

【解释】

（1）第一个表格依次列出了年龄、标准人口、甲地死亡率、甲地预期死亡数、乙地死亡率、乙地预期死亡数。

（2）第二个表格列出了标准人口、甲地预期死亡数、乙地预期死亡数的求和情况。

（3）第三个表格是直接法标准化率的计算结果，甲地标准化总肿瘤死亡率为104.32/10万，乙地标准化总肿瘤死亡率为117.51/10万。可见，经标准化以后，乙地的总肿瘤死亡率高于甲地，校正了原总率因两地年龄构成不同不具可比性的问题，标化率的结果与分不同年龄段比较的结果一致。

（二）间接标准化法

【例3-2】 已知甲地总肿瘤死亡数447人，乙地总肿瘤死亡数448人，以及两地人口资料见表3-2，试求标准化总肿瘤死亡率。（教材例3-12）

表3-2　甲、乙两地的人口资料

年龄（岁）	标准肿瘤死亡率 P	甲地人口数 n_i	乙地人口数 n_i
0～	6.39	206338	263309
30～	41.73	67187	55028
40～	94.55	45883	38724
50～	301.65	28114	31890
60～	649.19	23621	21204
70～	889.89	16929	12513
合计	110.39	388072	422668

【分析】 本例已知甲乙两地总肿瘤死亡数与年龄组人口数,但缺乏年龄别死亡率,故宜用间接法计算 SMR 及标准化率。

【操作】 调用 SPSS 的程序编辑功能实现。

1. 数据准备

定义变量:年龄、标准率、甲人口数、乙人口数。输入数据。

2. 程序编辑 选择菜单 **file → new → syntax**,打开 **IBM SPSS Statistics Syntax Editor** 窗口,输入以下程序语言,以"**例 3-2**".SPS 文件名保存,如图 3-5 所示。在 **IBM SPSS Statistics Syntax Editor** 窗口中选择菜单 **Run → All**,提交运行。

COMPUTE 甲预期数 = 甲人口数 * 标准率 / 100000 .	计算甲地预期肿瘤死亡数
COMPUTE 乙预期数 = 乙人口数 * 标准率 / 100000 .	计算乙地预期肿瘤死亡数
CREATE a = csum(甲预期数).	创建变量 a,取值为甲地预期死亡数的累计数
IF(年龄 = 70)甲预期总 = a.	缺失除 70~年龄段以外的数据,得甲地预期总数
CREATE b=csum(乙预期数).	创建变量 b,取值为乙地预期死亡数的累计数
IF(年龄 = 70)乙预期总 = b.	缺失除 70~年龄段以外的数据,得乙地预期总数
COMPUTE SMR1 = 447/甲预期总.	计算甲地总肿瘤标化死亡比
COMPUTE SMR2 = 448/乙预期总.	计算乙地总肿瘤标化死亡比
COMPUTE 甲标化率 = 110.39*SMR1.	计算甲地总肿瘤标化死亡率
COMPUTE 乙标化率 = 110.39*SMR2.	计算乙地总肿瘤标化死亡率
TITLE 间接法计算标准化肿瘤死亡率(1/10 万).	定义输出表格的名称
LIST 年龄 标准率 甲人口数 甲预期数 乙人口数 乙预期数.	在结果窗口中输出数据列表
TITLE 合计.	
LIST 甲预期总 乙预期总.	
TITLE 间接法标准化率的计算结果.	
LIST SMR1 甲标化率 SMR2 乙标化率.	
EXECUTE.	开始执行以上程序

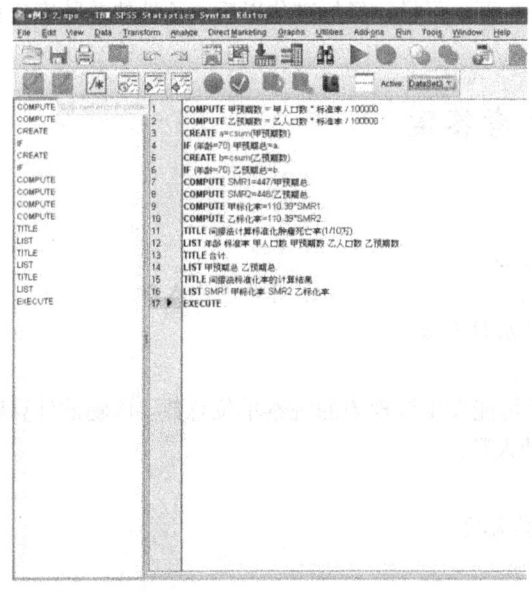

图 3-5 SPSS 的程序编辑窗口   图 3-6 SPSS 的 Data View 窗口

【结果】 例 3-2 的 SPSS 程序运行结果如下:

(1)建立变量情况如图 3-6 所示。

（2）**SPSS OUTPUT** 结果如下：

间接法计算标准化肿瘤死亡率（1/10万）

年龄	标准率	甲人口数	甲预期数	乙人口数	乙预期数
.00	6.39	206338.00	13.18	263309.00	16.83
30.00	41.73	67187.00	28.04	55028.00	22.96
40.00	94.55	45883.00	43.38	38724.00	36.61
50.00	301.65	28114.00	84.81	31890.00	96.20
60.00	649.19	23621.00	153.35	21204.00	137.65
70.00	889.89	16929.00	150.65	12513.00	111.35

Number of cases read: 6   Number of cases listed: 6

合 计

甲预期总	乙预期总
473.41	421.60

Number of cases read: 6   Number of cases listed: 6

间接法标准化率的计算结果

SMR1	甲标化率	SMR2	乙标化率
.94	104.23	1.06	117.30

Number of cases read: 6   Number of cases listed: 6

【解释】

（1）第一个表格依次列出了年龄、标准死亡率、甲地人口数、甲地预期死亡数、乙地人口数、乙地预期死亡数。

（2）第二个表格列出了甲地预期死亡数、乙地预期死亡数的求和结果。

（3）第三个表格是间接法标准化率的计算结果，甲地总肿瘤标化死亡比为 0.94，标化死亡率为 104.23/10 万；乙地总肿瘤标化死亡比为 1.06，标化死亡率为 117.30/10 万。可见，经标准化以后，乙地的总肿瘤死亡率高于甲地。

三、思考练习参考答案

（一）选择题

1. 计算麻疹疫苗接种后血清检查的阳转率，分母是_____。
a. 麻疹患者数　　　　　　　b. 麻疹疫苗接种人数　　　　　c. 麻疹易感人数
d. 麻疹疫苗接种后的阳转人数　　e. 麻疹疫苗接种后的阴转人数

【答案】　b　【评析】　本题考察点：率的计算。
率是相对数，分子是某现象实际发生的观察单位数，分母是可能发生该现象的观察单位总数。该题欲计算麻疹疫苗接种后血清检查的阳转率，其分母应是麻疹疫苗接种人数。

2. 下列哪种说法是错误的_____。
a. 计算相对数尤其是率时应有足够数量的观察单位数或观察次数
b. 分析大样本数据时可以构成比代替率
c. 应分别将分子和分母合计求合计率或平均率
d. 相对数的比较应注意其可比性
e. 样本率或构成比的比较应作假设检验

【答案】　b　【评析】　本题考察点：应用相对数的注意事项。

构成比是反映事物内部各组成部分所占比重或分布的指标，而率是反映某现象发生的频率或强度的指标，二者的意义和计算公式均不相同。一般不论样本含量大小，都不能用构成比代替率。

3. 甲乙两地某病的死亡率进行标准化计算时，其标准的选择_____。

a. 不宜用甲地的数据　　　　b. 不宜用乙地的数据　　　　c. 不宜用甲地和乙地的合并数据
d. 可用甲地或乙地的数据　　e. 以上都不对

【答案】 d 【评析】 本题考察点：计算标化率时选择标准的方法。
计算标化率时，一般选择标准的方法有两种，其中之一是选择互相比较资料中任一组数据作为标准。

4. 某厂全厂职工不同年龄组呼吸系统疾病的发病率如表3-3，据此可认为_____。

表3-3　某厂全厂职工不同年龄组呼吸系统疾病的发病率比较

年龄（岁）	人数	发病数	发病率（%）
35～	67	8	10.9
45～	53	11	20.7
合计	120	19	15.8

a. 年龄越大呼吸系统发病率越高　　　　　b. 两组来自不同的年龄，不具可比性
c. 该厂工人呼吸系统发病率45岁组高于35岁组　d. 可进行假设检验后再下结论
e. 以上都不对

【答案】 c 【评析】 本题考察点：总体资料与样本资料的区别。
本题是全体职工呼吸系统疾病的发病率资料，所得发病率是总体参数，因此可以直接比较。

5. 欲了解某地5～15岁儿童肺炎的发病率，现抽样求得男、女童肺炎发病率分别为21.2%和19.1%，可认为_____。

a. 男童的肺炎发病率高于女童　　　　　b. 资料不具可比性，不能直接作比较
c. 应进行标准化后再做比较　　　　　　d. 应进行假设检验后再下结论
e. 以上都不对

【答案】 d 【评析】 本题考察点：总体资料与样本资料的区别。
该资料为抽样所得的样本资料，其发病率为样本率，存在抽样误差，不能直接下结论，必须采用一定的统计学方法进行假设检验后再下结论。

（二）思考题

1. 常用的相对数有哪几种？各种相对数指标的含义、计算方法及特点？

【解答】 （1）常用相对数：率、构成比和相对比。
（2）各种相对数指标的含义、计算方式及特点：参见教材。

2. 怎样区别率和构成比？

【解答】 根据构成比和率的意义、计算公式及特点来区分：参见教材。

3. 应用相对数应该注意哪些问题？

【解答】 参见教材【知识点3-4】。

4. 何为标准化法？直接标准化法与间接标准化法的区别。

【解答】 （1）当比较的两组资料内部各小组率明显不同，且各小组观察例数的构成比，诸如年龄、性别、工龄、病情轻重、病程长短等也明显不同时，直接比较两个合计率是不合理的。因为其内部构成不同，往往影响合计率的大小，需要按统一的内部构成进行调整后计算标准化率，使其具有可比性，这种方法称为率的标准化法。

（2）直接法与间接法的区别：①若已知内部各小组率，可采用直接法；若只有总死亡数和年龄别人口数而缺乏内部各小组率时，宜用间接法。②直接法选择标准组的各个年龄段的人口数或人口的构成比为标准，间接法则选用标准组各个年龄段的死亡率（或其他率）作为标准。③对总体指标而言，直接法标化后的标化率可直接比较，间接法标化后的标化率与标准组比较。

5. 什么是动态数列？其有何用途？

【解答】（1）动态数列是按照一定的时间顺序，将一系列描述某事物的统计指标依次排列起来，观察和比较该事物在时间上的变化和发展趋势，这些统计指标可以为绝对数、相对数或平均数。

（2）主要用途：通过计算绝对增长量、发展速度和增长速度、平均发展速度与平均增长速度，可以观察和比较某事物在时间上的变化和发展趋势。

（三）应用分析题

1. 某地某年循环系统疾病死亡资料如表3-4。

表3-4 某地某年循环系统疾病死亡资料

年龄组（岁）	平均人口数	循环系统死亡人数	死亡人数构成比（%）	死亡率（1/10万）	相对比（各年龄组死亡率/0~组死亡率）
0~	745000	25			
30~	538760	236			
40~	400105	520			
50~	186537	648			
60~	52750	373			
合计	1923152	1802			

问：（1）请根据上述数据计算各年龄组构成比、死亡率和相对比。

（2）分析讨论各指标的含义。

【解答】 计算各年龄组的构成比、死亡率和相对比，结果见表3-5。

（A）构成比：如第（4）栏所示，该地年龄别死亡构成比随着年龄的增加而增大，"50~"岁组的死亡构成比最大（达35.96%），以后下降（"60~"岁组的死亡构成比仅20.7%）。

（B）死亡率：如第（5）栏所示，该地年龄别死亡率随着年龄的增加而增大，"60~"岁组的死亡率最高（达707.11/10万）。

（C）相对比：如第（6）栏所示，各个年龄别死亡率都比"0~"岁组死亡率大十几倍~两百多倍，并随着年龄的增加而增大。

表3-5 某地某年循环系统疾病死亡资料

年龄组（岁）(1)	平均人口数(2)	循环系统死亡人数(3)	死亡构成比（%）(4)	死亡率（1/10万）(5)	相对比（各年龄组死亡率/0~组死亡率）(6)
0~	745000	25	1.39	3.36	1.00
30~	538760	236	13.10	43.80	13.04
40~	400105	520	28.86	129.97	38.68
50~	186537	648	35.96	347.38	103.39
60~	52750	373	20.70	707.11	210.45
合计	1923152	1802	100.00	93.70	—

2. 据表3-6资料回答问题：

（1）填充。

（2）各种病以哪个年龄组容易发病？

（3）各种病的病人主要是哪个年龄组的儿童？

（4）各个年龄组的发病儿童以哪一种病为主？

表 3-6 某地某年两个年龄组的五种传染病统计

病种	0~4 岁（2000 人）			10~14 岁（4000 人）		
	病例数	百分数	发病率（%）	病例数	百分数	发病率（%）
麻疹	320	（ ）	（ ）	16	（ ）	1.2
肺炎	160	（ ）	（ ）	75	（ ）	（ ）
猩红热	（ ）	5	2	45	15	（ ）
痢疾	240	（ ）	12	（ ）	（ ）	（ ）
百日咳	40	（ ）	（ ）	（ ）	4	（ ）
合计	（ ）	100	（ ）	（ ）	100	（ ）

【解答】（1）填充：如表 3-7 所示。

表 3-7 某地某年两个年龄组的五种传染病统计

病种	0~4 岁（2000 人）			10~14 岁（4000 人）		
	病例数	百分数	发病率（%）	病例数	百分数	发病率（%）
麻疹	320	（40）	（16）	（48）	16	1.2
肺炎	160	（20）	（8）	75	（25）	（1.9）
猩红热	（40）	5	2	45	15	（1.1）
痢疾	240	（30）	12	（120）	（40）	（3.0）
百日咳	40	（5）	（2）	（12）	4	（0.3）
合计	（800）	100	（40）	（300）	100	（7.5）

（2）根据发病率比较，0~4 岁组儿童各种病的发病率均高于 10~14 岁组，即各种病均以 0~4 岁组儿童容易发病。

（3）根据病例数比较，除猩红热外，其他各种病的患者主要是 0~4 岁组的儿童。

（4）根据百分数比较，0~4 岁组发病儿童以麻疹为主，10~14 岁组发病儿童以痢疾为主。

3. 2005 年云南省大理州抽查 0~7 岁儿童营养不良患病情况如表 3-8，某医师据此认为 0~7 岁儿童中，3 岁以前儿童最容易患营养不良，其中 1~岁组最严重。你认为是否正确？为什么？

表 3-8 2005 年大理州 0~7 岁儿童患病情况

年龄（岁）	0~	1~	2~	3~	4~	5~	6~7	合计
患病人数	98	278	86	29	59	82	34	666
%	14.7	41.7	12.9	4.4	8.9	12.3	5.1	100.0

【解答】（1）该结论不正确。原因是犯了用构成比代替率的错误。该医师抽查的结果只有大理州 0~7 岁儿童营养不良的年龄构成，只能说明 3 岁以前儿童尤其是 1~岁组患病人数占总患病人数的比重较大，而不能认为 3 岁以前儿童最容易患营养不良。

（2）正确做法：随机抽取足够数量的 0~7 岁各年龄段儿童，分别计算各年龄段儿童营养不良的患病率，采用一定的统计学方法进行假设检验后再下结论。

4. 试就表 3-9 资料分析比较某年某省城乡女性原发性骨质疏松症患病率。

表 3-9 某年某省城乡女性的原发性骨质疏松症患病率比较

年龄组（岁）	城市			农村		
	调查人数	患病人数	患病率（%）	调查人数	患病人数	患病率（%）
50~	354	78	22.0	241	49	20.3
60~	251	125	49.8	315	136	43.2
70~	130	90	69.2	175	110	62.9
80 及以上	41	29	70.7	58	40	69.0
合计	776	322	41.5	789	335	42.5

【解答】 （1）由资料看出，原发性骨质疏松症患病率随年龄增长明显升高，城市各年龄别患病率均比农村高，但农村的总患病率却高于城市，出现不合理的现象。究其原因，这是由于两地年龄别构成不同所致，须计算标化率后再比较两地的总患病率。

（2）本题已知两地的年龄别患病率，可用直接法。将两地各年龄段的调查人数合并后作为标准调查人数，列出标化患病率计算表（见表3-10），计算城乡两地的标准化总患病率。本题得：

城市标准化总患病率：$p' = \dfrac{\sum N_i p_i}{N} = \dfrac{694}{1565} \times 100\% = 44.35\%$

农村标准化总患病率：$p' = \dfrac{\sum N_i p_i}{N} = \dfrac{625}{1565} \times 100\% = 39.94\%$

可见，经标准化以后，城市的总原发性骨质疏松症患病率高于农村，校正了原来不合理的现象。

表3-10 直接法计算标准化原发性骨质疏松症患病率（%）

年龄组（岁）	标准调查人数 N_i	城市		农村	
		原患病率 p_i	预期患病人数 $N_i p_i$	原患病率 p_i	预期患病人数 $N_i p_i$
（1）	（2）	（3）	（4）=（2）×（3）	（5）	（6）=（2）×（5）
50~	595	22.0	131	20.3	121
60~	566	49.8	282	43.2	245
70~	305	69.2	211	62.9	192
80及以上	99	70.7	70	69.0	68
合计	1565	—	694	—	626

5. 某市1996～2005年围产儿死亡率见表3-11，试对该动态数列进行分析。

表3-11 某市1996～2005年围产儿死亡率（‰）

年份	围产儿死亡率	年份	围产儿死亡率
1996	22.45	2001	10.11
1997	21.35	2002	10.65
1998	20.82	2003	9.83
1999	15.84	2004	9.02
2000	14.34	2005	8.70

【解答】 根据本题提供的数据，对该市围生儿死亡率变化情况作动态分析，结果见表3-12。

（1）绝对增长量：①累计增长量：如第（4）栏所示，与1996年相比，各年的围生儿死亡率均呈负增长。②逐年增长量：如第（5）栏所示，除2002年围生儿死亡率较2001年有所增长外，其他年份的围生儿死亡率均呈负增长。

（2）发展速度和增长速度：①定基比：如第（6）栏、第（8）栏所示，与1996年相比，各年的围生儿死亡率的发展速度呈逐年下降趋势。②环比：如第（7）栏、第（9）栏所示，除2002年围生儿死亡率较2001年有所增长外，其他年份的围生儿死亡率均呈下降趋势。

（3）平均发展速度 = $\sqrt[n]{a_n / a_0} = \sqrt[9]{8.70/22.45} = 90.0\%$

平均增长速度 = $90.0\% - 100\% = -10.0\%$

可以看出，该市1996～2005年间围生儿死亡率平均发展速度为90.0%，平均增长速度为-10.0%。

表 3-12　某市 1996～2005 年围生儿死亡率动态变化

年份	符号	围生儿死亡率	绝对增长量		发展速度（%）		增长速度（%）	
			累计	逐年	定基比	环比	定基比	环比
(1)	(2)	(3)	(4)	(5)	(6)	(7)	(8)	(9)
1996	a_0	22.45	—	—	100.00	100.00	—	—
1997	a_1	21.35	−1.10	−1.10	95.10	95.10	−4.90	−4.90
1998	a_2	20.82	−1.63	−0.53	92.74	97.52	−7.26	−2.48
1999	a_3	15.84	−6.61	−4.98	70.56	76.08	−29.44	−23.92
2000	a_4	14.34	−8.11	−1.50	63.88	90.53	−36.12	−9.47
2001	a_5	10.11	−12.34	−4.23	45.03	70.50	−54.97	−29.50
2002	a_6	10.65	−11.80	0.54	47.44	105.34	−52.56	5.34
2003	a_7	9.83	−12.62	−0.82	43.79	92.30	−56.21	−7.70
2004	a_8	9.02	−13.43	−0.81	40.18	91.76	−59.82	−8.24
2005	a_9	8.70	−13.75	−0.32	38.75	96.45	−61.25	−3.55

四、补充思考练习

（一）是非题（正确记"+"，错误记"−"）

1. 某地 1956 年婴儿死亡人数中死于肺炎占 18%，1976 年则占 16%，故认为 20 年来对婴儿肺炎的防治效果不明显。（　　）
2. 某医院收治某病患者 10 人，其中 8 人吸烟，占 80%，则结论为"吸烟是引发该病的原因"。（　　）
3. 某化工厂某病连续 4 年患病率分别为 6.30%、9.7%、11.0%、15.4%，则该病的 4 年总患病率为：(6.0% + 9.7% + 11.0% + 15.4%)/4 = 10.53%。（　　）
4. 发病率与患病率均≤100%。（　　）
5. 分析同一地方三十年来肺癌死亡率的变化趋势，最好用动态数列表示。（　　）
6. 已知某矿有一定放射性，并发现工龄在 25 年以上职工肺癌患病率达 600/10 万，而工龄不满 5 年的职工仅 30/10 万，因此认为此矿的放射性与肿瘤发病有关。（　　）
7. 一般情况下，两个医院的总病死率不能直接比较。（　　）
8. 甲县恶性肿瘤粗死亡率高于乙县，一般认为甲县的防治水平较乙县差。（　　）
9. 标准化法的目的是消除内部构成不同对总率的影响，标准化率可反映当时当地的实际水平。（　　）
10. 说明某现象发生强度大小的指标是构成比。（　　）

（二）选择题（从 a～e 中选出一个最佳答案）

1. 某厂男职工 370 人，女职工 456 人，慢性苯中毒人数男女分别为 8 和 10 人，456/370×100%为_____。
   a. 率　　b. 构成比　　c. 相对比　　d. 平均率　　e. 标化患病比
2. 各年龄组人口数和死亡率的资料均有，最好用_____方法计算标化死亡率。
   a. 直接法　　b. 间接法　　c. 倒求法　　d. 等比法　　e. 以上都不是
3. 欲比较两地的钩虫感染率，今调查了甲、乙两乡居民的钩虫感染率，但甲乡人口女多于男，而乙乡男多于女。适当的比较方法是_____。
   a. 分性别进行比较　　　　b. 两个率比较的 u 检验　　c. 不具可比性
   d. 对性别进行标准化后再比较　　e. 以上都不对
4. 调查 1000 名女性乳腺癌患者，发现其中 50 名为孕妇，据此可推断_____。
   a. 孕妇易患乳腺癌　　b. 孕妇不易患乳腺癌　　c. 该组乳腺癌患者中 5.0%是孕妇
   d. 妊娠可诱发乳腺癌　　e. 以上都不对

5. 经调查，甲、乙两地冠心病的粗死亡率都为 4.0‰，现以两地合并数据作为标准对年龄构成进行标化后，甲地冠心病标化死亡率为 4.5‰，乙地为 3.8‰，因此可以认为_____。
a. 甲地老年人的比重比标准人口的老年人比重低　　b. 乙地老年人的比重比标准人口的老年人比重低
c. 甲地冠心病的诊断较乙地准确　　d. 乙地冠心病的诊断较甲地准确
e. 以上都不对

6. 某地 100 例肺癌患者的年龄分布情况见表 3-13，据此资料，哪一种说法正确？_____

表 3-13　某地 100 例肺癌患者年龄分布情况

年龄（岁）	≤20	21~	31~	41~	51~
例数	3	7	23	57	10

a. 100 例肺癌患者中以 41~ 岁组所占比重最大　　b. 41~ 岁组易发肺癌
c. 需进行率的标准化后才能下结论　　d. 资料不具可比性，不能直接作比较
e. 以上都不是

7. 一种新药可以控制某病，延长寿命，但不能治愈其病，如果某地采用该药则该地_____。
a. 该病发病率将增加　　b. 该病发病率将减少　　c. 该病患病率将增加
d. 该病患病率将减少　　e. 以上都不对

8. 观察何种疾病死因是造成当地居民死亡的主要死因_____。
a. 死亡率　　b. 死因构成比　　c. 疾病别死亡率　　d. 某病病死率　　e. 生存率

9. 标准化死亡比（SMR）是被标准化组的_____。
a. 预期死亡数与实际死亡数之比　　b. 预期死亡数与总死亡数之比
c. 实际死亡数与预期死亡数之比　　d. 实际死亡数与总死亡数之比
e. 以上都不对

10. 衡量爆发性疾病发病的频度用_____。
a. 发病率　　b. 罹患率　　c. 患病率　　d. 第二代罹患率　　e. 感染率

（三）应用分析题

1. 2005 年某医师抽查某地居民沙眼患病情况，结果见表 3-14，该医师据此认为 20~ 岁组的沙眼患病情况最严重，以后随着年龄增大而减轻。该结论是否正确？为什么？

表 3-14　某地 1027 例沙眼患者的年龄构成情况

年龄（岁）	0~	10~	20~	30~	40~	50~	60~	70~
患病人数	47	198	330	198	128	80	38	8
%	4.6	19.3	32.1	19.3	12.4	7.8	3.7	0.8

2. 某地 2004 年各年龄组死亡资料见表 3-15。试计算各个年龄组死亡率、恶性肿瘤死因构成比和恶性肿瘤死亡率，并作简要分析。

表 3-15　某地 2004 年各年龄组死亡情况

年龄（岁）	人口数	死亡总数	恶性肿瘤死亡数
0~	82922	132	4
20~	46639	63	12
40~	28061	170	42
60~	9370	340	32
合计	166992	705	90

3. 某医师调查甲、乙两厂同工种工人某种职业病的患病情况，结果见表 3-16，该医师据此认为乙厂的患病率高于甲厂。该结论是否正确？为什么？

表3-16 甲、乙两厂同工种工人某种职业病的患病率比较

工龄（年）	甲厂			乙厂		
	例数	患者数	患病率（%）	例数	患者数	患病率（%）
<10	400	10	2.50	100	2	2.00
≥10	100	15	15.00	400	33	8.25
合计	500	25	5.00	500	35	7.00

4. 某地1960年结核病的发病率是153.3/10万，1999年结核病的发病率是162.3/10万，认为1999年该地结核病的发病率较1960年高，结核病有进一步流行的趋势。该结论正确吗？

5. 282例原发性肝癌病例中，有慢性肝脏病史者占36.2%，其中以传染性肝炎为最多，大多在肝癌发病前5～10年罹患，有血吸虫史者占17.3%，有长期饮酒者占18.5%，能不能据此认为慢性肝脏病，尤其是传染性肝炎与肝癌发生有一定关系。

6. 某医师为研究噬菌体治疗小儿菌痢的疗效，将80例患儿随机分成两组，每组各40例，试验组采用噬菌体治疗，对照组采用传统疗法。治疗一段时间后，试验组转阴率为80%，对照组转阴率为50%，该医师据此认为噬菌体治疗小儿菌痢的疗效优于传统疗法。该结论正确吗？

（四）简答题

1. 运用相对数时要注意的问题？
2. 应用标准化率进行比较时要注意什么问题？
3. 相对数的动态指标有哪几种？各有何种用处？

五、补充思考练习参考答案

（一）是非题

1.− 2.− 3.− 4.− 5.+ 6.− 7.+ 8.− 9.− 10.−

（二）选择题

1.c 2.a 3.d 4.c 5.a 6.a 7.c 8.b 9.c 10.b

（三）应用分析题

1.【解答】（1）该结论不正确。原因是犯了以构成比代替率的错误。该医师抽查的结果只有某地沙眼患者的年龄构成，只能说明该地20～岁组沙眼患病人数占总患病人数的比重最大，而不能认为20～岁组的沙眼患病情况最严重。

（2）正确做法：随机抽取足够数量的该地各年龄段居民，分别计算各年龄段居民的沙眼患病率，采用一定的统计学方法进行假设检验后再下结论。

2.【解答】 根据本题提供的数据计算各项指标，结果见表3-17。

第（4）栏显示，0～岁组死亡率高于20～岁组，从20～岁组开始，死亡率随年龄增加而增大，60～岁组最高，达到36.29‰。

第（6）栏显示，恶性肿瘤死因构成比随年龄增加而增大，40～岁组最高（达24.71%），以后下降（60～岁组仅9.41%），下降原因是60～岁组人数减少，恶性肿瘤死亡人数也减少所致。

第（7）栏显示，恶性肿瘤死亡率随年龄增加而增大，60～岁组最高，达到341.52/10万。

表 3-17 某地 2004 年各年龄组死亡情况

年龄 （岁） （1）	人口数 （2）	死亡总数 （3）	死亡率 （‰） （4）	恶性肿瘤		
				死亡数 （5）	死因构成比（%） （6）	死亡率（1/10万） （7）
0～	82922	132	1.59	4	3.03	4.82
20～	46639	63	1.35	12	19.05	25.73
40～	28061	170	6.06	42	24.71	149.67
60～	9370	340	36.29	32	9.41	341.52
合计	166992	705	4.22	90	12.77	53.89

3.【解答】（1）该结论不正确。由本题资料看出，该职业病的患病率随工龄增长明显升高，甲厂的各工龄患病率均比乙厂的高，但甲厂的总患病率却低于乙厂，出现不合理的现象。究其原因，这是由于甲、乙两厂同工种工人的工龄构成不同所致。因此，不能直接比较甲、乙两厂的总患病率。

（2）正确做法：计算标准化率后再比较甲、乙两厂的总患病率。现已知两厂的各工龄患病率，可用直接法。（标化步骤：参见教材 P_{35} 例 3-11）直接法标化甲厂标化患病率 8.75%，乙厂标化患病率 5.13%，甲厂高于乙厂，校正了原来不合理的现象。

4.【解答】（1）该结论不正确。
（2）两个年度的人口性别构成、年龄别构成等不同，不能直接比较总率。另外，两个发病率相距的年度太远，由于两个年度的检测手段与诊断标准的不同，致使两个率之间不具可比性。

5.【解答】（1）该结论不正确。原因是犯了以构成比代替率的错误，本题资料只有原发性肝癌患者的病史构成，只能说明有慢性肝脏病史的患者所占的比重较高，而不能认为慢性肝脏病尤其是传染性肝炎与肝癌发生有一定关系。

（2）正确做法：随机抽取足够数量的慢性肝脏病史者、血吸虫史者、长期饮酒者（避免各种病史之间的交叉），分别计算三个人群的肝癌患病率，采用一定的统计学方法进行假设检验后再下结论。

6.【解答】（1）该结论不正确。由于所比较的试验组和对照组的转阴率是样本率，存在抽样误差，不能直接下结论。

（2）正确做法：采用一定的统计学方法进行假设检验后再下结论。

（四）简答题

1.【解答】①分析时不能以构成比代替率。②计算相对数时分母不能太小。③正确计算合计率。④注意资料的可比性。⑤对比不同时期资料应注意客观条件是否相同。⑥样本率（或构成比）的抽样误差 不能仅凭数字表面相差大小下结论，而应进行样本率（或构成比）差别的假设检验。

2.【解答】①标准化法只适用于因两组内部构成不同，并有可能影响两组总率比较的情况。对于因其它条件不同而产生的可比性问题，标准化法不能解决。②由于选择的标准人口不同，算出的标准化率不同，因此，当比较几个标准化率时，应采用同一标准人口。③标准化后的标准化率，已经不再反映当时当地的实际水平，它只是表示相互比较的资料间的相对水平。④两样本标准化率是样本值，存在抽样误差。比较两样本的标准化率，还应作假设检验。

3.【解答】相对数的动态指标即其动态数列分析指标有：绝对增长量、发展速度与增长速度、平均发展速度与平均增长速度。

绝对增长量是说明某相对数在一定时期增长的绝对值；发展速度与增长速度均为相对比，说明某相对数在一定时期的速度变化；平均发展速度是各环比发展速度的几何均数，说明某相对数在一个较长时期中逐期（如逐年）平均发展变化的程度。

（童玲玲　谢红卫　刘　艳）

第 4 章 统计表与统计图

一、目的要求

【了解】 统计表与统计图的基本概念。
【熟悉】 统计表的种类和用途；统计图的种类和用途。
【掌握】
1. 统计表的结构、编制要求和原则。
2. 统计图的绘制原则和要求。
3. 根据资料性质和分析目的正确选择和制作统计图表。

【重点难点】
1. 重点是统计表的编制要求和原则；常用统计图的意义、用途、变量类型和注意事项。
2. 难点是根据资料性质和分析目的正确选择和制作统计图表。

二、实例分析与计算机操作

（一）简单表

【例4-1】 为比较匹伐他汀与普伐他汀治疗高胆固醇血症的疗效，某项多中心、随机、双盲临床试验将400例原发性高胆固醇血症患者随机等分为两组（每组200例），两组除治疗药物不同外，其他条件基本相同。采用双盲法治疗和观察12周后结果显示，400例患者中有效例数共334例，无效例数共66例，有效率为83.5%[95%可信区间（CI）为79.9%～87.1%]。其中，匹伐他汀组有效178例，无效22例，有效率为89.0%（95%CI 为84.7%～93.3%）；普伐他汀组有效156例，无效44例，有效率为78.0%（95%CI 为72.3%～83.7%）。试用适当的统计表描述两种药物治疗冠心病心绞痛的疗效。（教材例4-1）

【分析】 该资料只具有一个分组变量（组别）和一个分析变量（疗效），宜选用简单表描述。
注：本章【操作】省略了假设检验步骤，【解释】仅为统计表与统计图结果的直观解释。
【操作】 调用 **SPSS** 的 **Crosstabs** 过程实现。
1. 数据准备
（1）建立数据库：激活 **SPSS** 的数据编辑窗口，单击窗口左下角的 **Variable View**（变量视图），定义第1个变量名为组别，第2个变量名为疗效，第3个变量为人数；3个变量的 **Decimals**（小数位数）均设置为"0"，如图4-1。选择菜单 **File → Save** 或 **Save as**，以"例4-1".sav 文件名保存。
（2）定义变量值标签
1）组别：单击变量"组别"所在行的 **Values**（变量值）框右半部的省略号，弹出 **Value Labels**（变量值标签）对话框，分别在上部的 **Value** 和 **Label** 文本框中输入"1"和"匹伐他汀组"，如图4-2，单击 **Add** 将其加入到下方的标签框中，即可完成用1表示"匹伐他汀组"的定义。同样操作，用2表示"普伐他汀组"，单击 **OK**。
2）疗效：参照定义"组别"变量值标签的步骤，用1表示"有效"，2表示"无效"。
（3）输入数据：点击数据编辑窗口左下角的 **Data View**（数据视图），按顺序输入相应的数据，如图4-3。
（4）频数加权：调用 **Weigh Cases** 过程实现。选择菜单 **Data → Weigh Cases**，弹出 **Weight Cases**（加权个案/加权记录）对话框，选择 **Weight cases by**，选中变量"人数"，单击 ，将其送入 **Frequency Variable**（频数变量）框中，如图4-4，单击 **OK**。

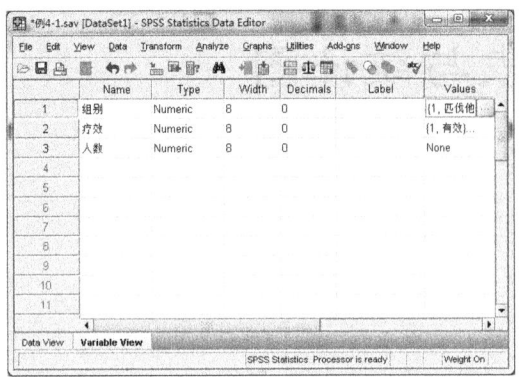

图 4-1　SPSS 的 Variable View 窗口

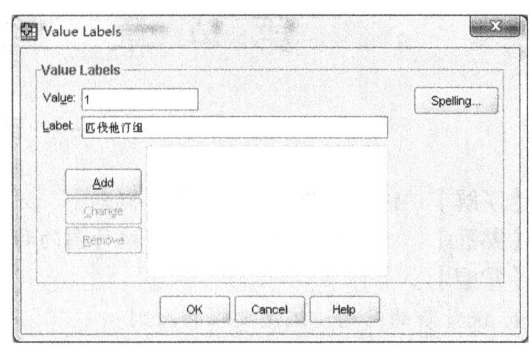

图 4-2　Value Labels 对话框

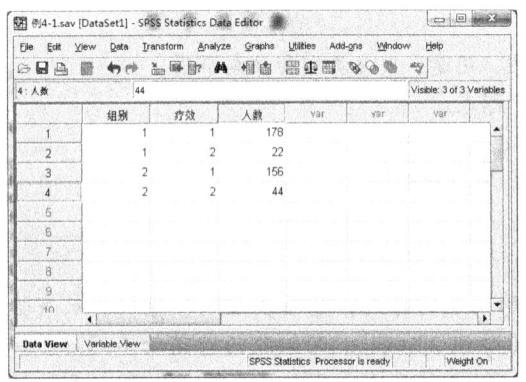

图 4-3　SPSS 的 Data View 窗口

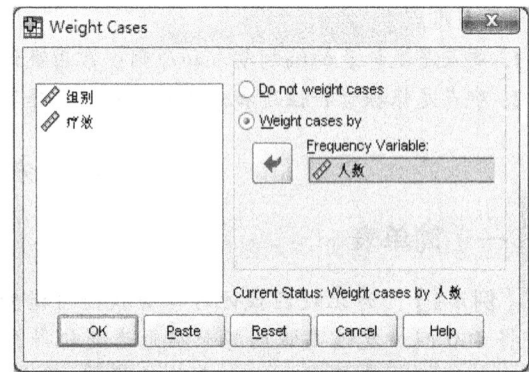

图 4-4　Weight Cases 对话框

2. 制表

（1）选择菜单 Analyze → Descriptive Statistics → Crosstabs，弹出 Crosstabs（列联表/交叉表）主对话框：①选择变量"组别"，单击第一个 ▶，将其送入 Row（s）（行变量）框中。②选择变量"疗效"，单击第二个 ▶，将其送入 Column（s）（列变量）框中，如图 4-5。

（2）单击下方的 Cells，弹出 Cells（单元格）子对话框：①在 Counts（计数）复选框组中选择 Observed（观察数或实际频数）。②在 Percentages（百分数）复选框组中选择 Row（行百分数），如图 4-6。单击 Continue 返回，再单击 OK，输出结果，如图 4-7。

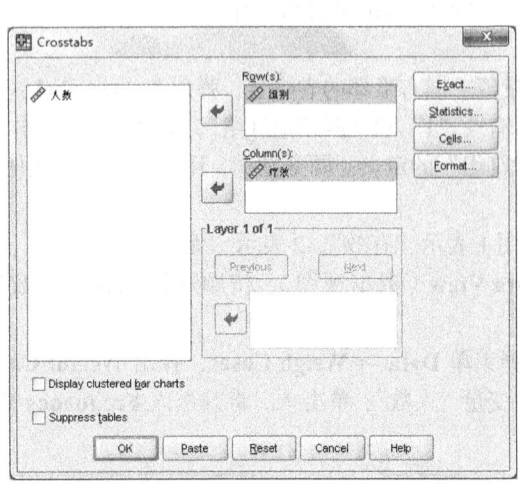

图 4-5　Crosstabs 主对话框

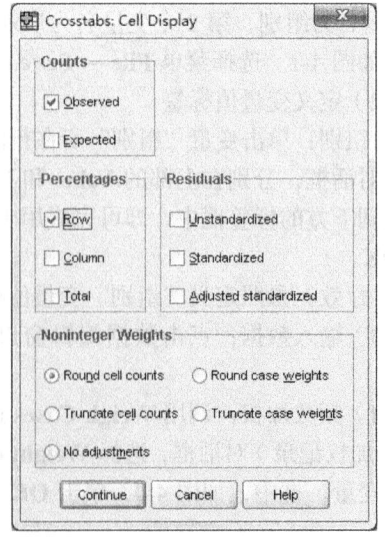

图 4-6　Cells 子对话框

3. 编辑表格

（1）打开 SPSS 的 Output 窗口，选中表格"组别*疗效 Crosstabulation"，单击右键，选择 Edit Content→ In Separate Window，如图 4-8。

（2）在 Pivot Table（枢轴表）窗口中选择菜单 Format → Table Properties，如图 4-9，弹出 Table Properties（表格属性）对话框，选择 Borders（边框）选项，对左侧 Border 框中的各项进行设置：

1）显示界线（6 条）：选中 Top inner frame（内框顶线），在左下方 Style（样式）的下拉菜单中选择粗横线"──"，即可显示该界线；同样操作，分别显示其他 5 条界线 Bottom

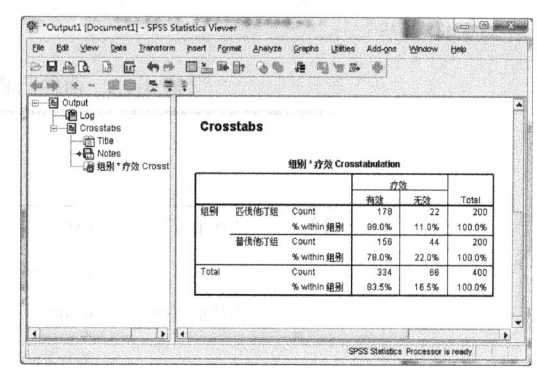

图 4-7　SPSS 的 Output 窗口

inner frame（内框底线）、Data area top（数据区顶线/纵标目分隔线）、Horizontal category border（columns）（类别纵标目分隔线）、Horizontal dimension border（columns）（范围纵标目分隔线）。注意，除 Top inner frame、Bottom inner frame 用粗横线"──"外，其他 4 条均用细横线"──"。

2）隐藏界线：选中 Left inner frame（内框左边线），在左下方 Style（样式）的下拉菜单中选择"(none)"，即可隐藏该界线；同样操作，隐藏其他不需要显示的界线，如图 4-10。

单击 OK，返回 Pivot Table 窗口，双击标题，将标题名称改为"表 4-1　两种药物治疗高胆固醇血症的疗效比较"，如图 4-11。关闭 Pivot Table 窗口，完成表格编辑过程。

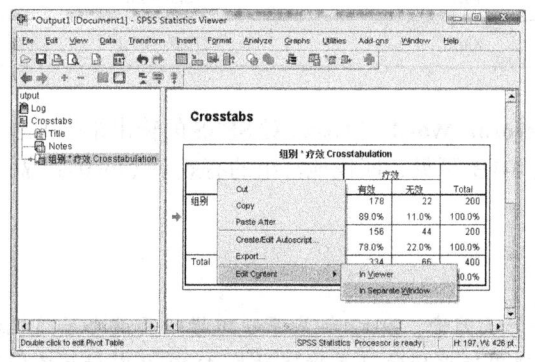

图 4-8　SPSS 的 Output 窗口

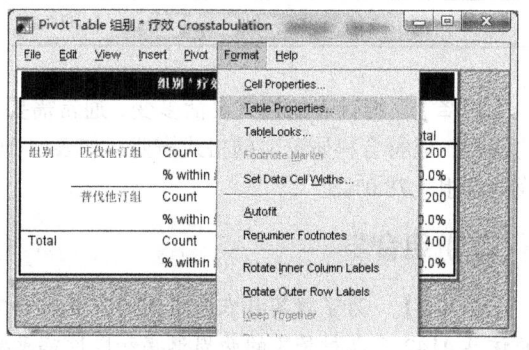

图 4-9　Pivot Table 窗口

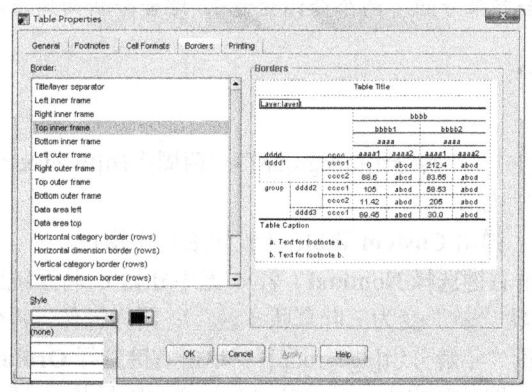

图 4-10　Table Properties 对话框

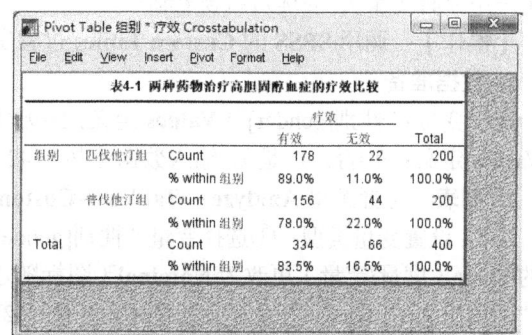

图 4-11　Pivot Table 窗口

【结果】

（1）例 4-1 的 SPSS 输出结果（表 4-1A）。

Crosstabs

表 4-1A 两种药物治疗高胆固醇血症的疗效比较

			疗效		Total
			有效	无效	
组别	匹伐他汀组	Count	178	22	200
		% within 组别	89.0%	11.0%	100.0%
	普伐他汀组	Count	156	44	200
		% within 组别	78.0%	22.0%	100.0%
Total		Count	334	66	400
		% within 组别	83.5%	16.5%	100.0%

（2）**Microsoft Word** 或 **Excel** 进一步编辑的结果（表 4-1B）。

表 4-1B 两种药物治疗冠心病心绞痛的疗效比较

组别	治疗例数	有效例数	有效率（%）	有效率95%CI（%）
匹伐他汀组	200	178	89.0	84.7～93.3
普伐他汀组	200	156	78.0	72.3～83.7
合计	400	334	83.5	79.9～87.1

【解释】 统计表的格式灵活多变，通常需要运用 **Microsoft Word** 或 **Excel** 对 **SPSS** 的输出结果做进一步的编辑，以符合科研论文的格式需要，如表 4-1B。由表 4-1B 可见，匹伐他汀组的有效率（89.0%）高于普伐他汀组（78.0%）。

（二）组合表

【例 4-2】 为了解某县农村居民的卫生服务需要及其影响因素，2012 年某课题组横断面调查了随机抽取的该县 4142 名农村居民的两周患病和慢性病患病情况。试用适当的统计表描述该县 4142 名农村居民的性别年龄别两周患病情况。（教材例 4-3）

【分析】 性别年龄别两周患病率是将性别和年龄结合起来分组（两个分组变量），综合分析两周患病率（一个分析变量），宜选用组合表描述。

【操作】 调用 **SPSS** 的 **Custom Tables** 过程实现。

1. 数据准备

定义变量："性别[gender]"（**Values** 定义：1=男性，2=女性）、"年龄分组[agegroup]"、"两周患病[twoweek]"（**Values** 定义：0=否，1=是）。输入数据（共 4142 条记录），如图 4-12。

2. 制表 选择菜单 **Analyze →Tables →Custom Tables**，弹出 **Custom Tables**（设定表格）窗口。

（1）设置变量类型：①选择变量"性别[gender]"，单击右键选择 **Nominal**（名义/无序分类），将系统默认的 **Scale**（度量/定量）更改为 **Nominal**（图标随之由直尺状 " " 变为三叶草状 " "）；同样操作，将变量"两周患病[twoweek]"设定为无序分类变量；②选择变量"年龄分组[agegroup]"，单击右键选择 **Ordinal**（序号/有序分类），将系统默认的 **Nominal** 更改为 **Ordinal**（图标随之由三叶草状 " " 变为阶梯状 " "），如图 4-13。

（2）放置变量：①行变量：将变量"年龄分组[agegroup]"拖曳至 **Rows**（行变量）框中；②列变量：依次将变量"两周患病[twoweek]"、"性别[gender]"拖曳至 **Columns**（列变量）框中，如图 4-14、图 4-15。单击 **OK**，输出结果。

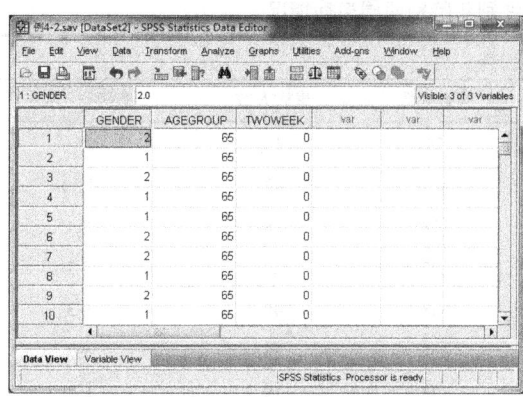

图 4-12　SPSS 的 Data View 窗口

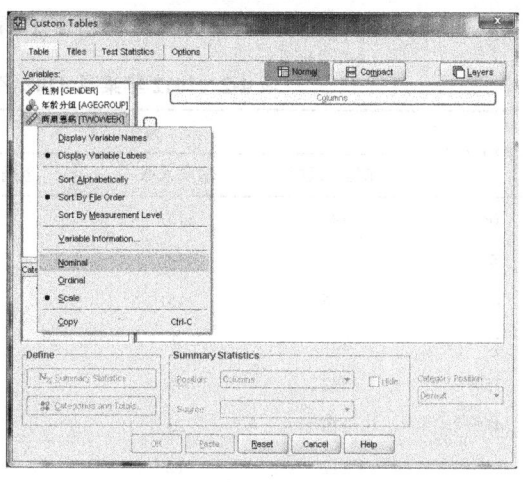

图 4-13　Custom Tables 窗口

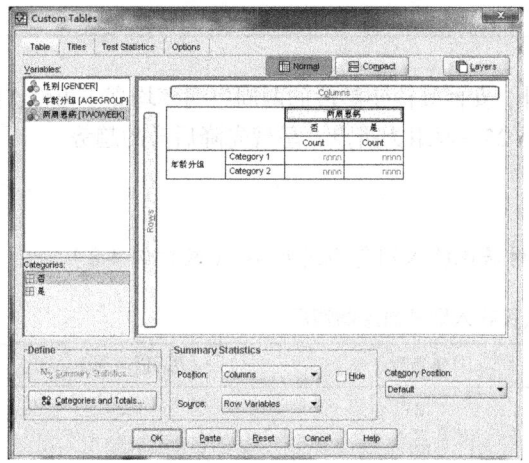

图 4-14　Custom Tables 窗口

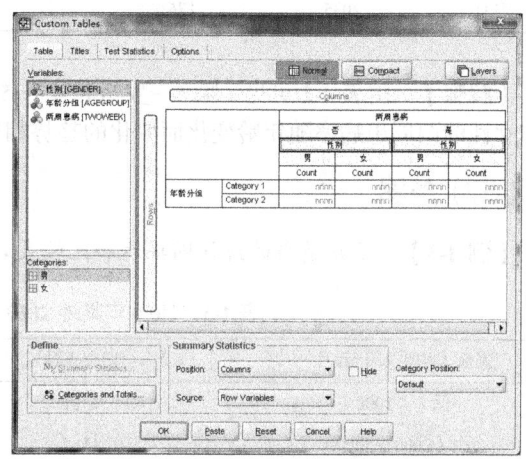

图 4-15　Custom Tables 窗口

【结果】

（1）例 4-2 的 SPSS 的输出结果（Custom Tables）。

Custom Tables

		两周患病			
		否		是	
		性别		性别	
		男	女	男	女
		Count	Count	Count	Count
年龄分组	0	51	42	15	16
	5	297	334	40	43
	15	361	350	15	28
	25	228	270	9	22
	35	487	479	45	49
	45	194	149	25	16
	55	100	106	12	19
	65	141	162	15	22

（2）Microsoft Word 或 Excel 进一步编辑的结果

表 4-2　2012 年某县 4142 名农村居民性别年龄别两周患病情况

年龄（岁）	男性			女性		
	调查人数	患病人数	患病率（%）	调查人数	患病人数	患病率（%）
0～	66	15	22.7	58	16	27.6
5～	337	40	11.9	377	43	11.4
15～	376	15	4.0	378	28	7.4
25～	237	9	3.8	292	22	7.5
35～	532	45	8.5	528	49	9.3
45～	219	25	11.4	165	16	9.7
55～	112	12	10.7	125	19	15.2
65～96	156	15	9.6	184	22	12.0
合计	2035	176	8.6	2107	215	10.2

【解释】　由表 4-2 可见，除 5～岁组和 45～55 岁组外，女性其他年龄段的两周患病率均高于男性。男性和女性的两周患病率随年龄变化而变化的趋势相近，均以 25～岁组为折点，呈现先降后升的趋势。

（三）条图

【例 4-3】　试用适当的统计图描述和比较表 4-3 的农村居民收入别贫血患病率。（教材例 4-8）

表 4-3　2010 年某地 2863 名农村居民收入别贫血患病情况

家庭人均收入（元/月）	调查人数	患者数	患病率（%）
低（<2000）	1321	223	16.9
中（2000～5000）	1167	178	15.3
高（>5000）	375	36	9.6

【分析】　该资料具有一个有序分类的分组变量（家庭人均收入）、一个分析变量（患病率），目的是描述或比较按收入程度分组、相互独立的三组患病率，宜选用单式条图。

【操作】　调用 SPSS 的 Bar 过程实现。

1. 数据准备

定义变量：家庭收入[①Values 定义：1=低（<2000），2=中（2000～5000），3=高（>5000）；②在 Label 框中输入"家庭人均收入（元/月）"]、贫血（Values 定义：0=否，1=是）、人数；输入数据，如图 4-16；用变量"人数"加权各条记录，如图 4-17。

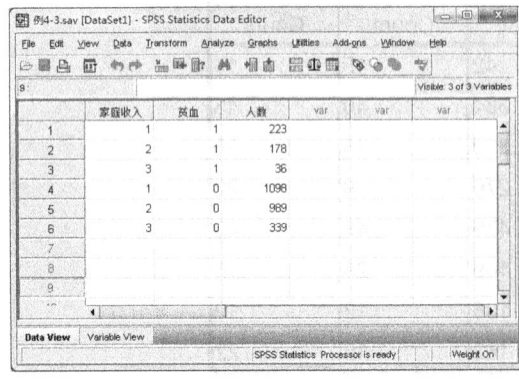

图 4-16　SPSS 的 Data View 窗口

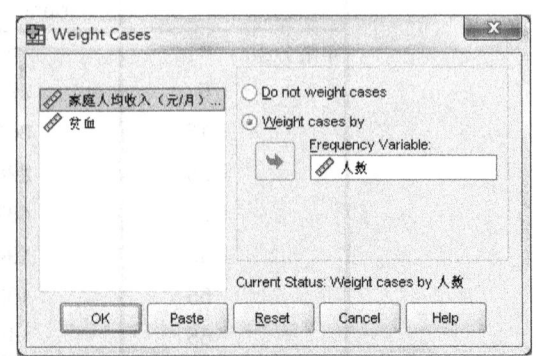

图 4-17　Weight Cases 对话框

2. 绘制单式条图

（1）选择菜单 **Graphs → Legacy Dialogs → Bar**，弹出 **Bar Charts**（条图）预定义对话框，选择 **Simple**（单式）。在 **Data in Chart Are**（图中数据为）单选框组内选择 **Summaries for groups of cases**（个案组摘要），如图 4-18。

（2）单击 **Define**，弹出 **Define Simple Bar：Summaries for Groups of Cases**（定义单式条图：个案组摘要）对话框：

1）纵轴：①在 **Bars Represent**（条的表征）单选框组中选择 **Other statistic（e.g.，mean）**（其他统计量，例如均数），选中变量"贫血"，单击第一个 ⮕，将其送入 **Variable**（变量）框，系统默认"**MEAN**（**[贫血]**）"；②单击 **Variable** 框下面的 **Change Statistic**（更改统计量），弹出 **Statistic**（统计量）子对话框，选择 **Percentage above**（上百分比），并在 **Value** 文本框中输入"0"（指定统计量为"变量值大于 0 的百分比"），如图 4-20，单击 **Continue** 返回，**Variable** 框的文字变为"PGT（0）（[贫血]）"。

2）横轴：选中变量"家庭收入"，单击第二个 ⮕，将其送入 **Category Axis**（类别轴）框，如图 4-19。

单击 **OK**，输出结果。（图形编辑过程略）

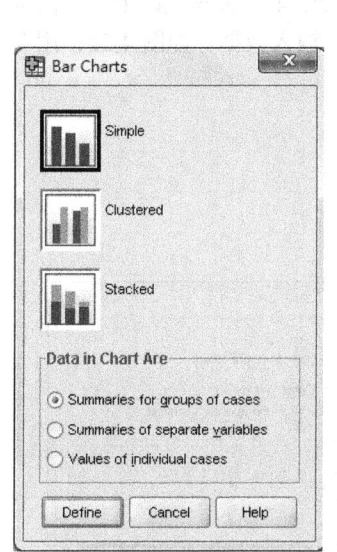

图 4-18 预定义对话框

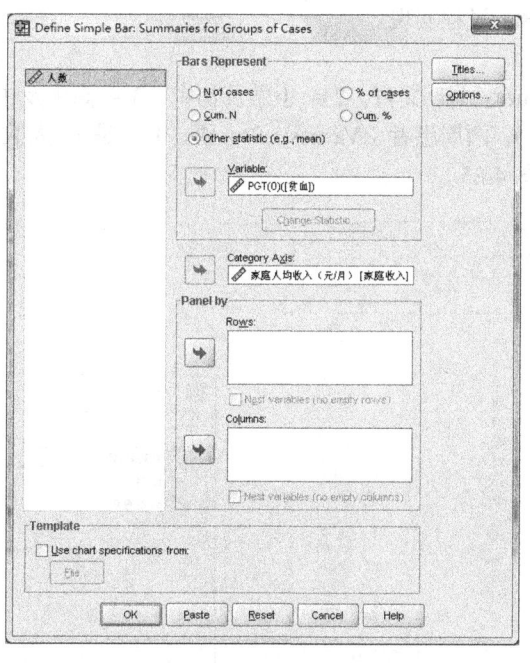

图 4-19 Define Simple Bar 对话框

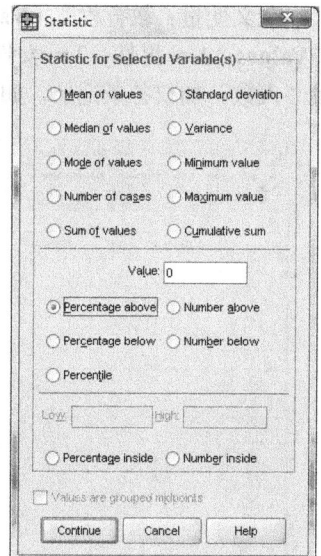

图 4-20 Statistic 子对话框

【**结果**】 例 4-3 的 **SPSS** 输出结果（图 4-21）。

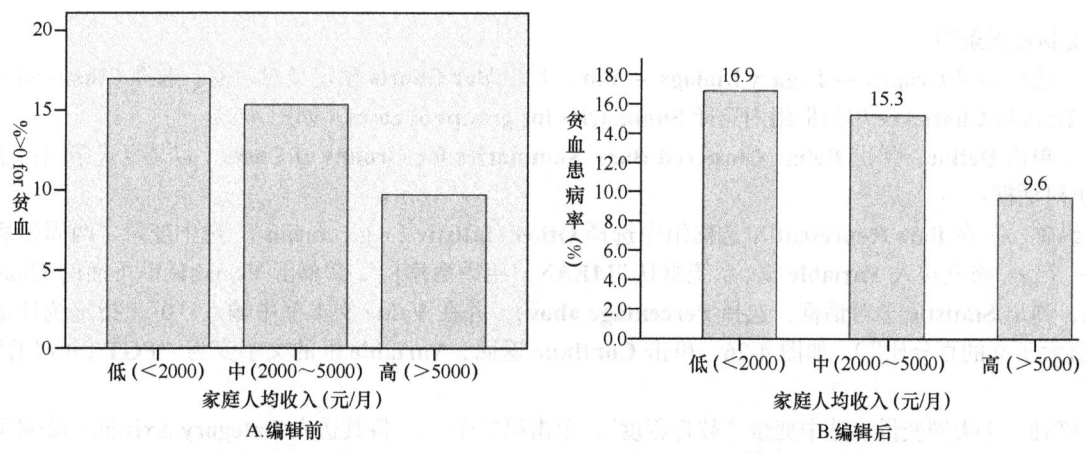

图 4-21 2010 年某地 2863 名农村居民收入别贫血患病率（%）

【解释】 由图4-21可见，低收入组和中等收入组的贫血患病率差别较小，且均高于高收入组。

【例4-4】 试用适当的统计图描述和比较表4-4的农村居民性别受教育程度别两周患病率。（教材例4-9）

表4-4 2013年某市8911名农村居民性别受教育程度别两周患病情况

受教育程度	男性			女性		
	调查人数	患病人数	患病率（%）	调查人数	患病人数	患病率（%）
文盲	772	93	12.0	1033	126	12.2
小学及初中	3095	261	8.4	2823	252	8.9
高中及中专	548	29	5.3	478	19	4.0
大学及以上	90	6	6.7	72	3	4.2

【分析】 该资料具有两个分组变量（受教育程度、性别）、一个分析变量（患病率），目的是描述或比较同时按受教育程度和性别分组且相互独立的多个类别的两周患病率，宜选用复式条图。

【操作】 调用SPSS的Bar过程实现。

1. 数据准备

定义变量：教育程度（**Values**：1 = 文盲，2 = 小学及初中，3 = 高中及中专，4 = 大学及以上）、性别（**Values**：1 = 男性，2 = 女性）、两周患者（**Values**：0 = 否，1 = 是）、人数；输入数据，如图4-22；用变量"人数"加权各条记录，如图4-23。

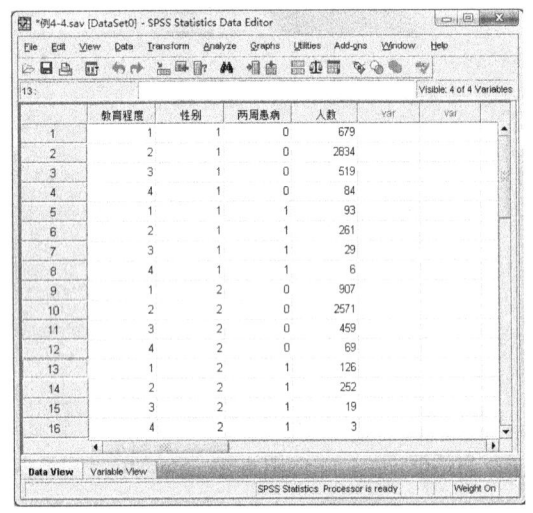

图4-22 SPSS的Data View窗口

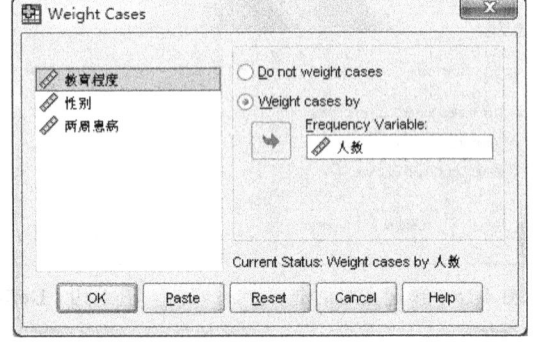

图4-23 Weight Cases对话框

2. 绘制复式条图

（1）选择菜单 **Graphs → Legacy Dialogs → Bar**，弹出 **Bar Charts** 预定义对话框，选择 **Clustered**（复式）。在 **Data in Chart Are** 单选框组内选择 **Summaries for groups of cases**，如图4-24。

（2）单击 **Define**，弹出 **Define Clustered Bar: Summaries for Groups of Cases**（定义复式条图：个案组摘要）对话框：

1）纵轴：①在 **Bars Represent** 单选框组中选择 **Other statistic**（e.g., mean），选中变量"两周患病"，单击第一个 ➡，将其送入 **Variable** 框，系统默认"**MEAN([两周患病])**"；②单击 **Variable** 框下面的 **Change Statistic**，弹出 **Statistic** 子对话框，选择 **Percentage above**，并在 **Value** 文本框中输入"0"（指定统计量为"变量值大于0的百分比"），如图4-26，单击 **Continue** 返回，**Variable** 框的文字变为"**PGT(0)([两周患病])**"。

2）横轴：①类别变量：选中变量"教育程度"，单击第二个 ➡，将其送入 **Category Axis** 框；②聚类变量：选中变量"性别"，单击第三个 ➡，将其送入 **Define Clusters by**（定义聚类）框，如图4-25。

单击 **OK**，输出结果。

第4章 统计表与统计图

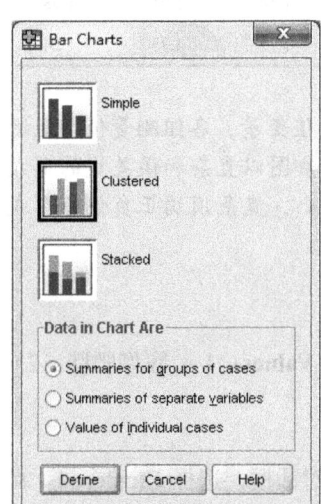
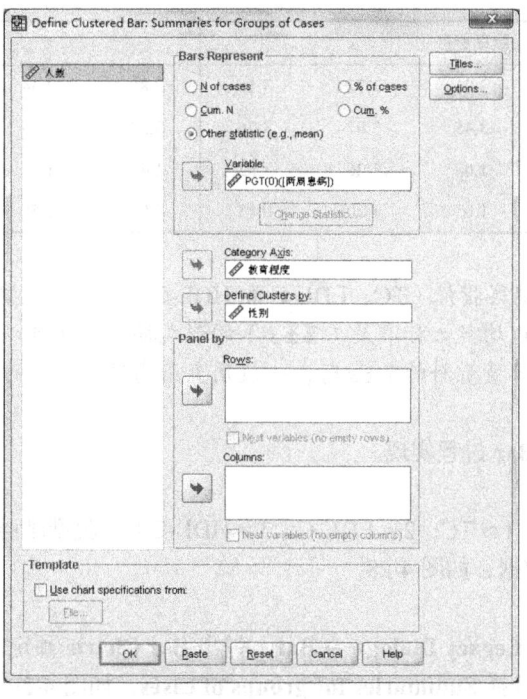

图 4-24　预定义对话框　　　　图 4-25　**Define Clustered Bar** 对话框　　　　图 4-26　**Statistic** 子对话框

【结果】　例 4-4 的 **SPSS** 输出结果（图 4-27）。

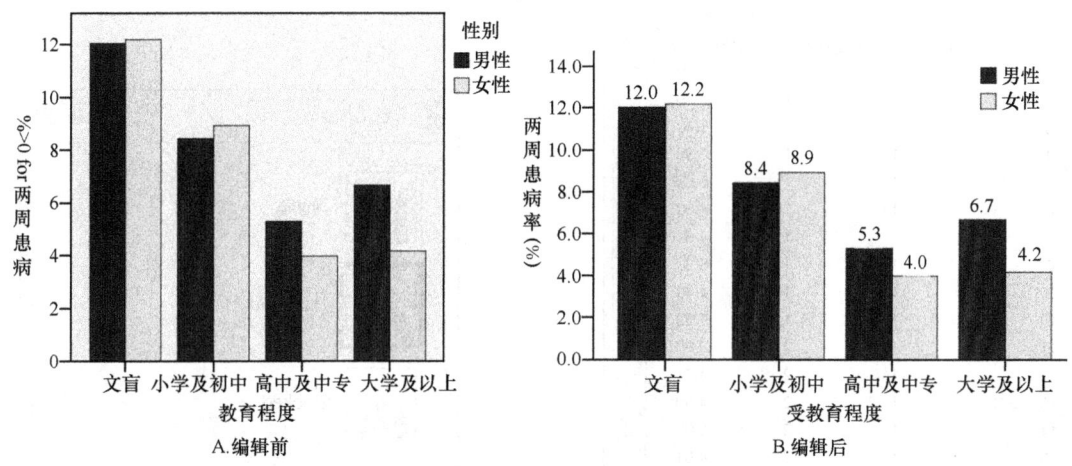

图 4-27　2013 年某市 8911 名农村居民性别受教育程度别两周患病率（%）

【解释】　由图 4-27 可见：①受教育程度别差异：从文盲至高中，无论男女均表现为文化程度越高的组别，其两周患病率越低；从高中至大学，男性大学组的两周患病率略高于高中组，而女性两组间的差异较小；②性别差异：文化较低组（文盲、小学）两周患病率的性别差异较小，而较高组（高中、大学）两周患病率的性别差异较大，表现为男性高于女性。

【例 4-5】　某地 10 名腹型肥胖居民与 10 名非腹型肥胖居民的总胆固醇（TC）、低密度脂蛋白胆固醇（LDL-C）和高密度脂蛋白胆固醇（HDL-C）的测量值（mmol/L）如表 4-5，试用适当的统计图进行描述和比较。（教材例 4-10，数据不同）

表 4-5　某地腹型肥胖与非腹型肥胖居民部分指标的测量值（mmol/L）

指标	腹型肥胖					非腹型肥胖				
TC	5.99	5.26	5.40	6.38	5.66	3.68	4.77	4.59	5.05	4.51
	3.80	4.91	5.38	4.49	5.92	5.36	4.81	4.62	4.43	4.20

续表

指标	腹型肥胖					非腹型肥胖				
LDL-C	3.18	3.22	3.91	3.72	3.16	2.89	2.34	3.07	2.85	2.95
	3.23	3.82	3.45	3.07	3.76	3.22	3.05	3.52	2.39	2.71
HDL-C	1.27	1.07	1.08	1.26	1.62	1.49	1.18	1.34	1.71	1.98
	1.09	0.86	1.03	1.20	0.83	1.93	1.58	1.71	1.73	1.24

【分析】 该资料的 3 个观察指标（TC、LDL-C 和 HDL-C）均为连续型数值变量，各组测量值均呈近似正态分布，既可以用统计表以均数±标准差（$\bar{x} \pm s$）的形式描述，也可以用条图以直条和误差线的形式描述。选用条图描述正态分布计量资料的 $\bar{x} \pm s$ 时，一般用直条高度代表 $\bar{x}$ 的大小，直条顶端正负偏差形式的误差线代表 "±s" 的大小。

【操作】 调用 SPSS 的 Bar 过程实现。

1. 数据准备

定义变量：指标（**Values**：1 = TC，2 = LDL-C，3 = HDL-C）、腹型肥胖（**Values**：1 = 腹型肥胖，2 = 非腹型肥胖）、测量值；输入数据，如图 4-28。

2. 绘制复式条图

（1）选择菜单 **Graphs → Legacy Dialogs → Bar**，弹出 **Bar Charts** 预定义对话框，选择 **Clustered**。在 **Data in Chart Are** 单选框组内选择 **Summaries for groups of cases**，如图 4-29。

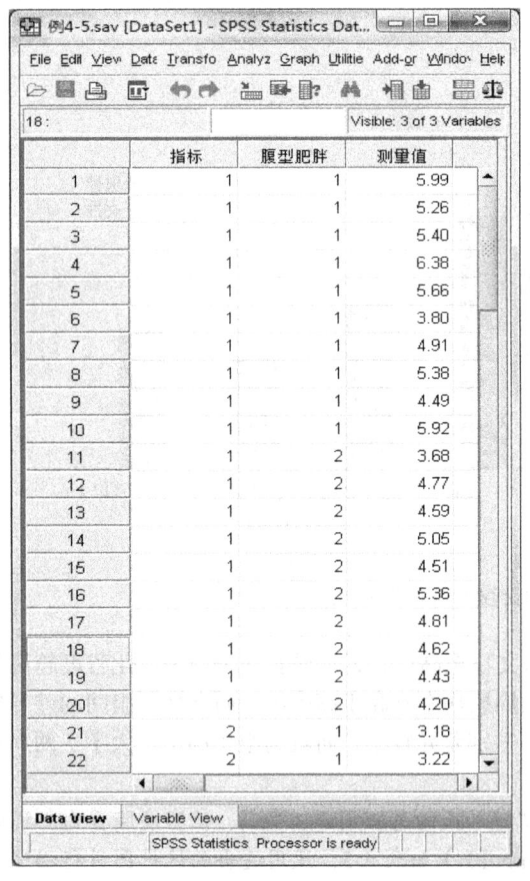

图 4-28　SPSS 的 **Data View** 窗口

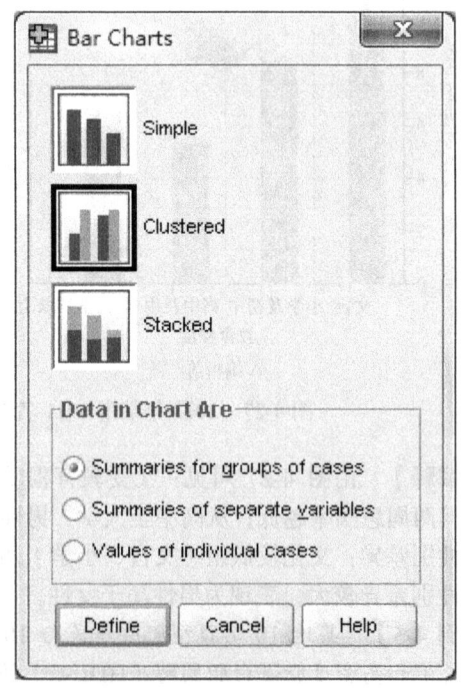

图 4-29　**Bar Charts** 预定义对话框

（2）单击 **Define**，弹出 **Define Clustered Bar：Summaries for Groups of Cases** 对话框：

1）纵轴：在 **Bars Represent** 单选框组中选择 **Other statistic（e.g., mean）**，选中变量 "测量值"，单击第一个 ▶，将其送入 **Variable** 框。

2）横轴：①类别变量：选中变量 "指标"，单击第二个 ▶，将其送入 **Category Axis** 框；②聚类变量：

选中变量"腹型肥胖",单击第三个 ▶,将其送入 **Define Clusters by** 框,如图 4-30。

3)误差线:单击 **Options**(选项),弹出 **Options** 子对话框(图 4-31),选择 **Display error bars**(显示误差线),在 **Error Bars Represent**(误差线的表征)单选框组中选择 **Standard deviation**(标准差),并在 **Multiplier**(乘数)文本框中输入"1.0"。单击 **Continue** 返回。

单击 **OK**,输出结果。

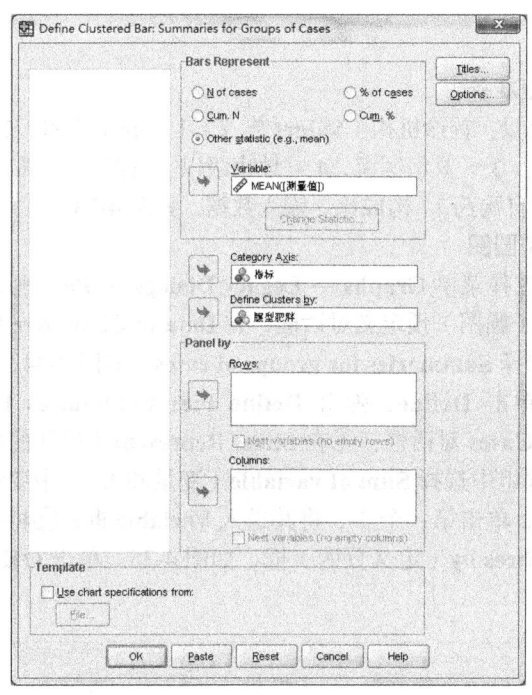

图 4-30 **Define Clustered Bar** 对话框

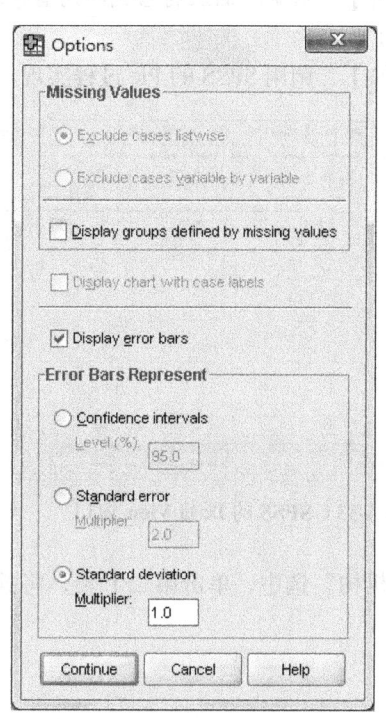

图 4-31 **Option** 子对话框

【结果】 例 4-5 的 **SPSS** 输出结果(图 4-32)。

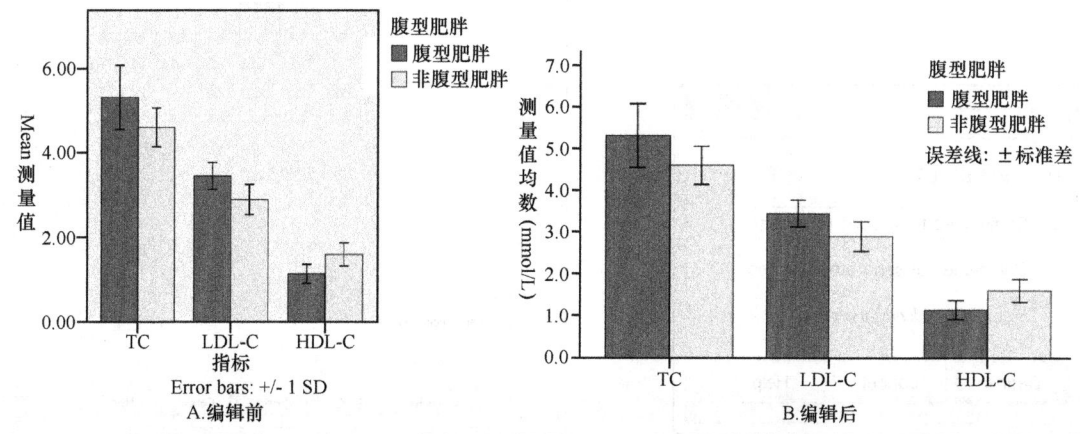

图 4-32 某地腹型肥胖与非腹型肥胖居民间部分指标的比较

【解释】 由图 4-32 可见,与非腹型肥胖者相比,该地腹型肥胖者的 TC、LDL-C 的样本均数较高,而 HDL-C 的样本均数较低。

(四)构成图

【例 4-6】 试用适当的统计图描述表 4-16 的农村居民两周首诊机构构成比。(教材例 4-11)

表 4-6　2010 年某地 793 名农村居民两周首诊机构构成（%）

两周首诊机构	村卫生室	乡镇卫生院	县级医院	地市级以上医院	私人诊所	自购药
构成比（%）	40.2	24.9	11.2	7.4	10.5	5.8

【分析】　该资料的农村居民两周首诊机构构成情况属于单个构成，宜选用圆图或百分条图描述。（以圆图为例）

【操作】　调用 SPSS 的 Pie 过程实现。

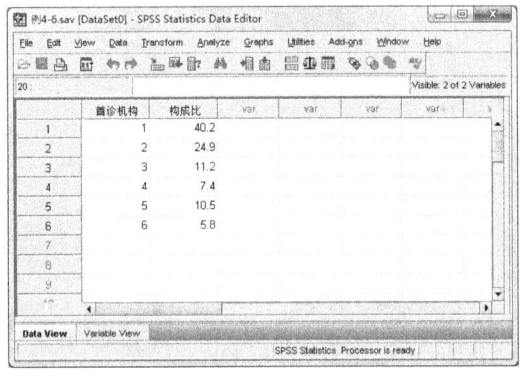

图 4-33　SPSS 的 Data View 窗口

1. 数据准备

定义变量：首诊机构（**Values** 定义：1 = 村卫生室，2 = 乡镇卫生院，3 = 县级医院，4 = 地市级以上医院，5 = 私人诊所，6 = 自购药）、构成比。输入数据，如图 4-33。

2. 绘制圆图

（1）选择菜单 **Graphs → Legacy Dialogs → Pie**，弹出 **Pie Charts**（圆图）预定义对话框，在 **Data in Chart Are** 单选框组内选择 **Summaries for groups of cases**，如图 4-34。

（2）单击 **Define**，弹出 **Define Pie：Summaries for Groups of Cases** 对话框：①在 **Slices Represent**（扇区的表征）单选框组中选择 **Sum of variable**（变量和），选中变量"构成比"，单击第一个 →，将其送入 **Variable** 框；②将变量"首诊机构"选中，单击第二个 →，将其送入 **Define Slices by**（定义分区）框，如图 4-35。单击 **OK**，输出结果。

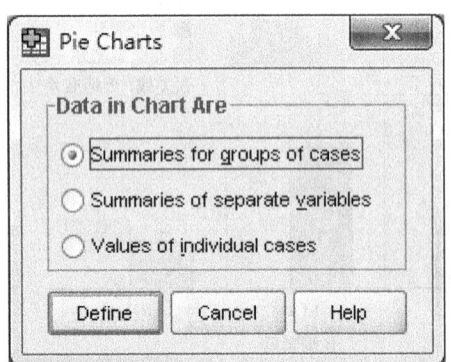

图 4-34　Pie Charts 预定义对话框

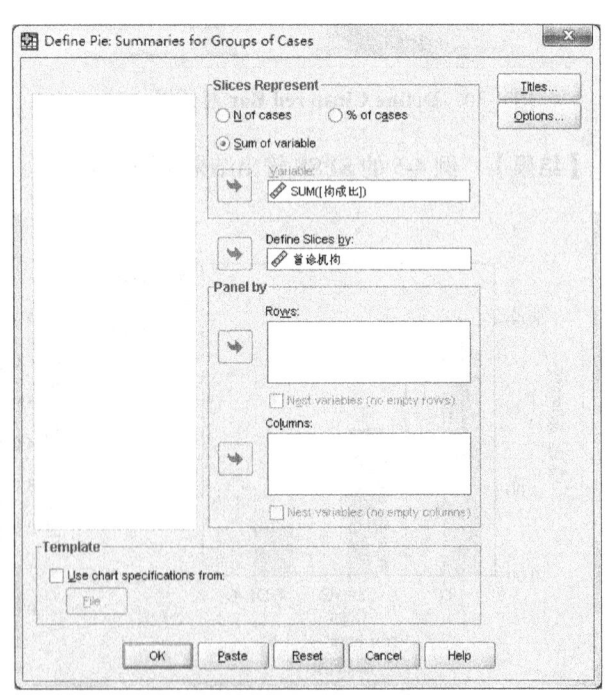

图 4-35　Define Pie 对话框

【结果】　例 4-6 的 SPSS 输出结果（图 4-36）。

【解释】　由图 4-36 可见，在该地 793 名农村居民的两周首诊机构中，村卫生室所占比重最大（40.2%），乡镇卫生院次之（24.9%），而地市级以上医院和自购药所占比重均较小（7.4%和 5.8%）。

【例 4-7】　试用适当的统计图描述和比较表 4-7 的农村居民三年应住院未住院原因的构成情况。（教材例 4-12）

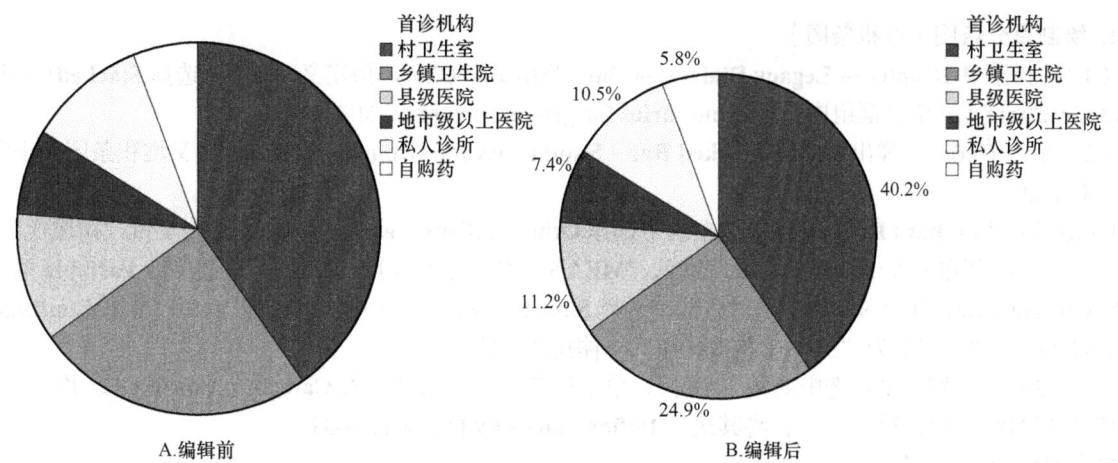

A.编辑前　　　　　　　　　　　　B.编辑后

图 4-36　2010 年某地 793 名农村居民两周首诊机构构成（%）

表 4-7　某地 2008～2010 年农村居民应住院未住院原因构成（%）

原因	2008 年	2009 年	2010 年
经济困难	72.3	70.5	65.3
自认没必要	9.2	12.5	14.8
没时间住院	7.7	8.2	6.5
无有效措施	5.5	3.7	4.1
其他原因	5.3	5.1	9.3

【分析】　该资料的农村居民三年应住院未住院原因的构成情况属于多个构成比，宜选用百分条图描述和比较。

【操作】　调用 SPSS 的 **Bar** 过程实现。

1. 数据准备

定义变量：原因（**Values** 定义：1=经济困难，2=自认没必要，3=没时间住院，4=无有效措施，5=其他原因）、年代（**Values** 定义：1=2008 年，2=2009 年，3=2010 年）、构成比[在 **Label** 框中输入"构成比（%）"]。输入数据，如图 4-37。

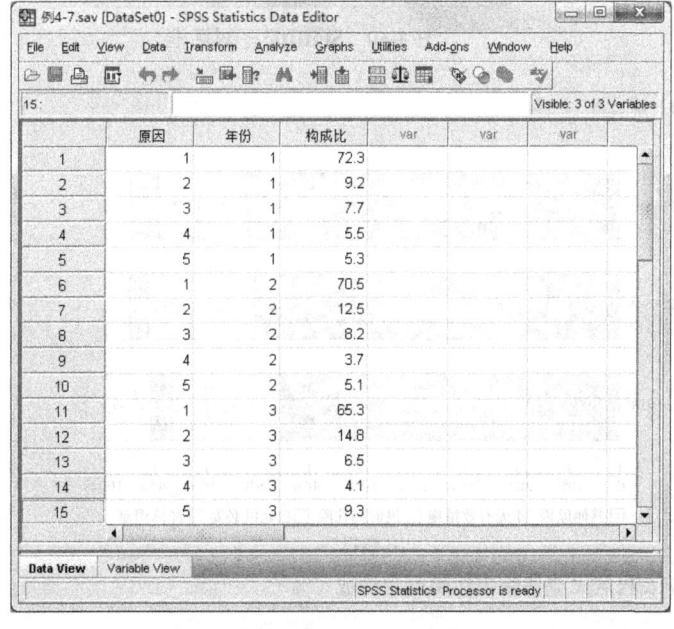

图 4-37　SPSS 的 **Data View** 窗口

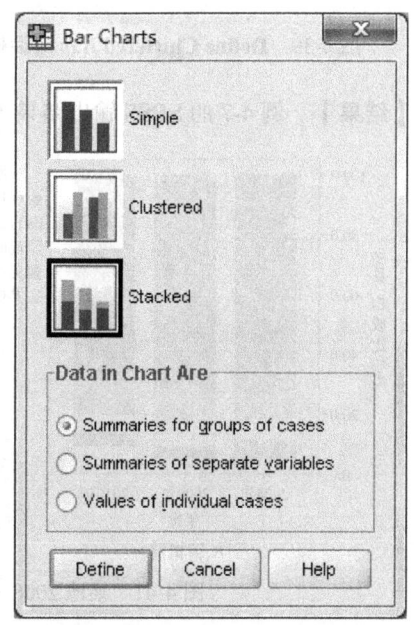

图 4-38　**Bar Charts** 预定义对话框

2. 绘制百分条图（堆积条图）

（1）选择菜单 **Graphs → Legacy Dialogs → Bar**，弹出 **Bar Charts** 预定义对话框，选择 **Stacked**（堆积）。在 **Data in Chart Are** 单选框组内选择 **Summaries for groups of cases**，如图 4-38。

（2）单击 **Define**，弹出 **Define Stacked Bar：Summaries for Groups of Cases**（定义堆积条图：个案组摘要）对话框：

1）纵轴：①在 **Bars Represent** 单选框组中选择 **Other statistic**（**e.g., mean**），选中变量"构成比"，单击第一个 ⇨，将其送入 **Variable** 框，系统默认"**MEAN（构成比（%）[构成比]）**"；②单击 **Variable** 框下面的 **Change Statistic**，弹出 **Statistic** 子对话框，选择 **Sum of values**（值的和），如图 4-40，单击 **Continue** 返回，**Variable** 框的文字变为"**SUM（构成比（%）[构成比]）**"。

2）横轴：①类别变量：选中变量"年份"，单击第二个 ⇨，将其送入 **Category Axis** 框；② 堆栈变量：选中变量"原因"，单击第三个 ⇨，将其送入 **Define Stacks by** 框，如图 4-39。

单击 **OK**，输出结果。

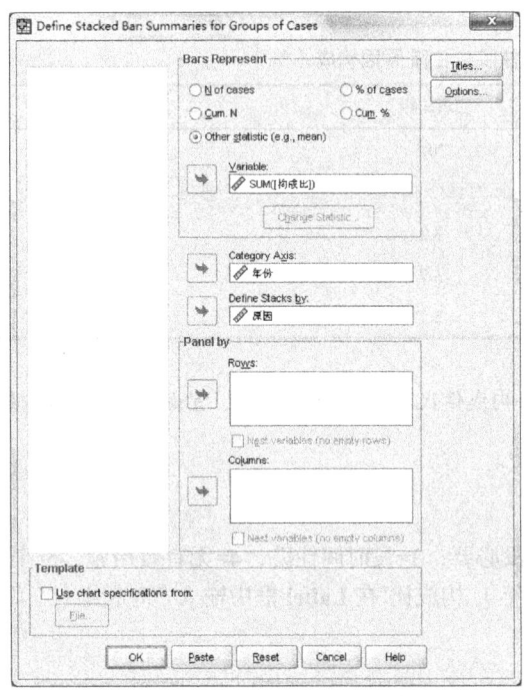

图 4-39　Define Clustered Bar 对话框

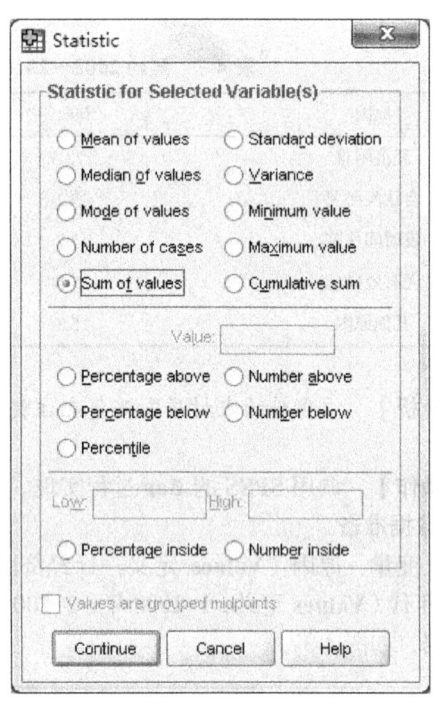

图 4-40　Statistic 子对话框

【结果】　例 4-7 的 SPSS 输出结果（图 4-41）。

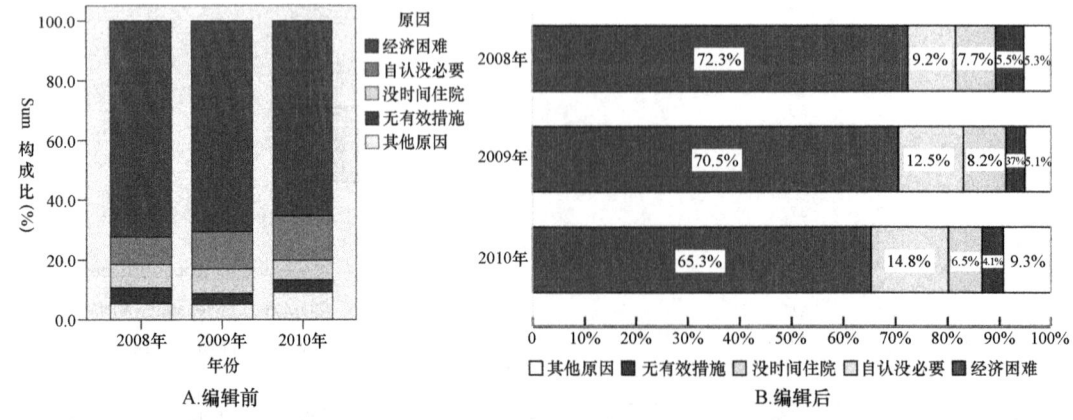

图 4-41　某地 2008～2010 年农村居民应住院未住院原因构成（%）

【解释】　由图 4-41 可见，2008 年、2009 年和 2010 年农村居民应住院未住院的主要原因都是经济困难,所占比重均超过了 65.0%;三年来,随着年份的递增,经济困难的原因所占比重逐年减小,而自认没必要的原因所占比重却逐年增加。

(五)线图

【例 4-8】 试用适当的统计图描述和比较表 4-8 城乡婴儿死亡率的变化幅度和变化速度。(教材例 4-14)

表 4-8 2000~2009 年监测地区城乡婴儿死亡率(‰)

区域	年份									
	2000	2001	2002	2003	2004	2005	2006	2007	2008	2009
城市	11.8	13.6	12.2	11.3	10.1	9.1	8.0	7.7	6.5	6.2
农村	37.0	33.8	33.1	28.7	24.5	21.6	19.7	18.6	18.4	17.0

注:数据来自《中国卫生和计划生育统计年鉴》(中华人民共和国国家卫生和计划生育委员会编)

【分析】 描述和比较 10 年来监测地区城乡婴儿死亡率随年份变化而变化的幅度,宜选用普通复式线图;描述和比较其变化的速度,宜选用半对数复式线图。

【操作】 调用 SPSS 的 **Line** 过程实现。

1. 数据准备

定义变量:区域(**Values** 定义:1=城市,2=农村)、年份、死亡率[在 **Label** 框中输入"婴儿死亡率(‰)"]。数据输入,如图 4-42。

2. 绘制复式线图(多线线图)

(1)选择菜单 **Graphs → Legacy Dialogs → Line**,弹出 **Line Charts**(线图)预定义对话框,选择 **Multiple**(多重)。在 **Data in Chart Are** 单选框组内选择 **Summaries for groups of cases**,如图 4-43。

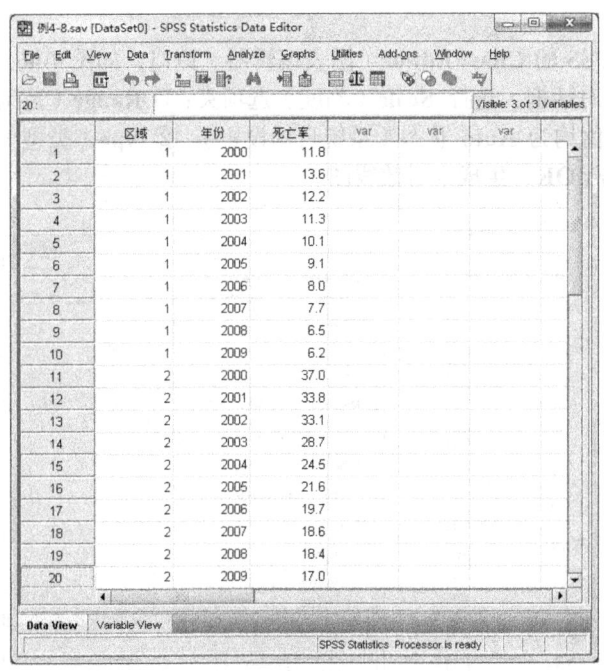

图 4-42 SPSS 的 **Data View** 窗口

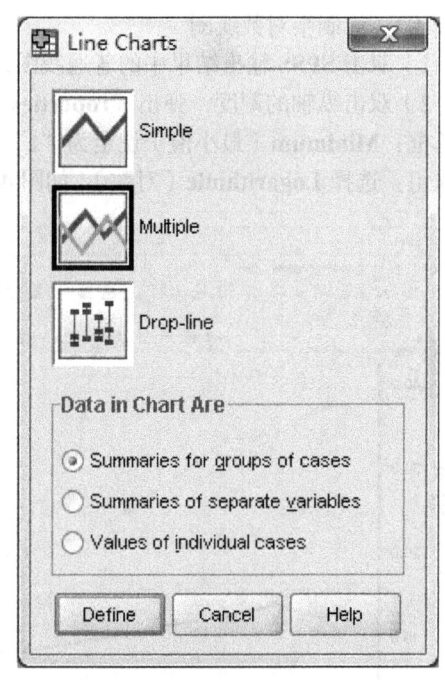

图 4-43 **Line Charts** 预定义对话框

(2)单击 **Define**,弹出 **Define Multiple Line: Summaries for Groups of Cases**(定义多线线图:个案组摘要)对话框:

1)纵轴:①在 **Lines Represent**(线的表征)单选框组中选择 **Other statistic**(**e.g., mean**),选中变量"死亡率",单击第一个 ,将其送入 **Variable** 框,系统默认"**MEAN**(婴儿死亡率(‰)[死亡率])";②单击 **Variable** 框下面的 **Change Statistic**,弹出 **Statistic** 子对话框,选择 **Sum of values**,如图 4-45,单击 **Continue**

返回，**Variable** 框的文字变为 "**SUM（婴儿死亡率（‰）[死亡率]）**"。

2）横轴：①类别变量：选中变量 "年份"，单击第二个 ⇒，将其送入 **Category Axis** 框；②线的变量：选中变量 "区域"，单击第三个 ⇒，将其送入 **Define Lines by** 框，如图 4-44。

单击 **OK**，输出普通线图的结果。

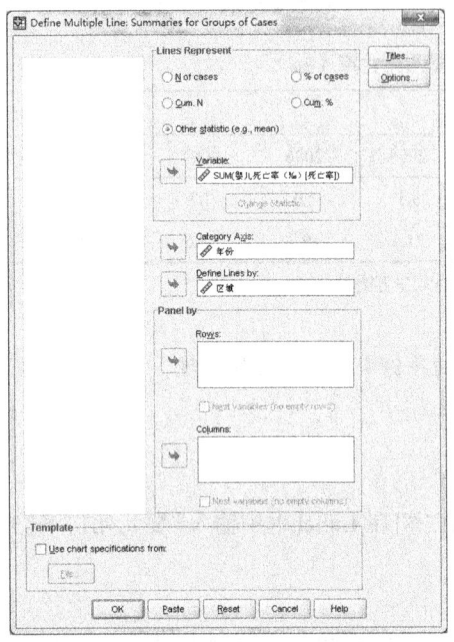

图 4-44　**Define Clustered Bar** 对话框

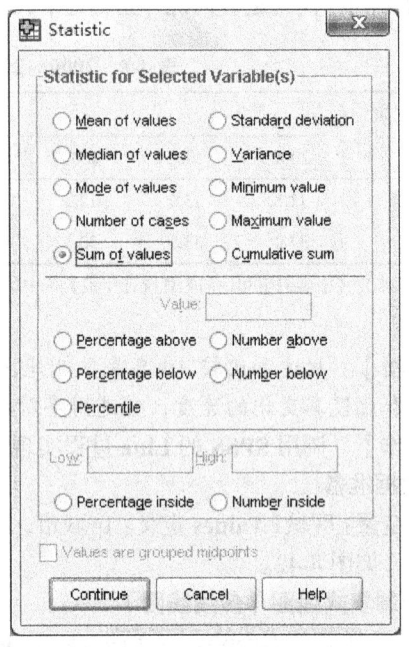

图 4-45　**Statistic** 子对话框

（3）绘制半对数线图

1）双击 **SPSS** 输出结果中的普通线图，开启 **SPSS** 的 **Chart Editor**（图表编辑器）窗口，如图 4-46。

2）双击纵轴的刻度，弹出 **Properties**（属性）对话框，选择 **Scale**（刻度）选项夹：①**Range**（范围）复选框：**Minimum**（最小值）设定为 "1"，其他数值均为 **Auto** 状态（系统自动设置）；②**Type**（类型）单选框组：选择 **Logarithmic**（对数），如图 4-47。单击 **OK**，生成半对数线图。

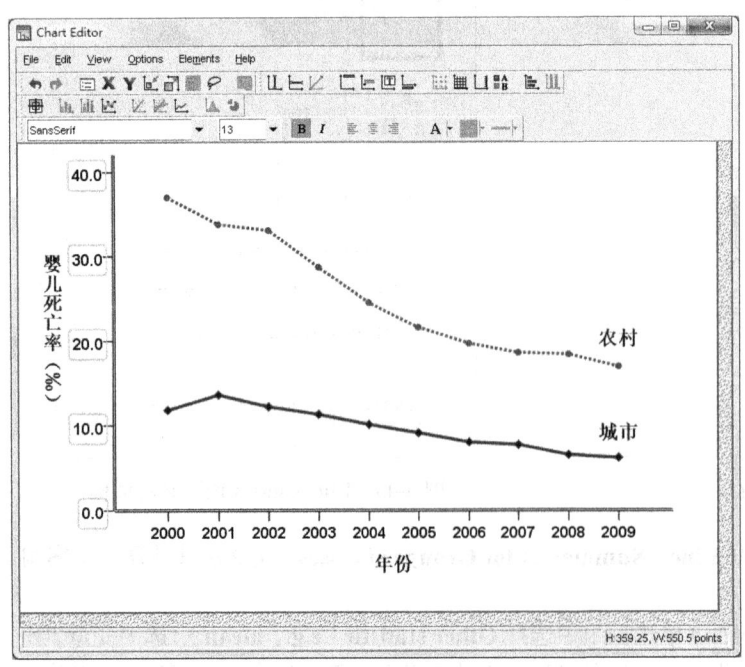

图 4-46　**SPSS** 的 **Chart Editor** 窗口

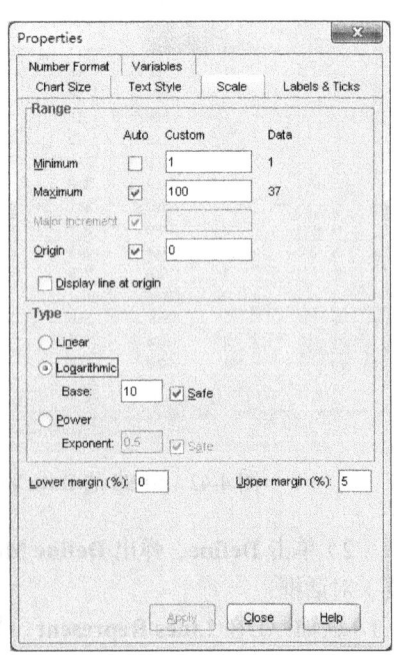

图 4-47　**Properties** 对话框

【结果】 例 4-8 的 SPSS 输出结果（图 4-48）。

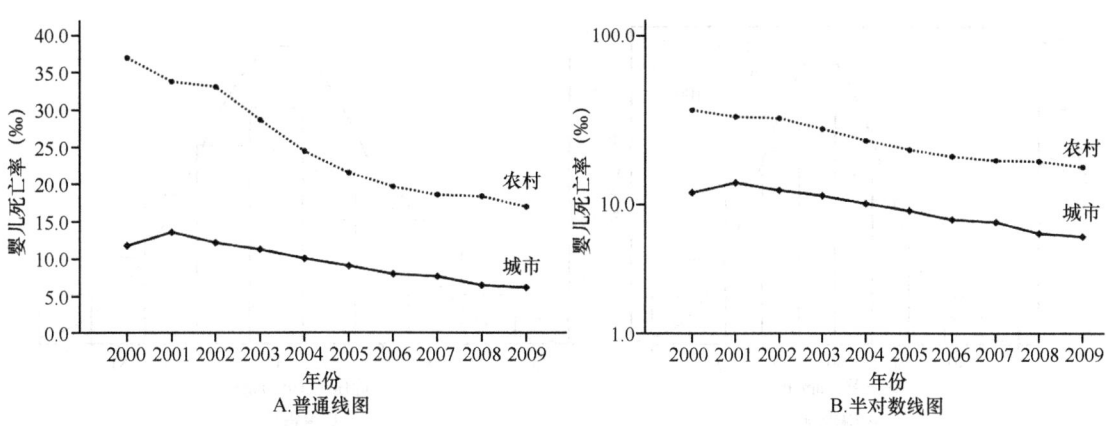

图 4-48　2000～2009 年监测地区城乡婴儿死亡率（‰）变化情况

【解释】 由图 4-48A 可见，两条折线的坡度相差悬殊，其中农村地区婴儿死亡率随年份增加而下降的幅度较大；由图 4-48B 可见，两条折线的坡度基本一致，表明 2000～2009 年城市与农村地区婴儿死亡率的下降速度基本相同。

（六）直方图

【例 4-9】 试用适当的统计图描述表 4-9 的高血压患者脉压差（收缩压与舒张压之差）的频数分布情况。（教材例 4-15）

表 4-9　100 例 45 岁以上高血压患者脉压差频数表

脉压差（mmHg）	30～	36～	42～	48～	54～	60～	66～	72～	78～	84～90
患者例数	2	4	10	12	14	19	16	12	7	4

【分析】 描述连续型数值变量（脉压差）的频数分布情况，宜选用直方图。
【操作】 调用 SPSS 的 **Histogram** 过程实现。

1. 数据准备

定义变量：脉压差[在 **Label** 框中输入"脉压差（mmHg）"]、患者例数。输入数据（注意，"脉压差"的变量值为**组中值**），如图 4-49。用变量"患病例数"加权各条记录，如图 4-50。

2. 绘制直方图

选择菜单 **Graphs → Legacy Dialogs → Histogram**，弹出 **Histogram**（直方图）对话框。选择变量"脉压差"，单击第一个 ，将其送入 **Variable** 框中。选中 **Display normal curve**（显示正态曲线）。如图 4-51 所示。单击 **OK**，输出结果。

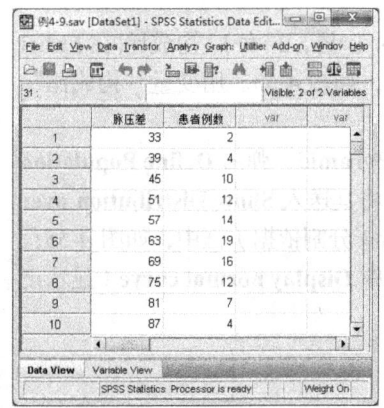

图 4-49　**Data View** 窗口

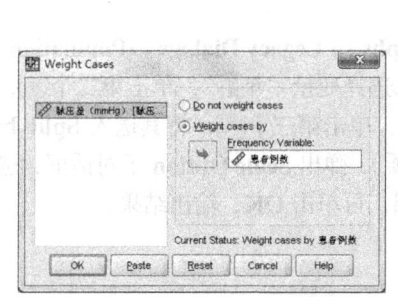

图 4-50　**Weight Cases** 对话框

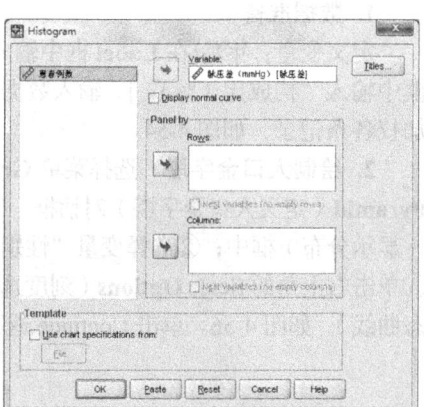

图 4-51　**Histogram** 对话框

【结果】 例 4-9 的 SPSS 输出结果（图 4-52）。

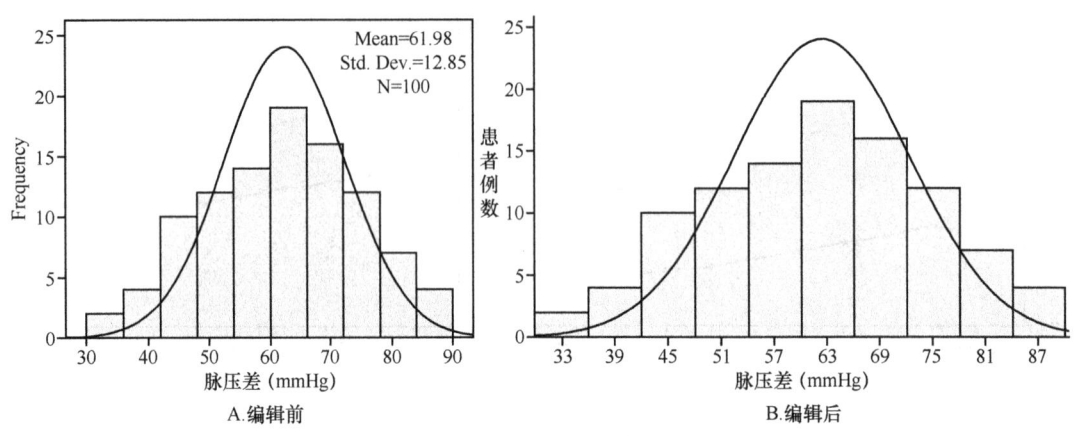

图 4-52　100 例 45 岁以上高血压患者脉压差频数图

【解释】 由图 4-52 可见，该 100 例 45 岁以上高血压患者脉压差的频数分布呈近似正态分布。

【例 4-10】 试用适当的统计图比较表 4-10 的农村居民年龄结构的性别差异。（教材例 4-17）

表 4-10　2013 年某市 9038 名农村居民性别年龄别构成情况

年龄（岁）	男性		女性	
	人数	构成比（%）	人数	构成比（%）
0～	503	11.1	477	10.6
10～	661	14.5	614	13.7
20～	634	13.9	665	14.8
30～	1039	22.8	995	22.2
40～	674	14.8	653	14.6
50～	550	12.1	549	12.2
60～	274	6.0	285	6.4
70～	176	3.9	180	4.0
80～90	43	0.9	66	1.5
合计	4554	100.0	4484	100.0

【分析】 比较调查对象年龄结构的性别差异（即各年龄段的性别构成差异），宜选用人口金字塔。

【操作】 调用 SPSS 的 Population Pyramid 过程实现。

1. 数据准备

定义变量：年龄[在 Label 框中输入"年龄（岁）"]、性别（Values 定义：1=男，2=女）、构成比[在 Label 框中输入"构成比（%）"]。输入数据（注意，"年龄"的变量值为组中值），如图 4-53。用变量"构成比"加权各条记录，如图 4-54。

2. 绘制人口金字塔 选择菜单 Graphs → Legacy Dialogs → Population Pyramid，弹出 Define Population Pyramid（定义人口金字塔）对话框：①选择变量"年龄"，单击第二个 ➡，将其送入 Show Distribution over（显示分布）框中；②选择变量"性别"，单击第三个 ➡，将其送入 Split by（分割依据）框中，如图 4-55；③单击右上角的 Scale Options（刻度选项），弹出 Scale Option 子对话框，选中 Display normal curve（显示正态曲线），如图 4-56。单击 Continue 返回，再单击 OK，输出结果。

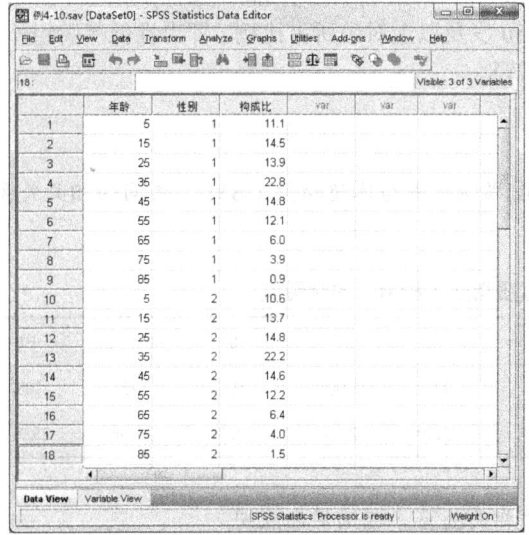

图 4-53 SPSS 的 Data View 窗口

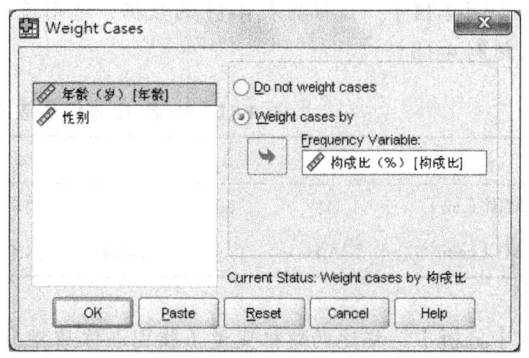

图 4-54 Weight Cases 对话框

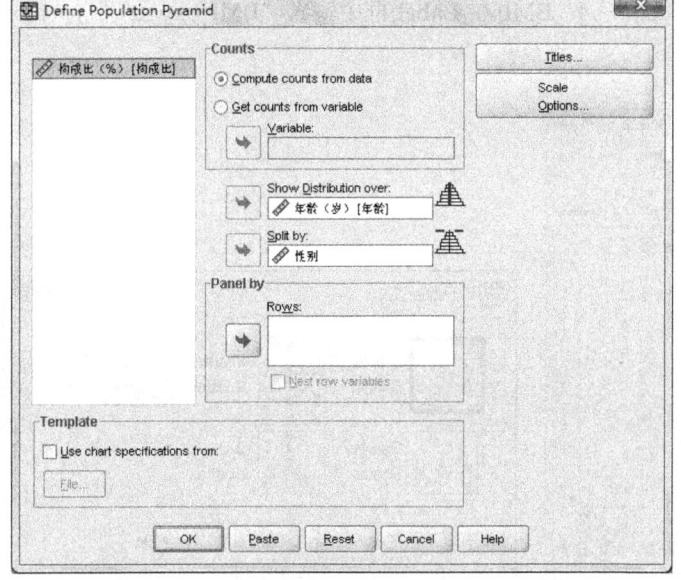

图 4-55 Define Population Pyramid 对话框

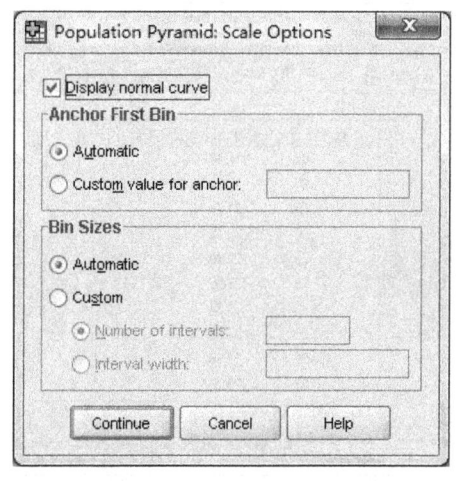

图 4-56 Scale Option 子对话框

【结果】 例 4-10 的 SPSS 输出结果（图 4-57）。

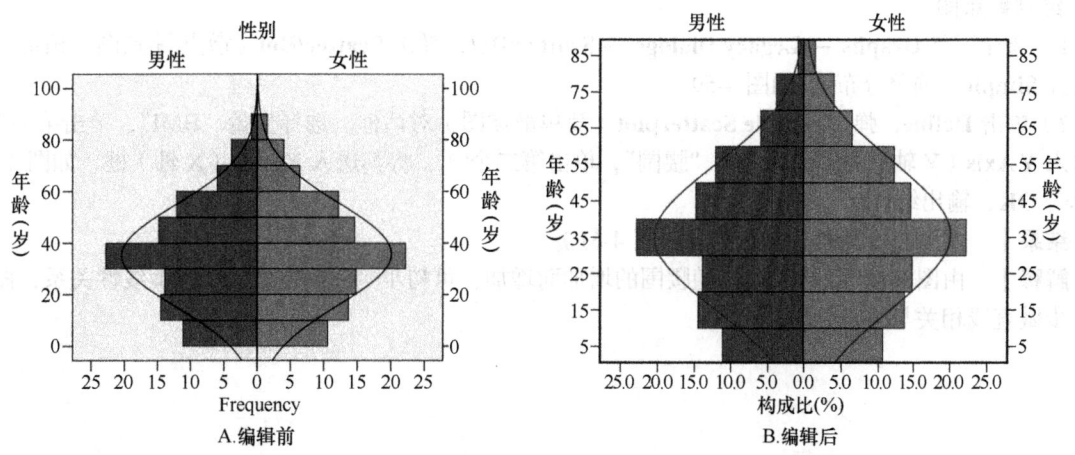

图 4-57 2013 年某市 9038 名农村居民的人口年龄金字塔

【解释】 由图 4-57 可见，男性中 0～、10～、30～、40～年龄组所占比例均高于女性中相应年龄组所占的比例，而男性中 50 岁及以上对象所占比例低于女性中 50 岁及以上对象所占比例，即男性低年龄组所占比例比女性低年龄组所占比例高，相比女性，男性对象偏年轻。

（七）散点图

【例 4-11】 试根据表 4-11 的数据，选用适当的统计图描述腰围与体质指数（BMI）之间的相关关系。（教材例 4-18）

表 4-11 10 名 45 岁健康成人腰围与体质指数（BMI）的测量值

编号	1	2	3	4	5	6	7	8	9	10
腰围（cm）	62	66	76	76	79	85	90	93	95	103
BMI（kg/m^2）	17.48	17.93	24.44	23.42	22.49	23.80	23.34	27.78	31.96	25.39

【分析】 描述两随机变量（腰围与体质指数）之间的相关关系，宜选用散点图。
【操作】 调用 SPSS 的 Scatter/Dot 过程实现。

1. 数据准备

定义变量：腰围[在 Label 框中输入"腰围（cm）"]、BMI[在 Label 框中输入"BMI（kg/m^2）"]。输入数据，如图 4-58 所示。

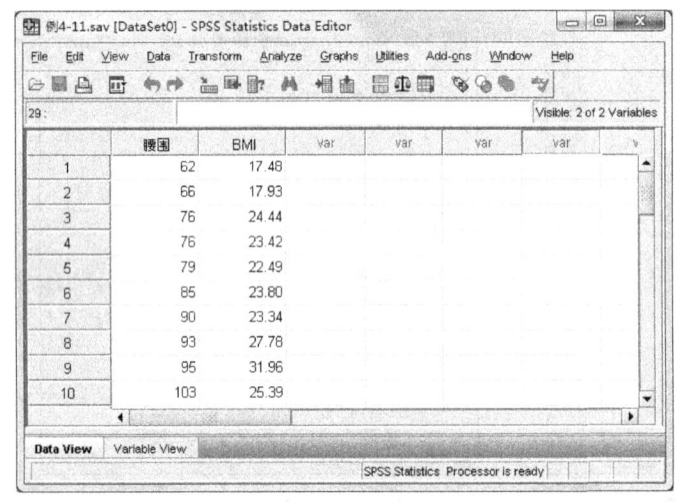

图 4-58 SPSS 的 Data View 窗口

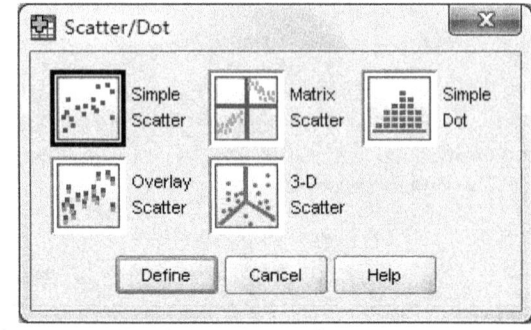

图 4-59 Scatter/Dot 预定义对话框

2. 绘制散点图

（1）选择菜单 Graphs → Legacy Dialogs → Scatter/Dot，弹出 Scatter/Dot（散点图/点图）预定义对话框，选择 Simple（简单分布），如图 4-59。

（2）单击 Define，弹出 Simple Scatterplot（简单散点图）对话框。选择变量"BMI"，单击第一个 ，将其送入 Y Axis（Y 轴）框；选择变量"腰围"，单击第二个 ，将其送入 X Axis（X 轴）框，如图 4-60 所示。单击 OK，输出结果。

【结果】 例 4-11 的 SPSS 输出结果（图 4-61）。
【解释】 由图 4-61 可见，BMI 随腰围的增加而增加，可初步判断两变量间有近似线性关系，提示可以进一步做直线相关与回归分析。

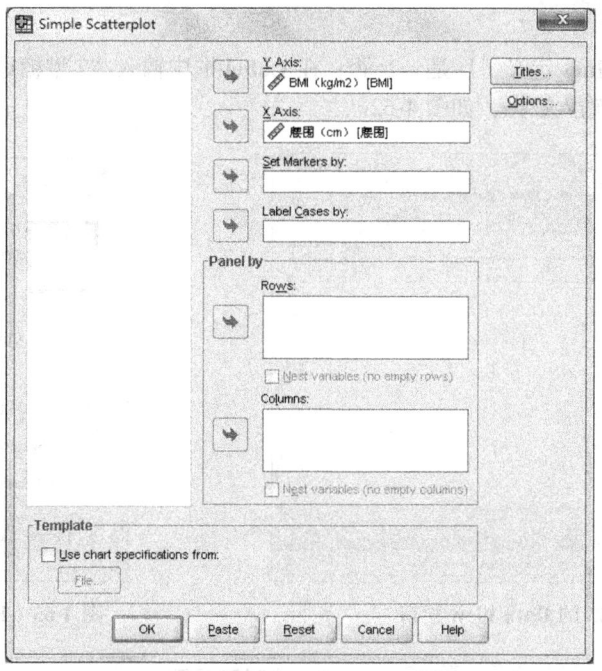

图 4-60　**Simple Scatterplot** 对话框

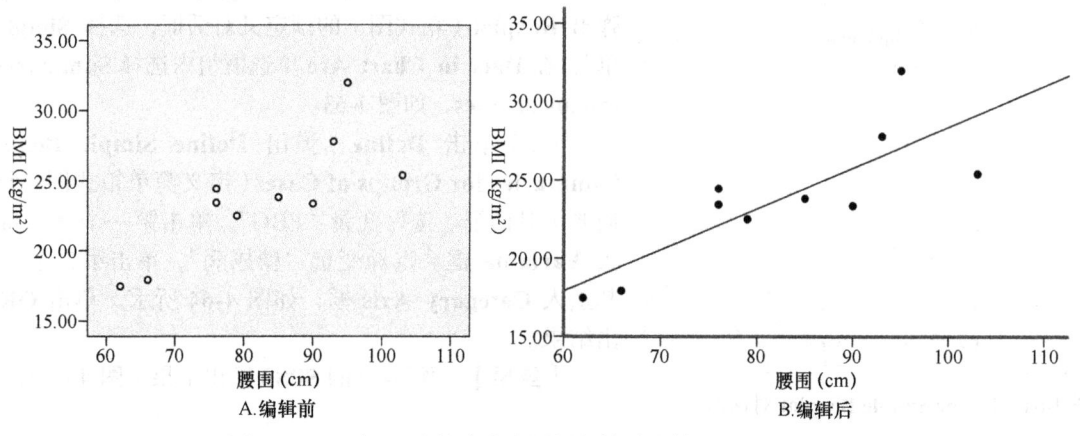

A.编辑前　　　　　　　　　　　　　　　　B.编辑后

图 4-61　10 名 45 岁健康成人腰围与体质指数（BMI）的关系

（八）箱式图

【**例 4-12**】　试根据表 4-12 的数据，选用适当的统计图比较 2 型糖尿病患者与非患者之间空腹血糖（FBG）测量值分布特征的差异。（教材例 4-19）

表 4-12　60 名 45 岁以上 2 型糖尿病患者与非患者空腹血糖（FBG）的测量值（mmol/L）

患者	7.10	9.08	6.77	10.52	8.69	8.31	8.45	8.08	9.03	9.17
	7.57	7.79	7.36	8.21	8.47	8.48	9.53	9.07	7.52	9.22
	8.20	8.00	8.88	7.70	8.17	7.45	8.60	8.12	8.13	8.34
非患者	5.84	5.33	5.70	6.00	6.55	5.45	5.36	6.25	6.78	6.52
	6.24	5.59	6.43	5.40	5.80	5.09	5.41	6.24	6.30	5.61
	6.08	4.90	6.09	5.45	4.63	5.33	5.37	5.75	5.40	5.73

【**分析**】　比较不同类别之间某个连续型数值变量分布特征的差异，宜选用箱式图。

【**操作**】　调用 **SPSS** 的 **Boxplot** 过程实现。

1. 数据准备

定义变量：糖尿病（**Values** 定义：1=是，2=否；在 **Label** 框中输入"2 型糖尿病"）、FBG[在 **Label** 框中输入"FBG（mmol/L）"]。输入数据，如图 4-62。

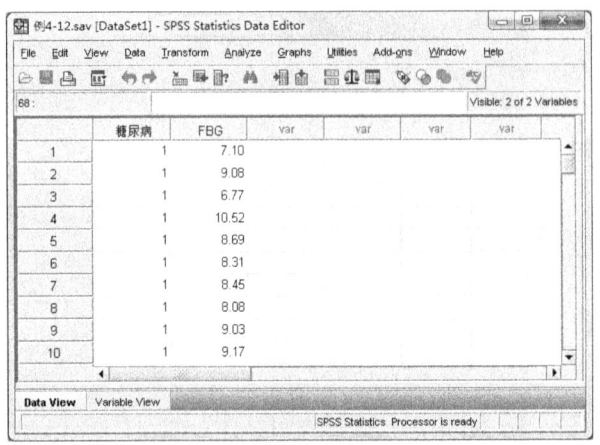

图 4-62　SPSS 的 **Data View** 窗口

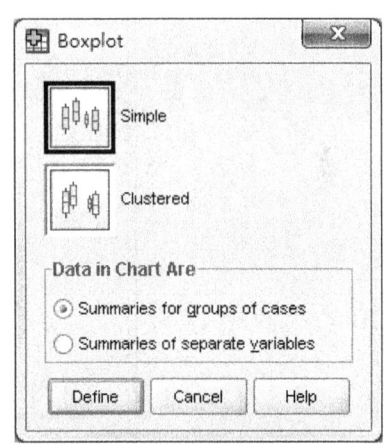

图 4-63　**Boxplot** 预定义对话框

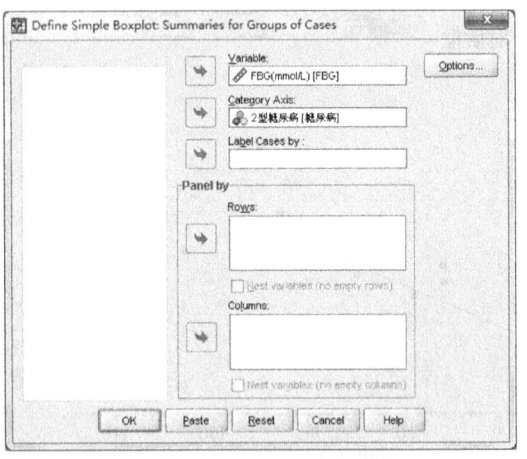

图 4-64　**Define Simple Boxplot** 对话框

2. 绘制箱式图

（1）选择菜单 **Graphs → Legacy Dialogs → Boxplot**，弹出 **Boxplot**（箱式图）的预定义对话框，选择 **Simple**（简单），在 **Data in Chart Are** 单选框组内选择 **Summaries for groups of cases**，如图 4-63。

（2）单击 **Define**，弹出 **Define Simple Boxplot: Summaries for Groups of Cases**（定义简单箱式图：个案组摘要）对话框。选择变量"FBG"，单击第一个按钮，将其送入 **Variable** 框。选择变量"糖尿病"，单击第二个按钮，将其送入 **Category Axis** 框，如图 4-64 所示。单击 **OK**，输出结果。

【结果】　例 4-12 的 **SPSS** 输出结果（图 4-65）。

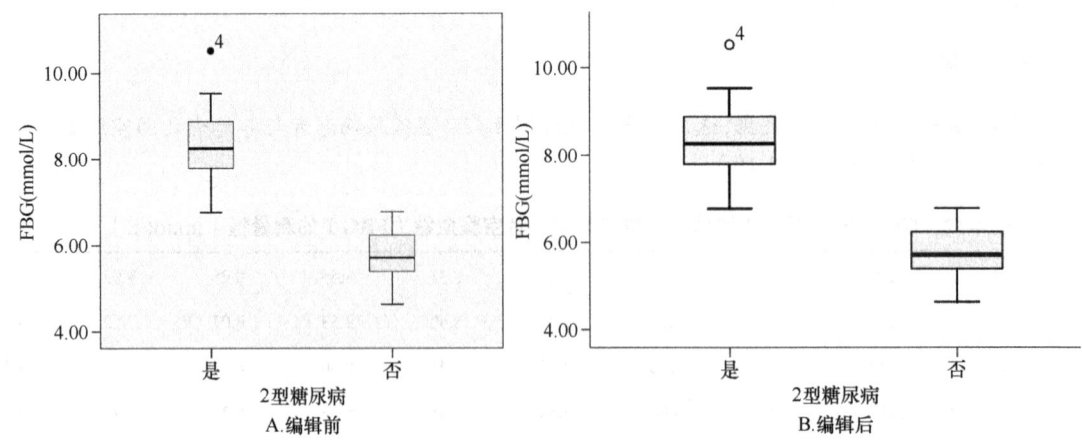

A. 编辑前　　　　　　　　　　　B. 编辑后

图 4-65　60 名 45 岁以上 2 型糖尿病患者与非患者空腹血糖（FBG）测量值分布情况

【解释】　由图 4-65 可见，2 型糖尿病患者与非患者 FBG 测量值均呈近似正态分布（中间粗横线接近箱子中部），患者组的 5 个统计量（最小值、P_{25}、中位数、P_{75}、最大值）均比非患者组高，且有一个异常值（编号为 4，数值为 10.52mmol/L）。

（九）统计地图

【例4-13】 试根据表4-13的数据，选用适当的统计图描述2009年我国西部12个省（自治区、直辖市）甲型H1N1流感疫情的地理分布特征。（教材例4-20）

表4-13 2009年我国西部12个省（自治区、直辖市）甲型H1N1流感发病情况

行政区域	内蒙古	广西	重庆	四川	贵州	云南	西藏	陕西	甘肃	青海	宁夏	新疆
发病率（1/10万）	4.57	10.16	8.30	6.80	5.17	5.80	71.01	15.32	14.57	35.49	19.83	13.91

注：数据来自《中国卫生和计划生育统计年鉴》（中华人民共和国国家卫生和计划生育委员会编）

【分析】 描述某现象（甲型H1N1流感发病率）的数量在地域空间上的分布，宜选用统计地图。

【操作】 可调用ArcGIS 10.0软件的ArcMap程序实现。

三、思考练习参考答案

（一）是非题

1. 统计表和统计图的标题都应置于表和图的上方正中。
【答案】 − 【评析】 本题考察点：统计表和统计图标题的位置。
统计表的标题应置于表的上方正中，而统计图的标题应置于图的下方正中。

2. 统计表一般由标题、标目、线条、数字和备注等部分组成。
【答案】 ＋ 【评析】 本题考察点：统计表的结构。
统计表一般由标题、标目、线条、数字和备注等部分组成，备注不是统计表的固有组成部分。

3. 统计表的线条包括竖线、横线、边线和斜线。
【答案】 − 【评析】 本题考察点：统计表的线条。
统计表中只有横线，无竖线、斜线和边线。一般情况下，统计表只包括3条基本线，即顶线、底线、纵标目分隔线。

4. 当指标有单位时，要在数据区内标注单位。
【答案】 − 【评析】 本题考察点：指标单位的标注。
当指标有单位时，要统一标注在相应的标目处，不能在数据区内标注单位。

5. 条图各直条的间隙宽度一般为直条宽度的1.5倍。
【答案】 − 【评析】 本题考察点：条图的绘制要点。
条图各直条的间隙宽度一般与直条等宽或为其一半。

6. 比较县级、地市级和省级医院孕产妇主要死因的构成情况，宜选用圆图。　　　　　　　　（　　）
【答案】 − 【评析】 本题考察点：构成图的应用。
该资料的目的是比较3个构成比之间的差异，而圆图是彼此独立的，并未组合在一起，难以直观地进行比较。描述和比较多个构成比，宜选用百分条图。

7. 描述和比较某地城市居民的性别年龄别贫血患病率，宜选用复式条图。
【答案】 − 【评析】 本题考察点：线图的应用。
条图适用于描述或比较相互独立的多个组或多个类别的统计指标。描述和比较不同性别城市居民的贫血患病率随年龄变化而变化的趋势，宜选用线图。

8. 直方图各组段的组距应该相等。
【答案】 ＋ 【评析】 本题考察点：直方图各组段的组距。
各组段的组距应该相等。当各组段的组距不等时，矩形的宽度等于各组段的组距，高度等于频数/组距，矩形面积为该组段的频数。

9. 箱式图通常选用5个描述统计量来绘制，其中"箱体"中间的粗横线为均数。
【答案】 − 【评析】 本题考察点：箱式图的绘制要点。
箱式图通常选用5个描述统计量（最小值、下四分位数、中位数、上四分位数、最大值）来绘制，其中"箱

体"中间的粗横线为中位数。

10. 比较我国2001年与2010年流脑发病的地区分布情况，宜选用统计地图。
【答案】 + 【评析】 本题考察点：统计地图的应用。
选用统计地图，以不同颜色表示我国2001年和2010年各行政区域（省、市、县等）流脑发病率的数值大小，既能直观地反映当年流脑发病的地区分布特征，又能比较2009年与2010年流脑发病的地区分布差异。

（二）选择题

1. 统计表的编制原则包括_____。
a. 重点突出，简单明了　　　b. 主谓分明，层次清楚　　　c. 结构完整，有自明性
d. abc 都是　　　　　　　　e. abc 都不是
【答案】 d 【评析】 本题考察点：统计表的编制原则。
统计表的编制原则：①重点突出，简单明了；②主谓分明，层次清楚；③结构完整，有自明性。

2. 直方图横轴的变量取值为各组段的_____。
a. 下限　　　b. 上限　　　c. 组中值　　　d. a、b、c 都对　　　e. a、b、c 都不对
【答案】 c 【评析】 本题考察点：直方图横轴的变量取值。
直方图横轴的变量取值为各组段的组中值。

3. 比较10个地区65岁以上老年人的高血压患病率，宜选用_____。
a. 条图　　　b. 圆图　　　c. 线图　　　d. 直方图　　　e. 箱式图
【答案】 a 【评析】 本题考察点：条图的应用。
10个地区65岁以上老年人的高血压患病率为相互独立的多组统计指标，宜选用条图比较。

4. 纵坐标尺度必须从0开始的统计图有_____。
a. 条图、半对数线图　　　b. 条图、散点图　　　c. 条图、直方图
d. 线图、散点图　　　　　e. 散点图、箱式图
【答案】 c 【评析】 本题考察点：条图和直方图的绘制要点。
绘制条图和直方图时，表示指标数值大小的坐标（通常为纵坐标）尺度必须从0开始。

5. 描述某市10年来孕产妇死亡率的变化幅度，宜选用_____。
a. 条图　　　b. 普通线图　　　c. 半对数线图　　　d. 直方图　　　e. 散点图
【答案】 b 【评析】 本题考察点：普通线图的应用。
描述某项指标（如孕产妇死亡率）随某个连续型数值变量（如时间）变化而变化的幅度，宜选用普通线图。

6. 比较某地10年来不同性别人群艾滋病感染率的变化速度，宜选用_____。
a. 条图　　　b. 普通线图　　　c. 半对数线图　　　d. 直方图　　　e. 散点图
【答案】 c 【评析】 本题考察点：半对数线图的应用。
比较不同类别之间某项指标（如艾滋病感染率）随个连续型数值变量（如时间）变化而变化的速度，宜选用半对数线图。

7. 描述100名健康成人血红蛋白含量的频数分布情况，宜选用_____。
a. 条图　　　b. 圆图　　　c. 直方图　　　d. 线图　　　e. 散点图
【答案】 c 【评析】 本题考察点：直方图的应用。
直方图常用于描述连续型数值变量（血红蛋白含量）的频数或频率分布，了解一组数据的分布类型和分布特征。

8. 比较调查对象年龄结构的性别差异，宜选用_____。
a. 条图　　　b. 圆图　　　c. 直方图　　　d. 人口金字塔　　　e. 箱式图
【答案】 d 【评析】 本题考察点：人口金字塔的应用。
比较调查对象年龄结构的性别差异，宜选用人口金字塔。

9. 探讨乙型肝炎患者血清HBsAg定量和HBV-DNA含量之间的关系，宜选用_____。
a. 条图　　　b. 线图　　　c. 直方图　　　d. 散点图　　　e. 箱式图
【答案】 d 【评析】 本题考察点：散点图的应用。
描述两个连续型数值变量（HBsAg定量和HBV-DNA含量）之间的相关关系，宜选用散点图。

10. 比较男性和女性血红蛋白含量分布特征的差异，宜选用_____。
a. 条图　　　　b. 线图　　　　c. 直方图　　　　d. 散点图　　　　e. 箱式图

【答案】　e　【评析】　本题考察点：箱式图的应用。
比较不同类别（如性别）之间某个连续型数值变量（如血红蛋白含量）分布特征的差异，宜选用箱式图。

（三）应用分析题

1. 某医师根据表4-14中两种药物疗效的构成比绘制了复式条图，如图4-66。该资料选用复式条图描述是否合理？为什么？

表4-14　两种药物治疗慢性支气管肺炎的疗效比较[n（%）]

组别	控制	显效	有效	无效
试验组	52（47.3）	27（24.5）	18（16.4）	13（11.8）
对照组	47（42.7）	30（27.3）	19（17.3）	14（12.7）

【解答】　（1）不合理。试验组（或对照组）疗效各组成部分的构成比总和为100%，而对应的直条是彼此分开的，并未堆积在一起，不能以面积100%的形式反映疗效的构成情况。
（2）正确做法：比较两种药物的疗效构成情况（多个构成比），宜选用百分条图，如图4-67。由图可见，试验组和对照组之间各疗效等级所占比重的差别不明显；两组各疗效等级所占的比重均随等级顺序的降低而递减。

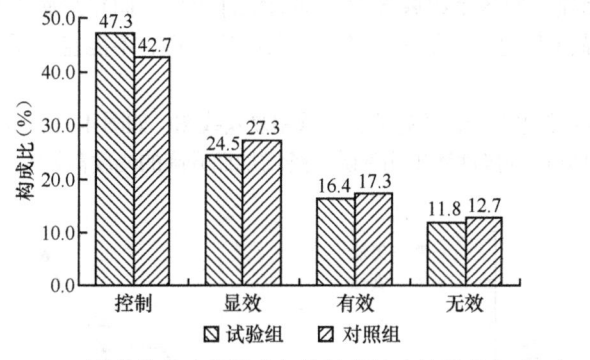
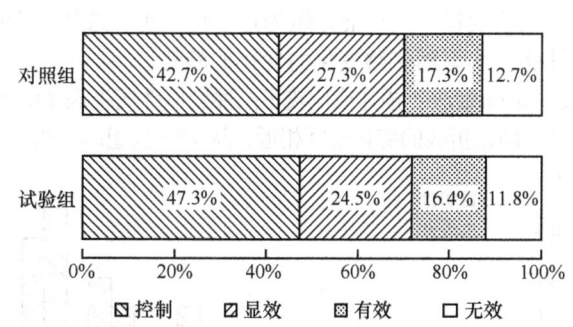

图4-66　两种药物治疗慢性支气管肺炎的疗效构成比（%）　　图4-67　两种药物治疗慢性支气管肺炎的疗效构成比（%）

【评析】　本题考察点：百分条图的应用。

2. 某医师根据表4-15的围产儿死亡率绘制了散点图，如图4-68。该资料选用散点图描述是否合理？为什么？

表4-15　2000～2009年我国围产儿死亡率（‰）

年份	2000	2001	2002	2003	2004	2005	2006	2007	2008	2009
围产儿死亡率（‰）	13.99	13.28	12.47	12.24	11.08	10.27	9.68	8.71	8.74	7.70

注：数据来自《中国卫生和计划生育统计年鉴》（中华人民共和国国家卫生和计划生育委员会编）

【解答】　（1）不合理。散点图适用于描述两个连续型数值变量的相关关系，不适用于描述某项指标（围产儿死亡率）随某个连续型数值变量（年份）变化而变化的趋势。
（2）描述围产儿死亡率随年份变化而变化的趋势，宜选用线图，如图4-69。由图可见，2000～2009年期间，我国围产儿死亡率呈逐年下降的趋势，其下降幅度较大（图4-69A），下降速度相对平缓（图4-69B）。

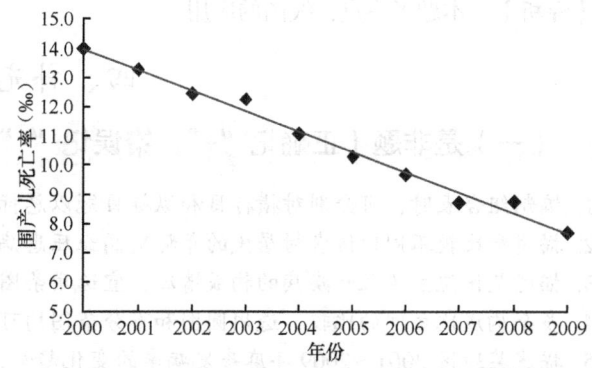

图4-68　2000～2009年我国围产儿死亡率（‰）

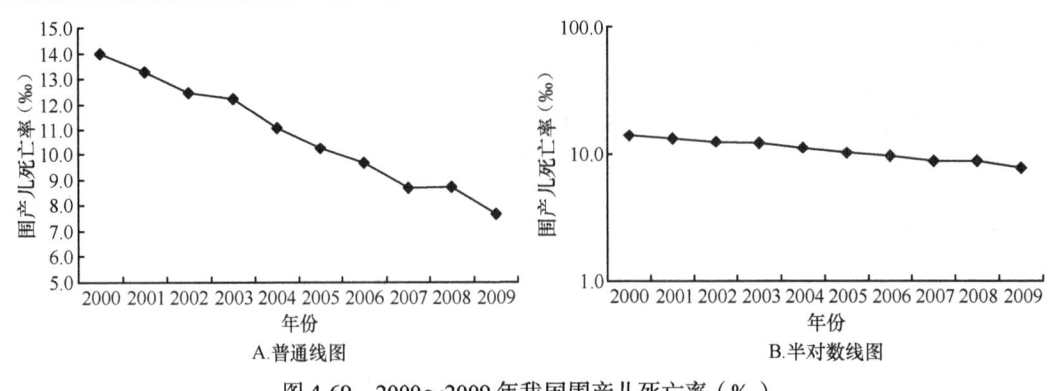

图 4-69 2000~2009 年我国围产儿死亡率（‰）

【评析】 本题考察点：线图的应用。

3. 某医师根据表 4-16 的性别年龄别慢性病患病率绘制了复式条图，如图 4-70。该资料选用复式条图描述和比较是否合理？为什么？

表 4-16 2007 年某市 9038 名参合农民性别年龄别慢性病患病率（%）

性别	年龄（岁）							
	0~	5~	15~	25~	35~	45~	55~	65~91
男	1.9	0.5	0.1	1.3	2.6	7.1	7.1	10.9
女	0.5	0.3	0.8	1.8	2.7	5.4	8.2	9.7

【解答】 （1）不合理。条图适用于描述或比较相互独立的多个组或多个类别的统计指标，而年龄属于连续型数值变量，其年龄分组为连续性分组，选用条图描述和比较，割裂了各年龄段的连续性，不能直观反映慢性病患病率随年龄变化而变化的趋势。

（2）正确做法：描述或比较不同性别慢性病患病率随年龄变化而变化的趋势，宜选用复式线图，如图 4-71。由图可见，两条折线的变化幅度相近，从 15~岁组起，男性和女性的慢性病患病率随年龄增加而升高的幅度都较大。

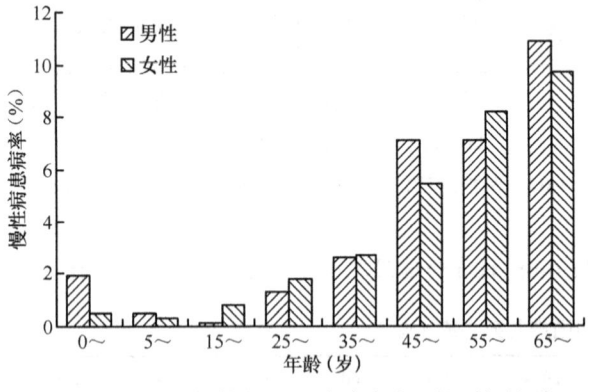

图 4-70 2007 年某市 9038 名参合农民性别年龄别慢性病患病率（%）

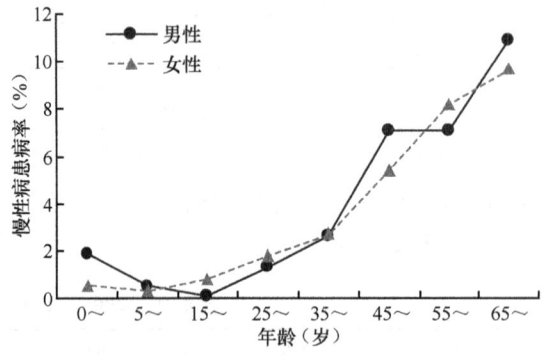

图 4-71 2007 年某市 9038 名参合农民性别年龄别慢性病患病率（%）

【评析】 本题考察点：线图的应用。

四、补充思考练习

（一）是非题（正确记"+"，错误记"-"）

1. 编制组合表时，可分别对横标目和纵标目冠以总标目，但一般不超过两个层次。（　　）
2. 描述和比较不同地区农村居民的年龄别高血压患病率，宜选用条图。（　　）
3. 描述某医院主要住院疾病的构成情况，宜选用条图。（　　）
4. 多个构成比之间的比较，选用圆图和百分条图均可。（　　）
5. 描述某地区 2001~2009 年麻疹发病率的变化趋势，宜选用线图。（　　）

6. 直方图纵轴可用于表示频数或频率，也可用于表示频率密度。（ ）
7. 探讨健康成人腰臀比与甘油三酯含量之间的关系，宜选用线图。（ ）
8. 箱式图箱子的上下两个"手柄"（细横线）分别是最大值和最小值。（ ）
9. 描述100名7岁男生体重的分布特征，选用直方图和箱式图均可。（ ）
10. 描述霍乱疫情在地域空间上的分布，宜选用统计地图。（ ）

（二）选择题（从 a~e 中选出一个最佳答案）

1. 统计表内数字必须准确无误，一律用＿＿＿＿表示。
   a. 罗马数字　　　b. 中文大写数字　　c. 中文小写数字　　d. 阿拉伯数字　　e. 英文数字
2. 统计图的纵横轴或横纵轴长度的比例一般以＿＿＿＿为宜。
   a. 1：1　　　　　b. 1：2　　　　　　c. 2：1　　　　　　d. 3：4　　　　　e. 5：7
3. 选用条图描述"均数±标准差"时，正负偏差形式的误差线代表＿＿＿＿的大小。
   a. ±0.5s　　　　b. ±s　　　　　　c. ±1.64s　　　　d. ±1.96s　　　　e. ±2.58s
4. 比较不同受教育程度人群的胃溃疡患病率（%），宜选用＿＿＿＿。
   a. 线图　　　　　b. 直方图　　　　　c. 条图　　　　　　d. 箱式图　　　　e. 统计地图
5. 描述某地1990~2007年1岁儿童卡介苗接种率的变化幅度，宜选用＿＿＿＿。
   a. 普通线图　　　b. 半对数线图　　　c. 条图　　　　　　d. 箱式图　　　　e. 直方图
6. 比较某地1991~2009年城市与农村新生儿死亡率的变化速度，宜选用＿＿＿＿。
   a. 普通线图　　　b. 半对数线图　　　c. 条图　　　　　　d. 箱式图　　　　e. 直方图
7. 描述100名健康成人血清胆固醇含量的频数分布情况，宜选用＿＿＿＿。
   a. 线图　　　　　b. 直方图　　　　　c. 条图　　　　　　d. 圆图　　　　　e. 统计地图
8. 探讨小儿肥胖症患者血清脂联素和胰岛素水平的相关性，宜选用＿＿＿＿。
   a. 线图　　　　　b. 直方图　　　　　c. 条图　　　　　　d. 散点图　　　　e. 箱式图
9. 比较贫血患者治疗前后红细胞计数分布特征的差异，宜选用＿＿＿＿。
   a. 线图　　　　　b. 直方图　　　　　c. 条图　　　　　　d. 散点图　　　　e. 箱式图
10. 描述我国乙型病毒性肝炎发病的地区聚集性，宜选用＿＿＿＿。
    a. 线图　　　　　b. 直方图　　　　　c. 圆图　　　　　　d. 箱式图　　　　e. 统计地图

（三）应用分析题

某医师根据表4-17的人口出生率绘制了条图，如图4-72。该资料选用条图描述是否合理？为什么？

表4-17　2000~2009年我国人口出生率（‰）

年份	2000	2001	2002	2003	2004	2005	2006	2007	2008	2009
人口出生率（‰）	14.03	13.38	12.86	12.41	12.29	12.40	12.09	12.10	12.14	12.13

注：数据来自《中国卫生和计划生育统计年鉴》（中华人民共和国国家卫生和计划生育委员会编）

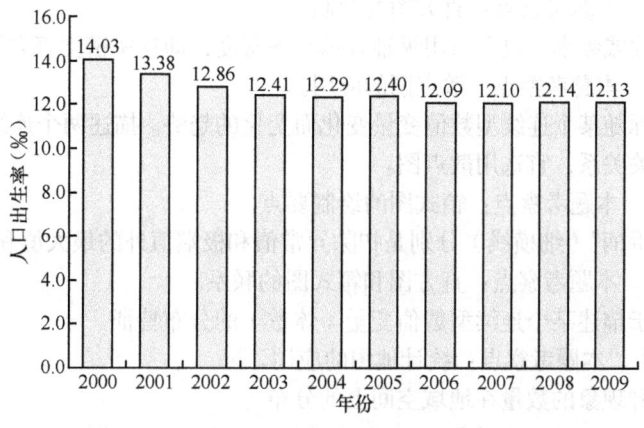

图4-72　2000~2009年我国人口出生率（‰）

【例 4-20】 为描述 2007 年昆明市 9038 名参合农民两周患病的地理分布特征，某医师根据表 4-18 的数据绘制了线图，如图 4-73。该资料选用线图描述是否合理？为什么？

表 4-18 2007 年昆明市 9038 名参合农民行政区域别两周患病率（%）

行政区域	四区*	富民	寻甸	宜良	禄劝	东川	石林	安宁	呈贡	嵩明	晋宁
两周患病率（%）	10.3	13.5	5.8	7.0	7.0	9.5	5.7	8.0	12.0	7.7	11.0

* 四区包括五华区、盘龙区、西山区和官渡区

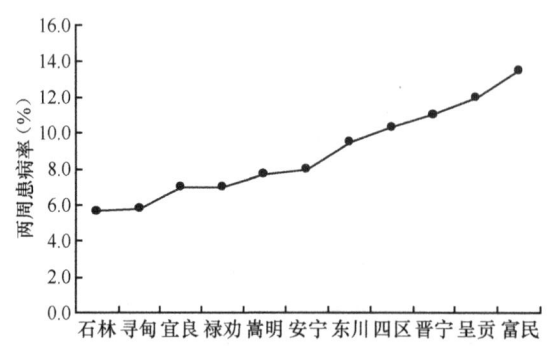

图 4-73 2007 年昆明市 9038 名参合农民行政区域别两周患病率（%）

五、补充思考练习参考答案

（一）是非题

1.【答案】 + 【评析】 本题考察点：组合表的编制要求。
组合表是将两个或两个以上标志或变量结合起来分组形成的表格形式。为避免统计表的层次过于繁杂和重点不突出，一般只宜设置两个层次的横标目或纵标目。

2.【答案】 − 【评析】 本题考察点：线图的应用。
条图适用于描述或比较相互独立的多个组或多个类别的统计指标。描述和比较不同地区农村居民高血压患病率随年龄变化而变化的趋势，宜选用线图。

3.【答案】 − 【评析】 本题考察点：构成图的应用。
主要住院疾病各组成部分的构成比总和为 100%，而单式条图的各直条是彼此分开的，并未堆积在一起，不能以面积 100% 的形式反映主要住院疾病的构成情况。描述单个构成比（某医院主要住院疾病）的构成情况，宜选用圆图或百分条图。

4.【答案】 − 【评析】 本题考察点：构成比比较的注意事项。
单个构成比的描述，可选用圆图或百分条图；多个构成比之间的比较，宜选用百分条图。

5.【答案】 + 【评析】 本题考察点：线图的应用。
描述某项指标（麻疹发病率）随某个连续型数值变量（年份）变化而变化的趋势，宜选用线图。

6.【答案】 + 【评析】 本题考察点：直方图的绘制。
直方图一般用纵轴表示频数或频率，也可以用纵轴表示频率密度，即频率密度直方图。

7.【答案】 − 【评析】 本题考察点：散点图的应用。
线图主要用于描述某项指标随某个连续型数值变量变化而变化的趋势。描述两个连续型数值变量（腰臀比与甘油三酯含量）之间的相关关系，宜选用散点图。

8.【答案】 − 【评析】 本题考察点：箱式图的绘制要点。
箱式图箱子的上下两个"手柄"（细横线）分别是扣除异常值和极端值外的最大值和最小值。

9.【答案】 + 【评析】 本题考察点：直方图和箱式图的联系。
直方图和箱式图都可以用于描述某个连续型数值变量（体重）的分布特征。

10.【答案】 + 【评析】 本题考察点：统计地图的应用。
统计地图主要用于描述某种现象的数量在地域空间上的分布。

（二）选择题

1.【答案】 d 【评析】 本题考察点：统计表内数字的表示方法。
统计表内数字必须准确无误，一律用阿拉伯数字表示。

2.【答案】 e 【评析】 本题考察点：统计图的纵横轴或横纵轴长度的比例
统计图的纵横轴或横纵轴长度的比例一般以 5：7 为宜。

3.【答案】 b 【评析】 本题考察点：误差线的绘制要点。
选用条图描述正态分布计量资料的 $\bar{x} \pm s$ 时，一般用直条高度代表 $\bar{x}$ 的大小，直条顶端正负偏差形式的误差线代表 "$\pm s$" 的大小。

4.【答案】 c 【评析】 本题考察点：条图的应用。
受教育程度为有序分类变量，即不同受教育程度人群的患病率是相互独立的，宜选用条图比较。

5.【答案】 a 【评析】 本题考察点：普通线图的应用。
描述某项指标（卡介苗接种率）随某个连续型数值变量（年份）变化而变化的幅度，宜选用普通线图。

6.【答案】 b 【评析】 本题考察点：半对数线图的应用。
比较不同人群某项指标（新生儿死亡率）随某个连续型数值变量（年份）变化而变化的速度，宜选用半对数线图。

7.【答案】 b 【评析】 本题考察点：直方图的应用。
直方图常用于描述连续型数值变量（血清胆固醇含量）的频数或频率分布，了解一组数据的分布类型和分布特征。

8.【答案】 d 【评析】 本题考察点：散点图的应用。
描述两个连续型数值变量（血清脂联素和胰岛素）之间的相关关系，宜选用散点图。

9.【答案】 e 【评析】 本题考察点：箱式图的应用。
比较不同类别（治疗前后）之间某个连续型数值变量（红细胞计数）分布特征的差异，宜选用箱式图。

10.【答案】 e 【评析】 本题考察点：统计地图的应用。
疾病的地区聚集性是指疾病频率高于周围地区的情况。应用统计地图可以直观地反映我国乙型病毒性肝炎发病的地区聚集性。

（三）应用分析题

1.【解答】
（1）不合理。年份是连续型数值变量，选用条图描述或比较，割裂了各年份的连续性，不能反映人口出生率随年份变化而变化的趋势。
（2）正确做法：描述或比较我国人口出生率随年份变化而变化的趋势，宜选用线图，如图 4-74。由图可见，随着年份的递增，我国人口出生率呈逐渐下降趋势。
【评析】 本题考察点：线图的应用。

2.【解答】
（1）不合理。线图适用于连续型数值变量，而行政区域属于分类变量，不宜选用线图描述。

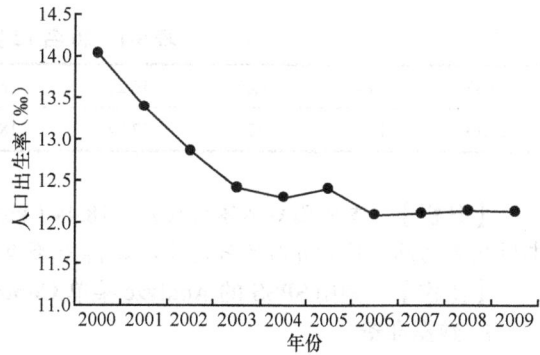

图 4-74 2000～2009 年我国人口出生率（‰）

（2）描述和比较不同行政区域的两周患病率，选用条图和统计地图均可。应用统计地图，以渐变颜色表示升序排列的 2007 年昆明市 9038 名参合农民行政区域别两周患病率的数值大小，直观反映两周患病的地理分布特征，可运用 ArcGIS 10.0 软件绘制。2007 年昆明市 9038 名参合农民两周患病率最低的是石林，最高的是富民。
【评析】 本题考察点：统计地图的应用。

（毛 勇 喻 箴 王耶盈）

第 5 章 总体均数估计与假设检验

一、目 的 要 求

【了解】
1. t 分布的概念、图形特征。
2. 总体均数的点值估计。
3. 两样本方差齐性检验和 t' 检验。

【熟悉】
1. 假设检验的注意事项。
2. 假设检验与可信区间的区别与联系。

【掌握】
1. 抽样误差及标准误的概念;标准差与标准误的区别与联系。
2. 可信区间的概念及总体均数可信区间的估计;总体均数可信区间与参考值区间的区别。
3. 假设检验的概念、基本思想、基本步骤及两类错误。
4. t 检验和 z 检验的应用条件与基本步骤,根据不同资料的类型或性质选择适当的 t 检验或 z 检验。

【重点难点】
1. 重点是总体均数估计、假设检验的基本思想及两类错误、t 检验和 z 检验的应用条件与基本步骤。
2. 难点是根据不同资料的类型或性质选择适当的 t 检验或 z 检验。

二、实例分析与计算机操作

(一) 单样本 t 检验

【例 5-1】 某学校为分析不同时期儿童的生长发育情况,随机调查了 20 名 12 岁女生的身体质量指数(body mass index, BMI)指标,数据见表 5-1,试与该市 12 岁女生的 BMI 指标进行比较。(该市 12 岁女生 BMI 的总体均数 $\mu = 18.44\text{kg/m}^2$、总体标准差 $\sigma = 3.02\text{kg/m}^2$)。

表 5-1 20 名 12 岁女生的 BMI 测量值(kg)

14.32	14.47	15.53	16.23	16.36	16.67	16.67	17.09	17.1	17.12
17.15	17.22	17.6	17.94	18.73	19.70	19.72	19.74	20.41	20.78

【分析】 本例已知总体均数 $\mu_0 = 18.44$ (kg/m^2),随机样本 20 例($n=20$)原始数据,目的是推断该样本所代表的总体均数 μ 与已知总体均数 μ_0 是否有差别,可采用单样本 t 检验。

【操作】 调用 SPSS 的 Analyze 菜单 Compare Means 中的 One-Sample T Test 过程实现。

1. 数据准备

(1) 建立数据库:激活 SPSS 的数据编辑窗口,单击窗口左下角的 Variable View(变量视图),定义变量名为 BMI,在 Label(变量名标签)框中输入"体重指数",如图 5-1 所示。选择菜单 File→Save 或 Save as,以"例 5-1".sav 文件名保存。

(2) 输入数据:点击数据编辑窗口左下角的 Data View(数据视图),按顺序输入相应的数据,如图 5-1 示。选择菜单 File → Save 或 Save as,以"例 5-1".sav 文件名保存数据。

2. 统计分析 选择菜单 Analyze → Compare Means → One-Sample T Test,弹出 One-Sample T Test(单样本 t 检验)主对话框。选择变量"体重指数[BMI]",单击中间的 ➡,将其送入 Test Variable(s)(分析变量)框中;在 Test Value(用于输入已知总体均数)框中输入 18.44,如图 5-2 所示。单击 OK,输出结果。

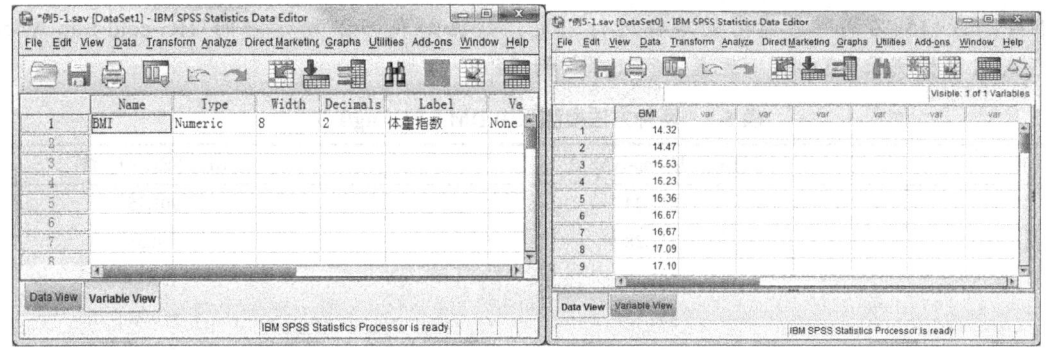

图 5-1　SPSS 的 Variable View 与 Data View 窗口

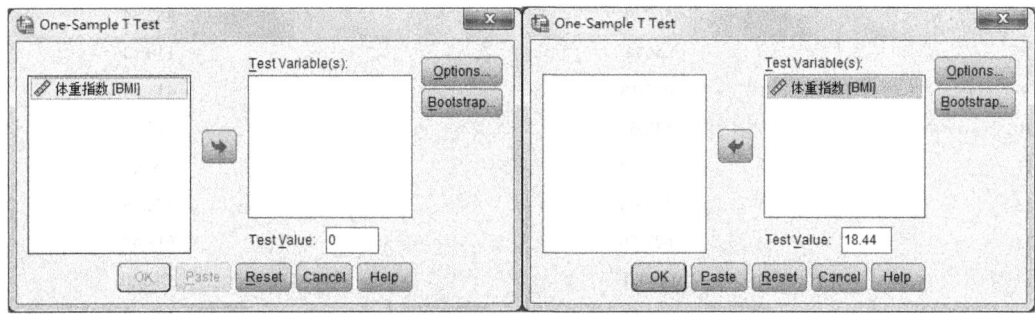

图 5-2　One-Sample T Test 主对话框

【结果】　例 5-1 的 SPSS 输出结果如下：

T-Test

One-Sample Statistics

	N	Mean	Std. Deviation	Std. Error Mean
体重指数	20	17.5275	1.83320	.40992

One-Sample Test

	Test Value = 18.44					
	t	df	Sig. (2-tailed)	Mean Difference	95% Confidence Interval of the Difference	
					Lower	Upper
体重指数	-2.226	19	.038	-.91250	-1.7705	-.0545

【解释】

（1）第一个表格为单样本统计量描述表（One-Sample Statistics），描述了分析变量的基本情况。从左到右依次为例数（N）、均数（Mean）、标准差（Std.Deviation）、标准误（Std.Error Mean）。本例 $n = 20$，$\bar{x} = 17.5275$（kg/m²），$s = 1.83320$（kg/m²），$s_{\bar{x}} = 0.40992$（kg/m²）。

（2）第二个表格为单样本 t 检验（One-Sample Test）的统计分析结果，第一行注明了用于比较的已知总体均数为 18.44；第二行依次为 t 值（t）、自由度（df）、双侧 P 值[Sig.(2-tailed)]、两均数的差值（Mean Difference）、差值 95%可信区间（95% Confidence Interval of the Difference）的下限（Lower）和上限（Upper）。本例 $t = -2.226$，$v = 19$，双侧 $P = 0.038$，按 $\alpha = 0.05$ 水准，拒绝 H_0，接受 H_1，差异有统计学意义，可认为该校 12 岁女生的 BMI 平均值低于本市同年龄女生。

（二）配对 t 检验

【例 5-2】　某研究中心欲比较氢化物发生-冷阱捕集-原子吸收法（HG-cold-trap-AAS 法）与高效液相色谱-氢化物发生-原子荧光法（HPLC-HG-AFS 法）检测尿中二甲基砷（DMA）有无差异，2011 年 8 月采集内蒙古某市砷病区 15 名高砷暴露者的尿样进行测定，数据如表 5-2 所示。问 HG-cold-trap-AAS 法与 HPLC-HG-AFS 法检测尿中 DMA 有无差异？（教材例 5-8）

表 5-2 两种方法检测尿中 DMA 值（μg/L）

编号	HG-cold-trap-AAS 法	HPLC-HG-AFS 法
1	833.24	901.15
2	122.28	154.38
3	205.12	221.39
4	453.13	450.21
5	643.02	551.18
6	472.57	524.23
7	567.78	482.34
8	84.73	130.15
9	445.13	413.54
10	533.69	417.11
11	202.92	98.22
12	108.03	124.79
13	627.56	618.48
14	1009.05	1085.81
15	105.88	188.67

【分析】 该资料属于同一受试对象分别采用两种方法的比较，为自身配对设计，可采用配对 t 检验。

【操作】 调用 SPSS 的 Paired-Samples T Test 过程实现。

1. 数据准备

定义变量：原子吸收法、原子荧光法。输入数据，以"例 5-2".sav 文件名保存。如图 5-3 所示。

2. 统计分析

选择菜单 Analyze → Compare Means → Paired-Samples T Test，弹出 Paired-Samples T Test（配对 t 检验）主对话框。依次选中两个成对变量"原子吸收法"和"原子荧光法"，单击中间的 ➡，将其成对送入 Paired Variables（配对变量）框中，如图 5-4 所示。单击 OK，输出结果。

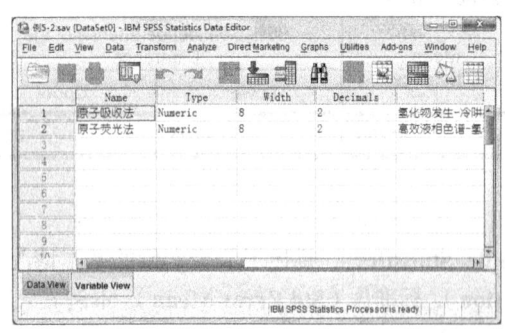
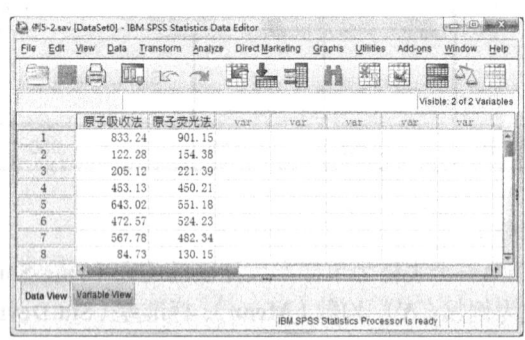

图 5-3 Variable View 与 Data View 窗口

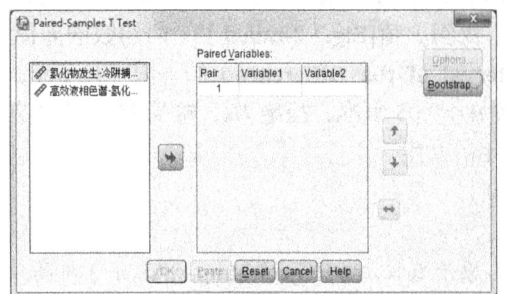
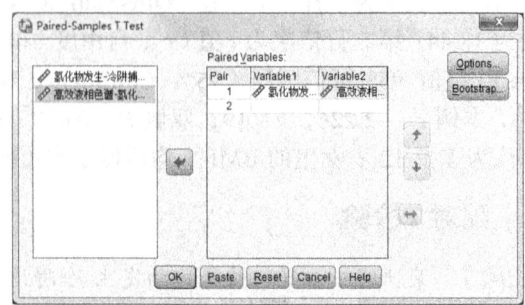

图 5-4 Paired-Samples T Test 主对话框

【结果】 例5-2的SPSS输出结果如下：

T-Test

Paired Samples Statistics

		Mean	N	Std. Deviation	Std. Error Mean
Pair 1	氢化物发生-冷阱捕集-原子吸收法	427.6087	15	285.26829	73.65595
	高效液相色谱-氢化物发生-原子荧光法	424.1100	15	290.94527	75.12175

Paired Samples Correlations

		N	Correlation	Sig.
Pair 1	氢化物发生-冷阱捕集-原子吸收法 & 高效液相色谱-氢化物发生-原子荧光法	15	.972	.000

Paired Samples Test

		Paired Differences					t	df	Sig. (2-tailed)
		Mean	Std. Deviation	Std. Error Mean	95% Confidence Interval of the Difference				
					Lower	Upper			
Pair 1	氢化物发生-冷阱捕集-原子吸收法-高效液相色谱-氢化物发生-原子荧光法	3.49867	68.06439	17.57415	-34.19414	41.19147	.199	14	.845

【解释】

（1）第一个表格为成对样本统计量描述表，分别描述了配对变量的基本情况：均数（**Mean**）、对子数（**N**）、标准差（**Std.Deviation**）、标准误（**Std.Error Mean**）。本例对子数 $n=15$，治疗前 $\bar{x}_1=427.6087$（μg/L），$s_1=285.26829$（μg/L），$s_{\bar{x}_1}=73.65595$（μg/L）；治疗后 $\bar{x}_2=424.1100$（μg/L），$s_2=290.94527$（μg/L），$s_{\bar{x}_2}=75.12175$（μg/L）。

（2）第二个表格为配对变量间的相关分析，本例对子数 $n=15$，相关系数（**Correlation**）$r=0.972$，$P<0.001$。

（3）第三个表格为配对 t 检验（**Paired Samples Test**）的统计分析结果，从左到右依次为差值的均数（**Mean**）、标准差（**Std.Deviation**）、标准误（**Std.Error Mean**）、差值的95%可信区间（**95% Confidence Interval of the Difference**）的下限（**Lower**）和上限（**Upper**）、t 值（**t**）、自由度（**df**）、双侧 P 值（**Sig.(2-tailed)**）。本例 $t=0.199$，$v=14$，$P=0.845>0.05$，按 $\alpha=0.05$ 水准，不能拒绝 H_0，差异无统计学意义，可认为 HG-cold-trap-AAS 法与 HPLC-HG-AFS 法检测尿中 DMA 无差异。

【例5-3】 某医疗机构为比较上市后的某新药与常规药降血脂的效果，将签署知情同意书的26名高血脂患者按年龄、性别、血清总胆固醇水平相近的原则配成对子。每对中随机抽取一人服用新药，另一人服用常规药。服药2月后，测得血清总胆固醇含量（mmol/L），见表5-3。问新药与常规药降血清总胆固醇效果是否相同？（教材例5-9）

表5-3 服用某新药与服用常规降血脂药的血清总胆固醇含量（mmol/L）

配对号	常规降血脂药组	新药组	d	d²
1	5.67	6.12	−0.45	0.20
2	6.31	6.52	−0.21	0.04
3	6.27	5.88	0.39	0.15
4	5.43	6.28	−0.85	0.72

续表

配对号	常规降血脂药组	新药组	d	d²
5	6.01	6.11	−0.10	0.01
6	5.37	6.64	−1.27	1.61
7	7.69	7.48	0.21	0.04
8	7.12	7.33	−0.21	0.04
9	6.49	6.09	0.40	0.16
10	7.47	7.52	−0.05	0.00
11	6.88	7.23	−0.35	0.12
12	6.63	6.08	0.55	0.30
13	7.55	7.52	0.03	0.00

【分析】 该资料属于配对的同对两个受试对象分别给予两种处理，属配对设计，应用配对 t 检验。

【操作】 调用 SPSS 的 **Paired-Samples T Test** 过程实现。

1. 数据准备

定义变量：常规降血脂药组、新药组。输入数据，参考图 5-3，图 5-4 所示。

2. 统计分析 类同上例 5-2。

（三）完全随机设计两样本均数比较的 t 检验

【例 5-4】 某医院医生随机抽取 14 例妊娠期糖尿病患者，作为观察组，14 例妊娠期非糖尿病患者，作为对照组，采用免疫比浊法测定孕妇早 8 点到早 10 点空腹外周静脉血中的超敏 C 反应蛋白（hypersensitive C-reactive protein，hs-CRP），测得观察组 hs-CRP 的均数为 5.4mg/L，标准差 0.5mg/L，对照组 hs-CRP 的均数为 1.5mg/L，标准差 0.4mg/L，结果见表 5-4，以探讨孕期糖尿病是否影响 hs-CRP。（教材例 5-10）

表 5-4 两组人群 hs-CRP（mg/L）测定结果

分组	hs-CRP													
观察组	5.3	5.9	5.2	5.9	4.7	4.7	5.1	6.1	4.8	6.2	5.7	4.9	6	5.3
对照组	1.1	1.4	1.7	1.3	1.5	2.4	1.6	1.2	1.9	1.1	1.3	2.3	1.2	1.3

【分析】 该资料是随机从妊娠期糖尿病患者和妊娠期非糖尿病患者（研究的两个总体）中抽取样本，测量 hs-CRP，属于完全随机设计。目的是推断两样本均数分别代表的两总体均数 μ_1 和 μ_2 是否相同，可采用完全随机设计两样本均数比较的 t 检验。

【操作】 调用 SPSS 的 **Independent-Samples T Test** 过程实现。

1. 数据准备

（1）建立数据库：激活 SPSS 的数据编辑窗口，单击窗口左下角的 **Variable View**（变量视图），定义变量，第一个变量名为分组（在 **Values**（变量值标签）中定义：1 = 观察组，2 = 对照组）；第二个变量名为 CRP（在 **Label** 框中输入"超敏 C 反应蛋白"），如图 5-5 所示。选择菜单 **File → Save** 或 **Save as**，以"例 5-4".sav 文件名保存。

（2）输入数据：点击数据编辑窗口左下角的 **Data View**（数据视图），按顺序输入相应的数据，如图 5-6 所示。

2. 统计分析 选择菜单 **Analyze → Compare Means → Independent-Samples T Test**，弹出 **Independent-Samples T Test**（两独立样本 t 检验）主对话框。如图 5-7 所示。①选择变量"超敏 C 反应蛋白[CRP]"，单击第一个 ➡，将其选入 **Test Variable(s)** 框中；②选择变量"分组"，单击第二个 ➡，将其选入 **Grouping Variable**（分组变量）框中，如图 5-7 所示；③单击 **Grouping Variable** 下方的 **Define Groups**（定义分组变量值），弹出 **Define Groups** 子对话框，在 **Use specified values**（使用指定数值）的 **Group 1** 框中输入 1，**Group 2** 框中输入 2，如图 5-7、图 5-8 所示，单击 **Continue** 返回，再单击 OK，输出结果。

第 5 章　总体均数估计与假设检验

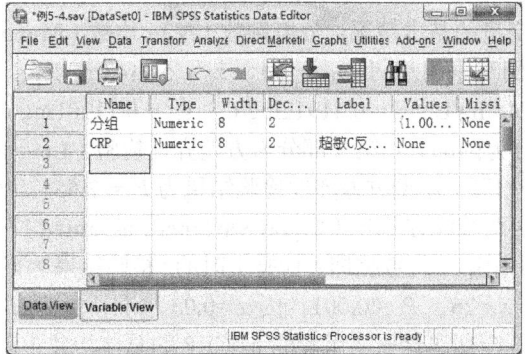

图 5-5　SPSS 的 Variable View 窗口

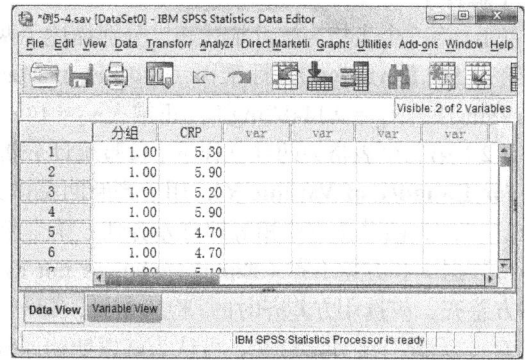

图 5-6　SPSS 的 Data View 窗口

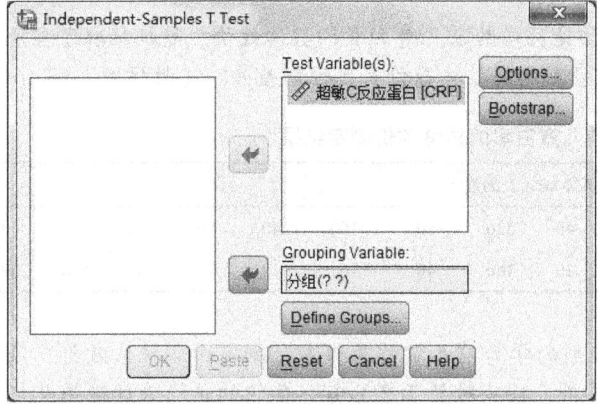

图 5-7　Independent-Samples T Test 主对话框

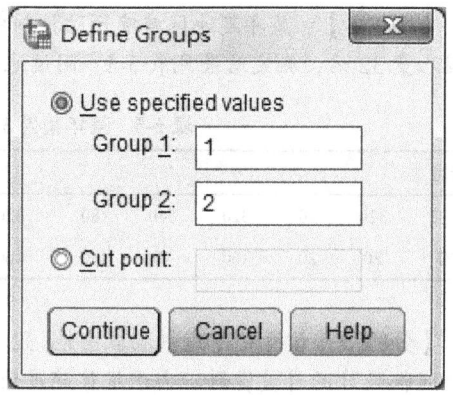

图 5-8　Define Groups 子对话框

【结果】　例 5-4 的 SPSS 输出结果如下：

T-Test

Group Statistics

分组		N	Mean	Std. Deviation	Std. Error Mean
超敏C反应蛋白	观察组	14	5.4143	.54187	.14482
	对照组	14	1.5214	.41912	.11201

Independent Samples Test

		Levene's Test for Equality of Variances		t-test for Equality of Means						
		F	Sig.	t	df	Sig. (2-tailed)	Mean Difference	Std. Error Difference	95% Confidence Interval of the Difference	
									Lower	Upper
超敏C反应蛋白	Equal variances assumed	2.654	.115	21.262	26	.000	3.89286	.18309	3.51652	4.26920
	Equal variances not assumed			21.262	24.455	.000	3.89286	.18309	3.51536	4.27036

【解释】

（1）第一个表格为统计描述表，分别描述了两组分析变量的基本情况：分组例数（**N**）、均数（**Mean**）、标准差（**Std.Deviation**）、标准误（**Std.Error Mean**）。本例观察组患者 $n_1 = 14$，$\bar{x}_1 = 5.4143$ mg/L，$s_1 = 0.54178$ mg/L，$s_{\bar{x}_1} = 0.14482$ mg/L；正常人 $n_2 = 14$，$\bar{x}_2 = 1.5214$ mg/L，$s_2 = 0.41912$ mg/L，$s_{\bar{x}_2} = 0.11201$ mg/L。

（2）第二个表格为两独立样本 t 检验统计分析结果，分为两部分：第一部分为方差齐性检验（**Levene's Test for Equality of Variances**），用于判断两总体方差是否相等，本例方差齐性检验结果为 $F = 2.654$，$P = 0.115$，可认为两总体方差相等即方差齐性；第二部分分别为两总体方差齐（**Equal variances assumed**）（用第一行数据）和方差不齐（**Equal variances not assumed**）（用第二行数据即 t' 检验）时的 t 检验结果。现两总体方差齐，应选用方差齐时的 t 检验结果，即 $t = 21.262$，$v = 26$，$P < 0.001$，按 $\alpha = 0.05$ 水准，拒绝 H_0，接受 H_1，差异有统计学意义，可认为妊娠期糖尿病患者与妊娠期非糖尿病患者的 hs-CRP 的总体均数不同，妊娠期糖尿病患者高于妊娠期非糖尿病患者。

（四）两独立样本几何均数比较的 t 检验

【例 5-5】 某年某地区疾病预防控制中心评价该地区学龄前儿童白喉的抗体效价，随机抽取了当地幼儿园儿童 32 名，测定结果见表 5-5。问该地学龄前儿童白喉的抗体效价有无性别差异？（教材例 5-13）

表 5-5　某年某县 32 名学龄前儿童白喉的抗体效价测定结果

分组	白喉抗体效价（倒数）															
男生	320	20	320	640	80	320	160	40	320	80	160	40	80	320	20	40
女生	20	20	160	40	40	160	40	20	160	40	160	40	40	40	640	80

【分析】 该资料是随机抽取当地 32 名不同性别的学龄前儿童作为样本，测定白喉抗体效价，属于完全随机设计的计量资料。由于抗体滴度值是等比资料，服从对数正态分布，各组的平均滴度应用几何均数（G）描述，其假设检验不能直接用完全随机设计两样本均数比较的 t 检验，而应将观察值进行对数变换后再作 t 检验。

【操作】 调用 **SPSS** 的 **Independent-Samples T Test** 过程实现。

1. 数据准备

（1）建立数据库：方式参见例 5-4，定义变量即分组（**Values** 定义：1 = 男生，2 = 女生）、抗体效价；输入数据。如图 5-9。

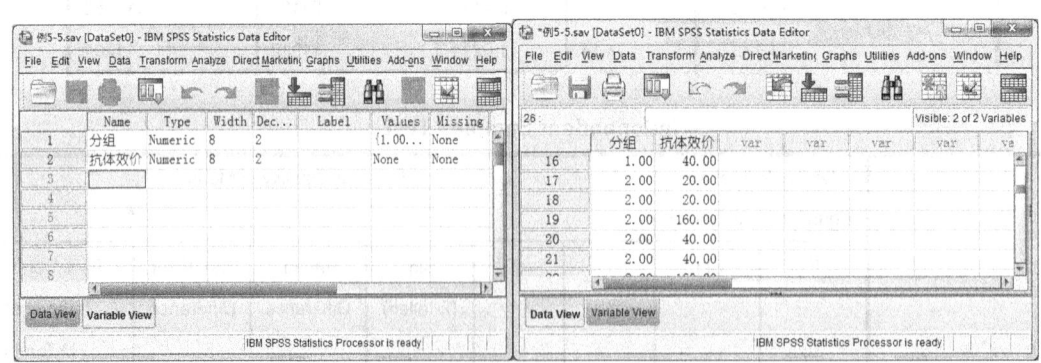

图 5-9　**Variable View** 与 **Data View** 窗口

（2）对数转换：选择菜单 **Transform → Compute**，弹出 **Compute Variable**（计算变量）对话框。①在 **Target Variable**（目标变量）框中输入"lg 抗体"；②在对话框右边靠上的 **Functions group**（函数）窗口中选择 **All**，在其下面的 **Functions and Special Variables** 窗口中选择 **LG10（numexpr）**，单击 ⬆，将该函数送入 **Numeric Expression**（数值表达式）框中；③选择变量"抗体效价"，单击 ➡，将其选入 **Numeric Expression** 框中，如图 5-10 所示。单击 **OK**，系统自动生成新变量"lg 抗体"，如图 5-11 所示。

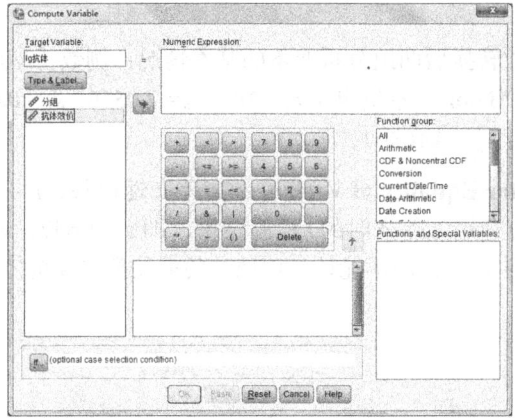
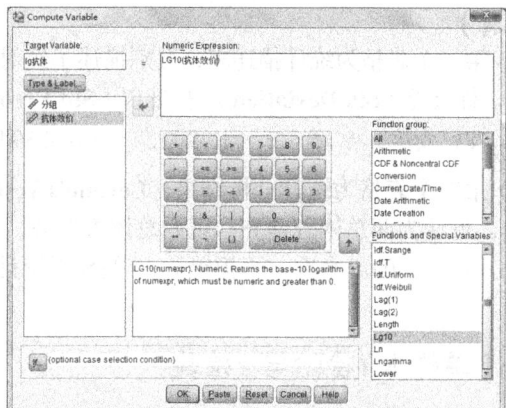

图 5-10 Compute Variable 对话框

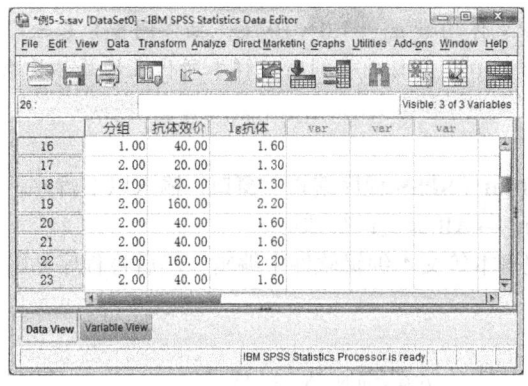

图 5-11 Compute Variable 窗口-生成新变量 lg 抗体

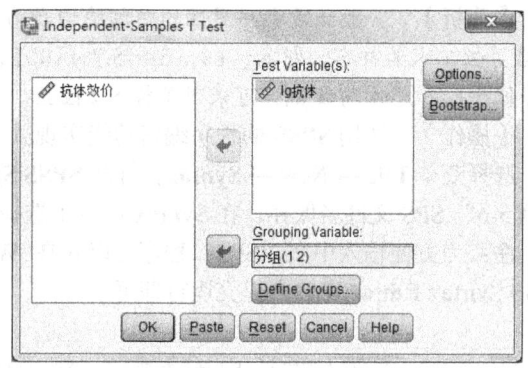

图 5-12 Independent-Samples T Test 主对话框

2. 统计分析　操作步骤参见例 5-4 完全随机设计两样本均数比较的 t 检验。如图 5-12 所示。

【结果】　例 5-5 的 SPSS 输出结果如下：

T-Test

Group Statistics

	分组	N	Mean	Std. Deviation	Std. Error Mean
lg抗体	男性	16	2.0536	.47913	.11978
	女性	16	1.7902	.42394	.10599

Independent Samples Test

		Levene's Test for Equality of Variances		t-test for Equality of Means						
		F	Sig.	t	df	Sig. (2-tailed)	Mean Difference	Std. Error Difference	95% Confidence Interval of the Difference	
									Lower	Upper
lg抗体	Equal variances assumed	.713	.405	1.647	30	.110	.26340	.15994	-.06324	.59004
	Equal variances not assumed			1.647	29.562	.110	.26340	.15994	-.06344	.59025

【解释】

（1）第一个表格为统计描述表，分别描述了经对数转换后两组分析变量的基本情况：例数（N）、均数（**Mean**）、标准差（**Std.Deviation**）、标准误（**Std.Error Mean**）。本例男生 $n_1 = 16$，$\bar{x}_1 = 2.0536$，$s_1 = 0.47913$，$s_{\bar{x}_1} = 0.11978$；女生 $n_2 = 16$，$\bar{x}_2 = 1.7902$，$s_2 = 0.42394$，$s_{\bar{x}_2} = 0.10599$。

（2）第二个表格为统计分析结果，**Levene's Test for Equality of Variances** 方差齐性检验，$F = 0.713$，$P = 0.405$，可认为两总体方差齐；现两总体方差齐，应选用方差齐时的 t 检验结果，即 $t = 1.647$，$v = 30$，$P = 0.110$，按 $\alpha = 0.05$ 水准，不拒绝 H_0，差异无统计学意义，尚不能认为该地学龄前儿童白喉抗体效价有性别差异。

（五）单样本 t 检验与 z 检验

【例 5-6】 某市职业卫生评价所随机抽取 8 家鞋厂的 64 名男性抹胶工人，测得其外周血白细胞计数为 5.7×10^9/L，标准差为 1.8×10^9/L，故认为该工厂工人的白细胞均数低于一般正常成年男性的白细胞均数。（白细胞 WBC 的参考值平均为 7.0×10^9/L）（主教材例 5-6）

【分析】 一般正常成年男性的白细胞均数为已知，即总体均数 $\mu_0 = 7.0 \times 10^9$/L，抽样调查 8 家鞋厂的 64 名男性工人为样本，即 $n = 64$，$\bar{x} = 5.7 \times 10^9$/L，$s = 1.8 \times 10^9$/L。目的是判断该样本所代表的总体均数 μ 是否低于已知总体均数 μ_0，可采用单样本 t 检验。

【操作】 调用 SPSS 的程序编辑功能实现。

选择菜单 **File → New → Syntax**，打开 **SPSS Syntax Editor**（SPSS 程序编辑）窗口，输入以下程序，以"例 5-6".SPS 文件名保存。在 **Syntax** 窗口中选择菜单 **Run → All** 提交运行即可。

注：为方便输入中文，**SPSS** 程序可以先在 **Word**、记事本等文本编辑软件中编辑，然后将程序粘贴到 **SPSS Syntax Editor** 窗口内提交运行即可。

程序	说明
*N（样本例数），X（样本均数），S（样本标准差），X0（已知总体均数）.	注释变量 N, X, S, X0
DATA LIST FREE/ N X S X0.	定义变量
BEGIN DATA	开始输入数据
64 5.7 1.8 7.0	依次输 N X S X0
END DATA.	输入数据结束
COMPUTE SX=S/SQRT（N）.	计算标准误（SX）
COMPUTE T =（X-X0）/SX.	计算 t 值（T）
COMPUTE T1=ABS（T）.	取绝对值
COMPUTE v = N-1.	计算自由度（v）
COMPUTE P1=1-CDF.T（T1, v）.	计算单侧 P 值（P1）
COMPUTE P2=2*P1.	计算双侧 P 值（P2）
FORMAT T P1 P2（F8.3）.	定义输出结果的小数位数
TITLE 单样本 t 检验结果.	定义输出结果标题
LIST N X S X0 T P1 P2.	在结果窗口中输出数据列表
EXECUTE.	开始执行以上程序

【结果】 例 5-6 的 SPSS 程序运行结果如下：

单样本 t 检验结果

List

N	X	S	X0	T	P1	P2
64.00	5.70	1.80	7.00	−5.778	.000	.000

Number of cases read： 1　　　　　　　Number of cases listed： 1

【解释】 SPSS 依次输出 N（样本例数）、X（样本均数）、S（样本标准差）、X0（已知总体均数）、T（t 值）、P1（单侧 P 值）和 P2（双侧 P 值）。本例 $t = -5.778$，单侧 $P < 0.001$，按单侧 $\alpha = 0.05$ 水准，拒绝 H_0，接受 H_1，差异有统计学意义，可认为抹胶工人的白细胞均数低于一般成年男子的白细胞均数。

【例 5-7】 为了解某省高校教师的职业紧张情况，随机抽取了某省在编教师 360 人，用职业紧张量表（Occupational Stress Inventory-revised edition，OSI-R）进行测定，算得职业紧张总分的均分为 175.32 分，标准差为 19.97 分，研究人员常模总分的均分为 162.25 分，问该省高校教师职业紧张的总分是否与全国水平相同。（教材例 5-14）。

【分析】 本例已知一个总体均数，随机抽取一个样本，得到相应的样本均数和标准差。目的是要推断样本所代表的总体均数 μ 与已知的总体均数 μ_0 有无差别。由于样本含量较大（大于 100），可应用单样本 z 检验。

【操作】 调用 SPSS 的程序编辑功能实现。

选择菜单 File → New → Syntax，打开 SPSS Syntax Editor（SPSS 程序编辑）窗口，输入以下程序，以"例 5-7".SPS 文件名保存。在 Syntax 窗口中选择菜单 Run → All 提交运行即可。

注：为方便输入中文，SPSS 程序可以先在 Word、记事本等文本编辑软件中编辑，然后将程序粘贴到 SPSS Syntax Editor 窗口内提交运行即可。

```
*N（样本例数），X（样本均数），S（样本标准差），X0（已知总体均数）.    注释变量 N，X，S，X0
DATA LIST FREE/ N X S X0.                                        定义变量
BEGIN DATA                                                       开始输入数据
360 175.32 19.97 162.25                                          依次输 N X S X0
END DATA.                                                        输入数据结束
COMPUTE SX=S/SQRT（N）.                                          计算标准误（SX）
COMPUTE z = （X-X0）/SX.                                         计算 z 值（z）
COMPUTE z1=ABS（z）.                                             取绝对值
COMPUTE P1=1-CDFNORM（z1）.                                      计算单侧 P 值（P1）
COMPUTE P2=2*P1.                                                 计算双侧 P 值（P2）
TITLE  单样本 z 检验结果.                                         定义输出结果标题
FORMAT  z P1 P2（F8.3）.                                         定义输出结果的小数位数
LIST N X S X0 z P1 P2.                                           在结果窗口中输出数据列表
EXECUTE.                                                         开始执行以上程序
```

【结果】 例 5-7 的 SPSS 程序运行结果如下：

单样本 z 检验结果

List

N	X	S	X0	z	P1	P2
360.00	175.32	19.97	162.25	12.418	.000	.000

Number of cases read: 1　　　　　　　　　　Number of cases listed: 1

【解释】 SPSS 依次输出 N（样本例数）、X（样本均数）、S（标准差）、X0（总体均数）、z（z 值）、P1（单侧 P 值）和 P2（双侧 P 值）。本例 $z = 12.418$，双侧 $P < 0.001$，按 $\alpha = 0.05$ 水准，拒绝 H_0，接受 H_1，差异有统计学意义，可认为某省高校教师的职业紧张情况与研究人员常模不同，其职业紧张总分的均数高于科研人员常模。

（六）两独立样本 t 检验与 z 检验

【例 5-8】 某医师为探讨轮状病毒肠炎患儿血清锌（μmol/L）水平变化，随机收集某医院轮状病毒肠炎患儿 40 例，同期健康体检儿童 40 例，采用原子吸收光谱仪测量血清锌含量。（结果见表 5-6）。问轮状病毒肠炎患儿血清锌与健康体检儿童有无差异？

表 5-6　两种疗法治疗对哮喘儿童血浆中 NO（μmol/L）含量的影响

组别	例数	锌含量（$\bar{x}\pm s$）
轮状病毒肠炎患儿	40	55.89 ± 7.10
健康体检儿童	40	62.20 ± 7.88

【分析】　本例是从两总体（轮状病毒肠炎患儿和健康体检儿童）中随机抽取两个样本，得到两个样本均数和标准差，属于完全随机设计。目的是要判断两样本所代表的两总体均数 μ_1 和 μ_2 有无差别。由于两样本含量较小（每组仅 40 例），可采用两样本均数比较的 t 检验。

【操作】　调用 SPSS 的程序编辑功能实现。

选择菜单 File → New → Syntax，打开 SPSS Syntax Editor（SPSS 程序编辑）窗口，输入以下程序，以"例 5-8".SPS 文件名保存。在 Syntax 窗口中选择菜单 Run → All 提交运行即可。

*N1（甲例数），X1（甲均数），S1（甲标准差），N2（乙例数），X2（乙均数），S2（乙标准差）.	注释变量
DATA LIST FREE/ N1 X1 S1 N2 X2 S2.	定义变量
BEGIN DATA	开始输入数据
40 55.89 7.10 40 62.2 7.88	依次输 N1 X1 S1 N2 X2 S2
END DATA.	输入数据结束
COMPUTE v=（N1+N2-2）.	计算自由度（v）
COMPUTE SC=（（N1-1）*S1*S1+（N2-1）*S2*S2）/v.	计算合并方差（SC）
COMPUTE SX=SQRT（SC*（1/N1+1/N2））.	计算标准误（SX）
COMPUTE T =（X1-X2）/SX.	计算 t 值（T）
COMPUTE T1=ABS（T）.	取绝对值
COMPUTE P1=1-CDF.T（T1, v）.	计算单侧 P 值（P1）
COMPUTE P2=2*P1.	计算双侧 P 值（P2）
FORMAT T P1 P2（F8.3）.	定义输出结果的小数位数
TITLE 两样本均数 t 检验结果.	定义输出结果标题
LIST N1 X1 S1 N2 X2 S2 T P1 P2.	在结果窗口中输出数据列表
EXECUTE.	开始执行以上程序

【结果】　例 5-8 的 SPSS 程序运行结果如下：

两样本均数 t 检验结果

List

N1	X1	S1	N2	X2	S2	T	P1	P2
40.00	55.89	7.10	40.00	62.20	7.88	−3.762	.000	.000

Number of cases read: 1　　Number of cases listed: 1

【解释】　SPSS 依次输出 N1（甲例数）、X1（甲均数）、S1（甲标准差）、N2（乙例数）、X2（乙均数）、S2（乙标准差）、T（t 值）、P1（单侧 P 值）和 P2（双侧 P 值）。本例 $t=-3.762$，双侧 $P=0.000$，按 $\alpha=0.05$ 水准，拒绝 H_0，接受 H_1，差异有统计学意义，可认为轮状病毒肠炎患儿血清锌与健康体检儿童有差异。轮状病毒肠炎患儿血清锌低于健康体检儿童。

【例 5-9】　某妇幼保健机构欲了解某市 13 岁肥胖女童与体重正常女童的血清瘦素（μg/L）水平有无差异，采用放射免疫法对随机抽取的学生血清进行测定，结果见表 5-7，问两组人群血清瘦素含量有无差异？

（教材例 5-15）

表 5-7　两组人群血清瘦素含量比较（$\bar{x} \pm s$，μg/L）

组别	例数	血清瘦素
对照组	150	18.9±4.6
肥胖组	150	11.3±4.1

【分析】　本例是从两总体（肥胖女童与体重正常女童）中随机抽取两个样本，得到两个样本均数和标准差，属于完全随机设计。目的是要判断两样本所代表的两总体均数 μ_1 和 μ_2 有无差别。由于两样本含量大（均大于 100 例），可采用两样本均数比较的 z 检验。

【操作】　调用 SPSS 的程序编辑功能实现。

选择菜单 **File → New → Syntax**，打开 SPSS Syntax Editor（SPSS 程序编辑）窗口，输入以下程序，以"例 5-9".SPS 文件名保存。在 **Syntax** 窗口中选择菜单 **Run → All** 提交运行即可。

```
* N1（甲例数），X1（甲均数），S1（甲标准差），N2（乙例数），X2（乙均数），S2（乙标准差）.    注释变量
DATA LIST FREE/ N1 X1 S1 N2 X2 S2.                                              定义变量
BEGIN DATA                                                                       开始输入数据
150 18.9 4.6 150 11.3 4.1                                                        依次输 N1 X1 S1 N2 X2 S2
END DATA.                                                                        输入数据结束
COMPUTE SX=SQRT（S1*S1/N1+S2*S2/N2）.                                            计算标准误（SX）
COMPUTE z =（X1-X2）/SX.                                                         计算 z 值（z）
COMPUTE z1=ABS（z）.                                                             取绝对值
COMPUTE P1=1-CDFNORM（z1）.                                                      计算单侧 P 值（P1）
COMPUTE P2=2*P1.                                                                 计算双侧 P 值（P2）
FORMAT z P1 P2 （F8.3）.                                                         定义输出结果的小数位数
TITLE 两样本均数 z 检验结果.                                                     定义输出结果标题
LIST N1 X1 S1 N2 X2 S2 z P1 P2.                                                  在结果窗口中输出数据列表
EXECUTE.                                                                         开始执行以上程序
```

【结果】　例 5-9 的 SPSS 程序运行结果如下：

两样本均数 z 检验结果

List

N1	X1	S1	N2	X2	S2	z	P1	P2
150.00	18.90	4.60	150.00	11.30	4.10	15.106	.000	.000

Number of cases read: 1　　Number of cases listed: 1

【解释】　SPSS 依次输出 N1（甲例数）、X1（甲均数）、S1（甲标准差）、N2（乙例数）、X2（乙均数）、S2（乙标准差）、Z（z 值）、P1（单侧 P 值）和 P2（双侧 P 值）。本例 $z=15.106$，双侧 $P<0.001$，按 $\alpha=0.05$ 水准，拒绝 H_0，接受 H_1，差异有统计学意义，可认为 13 岁肥胖女童与体重正常女童血清瘦素的总体均数不同，肥胖组低于对照组。

三、思考练习参考答案

（一）是非题

1. 标准差和标准误都是反映变异程度大小的指标。　　　　　　　　　　　　　　　　　　　（　　）

【答案】 + 【评析】 本题考察点：标准差与标准误的意义。
标准差反映观察值变异程度，标准误反映样本均数变异程度，因此，二者都是反映变异程度大小的指标。

2. 对于同一资料通常单侧检验较双侧检验更为灵敏，更易检验出差别，因此宜广泛使用。 （ ）
【答案】 - 【评析】 本题考察点：总体均数假设检验单双侧的选择方法。
根据专业知识推断两个总体是否有差别时，是甲高于乙，还是乙高于甲，当两种可能都存在时，一般选双侧；若根据专业知识，如果甲不会低于乙，或者研究者仅关心其中一种可能时，可选用单侧。一般来讲，双侧检验较为稳妥。单侧检验，应以专业知识为依据，它充分利用了另一侧的不可能性，故检出率高，但应慎用。

3. 在两样本均数比较的 z 检验中，若 $z<z_{0.05}$，则在 $\alpha=0.05$ 水平上可认为两总体均数不等。 （ ）
【答案】 - 【评析】 本题考察点：z 检验的推断结论。
z 或 t 与 P 呈反比，$z<z_{0.05}$，则 $P>0.05$，按 $\alpha=0.05$ 水准，不拒绝 H_0，差异无统计学意义，还不能认为两总体均数不等。

4. 只要增加样本含量到足够大，就可以避免Ⅰ和Ⅱ型错误。 （ ）
【答案】 - 【评析】 本题考察点：假设检验的推断结论具有概率性。
因为通过假设检验推断出的结论具有概率性，因此出现错误判断的可能性就一定存在，无论用任何方法也不能消除这一可能。但是，我们可以使错误判断的可能性尽量地小，比如样本含量越大，犯Ⅰ和Ⅱ类错误的可能性越小。

5. 两独立大样本作 t 检验前可以不作正态性检验但一定要进行方差齐性检验。 （ ）
【答案】 + 【评析】 本题考察点：t 检验的适用条件。
t 检验要求样本来自于正态总体，而总体方差要齐同。

6. 拒绝 H_0 是依据小概率事件在一次抽样研究中几乎不可能发生而下的结论 （ ）
【答案】 + 【评析】 本题考察点：假设检验的基本思想。
假设检验的基本思想是小概率思想和反证法思想。$P<0.05$ 为小概率事件，在一次随机试验中几乎不可能发生。按 $\alpha=0.05$ 水准，拒绝 H_0，接受 H_1，不能认为 H_0 肯定不成立，只是成立的可能性很小而已。

7. 统计结论必须和专业结论有机的结合，才能得出符合客观实际的最终结论。 （ ）
【答案】 + 【评析】 本题考察点：t 检验的注意事项。
t 检验及如果差别有统计学意义不等于有实际意义，还应考虑差值的平均水平是否达到或超过有实际意义的差值。

8. 在 t 检验中，若拒绝 H_0，P 值越小，则说明两总体均数差别越大。 （ ）
【答案】 - 【评析】 本题考察点：假设检验的统计推断。
$P<\alpha$，拒绝 H_0，接受 H_1，差异有统计学意义，可以认为两总体参数不同，P 值越小，越有理由认为两总体均数不同，但不能说明两总体均数差别的大小。

9. 假设检验的目的是推断两个或多个总体（参数）差别大小。 （ ）
【答案】 - 【评析】 本题考察点：假设检验的推断结论。
假设检验的目的是用样本信息推断总体参数是否不同，因其大小未知，不能推断其大小。如 $P>\alpha$，不拒绝 H_0，差异无统计学意义，尚不能认为两总体参数不同，或可认为两总体参数相同；如 $P\leq\alpha$，拒绝 H_0，接受 H_1，差异有统计学意义，可认为两总体参数不同。今 t 检验拒绝 H_0，P 值越小，越有理由认为两总体均数不同，但不能说明两总体均数差别的大小。

10. 要减小抽样误差可以通过严格挑选观察单位来控制。 （ ）
【答案】 - 【评析】 本题考察点：标准误的含义。
表示抽样误差的大小是用样本均数的变异程度，即标准误，通过标准误的计算公式 $\sigma_{\bar{x}}=\dfrac{\sigma}{\sqrt{n}}$ 可以看出抽样误差与样本含量 n 的平方根成反比，所以控制抽样误差通过增加样本含量来控制。

（二）选择题

1. _____ 小，表示用该样本均数估计总体均数的可靠性大。
a. CV　　　　b. s　　　　c. $\sigma_{\bar{x}}$　　　　d. R　　　　e. 四分位数间距

【答案】 c 【评析】 本题考察点：标准误的应用。
标准误小表示抽样误差的小，即通过$\bar{x}\pm t_{\alpha,v}s_{\bar{x}}$计算总体均数的区间窄。估计总体均数的可靠性就大。

2. 从$N(\mu,\sigma^2)$中作随机抽样，若$\bar{x}\pm t_{0.05,v}s_{\bar{x}}$不包括$\mu$，则_____。
a. 犯第Ⅰ类错误　　　　b. 犯第Ⅱ类错误　　　c. a, b都有　　　d. a, b都无　　　e. μ太大
【答案】 a 【评析】 本题考察点：假设检验与可信区间的区别与联系、假设检验的两类错误。
从$N(\mu,\sigma^2)$中随机抽样，若总体均数95%的可信区间$\bar{x}\pm t_{0.05,v}s_{\bar{x}}$不包括$\mu$，其假设检验结论为拒绝$H_0$，即可能拒绝了实际上成立的$H_0$，犯第Ⅰ类错误，犯错误的概率为$\alpha$。

3. 统计推断的内容是_____。
a. 用样本指标估计相应总体指标　　　b. 检验统计上的"假设"　　　c. A，B均不是
d. A，B均是　　　　　　　　　　　　e. 估计参考值范围
【答案】 d 【评析】 本题考察点：统计推断的概念。
统计推断的内容包括参数估计和假设检验。

4. 两样本均数比较，差别具有统计学意义时，P值越小说明_____。
a. 两样本均数差别越大　　　b. 两总体均数差别越大　　　c. 越有理由认为两样本均数不同
d. 越有理由认为两总体均数不同　　　e. 越有理由认为两样本均数相同
【答案】 d 【评析】 本题考察点：P值的含义。
P值是指如果假设成立，则抽到现有样本统计量及更极端值（与H_0相差更大）的可能性。也可间接地理解为假设成立的可能性大小。

5. 两样本比较时，分别取以下检验水准，下列何者所取第二类错误最小_____。
a. $\alpha=0.05$　　b. $\alpha=0.01$　　c. $\alpha=0.15$　　d. $\alpha=0.20$　　e. $\alpha=0.30$
【答案】 e 【评析】 本题考察点：两类错误概率之间的关系。
当样本含量固定时，α增长β减小，α减小β增大。

6. 区间$\bar{x}\pm 2.58s_{\bar{x}}$的含义是_____。
a. 99%的总体均数在此范围内　　　b. 样本均数的99%可信区间　　　c. 99%的样本均数在此范围内
d. 总体均数的99%可信区间　　　　e. 95%的总体均数在此范围内
【答案】 d 【评析】 本题考察点：可信区间的含义。
可信区间是包含总体参数的概率大小，而不是总体参数落在该区间的可能性为$1-\alpha$。

7. 两样本均数t检验中，如果$t>t_{0.05,v}$，可认为_____。
a. 两个总体均数不同　　　b. 两个总体均数相同　　　c. 两个样本均数不同
d. 两个样本均数相同　　　e. 两总体均数差别有统计学意义
【答案】 a 【评析】 本题考察点：t检验的推断结论。
$t>t_{0.05,v}$，则$P<0.05$，拒绝H_0，接受H_1，差异有统计学意义，可认为两总体均数不同。

8. 在两样本均数比较的t检验中，检验假设是_____。
a. 两样本均数差别无统计学意义　　　b. 两样本均数相等　　　c. 两总体均数相等
d. 两总体均数差别无统计学意义　　　e. 两样本均数差别有统计学意义。
【答案】 c 【评析】 本题考察点：两独立样本比较t检验的无效假设。
假设检验的基本思想是小概率思想和反证法思想，检验假设又叫无效假设，假设两个样本所来自的总体相同，即同一个总体，所以要对总体而言；显著性是统计术语即"可能性"。

9. 评价某人的血红蛋白值是否正常，可选用的范围是_____。
a. $\bar{x}\pm 1.96s$　　b. $\mu\pm 1.96\sigma$　　c. $\bar{x}\pm t_{0.05,v}s_{\bar{x}}$　　d. $\mu\pm 1.96\sigma_{\bar{x}}$　　e. $\bar{x}\pm 1.96s_{\bar{x}}$
【答案】 a 【评析】 本题考察点：参考值范围与可信区间的区别和联系。

10. 完全随机设计的两个独立样本比较时方差不齐，应考虑_____。
a. 如果是大样本可以直接作t检验　　b. 只要是正态的可以不考虑方差是否相同　　c. 选用t'检验
d. 服从正态分布才可用t'检验　　　e. 改用方差分析
【答案】 d 【评析】 本题考察点：t'检验的应用条件。
t'检验用于完全随机设计两独立样本均数比较，当样本所来自的总体方差不齐时，但同样要求样本来自正态总体。

（三）简答题

1. 某班级全体男女同学的平均综测成绩作比较，要不要作统计检验？

【解答】　不需要。该研究调查了全班学生，所得平均综测成绩值是总体均数，没有抽样误差，没必要做假设检验。

【评析】　本题考察点：假设检验的应用。

2. 为什么假设检验的结论不能绝对化？

【解答】　由于统计结论具有概率性质，小概率事件不是一定不会发生，只是发生的概率很小，因此不要做出"肯定……"或"一定……"的结论。可能在 $\alpha = 0.05$ 水准拒绝 H_0，而在 $\alpha = 0.01$ 时就不拒绝 H_0；在同一水准下，就现有样本不拒绝 H_0，但增大样本含量，由于减小了抽样误差，就有可能拒绝 H_0。此外，拒绝 H_0 可能犯第Ⅰ类错误，不拒绝 H_0 可能犯第Ⅱ类错误。在报告结论时，应列出检验统计量值，具体的 P 值（采用统计软件）或 P 值的范围。

【评析】　本题考察点：假设检验的注意事项。

3. 标准差，标准误有何区别和联系？

【解答】　标准差和标准误都是变异指标，但它们之间有区别，也有联系。区别：①概念不同：标准差是描述观察值（个体值）之间的变异程度；标准误是描述统计量的变异程度。②用途不同：标准差常用于表示变量值对均数波动的大小，与均数结合估计参考值范围，计算变异系数，计算标准误等。标准误常用于表示样本统计量（样本均数，样本率）对总体参数（总体均数，总体率）的波动情况，用于估计参数的可信区间，进行假设检验等。③它们与样本含量的关系不同：当样本含量 n 足够大时，标准差趋向稳定；而标准误随 n 的增大而减小，甚至趋于0。联系：标准差，标准误均为变异指标，如果把样本均数看作一个变量值，则样本均数的标准误可称为样本均数的标准差；当样本含量不变时，标准误与标准差成正比；两者均可与均数结合运用，但描述的内容各不相同。

【评析】　本题考察点：标准差与标准误的联系与区别。

4. 试述两类错误的意义和两类错误间的关系。

【解答】　第Ⅰ类错误是检验假设 H_0 本来是成立的，经过检验后被拒绝了，即"弃真"。其发生的概率为 α，为已知。第Ⅱ类错误是检验假设 H_0 本来不成立，经过检验后被接受了，即"取伪"。其发生的概率为 β，属未知数。

当样本含量固定时，α 增大 β 减小，α 减小 β 增大。要想同时减小 α 和 β，则只有增大样本含量。

【评析】　本题考察点：两类错误的意义及其关系。

5. 完全随机设计两个样本均数比较 t 检验的作用？适用条件是什么？

【解答】　完全随机设计两样本均数比较的 t 检验的作用是推断计量资料的两个总体均数之间有无差别，适用条件是要求样本来自正态总体，且两总体方差相等（方差齐）。

【评析】　本题考察点：全随机设计两样本均数比较的 t 检验的作用及适用条件。

6. 简述可信区间在假设检验问题中的作用？

【解答】　可信区间不仅能回答差别有无统计学意义，而且还能提示差别有无实际意义。但可信区间只能在预先规定的概率即检验水准 α 的前提下接受或拒绝假设，而假设检验能够获得一较为确切的概率 P 值。故将二者结合起来，才是对假设检验问题的完整分析。

【评析】　本题考察点：可信区间与假设检验的关系。

7. 假设检验的目的和意义是什么？

【解答】　在实际研究中，一般都采用抽样研究，其所得的样本统计量（均数、率）往往不相等，这种差异有两种原因造成：其一是抽样误差所致，其二是由于样本来自不同总体。如果是由于抽样误差原因引起的差别，则这种差异没有统计学意义，尚不能认为两个或两个以上的样本来自不同的总体；另一方面如果这种不同由抽样误差引起的可能性很小，小于 α，则这种差异有统计学意义，说明两个或两个以上样本所代表的总体的参数不相等。样本统计量之间的差异是由什么原因引起，可以通过假设检验来确定。因此假设检验的目的是推断两个或多个样本所代表的总体的参数是否相等。

【评析】　本题考察点：假设检验的目的和意义。

(四)应用分析题

1. 某市 2013 年调查得到 60 岁以上老人 144 人的脉搏数(次/分),已知资料服从正态分布,并求得均数为 69.3,标准差为 8.12,估计该市 60 岁以上老人脉搏数均数的 95%可信区间。

【解答】 本例 $n=144$,为大样本,故可用正态近似法估计总体均数的 95%可信区间。

$$\bar{x} \pm 1.96 s_{\bar{x}} = 69.3 \pm 1.96 \times \frac{8.12}{\sqrt{144}} = (67.97, 70.63) \text{次/分}$$

故该市 60 岁以上老人脉搏数均数的 95%可信区间为(67.97,70.63)次/分。

【评析】 本题考察点:总体均数可信区间的估计。

2. 测得 2015 年包头市 160 名正常成年女性红细胞数(10^{12}/L)的均值 4.18、标准差为 0.29。试求:
(1)该地 95%的正常成年女性红细胞数所在的范围;
(2)该地正常成年女性红细胞数总体均数的 95%可信区间。

【解答】 (1)由于 $n = 144 > 100$,故可近似为正态分布,用正态分布法估计参考值范围。因红细胞过多或过少均为异常,故此参考值范围应是双侧范围。

上限:$\bar{x} + 1.96s = 4.18 + 1.96 \times 0.29 = 4.75$($10^{12}$/L)

下限:$\bar{x} - 1.96s = 4.18 - 1.96 \times 0.29 = 3.61$($10^{12}$/L)。

即(3.61,4.75)(10^{12}/L)。

(2)由于 $n = 144 > 100$,故计算得:

上限:$\bar{x} + 1.96 s_{\bar{x}} = 4.18 + 1.96 \times 0.29/\sqrt{144} = 4.23$($10^{12}$/L)

下限:$\bar{x} - 1.96 s_{\bar{x}} = 4.18 - 1.96 \times 0.29/\sqrt{144} = 4.13$($10^{12}$/L)。

即(4.13,4.23)(10^{12}/L)。

【评析】 本题考察点:总体均数可信区间的估计及与参考值的区别。

3. 随机抽取某厂女工 6 名,测得血红蛋白(g/L)分别为:118、122、98、104、128、120,试估计该厂女工血红蛋白均数的 95%可信区间。

【解答】 本题 $n = 6$,为小样本,故可用 t 分布法估计总体均数的 95%可信区间。

$$\bar{x}=115 \text{(g/L)} \quad s=11.51 \text{(g/L)} \quad s_{\bar{x}}=4.69 \text{(g/L)}$$

$$\bar{x} \pm t_{0.05,5} s_{\bar{x}} = \bar{x} \pm t_{0.05,5}\left(\frac{s}{\sqrt{n}}\right) = 115 \pm 2.571 \times \frac{11.51}{\sqrt{6}} = (102.92, 127.08)$$

故女工血红蛋白均数的 95%可信区间为(102.92,127.08)(g/L)。

【评析】 本题考察点:总体均数可信区间的 t 分布法估计。

4. 研究表明某市足月正常产男性新生儿重量均数为 3.4kg。某医生记录了某山区 12 名足月正常产男性新生儿体重资料如下:
4.0 3.6 3.3 3.8 3.7 3.4 3.5 3.6 3.8 3.7 3.9 3.2
试问该地区男性新生儿体重是否大于该市男性新生儿重量。

【解答】 本体为小样本的单样本 t 检验,参见例 5-1。

【评析】 本题考察点:单样本 t 检验。

5. 分别从 10 例乳腺癌患者化疗前和化疗后 1 天的尿样中测得尿白蛋白(ALb,mg/L)的数据如表 5-8,试分析化疗是否对 ALb 的含量有影响?

表 5-8 10 例乳腺癌患者化疗前和化疗后的尿白蛋白含量(mg/L)

编号	1	2	3	4	5	6	7	8	9	10
治疗前	3.3	11.7	9.4	6.8	2.0	3.1	5.3	3.7	21.8	17.6
治疗后	33.0	30.8	8.8	11.4	42.6	5.8	1.6	19.0	22.4	30.2

【解答】 乳腺癌患者化疗前后的尿白蛋白含量(mg/L)比较属自身配对设计,应进行配对 t 检验分别说明化疗对乳腺癌患者的乳腺癌患者化疗前后的尿白蛋白含量是否有影响。调用 SPSS 的 Paired-Samples T Test 过程分别对治疗前后的乳腺癌患者化疗前后的尿白蛋白含量总数进行配对 t 检验,治疗前 $\bar{x} = 8.47$(mg/L),

治疗后 $\bar{x} = 20.57$（mg/L），$t = -2.653$，$v = 9$，$P = 0.026$，按 $\alpha = 0.05$ 水准，拒绝 H_0，接受 H_1，差异有统计学意义，可以认为化疗对乳腺癌患者尿白蛋白含量有影响。

【评析】 本题考察点：配对 t 检验。

6. 某医院在治疗肝硬化疾病中采用细胞移植和传统治疗，将患者按病情程度随机分为两组，治疗后前后两组患者的下腔静脉流速（cm/s）的水平如表 5-9，评价不同治疗方法对两组患者下腔静脉流速的影响。

表 5-9 不同组别的患者治疗前后下腔静脉流速（cm/s）的水平

细胞移植	治疗前	15.3	16.4	15.1	13.8	13.5	15.4	12.3	11.3	10.5	11.5
		13.5	12.5	10.7	9.0	12.5	11.5				
	治疗后	9.9	10.3	11.5	11.2	10.9	9.6	5.3	7.8	8.8	9.9
		11.3	11.3	9.5	9.0	9.3	9.6				
传统疗法	治疗前	13.5	14.6	15.9	12.3	9.6	15.2	13.6	8.9	10.7	12.3
		11.3	14.6								
	治疗后	10.3	10.3	10.6	10.9	8.6	14.1	10.3	10.3	10.7	12.0
		11.0	13.5								

【解答】 （1）欲评价治疗方法对不同患者的下腔静脉流速（cm/s）水平的影响要从两个方面考虑，一是治疗前后平均下腔静脉流速的比较；二是不同组别的下腔静脉流速改变量的比较

（2）细胞移植组和传统治疗组治疗前后比较属自身配对设计，应分别进行配对 t 检验说明两种治疗方法是否有效。调用 SPSS 的 Paired-Samples T Test 过程分别对男女两组进行配对 t 检验，细胞移植组 $t = 6.149$，$v = 15$，$P = 0.000$，按 $\alpha = 0.05$ 水准，拒绝 H_0，接受 H_1，差异有统计学意义，可认为细胞移植组患者治疗前后下腔静脉流速不同；传统治疗组 $t = 2.932$，$v = 11$，$P = 0.014$，按 $\alpha = 0.05$ 水准，拒绝 H_0，接受 H_1，差异有统计学意义，可认为传统治疗患者治疗前后下腔静脉流速不同。

（3）比较两组患者的下腔静脉流速改变量有无差别，应分别计算出两组治疗前后的差值，形成两个新样本（属完全随机设计），再进行完全随机设计两样本均数比较的 t 检验。调用 SPSS 的 Independent-Samples T Test 过程进行两样本均数比较的 t 检验，方差齐性检验结果为 $F = 0.007$，$P = 0.935$，可认为两总体方差齐；t 检验结果为 $t = 1.895$，$v = 26$，$P = 0.069$，按 $\alpha = 0.05$ 水准，不拒绝 H_0，差异无统计学意义，尚不能认为两个治疗方法对下腔静脉流速改变量有差别。

【评析】 本题考察点：配对 t 检验和两样本均数比较的 t 检验。

7. 比较两种宫颈癌疫苗效价，默沙东制药公司（MSD）出品的加卫苗（Gardasil）疫苗和葛兰素史克（GSK）公司出品的卉妍康（Cervarix）疫苗，给妇女注射后测抗体滴度如表 5-10，分析两种疫苗的平均效价有无差别？

表 5-10 Gardasil 和 Cervarix

| Gardasil | 100 | 200 | 400 | 400 | 400 | 800 | 800 | 1600 | 1600 | 1600 |
| Cervarix | 100 | 100 | 200 | 100 | 400 | 400 | 200 | 1600 | | |

【解答】 （1）两种疫苗得到的效价呈等比资料，服从对数正态分布，各组的平均效价应用几何均数（G）描述。

（2）其假设检验不能直接用完全随机设计两样本均数比较的 t 检验，而应将观察值进行对数变换后再用 t 检验，即几何均数的 t 检验。先调用 SPSS 的菜单 Transform → Compute 产生效价倒数的对数值，然后调用 SPSS 的 Independent-Samples T Test 过程进行两样本均数比较的 t 检验，效价倒数的对数值经方差齐性检验，结果为 $F = 0.011$，$P = 0.917$，可认为两总体方差齐；t 检验结果为 $t = 1.925$，$v = 16$，$P = 0.072$，按 $\alpha = 0.05$ 水准，不拒绝 H_0，差异无统计学意义，还不能认为两种疫苗试验效价不同。

【评析】 本题考察点：两独立样本几何均数的 t 检验。

8. 某人在研究乳酸脱氢酶同功酶 1（LDH1）对心肌梗死的诊断价值时，测得 10 名心肌梗死病人的 LDH1 均数为 43.43（U/L），标准差 9.54（U/L），10 名健康人的 LDH 均数为 31.01（U/L），标准差 6.74（U/L）

（1）估计两组LDH1的总体均数所在的范围。
（2）LDH1是否对心肌梗死有诊断价值？

【解答】 （1）因样本含量均较小，$n_1 = n_2 = 10$，故宜用 t 分布法估计两组LDH1总体均数的95%可信区间。本题 $v_1 = v_2 = 10 - 1 = 9$，双侧 $\alpha = 0.05$，查 t 界值表得 $t_{0.05,9} = 2.262$，代入公式 $\bar{x} \pm t_{0.05,9}(s/\sqrt{n})$ 计算得：

心梗患者LDH1总体均数95%可信区间：$43.43 \pm 2.262 \times 9.54/\sqrt{10} = (36.61, 50.25)$ U/L

健康人LDH1总体均数95%可信区间：$31.01 \pm 2.262 \times 6.74/\sqrt{10} = (26.19, 35.83)$ U/L

（2）判断LDH1对心硬有无诊断价值，应采用完全随机设计两样本均数比较的 t 检验，推断心梗患者和健康人的LDH1样本均数分别代表的两总体均数有无差别。

$$t = \frac{\bar{x}_1 - \bar{x}_2}{s_{\bar{x}_1 - \bar{x}_2}} = \frac{\bar{x}_1 - \bar{x}_2}{\sqrt{s_c^2\left(\frac{1}{n_1} + \frac{1}{n_2}\right)}} = \frac{\bar{x}_1 - \bar{x}_2}{\sqrt{\frac{(n_1-1)s_1^2 + (n_2-1)s_2^2}{n_1 + n_2 - 2}\left(\frac{1}{n_1} + \frac{1}{n_2}\right)}}$$

$$= \frac{43.43 - 31.01}{\sqrt{\frac{(10-1)\times 9.54^2 + (10-1)\times 6.74^2}{10+10-2} \times \left(\frac{1}{10} + \frac{1}{10}\right)}} = 3.362$$

$$v = n_1 + n_2 - 2 = 10 + 10 - 2 = 18$$

查 t 界值表，得 $t_{0.005,18} = 3.197$，$t_{0.002,18} = 3.610$，$0.002 < P < 0.005$，按 $\alpha = 0.05$ 水准，拒绝 H_0，接受 H_1，差异有统计学意义，可认为心梗患者和健康人的LDH1不同，即LDH1对心梗有诊断价值。

可用SPSS编程计算，参见例5-8，得 $t = 3.362$，双侧 $P = 0.003$，结论与上述计算结论相同。

【评析】 本题考察点：总体均数可信区间估计、两样本均数比较的 t 检验。

9. 18名黑热病兼贫血患者被随机分成两组各9名，分别用葡萄糖锑钠（A）和复方葡萄酸锑钠（B）治疗，观察治疗前后血色素（%）的变化，测定结果如表5-11：

表5-11　A、B两药治疗黑热病贫血患者治疗前后血色素变化（%）

A药	病人号	1	2	3	4	5	6	7	8	9
	治疗前	36	45	55	55	65	60	42	45	25
	治疗后	45	65	66	85	70	55	70	45	50
B药	病人号	1	2	3	4	5	6	7	8	9
	治疗前	55	50	65	60	70	40	45	35	30
	治疗后	80	80	70	60	85	75	60	50	60

问：（1）A、B两药是否都有效？（2）A、B两药的疗效有无差别？

【解答】 （1）该资料设计方案为自身配对设计和完全随机设计。由于血色素（%）为正态分布，应选择 t 检验。欲评价A、B两药的疗效要从两个方面考虑，一是A、B两药是否有效，应分别作配对 t 检验；二是A、B两药的差值比较，应作两个独立样本 t 检验。

（2）A、B两药各自分别进行配对 t 检验说明两种药物是否有效。调用SPSS的Paired-Samples T Test过程分别对A、B两药分别进行配对 t 检验，A药 $t = -3.241$，$v = 8$，$P = 0.012$，按 $\alpha = 0.05$ 水准，拒绝 H_0，接受 H_1，差异有统计学意义，可认为A药治疗前后血色素不同，即A药治疗黑热病贫血患者有效；B药 $t = -4.749$，$v = 8$，$P = 0.001$，按 $\alpha = 0.05$ 水准，拒绝 H_0，接受 H_1，差异有统计学意义，可认为B药治疗前后血色素不同，即B药治疗黑热病贫血患者有效。

（3）比较A、B两药的疗效有无差别，应分别计算出两组治疗前后的差值（分别反映该药的效应），形成两个新样本（属独立样本或完全随机设计），再进行完全随机设计两样本均数比较的 t 检验。调用SPSS的Independent-Samples T Test过程进行两样本均数比较的 t 检验，方差齐性检验结果为 $F = 0.107$，$P = 0.748$，可认为两总体方差齐；t 检验结果为 $t = 0.901$，$v = 16$，$P = 0.381$，按 $\alpha = 0.05$ 水准，不拒绝 H_0，差异无统计学意义，尚不能认为A、B两药的疗效有差别。

【评析】 本题考察点：配对 t 检验和两样本均数比较的 t 检验。

四、补充思考练习

(一) 是非题 (正确记"+", 错误记"-")

1. 增加样本含量可以减小抽样误差, 所以样本含量越大越好。（　　）
2. 从偏态总体中随机抽样, 当样本含量 $n \geq 100$ 时, 样本均数分布也服从正态分布。（　　）
3. 在一定 v 和 $|t|$ 值时, 双侧概率 P 值为单侧概率 P 值的两倍。（　　）
4. 当自由度 v 趋于 ∞ 时, t 分布就成为标准正态分布。（　　）
5. 无论资料呈什么分布, 总体均数的 95% 可信区间为 $\bar{x} \pm t_{0.05,v} s_{\bar{x}}$。（　　）
6. 评价某人的某项指标是否正常, 所用的范围是 $\bar{x} \pm t_{0.05,v} s_{\bar{x}}$。（　　）
7. $\bar{x} \pm t_{0.05,v} s_{\bar{x}}$ 的意义为 100 个总体均数中, 有 95 个落在此范围。（　　）
8. 拒绝 H_0 时, P 值越小越好; 接受 H_0 时, P 值越大越好。（　　）
9. t 检验时, 当 $t < t_{0.05,v}$, 就证明两总体均数相同。（　　）
10. 拒绝 H_0 是依据小概率事件在一次抽样研究中几乎是不可能发生而下的结论。（　　）
11. 某一资料做假设检验, 因单侧检验更易得到有差别的结论, 所以应选用单侧检验。（　　）
12. 在配对 t 检验中, 用药前数据减用药后数据与用药后数据减用药前数据的所得结论相同。（　　）
13. 配对资料若用成组 t 检验处理, 就降低了统计效率。（　　）
14. 因为两类错误的存在, 所以不能凭假设检验的结果下结论。（　　）
15. 假设检验用于推断总体参数是否不同, 可信区间则推断总体参数可能所在的范围。（　　）
16. 两样本比较当 $P < 0.05$ 时, 差别就有实际意义。（　　）
17. 方差齐性检验取 $\alpha = 0.1$ 的目的是犯方差不齐错误的可能性减小。（　　）
18. 完全随机设计资料两组数据呈等比关系时可将数据对数变换后直接作 t 检验。（　　）
19. 两独立样本 t 检验, P 值越大, 两个总体均数差异越大。（　　）

(二) 选择题 (从 a～e 中选出一个最佳答案)

1. 两样本比较时, 分别取以下检验水准, 下列何者所取第二类错误最大 _____。
   a. $\alpha = 0.05$　　b. $\alpha = 0.01$　　c. $\alpha = 0.10$　　d. $\alpha = 0.20$　　e. $\alpha = 0.30$
2. 关于检验假设, 下面哪个说法是正确的 _____。
   a. 检验假设是对总体做的某种假定
   b. 检验假设是对样本做的某种假定
   c. 检验假设包括零假设和无效假设
   d. 检验假设是希望被拒绝的假设
   e. 检验假设是被证明的假设
3. t 检验中, 不同类型资料的 t 检验的区别是 _____。
   a. 检验步骤不同
   b. 统计量 t 的计算公式不同
   c. 确定 P 值时查的表不同
   d. 根据 P 值判断结果的方法不同
   e. 以上都不对
4. 对服从对数正态分布的资料, 要进行两样本的比较, _____。
   a. 可直接用 t 检验
   b. 只能用其他检验方法
   c. 可用 t' 检验
   d. 将数据取对数后, 做 t 检验
   e. 用 z 检验
5. t 检验适用条件是 _____。
   a. 计量资料　　b. 资料服从正态分布　　c. 两总体方差相等　　d. 以上都对　　e. 以上都不对
6. H_0 是假设差异由 _____ 所致。
   a. 第 I 类错误　　b. 第 II 类错误　　c. 抽样误差　　d. 本质差异　　e. 以上都不对
7. 两样本均数比较的 t 检验, 差别有统计学意义时, P 值越小, 则 _____。
   a. 两样本均数差异越大
   b. 两总体均数差异越大
   c. 越有理由认为两总体均数不同
   d. 越有理由认为两样本均数不同
   e. 以上都不对
8. 若抽样比较内蒙古和海南省的健康成年男子舒张压的平均水平, 可采用 _____。
   a. 样本均数与总体均数比较的 t 检验
   b. 成组设计的两样本均数比较的 t 检验
   c. 配对设计样本均数比较的 t 检验
   d. 作方差齐性检验

e. 因地区较大可以直接比较

9. 若总例数相等，则成组资料的 t 检验与配对资料的 t 检验相比，一般为_____。
a. 成组 t 检验效率高些　　　　　b. 配对 t 检验效率高些　　　　　c. 两者效率相等
d. 两者效率不可比　　　　　　　 e. 两者效率不能确定

10. 完全随机设计的两个独立样本观察值有少量值呈倍数关系时_____。
a. 直接作 t 检验　　　　b. 只要均服从正态分布可作 t 检验　　　　c. 选用 t' 检验
d. 做方差齐性检验　　　　e. 将数据对对数变换后作几何均数比较的 t 检验

（三）应用分析题

1. 为了解某地区 12 岁男孩血红蛋白含量的平均水平，某医疗机构随机抽取该地 12 岁男孩 200 名，获得其血红蛋白均数为 139.2g/L，标准差为 2.5g/L，因而估计该地 12 岁男孩血红蛋白含量的平均水平为（134.3, 144.1）g/L。试问该估计是否正确？（$\alpha = 0.05$）

2. 某医师抽查某地健康成年男性 225 人，血红蛋白含量的均数 134.8g/L，标准差 6.8g/L，标准值为 140.6g/L；女性 256 人，血红蛋白含量的均数 116.8g/L，标准差 9.8g/L，标准值为 124.8g/L。
（1）试估计该地健康成年男女血红蛋白含量总体均数的 95% 可信区间。
（2）该医师认为该地健康成年男性的血红蛋白平均含量高于女性，你认为呢？
（3）该医师认为该地健康成年男性的血红蛋白平均含量低于标准值，你认为呢？

3. 某药厂为检测同一批次生产的某药有效成份含量是否符合国家标准（110.00mg），随机抽取了该药 18 片，得均数为 106.00mg，标准差为 2.26mg。
（1）试估计该批药物有效成分的平均含量。
（2）某医师认为该批药物有效成分的平均含量低于国家标准，你认为呢？

4. 为了解产妇难产与出生体重的关系，随机抽样调查了 16 名难产儿，平均出生体重为 3.43 kg，标准差为 0.38 kg。已知该地区新生儿出生体重均数为 3.28kg，试分析出生体重是否与难产有关？

5. 某医院某保健医师欲研究坚持体育锻炼结合素食饮食是否会对血清总胆固醇有降低效果，故随机抽取了年龄在 50~60 岁的中年健康男性 40 名，按年龄、体重配对。同对的一个对象采取每天早晚体育锻炼约 2 小时，并配合素食饮食。另一个对象维持原有的生活饮食习惯。2 个月后测定了血清总胆固醇。见表 5-12。试分析坚持体育锻炼结合素食饮食是否会影响血清总胆固醇含量（mmol/L）。

表 5-12　两种生活习惯对中年健康男性血清总胆固醇含量（mmol/L）

配对号	1	2	3	4	5	6	7	8	9	10
锻炼素食	4.77	3.37	5.12	3.95	3.56	4.01	4.06	3.50	4.12	4.56
原样习惯	5.79	4.79	6.68	5.20	5.10	4.70	4.74	5.69	4.69	5.38
配对号	11	12	13	14	15	16	17	18	19	20
锻炼素食	4.37	5.19	4.30	4.21	4.63	3.61	3.93	5.21	4.12	4.18
原样习惯	5.89	6.25	5.32	5.50	7.76	5.54	5.44	6.36	5.65	5.26

6. 两组儿童结核抗体滴度数据见表 5-13，比较两组儿童结核抗体的平均滴度。

表 5-13　两组儿童结核抗体的滴度

滴度倒数	10	20	40	80	160	320	640	1280	2560	5120
甲组	3	2	7	11	14	23	26	14	9	3
乙组	1	2	4	9	10	13	16	25	14	6

7. 某医院医生利用超声检查测得 28 名肝炎患者的脾脏面积（cm²）、超声积分（表 5-14），并经特殊检查对肝脏密度进行了分级，欲了解不同肝脏密度人群脾脏面积、超声积分有无差别。

表 5-14 超声检查测 28 名肝炎患者不同肝密度的脾脏面积（cm^2）、超声积分

肝密度	1	1	1	1	1	1	1	2	1	2	2	2	2	2	1
	1	1	1	2	1	2	2	2	1	2	2	2	2	2	2
脾脏面积	26.3	26.0	21.0	26.0	30.0	25.2	27.6	29.0	31.0	28.0	28.0	42.0	39.0	40.0	
	48.0	52.0	26.0	23.0	28.0	40.0	44.0	20.0	28.0	25.0	54.0	30.0	44.0	54.0	
超声积分	17	16	5	18	6	12	4	15	19	20	20	23	24	24	
	19	30	14	16	16	22	25	19	20	15	29	25	29	28	

问：（1）这是什么资料？
（2）该资料的描述指标是什么？
（3）该资料应该如何进行统计分析？

五、补充思考练习参考答案

（一）是非题

1. − 2. + 3. + 4. + 5. − 6. − 7. − 8. + 9. − 10. +
11. − 12. + 13. + 14. − 15. + 16. − 17. + 18. − 19. −

（二）选择题

1. b 2. a 3. b 4. d 5. d 6. c 7. c 8. b 9. d 10. e

（三）应用分析题

1.【解答】（1）不正确。估计该地 12 岁男孩血红蛋白含量的平均水平，应计算总体均数的 95%可信区间，但题中所列范围（134.3，144.1）g/L 是根据 95%参考值范围 $\bar{x} \pm 1.96s$ 计算而得的，因而不正确。

（2）正确做法：现 $n=200$，为大样本，故可用正态近似法估计总体均数的 95%可信区间。

$$\bar{x} \pm 1.96 s_{\bar{x}} = 139.2 \pm 1.96 \times \frac{2.5}{\sqrt{200}} = (138.9, 139.5) \text{ g/L}$$

故该地 12 岁男孩血红蛋白含量总体均数的 95%可信区间为（138.9，139.5）g/L。

2.【解答】（1）现 $n_1=225$，$n_2=256$，两样本含量都大于 100，均为大样本，故可用正态近似法估计总体均数的 95%可信区间。根据公式 $\bar{x} \pm 1.96 s_{\bar{x}}$ 计算，得

男性血红蛋白含量总体均数的 95%可信区间：$134.8 \pm 1.96 \times \frac{6.8}{\sqrt{225}} = (133.9, 135.7)$ g/L

女性血红蛋白含量总体均数的 95%可信区间：$116.8 \pm 1.96 \times \frac{9.8}{\sqrt{256}} = (115.6, 118.0)$ g/L

（2）该医师的结论不正确。因为该医师采用的是抽样研究，存在抽样误差，不能直接凭样本均数的大小下结论，应进一步进行假设检验，目的是推断两样本所代表的两总体均数 μ_1 和 μ_2 是否相同。正确做法：由于两样本含量大（均大于 100），且为完全随机设计，可采用两样本均数比较的 z 检验。

$$z = \frac{\bar{x}_1 - \bar{x}_2}{s_{\bar{x}_1 - \bar{x}_2}} = \frac{\bar{x}_1 - \bar{x}_2}{\sqrt{\frac{s_1^2}{n_1} + \frac{s_2^2}{n_2}}} = \frac{134.8 - 116.8}{\sqrt{\frac{6.8^2}{225} + \frac{9.8^2}{256}}} = 23.622$$

查 t 界值表，得 $t_{0.001, \infty} = z_{0.001} = 3.290$，$P<0.001$，按 $\alpha=0.05$ 水准，拒绝 H_0，接受 H_1，差异有统计学意义，可认为该地健康成年男女的血红蛋白含量不同。

可用 SPSS 编程计算（用例 5-9 程序），得 $z=23.622$，双侧 $P<0.001$，结果与上述相同。

（3）该医师的结论不正确（理由同上）。该资料目的是推断该样本所代表的总体均数 μ 是否低于已知的总体均数 μ_0。正确做法：由于样本含量较大（大于 100），可应用单样本 z 检验。

$$z = \frac{\bar{x} - \mu_0}{s_{\bar{x}}} = \frac{\bar{x} - \mu_0}{s/\sqrt{n}} = \frac{134.8 - 140.6}{6.8/\sqrt{225}} = -12.794$$

查 t 界值表，得单侧 $t_{0.0005, \infty} = z_{0.0005} = 3.290$，$P<0.0005$，按 $\alpha = 0.05$ 水准，拒绝 H_0，接受 H_1，差异有统计学意义，可认为该地健康成年男性血红蛋白含量低于标准值。

可用 SPSS 编程计算（用例 5-6 程序，保留四位小数），得 $z = -12.7941$，单侧 $P<0.0001$，结果与上述相同。

3.【解答】 （1）现 $n=18$，样本含量小于 100，为小样本，故宜用 t 分布法估计总体均数的 95% 可信区间。本题 $\nu = 18 - 1 = 17$，双侧 $\alpha = 0.05$，查 t 界值表得 $t_{0.05, 17} = 2.110$，代入公式计算得：

$$\bar{x} \pm t_{0.05, 9}(s/\sqrt{n}) = 106.00 \pm 2.110 \times 2.26/\sqrt{18} = (104.9, 107.1) \text{ mg}$$

故该批药剂有效成分平均含量的 95% 可信区间为（104.9，107.1）mg。

（2）该医师的结论不正确。因为该资料采用的是抽样研究，存在抽样误差，不能直接凭样本均数的大小下结论，应进一步进行假设检验，目的是推断该样本所代表的总体均数 μ 与已知的总体均数 μ_0 有无差别。正确做法：该资料可应用单样本 t 检验。

$$t = \frac{\bar{x} - \mu_0}{s/\sqrt{n}} = \frac{106.00 - 110.00}{2.26/\sqrt{18}} = -7.509$$

$$\nu = n - 1 = 18 - 1 = 17$$

查 t 界值表，得 $t_{0.001, 17} = 3.965$，$P<0.001$，按 $\alpha = 0.05$ 水准，拒绝 H_0，接受 H_1，差异有统计学意义，可认为该批药物有效成分的平均含量与国家标准不同。

可用 SPSS 编程计算（用例 5-6 程序），得 $z = -7.509$，双侧 $P<0.001$，结果与上述相同。

4.【解答】 该资料为样本所代表的总体均数 μ（难产新生儿出生体重）与已知的总体均数（当地新生儿出生体重）的比较，可用单样本 t 检验做统计推断。

$$t = \frac{\bar{x} - \mu_0}{s/\sqrt{n}} = \frac{3.43 - 3.28}{0.38/\sqrt{36}} = 2.368$$

查 t 界值表，得 $t_{0.05, 35} = 2.030$。$P<0.05$，按 $\alpha = 0.05$ 水准，拒绝 H_0，接受 H_1，差异有统计学意义，可认为难产儿与一般新生儿出生体重不同，其平均出生体重较大。

可用 SPSS 编程计算（用例 5-6 程序），结果与上述相同。

5.【解答】 该资料为同一对子的两个对象给予不同处理，为配对设计。用配对 t 检验做统计分析。调用 SPSS 的 Paired-Samples T Test 过程进行配对 t 检验，得 $t = -10.240$，$P<0.001$，按 $\alpha = 0.05$ 水准，拒绝 H_0，接受 H_1，差异有统计学意义，可认坚持体育锻炼结合素食饮食可降低血清总胆固醇含量（mmol/L）。

6.【解答】 （1）两组儿童的结合抗体滴度呈倍数关系资料，服从对数正态分布，各组的平均效价应用几何均数（G）描述。平均抗体滴度的比较应用完全随机设计两样本几何均数比较的 t 检验。

（2）该资料为频数表资料，建立频数表数据库，变量包括滴度、频数、分组三个变量，除了调用 SPSS 的菜单 Transform → Compute 将滴度的倒数值进行对数变换外，还要调用 SPSS 的 Data Weight 对频数进行加权，然后调用 SPSS 的 Independent-Samples T Test 过程对滴度倒数的对数值进行两样本均数比较的 t 检验。滴度倒数的对数值经方差齐性检验，结果为 $F = 0.560$，$P = 0.455$，可认为两总体方差齐；t 检验结果为 $t = -2.432$，$\nu = 210$，$P = 0.016$，按 $\alpha = 0.05$ 水准，拒绝 H_0，接受 H_1，差异有统计学意义，可认为两组儿童的结合抗体的滴度不同。

7.【解答】 （1）该资料是以两种肝密度分组的两项指标的测定结果，属于计量资料。

（2）描述资料的指标是平均数和变异指标，描述资料的平均水平和变异程度。

（3）研究者按照肝密度分为两组，分析不同肝密度情况下脾脏面积和超声积分有无差别，应对脾脏面积和超声积分分别进行完全随机设计两样本均数比较的 t 检验。

（4）以不同肝密度为分组变量，脾脏面积和超声积分为两个分析变量建立数据库，调用 SPSS 的 Independent-Samples T Test 过程进行两样本均数比较的 t 检验，脾脏面积的方差齐性检验结果为 $F = 5.231$，$P = 0.031$，可认为两总体方差不齐，选用 t' 检验结果为 $t' = -2.634$，$\nu = 26$，$P = 0.015$，按 $\alpha = 0.05$ 水准，拒绝 H_0，接受 H_1，差异有统计学意义，可认为不同肝密度的脾脏面积有差别；超声积分的方差齐性检验结果为 $F = 0.436$，$P = 0.515$，可认为两总体方差齐；t 检验结果为 $t = -4.680$，$\nu = 26$，$P<0.001$，按 $\alpha = 0.05$ 水准，拒绝 H_0，接受 H_1，差异有统计学意义，可认为不同肝密度的超声积分亦有差别。

（郝金奇　侯瑞丽　赵若望）

第6章 方差分析

一、目的要求

【了解】
1. 多个方差齐性检验。
2. 变量变换的目的和应用。

【熟悉】
完全随机设计和随机区组设计的多个样本均数的两两比较。

【掌握】
1. 方差分析的基本概念和基本思想。
2. 完全随机设计和随机区组设计的方差分析的应用条件及其计算方法。

【重点难点】
1. 重点是完全随机设计和随机区组设计的方差分析的应用条件及其计算方法。
2. 难点是方差分析的基本思想,根据资料的类型选择适当的方差分析方法。

二、实例分析与计算机操作

(一)完全随机设计的方差分析

【例 6-1】 某医生为研究三种抗高血压药物治疗原发性高血压患者的中短期疗效,以统一的纳入标准和排除标准选择了 30 名未治疗的原发性高血压患者,按完全随机设计方案将患者分为三组进行双盲临床实验。其中阿替洛尔组 10 人,双氢克尿噻组 10 人,卡托普利组 10 人。治疗 4 周后测得其收缩压的下降值,结果如表 6-1,试问三种抗高血压药物治疗原发性高血压的疗效是否有差异?(教材例 6-1)

表 6-1 三种抗高血压药物治疗原发性高血压患者 4 周后收缩压的下降值

组别	收缩压下降值(mmHg)									
阿替洛尔组	11	13	9	10	14	13	10	8	12	
双氢克尿噻组	17	18	16	19	17	15	14	20	18	19
卡托普利组	15	13	12	16	17	14	18	17	14	13

【分析】 该资料是将 30 名未治疗的原发性高血压患者随机分为三个组,治疗 4 周后测定收缩压的下降值,属于完全随机设计的计量资料,目的是推断多个样本均数分别代表的多个总体均数是否相同,可采用完全随机设计的方差分析。

【操作】 调用 SPSS 的 One-Way ANOVA 过程实现。

1. 数据准备

(1)建立数据库:激活 SPSS 的数据编辑窗口,单击窗口左下角的 Variable View(变量视图),定义第一个变量名为 group 在 Label(变量名标签)框中输入"分组",在 Values(变量值标签)中用 1 表示阿替洛尔组,2 表示双氢克尿噻组,3 表示卡托普利组;第二个变量名为 SBP,在 Label 框中输入"收缩压下降值",如图 6-1 所示。选择菜单 File → Save 或 Save as,以"例 6-1".sav 文件名保存。

(2)输入数据:点击数据编辑窗口左下角的 Data View(数据视图),按顺序输入相应的数据,如图 6-2 所示。

2. 统计分析

(1)选择菜单 Analyze → Compare Means → One-Way ANOVA,弹出 One-Way ANOVA(单因素方差分析)主对话框,选择变量"SBP[收缩压下降值]",单击第一个 ▶,将其送入 Dependent List(应变量列表)框中;选择变量"group[分组]",单击第二个 ▶,将其送入 Factor(分组因素)框中,如图 6-3 所示。

第6章 方差分析

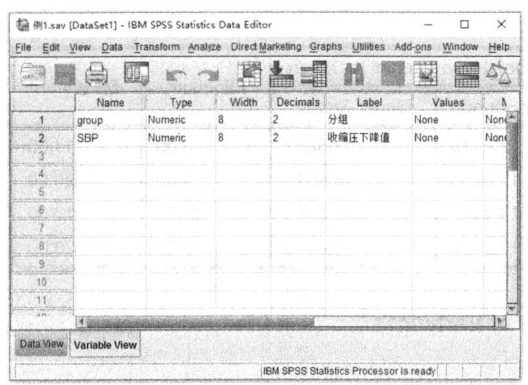

图 6-1　SPSS 的 Variable View 窗口

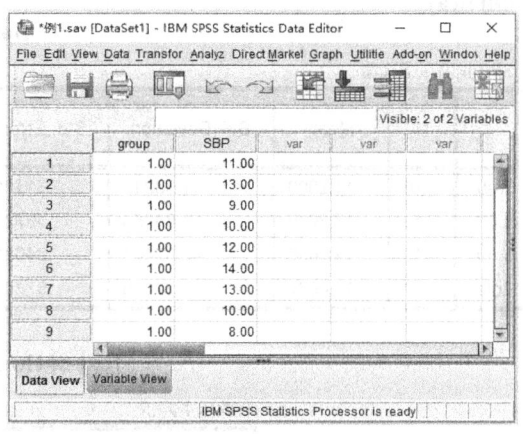

图 6-2　SPSS 的 Data View 窗口

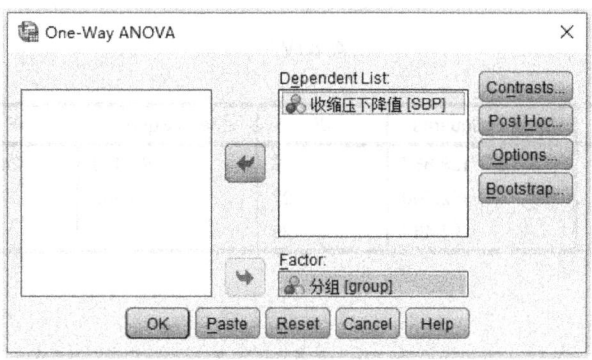

图 6-3　One-Way ANOVA 主对话框

（2）单击下方的 Post Hoc，弹出 Post Hoc（各组间两两比较）子对话框，在 Equal Variances Assumed（各组方差齐）复选框组中选择 LSD、S-N-K，如图 6-4 所示，单击 Continue 返回。

（3）单击下方的 Options，弹出 Options（选项）子对话框，在 Statistics 复选框组中选择 Descriptive（统计描述）、Homogeneity of variance test（方差齐性检验），如图 6-5 所示，单击 Continue 返回，再单击 OK，输出结果。

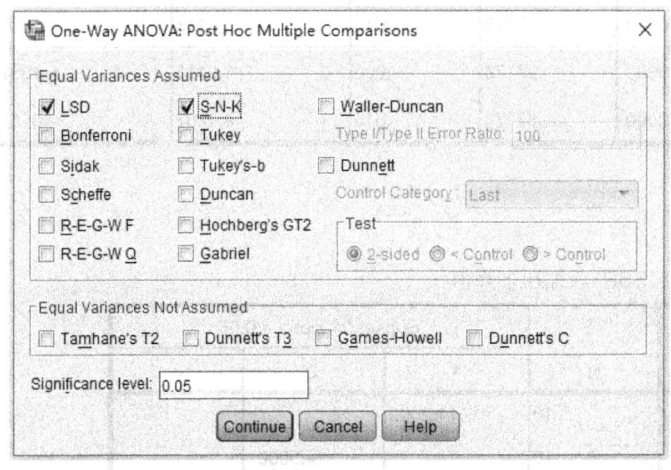

图 6-4　Post Hoc 子对话框

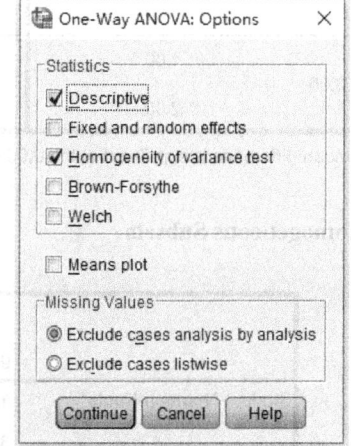

图 6-5　Options 子对话框

【结果】　例 6-1 的 SPSS 输出结果如下：

Oneway

Descriptives

SBP收缩压下降值

	N	Mean	Std. Deviation	Std. Error	95% Confidence Interval for Mean		Minimum	Maximum
					Lower Bound	Upper Bound		
1.00	10	11.2000	1.93218	.61101	9.8178	12.5822	8.00	14.00
2.00	10	17.3000	1.88856	.59722	15.9490	18.6510	14.00	20.00
3.00	10	14.9000	2.02485	.64031	13.4515	16.3485	12.00	18.00
Total	30	14.4667	3.17026	.57881	13.2829	15.6505	8.00	20.00

Test of Homogeneity of Variances

收缩压下降值

Levene Statistic	df1	df2	Sig.
.105	2	27	.900

ANOVA

SBP收缩压下降值

	Sum of Squares	df	Mean Square	F	Sig.
Between Groups	188.867	2	94.433	24.851	.000
Within Groups	102.600	27	3.800		
Total	291.467	29			

Post Hoc Tests

Multiple Comparisons

Dependent Variable: SBP 收缩压下降值

	(I) group 分组	(J) group 分组	Mean Difference (I-J)	Std. Error	Sig.	95% Confidence Interval	
						Lower Bound	Upper Bound
LSD	1.00	2.00	−6.10000*	.87178	.000	-7.8887	-4.3113
		3.00	−3.70000*	.87178	.000	-5.4887	-1.9113
	2.00	1.00	6.10000*	.87178	.000	4.3113	7.8887
		3.00	2.40000*	.87178	.010	.6113	4.1887
	3.00	1.00	3.70000*	.87178	.000	1.9113	5.4887
		2.00	−2.40000*	.87178	.010	-4.1887	-.6113

*. The mean difference is significant at the 0.05 level

Homogeneous Subsets

SBP 收缩压下降值

	group 分组	N	Subset for alpha = 0.05		
			1	2	3
Student-Newman-Keuls[a]	1.00	10	11.2000		
	3.00	10		14.9000	
	2.00	10			17.3000
	Sig.		1.000	1.000	1.000

Means for groups in homogeneous subsets are displayed

a. Uses Harmonic Mean Sample Size = 10.000

第6章 方差分析

【解释】

（1）第一个表格为统计描述表，描述了三种抗高血压药物治疗4周后收缩压下降值的集中趋势和离散趋势指标。从左到右依次为例数（**N**）、均数（**Mean**）、标准差（**Std. Deviation**）、标准误（**Std. Error**）、总体均数95%可信区间（**95% Confidence Interval for Mean**）、最小值（**Minimum**）、最大值（**Maximum**）。

（2）第二个表格为方差齐性检验结果，**Levene**统计量为0.105，$v_1=2$，$v_2=27$，$P=0.900$，可认为样本所在各总体的方差相等即方差齐。

（3）第三个表格为单因素方差分析的结果，从左到右依次为离均差平方和（**Sum of Squares**）、自由度（**df**）、均方（**Mean Square**）、F值、P值（**Sig.**）；从上到下依次为处理组间（**Between Groups**）、组内（**Within Groups**）、总变异（**Total**）。本例$F=24.851$，$P<0.001$，按$\alpha=0.05$水准，拒绝H_0，接受H_1，差异有统计学意义，可认为该机构三种抗高血压药物治疗4周后收缩压下降值有差别。

（4）第四个表格为采用LSD-t检验进行两两比较的结果，均数差值[Mean Difference（I-J）]用"*"标注者，表示所对应的两组均数间差异有统计学意义（$P<0.05$）。由表中可见，阿替洛尔组、双氢克尿噻组与卡托普利组三个组之间的差异均有统计学意义。

（5）第五个表格为采用**S-N-K**检验进行两两比较的结果，首先在表格的纵向上各组均数按大小排序，然后在表格的横向上被分成若干亚组，不同亚组间各组均数比较的P值小于0.05，而同一亚组内的P值则大于0.05。由表中可见，阿替洛尔组在第1亚组（组内自身两两比较P值为1.000），卡托普利组在第2亚组，双氢克尿噻组在第3亚组。按$\alpha=0.05$水准，三种抗高血压药物治疗4周后收缩压下降值均有差别，可认为三种抗高血压药物治疗原发性高血压的疗效有差异，双氢克尿噻的疗效最好。

【例6-2】 某研究者探讨D-二聚体用于矽肺早期诊断的意义和价值，随机抽取正常人、接尘工人和矽肺早期病人各10名，用ELISA法测定其血中D-二聚体的含量，结果分别为正常人组0.58±0.21（ng/L），接尘工人组1.16±0.18（ng/L），矽肺早期病人组2.04±0.14（ng/L），问三组人群血中D-二聚体含量有无差异？

【分析】 本例分别从三组人群随机抽取研究对象各10名，测量得到三个组D-二聚体的含量的样本均数和标准差，属于完全随机设计。目的是要判断三个样本所代表的三个总体均数μ_1、μ_2和μ_3有无差别，应采用多个样本均数比较的方差分析。

【操作】 调用SPSS的程序编辑功能实现。

选择菜单 File → New → Syntax，打开SPSS Syntax Editor（SPSS程序编辑）窗口，输入以下程序，以"例6-2".SPS文件名保存，如图6-6所示。在Syntax窗口中选择菜单 Run → All，提交运行。

*N1（A例数），X1（A均数），S1（A标准差），N2（B例数），X2（B均数），S2（B标准差），N3（C例数），X3（C均数），S3（C标准差）.	注释变量
DATA LIST FREE/ N1 X1 S1 N2 X2 S2 N3 X3 S3.	定义变量
BEGIN DATA	开始输入数据
10 0.58 0.21 10 1.16 0.18 10 2.04 0.14	依次输N1 X1 S1 等
END DATA.	输入数据结束
COMPUTE N=N1+N2+N3.	计算总例数
COMPUTE v=N−1.	计算总自由度v
COMPUTE v1=3−1.	计算组间自由度v1
COMPUTE v2=N−3.	计算组内自由度v2
COMPUTE SS2=（(N1−1)*S1*S1+(N2−1)*S2*S2）+(N3−1)*S3*S3.	计算SS$_{组内}$
COMPUTE XX1=N1*X1+N2*X2+N3*X3.	计算Σx
COMPUTE C=（XX1*XX1）/N.	计算校正数C
COMPUTE XS1=（(N1*X1)*(N1*X1)）/N1.	计算（Σx）^{2}/n
COMPUTE XS2=（(N2*X2)*(N2*X2)）/N2.	
COMPUTE XS3=（(N3*X3)*(N3*X3)）/N3.	
COMPUTE SS1=（XS1+XS2+XS3）−C.	计算SS$_{组间}$
COMPUTE SS=SS1+SS2.	计算SS$_{总}$
COMPUTE MS1=SS1/v1.	计算MS$_{组间}$

COMPUTE MS2=SS2/v2.	计算 MS$_{组内}$
COMPUTE F=MS1/MS2.	计算 F 值
COMPUTE LSDT12=（X1–X2）/SQRT（MS2*（1/N1+1/N2））.	计算 1、2 组 LSD-t
COMPUTE LSDT13=（X1–X3）/SQRT（MS2*（1/N1+1/N3））.	计算 1、3 组 LSD-t
COMPUTE LSDT23=（X2–X3）/SQRT（MS2*（1/N2+1/N3））.	计算 2、3 组 LSD-t
COMPUTE T1=ABS（LSDT12）.	取绝对值
COMPUTE T2=ABS（LSDT13）.	取绝对值
COMPUTE T3=ABS（LSDT23）.	取绝对值
COMPUTE P1=1-CDF.F（F, v1, v2）.	计算单侧 P 值（P1）
COMPUTE Pt1=1-CDF.T（T1, v2）.	计算 1、2 组 P 值
COMPUTE Pt2=1-CDF.T（T2, v2）.	计算 1、3 组 P 值
COMPUTE Pt3=1-CDF.T（T3, v2）.	计算 2、3 组 P 值
COMPUTE Pt12=2*Pt1.	计算双侧 P 值
COMPUTE Pt13=2*Pt2.	计算双侧 P 值
COMPUTE Pt23=2*Pt3.	计算双侧 P 值
COMPUTE kf1=（N1–1）*LN（MS2/（S1*S1））+（N2–1）*LN（MS2/（S2*S2））+（N3–1）*LN（MS2/（S3*S3））.	方差齐性检验
COMPUTE kf2=1+（（1/（N1–1）+1/（N2–1）+1/（N3–1））–（1/（N–3）））/（3*（3–1））.	
COMPUTE kf=kf1/kf2.	
COMPUTE kfP=1–CDF.CHISQ（kf, v1）.	计算 P 值
FORMAT SS1 SS2 SS v1 v2 v MS1 MS2 F P1 kf kfp （F9.4）.	定义输出结果的小数位数
FORMAT LSDT12 LSDT13 LSDT23 Pt1 Pt2 Pt3 Pt12 Pt13 Pt23（F9.4）.	
TITLE 多样本均数 F 检验结果.	定义输出结果标题
LIST SS1 SS2 SS v1 v2 v MS1 MS2 F P1 kf kfp.	在结果窗口中输出数据列表
LIST LSDT12 LSDT13 LSDT23 Pt12 Pt13 Pt23.	
EXECUTE.	开始执行以上程序

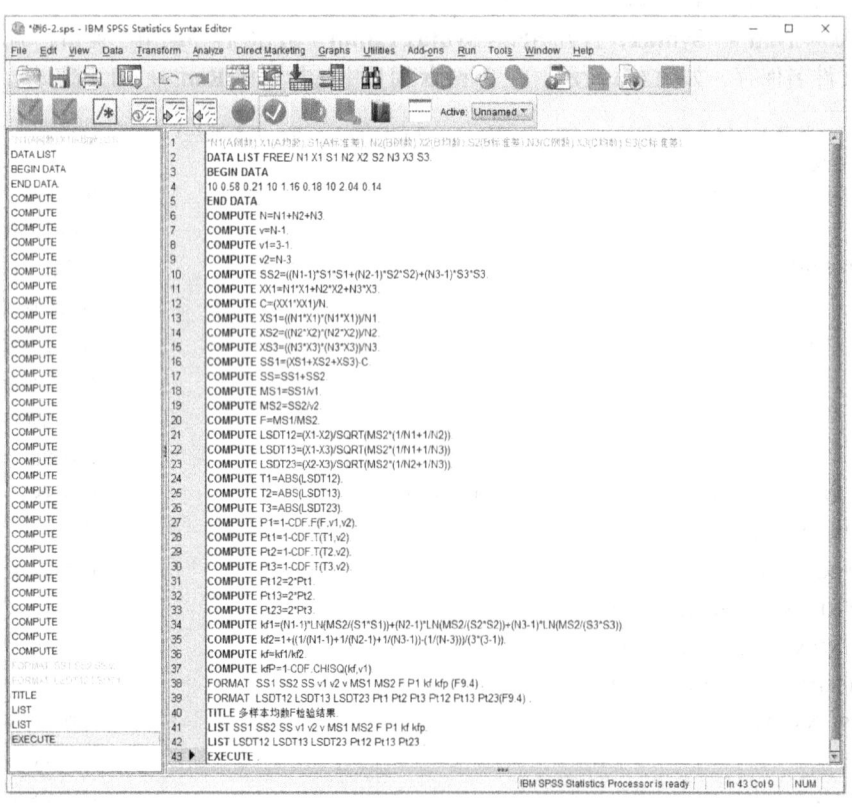

图 6-6　三个样本均数比较的方差分析原程序框

第6章 方差分析

【结果】 例6-2的SPSS程序运行结果如下：
多个样本均数F检验结果

List

The variables are listed in the following order:

LINE   1：SS1 SS2 SS V1 V2 V MS1
LINE   2：MS2 F P1 KF KFP

  SS1：10.8080   .8649   11.6729   2.0000   27.0000   29.0000   5.4040

  MS2：.0320   168.6993   .0000   1.3738   .5031

Number of cases read：1   Number of cases listed：1

List

LSDT12	LSDT13	LSDT23	Pt12	Pt13	Pt23
−7.2462	−18.2405	−10.9943	.0000	.0000	.0000

Number of cases read：1   Number of cases listed：1

【解释】 SPSS输出两个表，第一个表为方差齐性检验和方差分析结果，依次输出SS1（$SS_{组间}$）、SS2（$SS_{组内}$）、SS（$SS_{总}$）、V1（$\nu_{组间}$）、V2（$\nu_{组内}$）、V（$\nu_{总}$）、MS1（$MS_{组间}$）、MS2（$MS_{组内}$）、F（F值）、P1（P值）、KF（Bartlett方差齐性检验的χ^2值）和KFP（P值）。第二个表为多个样本均数LSD-t的两两比较，依次输出LSDT12（1、2组两两比较的LSD-t值）、LSDT13（1、3组两两比较的LSD-t值）、LSDT23（2、3组两两比较的LSD-t值）、PT12（1、2组两两比较的LSD-t检验的P值）、PT13（1、3组两两比较的LSD-t检验的P值）、PT23（2、3组两两比较的LSD-t检验的P值）。本例方差齐性检验$\chi^2=1.3738$，$P=0.5031$，各组方差齐。方差分析$F=168.6993$，$P<0.0001$，按$\alpha=0.05$水准，拒绝H_0，接受H_1，差异有统计学意义，可认为三个组的血中D-二聚体平均含量不同或不全相同。多个样本均数的LSD-t检验两两比较结果为1、2组两两比较的LSD-t检验$t=-7.2462$，$P<0.0001$，1、3组两两比较的LSD-t检验$t=-18.2405$，$P<0.0001$，2、3组两两比较的LSD-t检验$t=-10.9943$，$P<0.0001$。按$\alpha=0.05$水准，拒绝H_0，接受H_1，差异均有统计学意义，可认为三个组的D-二聚体平均含量都不相同。

【例6-3】 某研究者为研究研究血糖与血脂水平的关系，在某社区随机抽取不同血糖水平的受试对象，其中第一组为糖尿病患者，第二组为IGT异常者，第三组为正常人，分别检测他们的外周静脉血甘油三酯水平（mmol/L），初步统计结果为，第一组：$n_1=17$，$\bar{x}_1=2.73$，$s_1=1.38$；第二组：$n_2=21$，$\bar{x}_2=2.18$，$s_2=1.06$；第三组：$n_3=20$，$\bar{x}_3=1.35$，$s_3=0.87$。问糖尿病患者，IGT异常和正常人之间甘油三酯水平有无差异？

【分析】 本例是从社区随机抽取样本，得到三个样本均数和标准差，属于完全随机设计。目的是要判断三个样本所代表的三个总体均数μ_1、μ_2和μ_3有无差别，应采用多个样本均数比较的方差分析。

【操作】 调用SPSS的程序编辑功能实现。

选择菜单File → New → Syntax，打开SPSS Syntax Editor（SPSS程序编辑）窗口，输入以下程序，以"例6-3".SPS文件名保存，如图6-7所示。在Syntax窗口中选择菜单Run → All，提交运行。

```
*N1（A例数），X1（A均数），S1（A标准差），N2（B例数），X2（B均数），S2（B标准差），N3（C例    注释变量
  数），X3（C均数），S3（C标准差）．
DATA LIST FREE/ N1 X1 S1 N2 X2 S2 N3 X3 S3.                                    定义变量
BEGIN DATA                                                                     开始输入数据
17 2.73 1.38 21 2.18 1.06 20 1.35 0.87                                         依次输N1 X1 S1 等
END DATA.                                                                      输入数据结束
COMPUTE N=N1+N2+N3.                                                            计算总例数
COMPUTE v=N−1.                                                                 计算总自由度v
COMPUTE v1=3−1.                                                                计算组间自由度v1
COMPUTE v2=N−3.                                                                计算组内自由度v2
COMPUTE SS2=（N1−1）*S1*S1+（N2−1）*S2*S2）+（N3−1）*S3*S3.                    计算SS组内
COMPUTE XX1=N1*X1+N2*X2+N3*X3.                                                 计算∑x
COMPUTE C=（XX1*XX1）/N.                                                       计算校正数C
```

COMPUTE XS1=((N1*X1)*(N1*X1))/N1.	计算$(\sum x)^2/n$
COMPUTE XS2=((N2*X2)*(N2*X2))/N2.	
COMPUTE XS3=((N3*X3)*(N3*X3))/N3.	
COMPUTE SS1=(XS1+XS2+XS3)−C.	计算SS组间
COMPUTE SS=SS1+SS2.	计算SS总
COMPUTE MS1=SS1/v1.	计算MS组间
COMPUTE MS2=SS2/v2.	计算MS组内
COMPUTE F=MS1/MS2.	计算F值
COMPUTE LSDT12=(X1−X2)/SQRT(MS2*(1/N1+1/N2)).	计算1、2组LSD−t
COMPUTE LSDT13=(X1−X3)/SQRT(MS2*(1/N1+1/N3)).	计算1、3组LSD−t
COMPUTE LSDT23=(X2−X3)/SQRT(MS2*(1/N2+1/N3)).	计算2、3组LSD−t
COMPUTE T1=ABS(LSDT12).	取绝对值
COMPUTE T2=ABS(LSDT13).	取绝对值
COMPUTE T3=ABS(LSDT23).	取绝对值
COMPUTE P1=1-CDF.F(F, v1, v2).	计算单侧P值(P1)
COMPUTE Pt1=1-CDF.T(T1, v2).	计算1、2组P值
COMPUTE Pt2=1-CDF.T(T2, v2).	计算1、3组P值
COMPUTE Pt3=1-CDF.T(T3, v2).	计算2、3组P值
COMPUTE Pt12=2*Pt1.	计算双侧P值
COMPUTE Pt13=2*Pt2.	计算双侧P值
COMPUTE Pt23=2*Pt3.	计算双侧P值
COMPUTE kf1=(N1−1)*LN(MS2/(S1*S1))+(N2−1)*LN(MS2/(S2*S2))+(N3−1)*LN(MS2/(S3*S3)).	方差齐性检验
COMPUTE kf2=1+((1/(N1−1)+1/(N2−1)+1/(N3−1)−(1/(N−3)))/(3*(3−1)).	
COMPUTE kf=kf1/kf2.	
COMPUTE kfP=1−CDF.CHISQ(kf, v1).	计算P值
FORMAT SS1 SS2 SS v1 v2 v MS1 MS2 F P1 kf kfp (F9.4).	定义输出结果的小数位数
FORMAT LSDT12 LSDT13 LSDT23 Pt1 Pt2 Pt3 Pt12 Pt13 Pt23 (F9.4).	
TITLE 多样本均数F检验结果.	定义输出结果标题
LIST SS1 SS2 SS v1 v2 v MS1 MS2 F P1 kf kfp.	在结果窗口中输出数据列表
LIST LSDT12 LSDT13 LSDT23 Pt12 Pt13 Pt23.	
EXECUTE.	开始执行以上程序

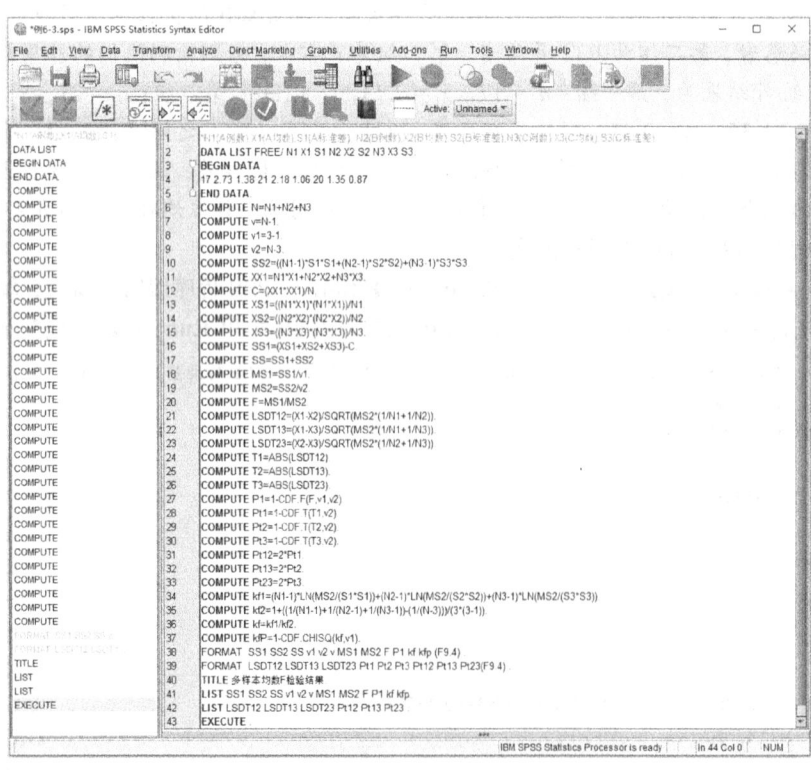

图6-7 三个样本均数比较的方差分析原程序框

【结果】 例 6-3 的 SPSS 程序运行结果如下：
多个样本均数 F 检验结果

```
List
The variables are listed in the following order:

LINE    1: SS1 SS2 SS V1 V2 V MS1
LINE    2: MS2 F P1 KF KFP

  SS1:  18.0143    67.3235    85.3378    2.0000    55.0000    57.0000    9.0071
  MS2:   1.2241     7.3584      .0015    3.6840     .1585

Number of cases read: 1    Number of cases listed: 1
```

```
List
        LSDT12         LSDT13         LSDT23          PT12          PT13          PT23
        1.5237          3.7811         2.4011          .1333         .0004         .0198

        Number of cases read: 1                Number of cases listed: 1
```

【解释】 SPSS 输出两个表，第一个表依次输出 SS1（$SS_{组间}$）、SS2（$SS_{组内}$）、SS（$SS_总$）、V1（$\nu_{组间}$）、V2（$\nu_{组内}$）、V（$\nu_总$）、MS1（$MS_{组间}$）、MS2（$MS_{组内}$）、F（F值）、P1（P值）、KF（Bartlett 方差齐性检验的 χ^2 值）和 KFP（P值）。第二个表 LSDT12（1、2 组两两比较的 LSD-t 值）、LSDT13（1、3 组两两比较的 LSD-t 值）、LSDT23（2、3 组两两比较的 LSD-t 值）、PT12（1、2 组两两比较的 LSD-t 检验的 P 值）、PT13（1、3 组两两比较的 LSD-t 检验的 P 值）、PT23（2、3 组两两比较的 LSD-t 检验的 P 值）。本例方差齐性检验 $\chi^2=3.6840$，$P=0.1585$，各组方差齐。方差分析 $F=7.3584$，$P=0.0015$，按 $\alpha=0.05$ 水准，拒绝 H_0，接受 H_1，差异有统计学意义，可认为三组人群的平均甘油三酯水平不同或不全相同。进一步对三组均数进行两两比较，可以从多个样本均数的 LSD-t 检验两两比较结果发现，1、2 组两两比较的 LSD-t 检验 $t=1.5237$，$P=0.1333$，按 $\alpha=0.05$ 水准，接受 H_0，差异无统计学意义，可认为 1、2 组人群的平均甘油三酯水平没差别；1、3 组两两比较的 LSD-t 检验 $t=3.7811$，$P=0.0004$，2、3 组两两比较的 LSD-t 检验 $t=2.4011$，$P=0.0198$，按 $\alpha=0.05$ 水准，拒绝 H_0，接受 H_1，差异均有统计学意义，可认为 1 组和 3 组、2 组和 3 组人群的总胆固醇含量有差别，第 1 组人群的平均甘油三酯水平高于第 3 组；第 2 组人群的平均甘油三酯水平高于第 3 组。

（二）随机区组设计的方差分析

【例 6-4】 某研究者为探讨双歧杆菌对高脂饮食诱导非酒精脂肪性肝病大鼠肝功能的影响，将 30 只 SD 大鼠按照按窝别相同、体重相近划分为 10 个区组。每个区组 3 只大鼠随机分为对照组、模型组和治疗组。对照组喂以普通饲料，模型组喂以高脂饲料，治疗组喂以高脂饲料和双歧杆菌。6 周后检测大鼠血清丙氨酸氨基转移酶（ALT）的含量（U/L），如表 6-2 所示。试做统计分析。（教材例 6-3）

表 6-2   各组大鼠血清 ALT 含量比较（U/L）

区组号	1	2	3	4	5	6	7	8	9	10
对照组	46	41	42	51	50	49	47	43	48	45
模型组	64	58	59	60	69	70	66	57	66	61
治疗组	49	44	55	43	52	50	46	53	45	54

【分析】 该资料是将 30 只 SD 大鼠分为 10 个区组，每个区组随机采用 3 种处理方案，测定血清丙氨酸氨基转移酶含量，属于随机区组设计的计量资料，目的是推断各处理组的多个总体均数及各区组的多个总体均数是否相同，可采用随机区组设计的方差分析。

【操作】 调用 SPSS 的 Univariate 过程实现。

1. 数据准备

定义变量：group（Values 定义：1 = 对照组，2 = 模型组，3 = 治疗组），在 Label 框中输入"处理组"、block 在 Label 框中输入"区组"、ALT（在 Label 框中输入"丙氨酸氨基转移酶含量"）。输入数据，如图 6-8 所示。

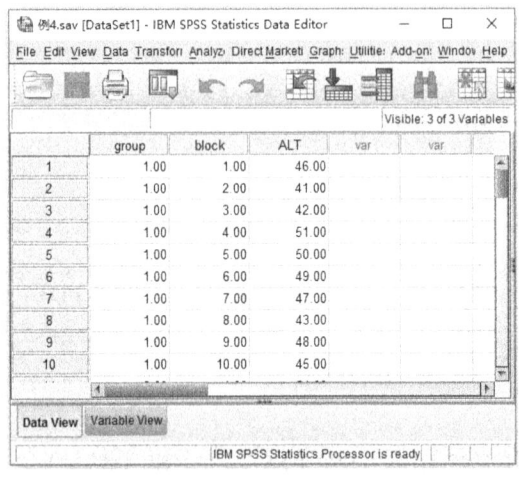

图 6-8　SPSS 的 Data View 窗口

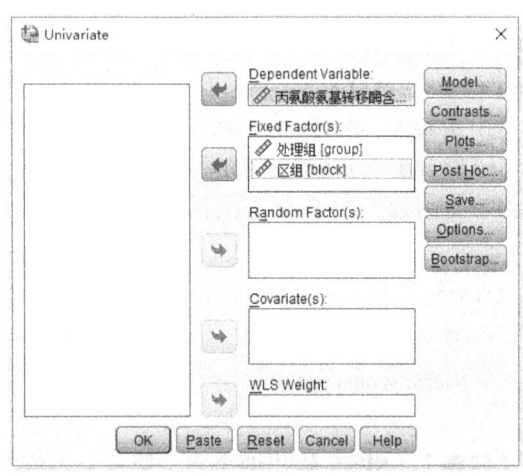

图 6-9　Univariate 主对话框

2. 统计分析

（1）选择菜单 Analyze → General Linear Model → Univariate，弹出 Univariate（单变量一般线性模型）主对话框，选择变量"丙氨酸氨基转移酶含量[ALT]"，单击第一个 ▶，将其选入 Dependent Variable（应变量）框中；选择变量"处理组[group]"和"区组[block]"，单击第二个 ▶，将其选入 Fixed Factor（s）（固定因素）框中，如图 6-9 所示。

（2）单击右上方的 Model，弹出 Model（模型）子对话框。在 Specify Model（指定方差分析模型）单选框组中选择 Custom（自定义），在中部的 Build Term（s）（构造条件）下拉列表框中选择 Main effects（主效应）；选中"group"和"block"，单击中间的 ▶，将其选入右侧的 Model 框中，如图 6-10 所示，单击 Continue 返回。

（3）单击 Post Hoc，弹出 Post Hoc 子对话框，选中变量"group"，单击中间的 ▶，将其选入右侧的 Post Hoc Tests for 框中，在 Equal Variances Assumed 复选框组中选择 S-N-K，如图 6-11 所示，单击 Continue 返回，再单击 OK，输出结果。

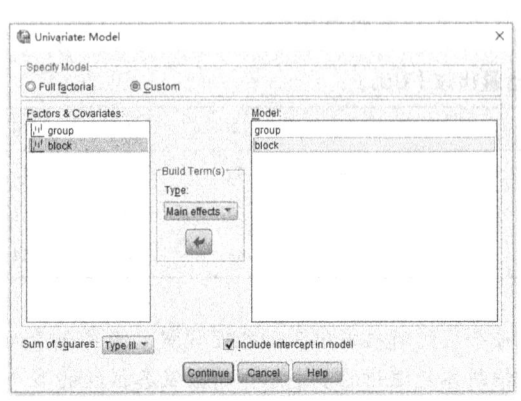

图 6-10　Model 子对话框

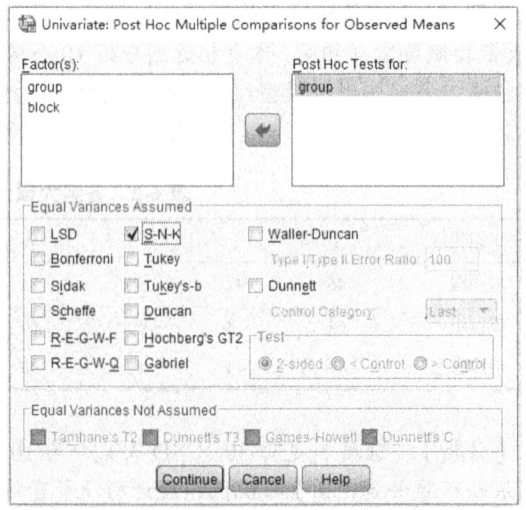

图 6-11　Post Hoc 子对话框

【结果】　例 6-2 的 SPSS 输出结果如下：

Univariate Analysis of Variance

Between-Subjects Factors

		Value Label	N
group 处理组	1.00	对照组	10
	2.00	模型组	10
	3.00	治疗组	10
block 区组	1.00		3
	2.00		3
	3.00		3
	4.00		3
	5.00		3
	6.00		3
	7.00		3
	8.00		3
	9.00		3
	10.00		3

Tests of Between-Subjects Effects

Dependent Variable: ALT 丙氨酸氨基转移酶含量

Source	Type III Sum of Squares	df	Mean Square	F	Sig.
Corrected Model	1801.567[a]	11	163.779	10.388	.000
Intercept	83529.633	1	83529.633	5297.863	.000
group	1612.867	2	806.433	51.148	.000
block	188.700	9	20.967	1.330	.289
Error	283.800	18	15.767		
Total	85615.000	30			
Corrected Total	2085.367	29			

a. R Squared = .864 (Adjusted R Squared = .781)

Post Hoc Tests
处理组
Homogeneous Subsets

ALT 丙氨酸氨基转移酶含量

Student-Newman-Keuls[a,b]

处理组	N	Subset 1	Subset 2
对照组	10	46.2000	
治疗组	10	49.1000	
模型组	10		63.0000
Sig.		.120	1.000

Means for groups in homogeneous subsets are displayed
Based on observed means
The error term is Mean Square(Error) = 15.767
a. Uses Harmonic Mean Sample Size = 10.000
b. Alpha = 0.05

【解释】

（1）第一个表格为所分析因素的取值情况列表，由表中可见，处理组分为 3 个水平，各有 10 次测量（$N_i=10$）；区组因素共有 10 个水平，各有 3 次测量（$N_i=3$）。

（2）第二个表格为随机区组方差分析的结果：①检验结果的第一行是校正方差分析模型（**Corrected Model**）的检验，$F=10.388$，$P<0.001$，差异有统计学意义，可以用它来继续判断模型中系数有无统计学意义；②第二行是截距（**Intercept**），在分析中无实际意义，可忽略；③第三行是处理组的方差分析结果，$F=51.148$，$P<0.001$，按 $\alpha=0.05$ 水准，拒绝 H_0，接受 H_1，差异有统计学意义，可认为对照组、模型组和治疗组三组的丙氨酸氨基转移酶含量不全相同；④第四行是区组的方差分析结果，$F=1.330$，$P=0.289$，按 $\alpha=0.05$ 水准，不拒绝 H_0，差异无统计学意义，尚不能认为十个区组的总体均数不全相同。

（3）第三个表格为采用 **S-N-K** 检验进行两两比较的结果，由表中可见，对照组和治疗组在第 1 亚组（组内两两比较 P 值为 0.120），模型组在第 2 亚组（组内两两比较 P 值为 1.000）。按 $\alpha=0.05$ 水准，模型组与对照组、模型组与治疗组之间的差异均有统计学意义，对照组与治疗组之间的差异无统计学意义，可认为模型组与对照组、模型组与治疗组对血清丙氨酸氨基转移酶（ALT）含量影响作用不同。

三、思考练习参考答案

（一）是非题

1. 若单因素方差分析结果为 $F>F_{0.05,\nu}$，可认为各组均数都不相同。（　　）
【答案】 －　**【评析】**　本题考察点：方差分析的推断结论。
单因素方差分析即完全随机设计计量资料多个样本均数的方差分析结果，如果差异有统计学意义，可说明多个总体均数中至少有两个不同，不能说明任意两个总体均数都不同。要比较多个总体均数中哪两个不同，哪两个相同，需进一步作多个样本均数的两两比较。

2. 完全随机设计资料的方差分析中，组间均方表示处理效应和抽样误差综合结果。（　　）
【答案】 －　**【评析】**　本题考察点：方差分析的分解。
完全随机设计资料的方差分析中，总变异可以分解为组间变异和组内变异（抽样误差），组间均方是组间离均差平方和除以其相应的自由度得到的平均变异指标。

3. 定量资料两样本均数的比较，采用 t 检验与 F 检验均可。（　　）
【答案】 ＋　**【评析】**　本题考察点：方差分析与 t 检验的联系。
完全随机设计的两样本均数比较时，方差分析和双侧 t 检验的结果一致，且 $F=t^2$。

4. 方差分析可用于推断多组样本均数之间有无差异。（　　）
【答案】 －　**【评析】**　本题考察点：方差分析的用途。
方差分析的用途是推断两个及两个以上计量资料总体均数之间有无差异。

5. 多个样本均数的两两比较可用成组 t 检验。（　　）
【答案】 －　**【评析】**　本题考察点：多个样本均数比较的正确做法。
如果将多个样本均数进行两两的 t 检验，会增加犯第Ⅰ类错误的概率，因此，多组资料的比较不能用 t 检验进行两两比较，而应采用方差分析后进行 q 检验（S-N-K 检验）或 LSD-t 检验等。

6. 如果随机区组设计的资料用完全随机设计方差分析来分析，那么前者的 $SS_{区组}+SS_{误差}$ 等于后者的 $SS_{组内}$，因此，这样做有可能降低了检验效率。（　　）
【答案】 ＋　**【评析】**　本题考察点：完全随机设计与随机区组设计的区别。
资料的统计分析方法应根据其设计方案来决定。完全随机设计方差分析的组内变异相当于随机区组设计的区组变异和误差两部分，因而少分析一个区组因素，可能降低了检验效率。

7. 方差分析中，组间的离均差平方和不会小于组内的离均差平方和。（　　）
【答案】 －　**【评析】**　本题考察点：方差分析中，各部分变异的关系。
当 $H_0: \mu_1=\mu_2=\ldots=\mu_k$ 成立时，即各处理组的样本来自相同总体，即处理因素无作用，则组间变异和组内变异一样，只反映随机误差作用的大小。如果此时无抽样误差，则 $SS_{组间}=SS_{组内}$，从理论上讲此时 $F=1$，但由于抽样误差的影响，$SS_{组间}$ 会略大于或小于 $SS_{组内}$。

8. 随机区组设计的资料可用完全随机方差分析进行统计处理，但这样做就降低了统计效率。（　　）

【答案】 + 【评析】 本题考察点：完全随机设计与随机区组设计的区别。

资料的统计分析方法应根据其设计方案来决定。完全随机设计要求研究对象之间是相互独立的，而随机区组设计是按照一定的条件将研究对象进行了配伍，研究对象之间不是相互独立的，因而一般不能用完全随机设计方差分析进行统计分析，但在实验中，因实验动物死亡等造成例数不等，不能用随机区组方差分析，可以用完全随机设计方差分析进行统计分析，此时完全随机设计方差分析的组内变异相当于随机区组设计的区组变异和误差两部分，少分析一个区组因素，因此降低了统计效率。

9. 完全随机设计的资料可用随机区组方差分析进行统计处理以提高统计效率。 （　　）

【答案】 － 【评析】 本题考察点：完全随机设计与随机区组设计的区别。

资料的统计分析方法应根据其设计方案来决定。随机区组设计是在实验之前就对各样本进行了严格的区组设计，包含区组因素和处理组因素，而完全随机设计在实验之前并未规定区组因素，因此不能用随机区组方差分析进行统计分析。

10. 完全随机设计资料的方差分析中，组内均方表示抽样误差的大小。 （　　）

【答案】 + 【评析】 本题考察点：完全随机设计的方差分析中，各部分变异的含义。

完全随机设计的方差分析中，组内变异仅反映随机误差（含个体差异和测量误差），故又称误差变异。

（二）选择题

1. 完全随机设计资料的方差分析中，必然有_____。
a. $SS_{组间} > SS_{组内}$ b. $MS_{总} = MS_{组间} + MS_{组内}$ c. $SS_{总} = SS_{组间} + SS_{组内}$
d. $MS_{组间} > MS_{组内}$ e. $\nu_{组内} > \nu_{组间}$

【答案】 c 【评析】 本题考察点：完全随机设计方差分析中的变异分解。

完全随机设计方差分析中总变异可分解为组间变异和组内变异，即总离均差平方等于组间离均差平方和与组内离均差平方和（$SS_{总} = SS_{组间} + SS_{组内}$）。

2. 随机区组设计资料的方差分析将总变异分为_____。
a. 组间变异、组内变异两部分 b. 处理、区组、误差三部分 c. 标准差、标准误两部分
d. 抽样、系统、随机测量三部分 e. 以上说法都不对

【答案】 b 【评析】 本题考察点：随机区组设计方差分析中的变异分解。

随机区组设计方差分析中的总变异可以分解为3个部分，即处理组间变异、区组间变异和误差。

3. 方差分析中，当 $F > F_{0.05(\nu)}$，$P < 0.05$ 时，结果_____。
a. 可认为各样本均数都不相等 b. 证明各总体均数不等或不全相等
c. 可认为各总体均数都不相等 d. 可认为各总体均数不等或不全相等
e. 证明各总体均数都不全相等

【答案】 d 【评析】 本题考察点：方差分析的推断结论。

方差分析中，$P < 0.05$，差别有统计学意义，可认为各总体均数不等或不全相等。若比较多个总体均数中哪两个不同，哪两个相同，需进一步进行两两比较。

4. 通常情况下，当零假设（H_0）为 $\mu_1 = \mu_2 = \mu_3$ 时，备择假设为_____。
a. $\mu_1 \neq \mu_2 \neq \mu_3$ b. $\mu_1 \neq \mu_2$ 且 $\mu_2 \neq \mu_3$ c. $\mu_1 \neq \mu_2$ 且 $\mu_2 \neq \mu_3$ 且 $\mu_1 \neq \mu_3$
d. $\mu_1 \neq \mu_2$ 或 $\mu_2 \neq \mu_3$ 或 $\mu_1 \neq \mu_3$ e. 以上说法都不对

【答案】 d 【评析】 本题考察点：方差分析的检验假设。

方差分析中，无效假设为各总体均数相等，备选假设为各总体均数不等或不全相等。

5. 随机区组设计资料的方差分析中，处理组 F 值的计算公式为_____。
a. $MS_{区组}/MS_{误差}$ b. $MS_{区组}/MS_{处理}$ c. $MS_{处理}/MS_{误差}$ d. $MS_{处理}/MS_{区组}$ e. $MS_{误差}/MS_{处理}$

【答案】 c 【评析】 本题考察点：随机区组设计方差分析检验统计量 F 值的计算方法。

随机区组设计方差分析的检验统计量包括处理组 F 值和区组 F 值，其中，处理组 F 值的计算公式为 $MS_{处理}/MS_{误差}$，区组 F 值的计算公式为 $MS_{区组}/MS_{误差}$。

6. 当组数等于2时，对于同一资料，方差分析结果与 t 检验结果相比，_____。
a. t 检验结果更为准确 b. 方差分析结果更为准确 c. 完全等价且 $t = \sqrt{F}$
d. 完全等价且 $F = \sqrt{t}$ e. 两者结果可能出现矛盾

【答案】 c 【评析】 本题考察点：方差分析与 t 检验的联系。
完全随机设计的两样本均数比较时，方差分析和双侧 t 检验的结果一致，且 $F=t^2$。

7. 服从 Poisson 分布的资料转换成正态分布时适用的方法_____。
a. 平方根反正弦转换　　b. 平方根转换　　c. 倒数转换　　d. 三角函数转换　　e. 对数转换
【答案】 b 【评析】 本题考察点：变量变换。
平方根变换可使服从 Poisson 分布的资料正态化。

8. 抗体滴度资料、疾病潜伏期、食品、蔬菜、水果中农药的残留量等资料，转换成正态分布时适合的方法为_____。
a. 平方根转换　　b. 三角函数转换　　c. 对数转换　　d. 平方根反正弦转换　　e. 以上都不对
【答案】 c 【评析】 本题考察点：变量变换。
抗体滴度资料一般服从对数正态分布，疾病潜伏期的数据多为方差不齐，农药残留量的散点图多呈曲线化。将这些资料进行对数变换后，可实现：①对数分布资料正态化；②使数据方差齐性；③曲线直线化。

（三）应用分析题

1. 某研究者为研究卡托普利、氯沙坦对慢性肾小球肾炎的疗效，将 90 名慢性肾小球肾炎患者随机分为 3 组进行双盲临床，其中卡托普利组 30 人，氯沙坦组 30 人，对照组 30 人，用药治疗 90 天后分别于用药前后观测患者血压、血白蛋白、血肌苷、尿蛋白、尿钠等指标的变化情况。请问如何判断三组药物的疗效是否不同。
【解答】 （1）该研究是将 90 名慢性肾小球肾炎患者随机分为 3 组进行临床试验，通过测量 5 个指标评价疗效，这 5 个指标均为计量资料，因而属于完全随机设计的多组计量资料。
（2）要比较卡托普利、氯沙坦组和对照组疗效是否不同，即推断完全随机设计的多个样本均数分别代表的多个总体均数是否相同，应采用完全随机设计的方差分析。
（3）方差分析后进行 q 检验（S-N-K 检验）或 LSD-t 检验进行两两比较。
【评析】 本题考察点：完全随机设计计量资料的假设检验方法。

2. 某研究人员将 30 只大白鼠随机等分成三组，分别接种 A、B、C 3 种不同的细菌，测得接种不同细菌后存活天数的均数±标准差分别为 5.50 ± 2.80、7.50 ± 3.62、14.00 ± 6.50。该研究者对数据进行了方差分析，进而经 LSD 检验，A 细菌与 C 细菌、B 细菌与 C 细菌之间均有统计学意义，而 A 细菌与 B 细菌之间无统计学意义。请问该研究者所做的统计处理是否合理？为什么？
【解答】 （1）研究者对数据的统计处理方法是合理的。
（2）本研究是将研究对象随机分为三个组，测量的指标"存活天数"为计量资料，应采用完全随机设计的方差分析。
【评析】 本题考察点：完全随机设计计量资料的假设检验方法。

3. 将 30 只大鼠随机分为 3 组，用二氧化硅（SiO_2）50mg 染尘，分别于染尘后 1、3、6 个月处死，称量全肺湿重（表 6-3），试说明染尘后 1、3、6 个月 3 个时期的全肺湿重是否有变化？
【解答】 该题目的是推断完全随机设计的多个样本均数分别代表的多个总体均数是否相同，应用完全随机设计的方差分析。调用 SPSS 的 One-Way ANOVA 过程进行完全随机设计的方差分析，得 $F = 15.038$，$P<0.001$，按 $\alpha = 0.05$ 水准，拒绝 H_0，接受 H_1，差异有统计学意义，可认为 3 个时期的全肺湿重不全相同。采用 S-N-K 检验进行两两比较，按 $\alpha = 0.05$ 水准，染尘后 1 个月与 6 个月、3 个月与 6 个月的全肺湿重之间的差异均有统计学意义，而染尘后 1 个月与 3 个月的全肺湿重之间的差异无统计学意义。
【评析】 本题考察点：完全随机设计的方差分析及其两两比较。

4. 某人研究某研究机构工作人员的血脂水平，随机抽取不同年龄组男性各 10 名受试对象，检测他们的总胆固醇含量（mmol/L），其结果见表 6-4，试做统计分析。
【解答】 该题目的是推断完全随机设计的多个样本均数分别代表的多个总体均数是否相同，应用完全随机设计的方差分析。调用 SPSS 的 One-Way ANOVA 过程进行完全随机设计的方差分析，得 $F = 7.358$，$P = 0.003$，按 $\alpha = 0.05$ 水准，拒绝 H_0，接受 H_1，差异有统计学意义，可认为三个年龄组男性的总胆固醇含量不全相同。采用 S-N-K 检验进行两两比较，按 $\alpha = 0.05$ 水准，青年组与中年组、青年组与老年组之间的差异均有统计学意义，可以认为青年男性与中年男性、青年男性与老年男性的总胆固醇含量不同，而中年男性与老年男性的总胆固醇含量差异无统计学意义。

表 6-3 SiO$_2$ 50mg 染尘后 3 个时期大鼠全肺湿重（g）观测结果

1 个月	3 个月	6 个月
3.3	4.4	3.6
3.6	4.4	4.4
4.3	3.4	5.1
4.1	4.2	5.0
4.2	4.7	5.5
3.3	4.2	4.7
3.5	4.3	4.8
3.4	4.1	5.2
3.6	3.8	5.1
4.1	3.6	4.7

表 6-4 三组人群的总胆固醇含量（mmol/L）

青年组	中年组	老年组
4.90	5.11	5.20
4.85	5.12	5.26
4.92	4.88	5.23
5.16	5.22	5.12
4.92	4.98	5.32
4.75	5.13	5.24
5.16	5.15	5.20
4.88	4.97	4.99
5.06	5.16	5.16
5.20	5.24	5.18

【评析】　本题考察点：完全随机设计的方差分析及其两两比较。

5. 测量某社区居民的身高均数为 163.08cm，标准差为 8.17cm，体重均数为 65.61kg，标准差为 11.76kg，测得腰围均数为 82.61cm，标准差为 10.95cm。试问能否对上述三项指标进行方差分析。

【解答】　该题目是测量了某社区居民的身高、体重和腰围三项指标，计算了相应的均数与标准差，没有对社区居民进行分组，不是分组资料，因而不能对上述三项指标进行方差分析。

【评析】　本题考察点：完全随机设计的方差分析的目的。

6. 为研究雌激素对大鼠子宫重量的影响，取 10 窝大白鼠，每窝 3 只，随机地分配到 3 个组内接受不同剂量雌激素的注射，经过一段时间后测定子宫重量（表6-5），问：注射雌激素对大白鼠子宫重量是否有影响？

表 6-5 不同剂量组大白鼠的子宫重量（g）

窝别	雌激素剂量（μg/100g）		
	0.2	0.4	0.8
1	106	116	145
2	42	68	115
3	70	111	133
4	42	63	87
5	45	67	90
6	42	70	116
7	75	120	140
8	102	120	150
9	78	112	139
10	60	98	125

【解答】　该资料目的是推断各处理组的多个总体均数及各区组的多个总体均数是否相同，应用随机区组设计的方差分析。调用 SPSS 的 **Univariate** 过程进行随机区组设计的方差分析。对于处理组，$F_{处理}$ = 135.532，$P<0.001$，按 $\alpha = 0.05$ 水准，拒绝 H_0，接受 H_1，差异有统计学意义，可认为三个不同注射计量雌激素对大白鼠子宫重量有影响；对于区组，$F_{区组}$ = 25.215，$P<0.001$，按 $\alpha = 0.05$ 水准，不拒绝 H_0，差异有统计学意义，可认为 10 个区组的总体均数不全相同。采用 **S-N-K** 检验进行两两比较，处理组比较：按 $\alpha = 0.05$ 水准，0.2、0.4、0.8μg/100g 三个剂量组之间均不相同。10 个区组之间比较：4、5、2、6 区组之间，10、3、9、7 区组之间，3、9、7、1、8 区组之间两两比较差异均无统计学意义（$P>0.05$）；其余两两比较差异均有统计学意义（$P<0.05$）。

【评析】　本题考察点：随机区组设计的方差分析及其两两比较。

7. 某医师为研究一种降糖新药的疗效，以统一的纳入、排除标准选择 30 名 2 型糖尿病患者，随机分为 3 组分别接受不同的处理。其中，降糖新药高剂量组 10 人、低剂量组 10 人、对照组 10 人。对照组服用公认的降糖药物，治疗 4 周后测得其餐后 2 小时血糖的下降值，结果见表6-6。问该降糖药是否有效？

表 6-6 2 型糖尿病患者治疗 4 周后餐后 2 小时血糖的下降值（mmol/L）

高剂量组	低剂量组	对照组
5.5	−0.5	0.9
9.6	5.6	7.0
6.2	4.1	3.9
8.8	−1.8	1.5
9.1	−0.2	6.5
5.2	6.3	3.2
3.6	2.0	4.0
5.9	4.3	2.0
8.2	3.0	1.8
5.0	6.4	2.8

【解答】　该题目的是推断完全随机设计的多个样本均数分别代表的多个总体均数是否相同，应用完全随机设计的方差分析。调用 **SPSS** 的 **One-Way ANOVA** 过程进行完全随机设计的方差分析，得 $F = 7.512$，$P = 0.003$，按 $\alpha = 0.05$ 水准，拒绝 H_0，接受 H_1，差异有统计学意义，可认为三组人群的餐后 2 小时血糖下降值不全相同。采用 **S-N-K** 检验进行两两比较，按 $\alpha = 0.05$ 水准，高剂量组与低剂量组、高剂量组与对照组之间的差异均有统计学意义，可认为高剂

量与低剂量降糖新药、高剂量降糖新药与对照组的餐后2小时血糖的下降值不相同，而低剂量组与对照组之间的差异无统计学意义。

【评析】 本题考察点：完全随机设计的方差分析及其两两比较。

8. 测得100名慢性乙型肝炎患者的HBsAg滴度数据见表6-7，能否将此资料转换为正态分布。

表6-7　100名慢性乙型肝炎患者的HBsAg滴度

抗体滴度	1：16	1：32	1：64	1：128	1：256	合计
人数	6	18	35	28	13	100

【解答】
（1）该资料为HBsAg滴度资料，服从对数分布，可采用对数变换的方法，使之正态化。
（2）对数变换结果见表6-8。

表6-8　100名慢性乙型肝炎患者的HBsAg滴度

抗体滴度倒数的对数值	1.20	1.51	1.81	2.11	2.41	合计
人数	6	18	35	28	13	100

【评析】 本题考察点：变量变换。

9. 某研究者将24名贫血患儿按年龄及贫血程度分成8个区组（区组数$b=8$），每区组中三名儿童用随机的方式分配给A、B和C三种不同的治疗方法（处理组数$k=3$）。治疗后测定血红蛋白含量的增加量（g/L），试问：
（1）这是一种什么设计方案？
（2）若比较三种方法治疗后血红蛋白含量的增加量有无差别，应选用何种方法？

【解答】
（1）本例中将24名贫血患儿按年龄及贫血程度分成8个区组，每区组中三名儿童用随机的方式分配给A、B和C三种不同的治疗方法，因而属于随机区组设计方案。

（2）比较三种方法治疗后血红蛋白含量的增加量有无差别，应选用随机区组设计资料方差分析。

表6-9　不同剂量组小白鼠的体重重量（g）

窝别	甲饲料	乙饲料	丙饲料
1	62	66	75
2	54	55	60
3	70	68	80
4	40	45	39
5	51	57	66
6	42	40	46
7	41	46	37
8	71	68	80

【评析】 本题考察点：正确判断资料类型和根据资料类型选择统计分析方法。

10. 为研究三种饲料对小白鼠体重增加的影响。拟用8窝小白鼠，每窝三只，随机安排喂养甲、乙、丙三种饲料。4周后观察小白鼠体重增加情况，结果见表6-9。问：不同饲料组之间小白鼠的体重增加是否不同？不同窝别之间小白鼠的体重增加是否不同？

【解答】 该资料目的是推断各处理组的多个总体均数及各区组的多个总体均数是否相同，应用随机区组设计的方差分析。调用SPSS的Univariate过程进行随机区组设计的方差分析。对于处理组，$F_{处理}=4.477$，$P=0.031$，按$\alpha=0.05$水准，拒绝H_0，接受H_1，差异有统计学意义，可认为不同饲料组之间小白鼠的体重增加不同；对于区组，$F_{区组}=27.814$，$P<0.001$，按$\alpha=0.05$水准，拒绝H_0，差异有统计学意义，可以认为8个区组的总体均数不全相同。采用S-N-K检验进行两两比较，处理组比较：按$\alpha=0.05$水准，甲饲料与丙饲料之间的差异有统计学意义，可以认为甲饲料与丙饲料对小白鼠体重增加的影响不同，而甲饲料与乙饲料、乙饲料与丙饲料之间差异均无统计学意义。区组比较：4、7、6区组之间，2、5区组之间，1、3、8区组之间差异无统计学意义（$P>0.05$），其余两两比较差异有统计学意义（$P<0.05$）。

【评析】 本题考察点：随机区组设计的方差分析及其两两比较。

四、补充思考练习

（一）是非题（正确记"+"，错误记"-"）

1. 完全随机设计方差分析中的组内均方就是误差均方。　　　　　　　　　　　　　　　　　（　　）

2. 完全随机设计资料方差分析中要求各组均数相差不大。（   ）
3. 若对 4 个均数作差别的统计检验，可以分别作两两比较的 6 次 t 检验以作详细分析。（   ）
4. 同一批资料两样本均数比较作 t 检验和作方差分析，双侧 $t_{0.05,v}^2 = F_{0.05(1,v)}$。（   ）
5. 各组数据呈严重偏态时不可以直接做方差分析。（   ）
6. 配伍组设计方差分析中总自由度等于配伍组间自由度与处理组间自由度之和。（   ）
7. 方差齐性检验结果 $P>0.05$，按 $\alpha=0.05$ 水准，不拒绝 H_0，可认为样本满足方差齐性要求。（   ）
8. 抗体滴度资料经对数转换后可做方差分析，若方差分析得 $P<0.05$，则可认为实测数据的各总体算术均数不全相等。（   ）

（二）选择题（从 a～e 中选出一个最佳答案）

1. 对于单因素多水平设计，在选择方差分析方法进行分析时，以下_____不需考虑？
   a. 各组均数是否相等   b. 各组方差是否相等   c. 各组是否服从正态分布
   c. 个体间是否独立   e. 计量资料
2. 各组数据的_____时，不可直接作方差分析。
   a. 均数相差较大   b. 方差相差较大   c. n 相差较大   d. 方差都比较大   e. n 都较大
3. 完全随机设计方差分析中，总变异等于_____。
   a. $SS_{组间}+SS_{组内}$ b. $SS_{组间}-SS_{组内}$ c. $MS_{组间}+MS_{组内}$ d. $MS_{组间}-MS_{组内}$ e. 以上都不对
4. 对 k 个处理组，b 个随机区组资料的方差分析，其误差的自由度为_____。
   a. $kb-k-b$ b. $kb-k-b-1$ c. $kb-k-b-2$ d. $kb-k-b+1$ e. $kb-k-b+2$
5. 为研究血型与血红蛋白含量的关系，随机抽查 100 人的血型与血红蛋白含量后作方差分析，若结果是 $P<0.05$，则在 α 水平上可认为_____，血型与血红蛋白含量有关。
   a. 这 100 人不同血型者的血红蛋白含量均数不全相同
   b. 这 100 人中不同血型者的血红蛋白含量均数不相同
   c. 不同血型者的血红蛋白含量均数不全相同
   d. 不同血型者的血红蛋白含量均数都不相同
   e. 不同血型者的血红蛋白含量均数没有差异
6. 随机区组设计的方差分析用于_____。
   a. 多个样本均数间的两两比较
   b. 比较各个区组间的样本均数有无差别
   c. 比较各个区组间的总体均数有无差别
   d. 比较各个处理组间的样本均数有无差别
   e. 比较各个处理组总体均数之间和各个区组总体均数之间有无差别
7. 配伍组中的各观察个体要求_____。
   a. 是同一个个体
   b. 给予相同的处理
   c. 相互间的差别越大越好
   d. 除处理因素外，其他可能影响观察指标（效应指标）的因素和条件都相向或相近
   e. 相互独立
8. 平方根反正弦转换 $\sin^{-1}\sqrt{x}$ 是改善资料正态性与方差齐性的一种数据转换方法，适用于_____资料。
   a. 对称分布   b. 百分比   c. 普哇松分领   d. 对数正态分布   e. 偏态分布
9. 完全随机设计的五个均数，一个对照组分别和四个试验组进行比较，可以选择的检验方法是_____。
   a. z 检验   b. t 检验   c. LSD-t 检验   d. SNK-q 检验   e. Levene 检验
10. 各样本方差与均数之比值比较接近时，或均数与方差成比例时，不宜直接作方差分析，此时可考虑用_____转换，改善资料的方差齐性。
    a. 对数   b. 平方根   c. 倒数   d. 平方根反正弦   e. 上述都可以

（三）应用分析题

1. 为了研究铅作业与工人尿铅含量的关系；某研究者随机抽查 4 种作业工人共 40 人，其中铅作业组、调离铅作业组、非铅作业组、对照组各 10 人，检测尿铅含量结果见表 6-10。该研究者采用完全随机设计两

样本均数比较的 t 检验进行两两比较，得出结论：铅作业组与调离铅作业组之间以及非铅作业组与对照组之间尿铅含量的差异均无统计意义（$P>0.05$），而铅作业组与非铅作业组和对照组之间的差异均有统计学意义（$P<0.05$），且调离铅作业组与非铅作业组和对照组之间的差异也均有统计学意义（$P<0.05$）。该研究者的统计方法是否正确？为什么？

表 6-10　4 种作业工人尿铅含量（mg/L）测定结

分组	工人尿铅含量									
铅作业组	0.01	0.28	0.40	0.18	0.24	0.14	0.16	0.15	0.19	0.21
调离铅作业组	0.18	0.03	0.20	0.14	0.23	0.12	0.13	0.11	0.16	0.08
非铅作业组	0.14	0.02	0.05	0.02	0.13	0.10	0.04	0.01	0.06	0.10
对照组	0.03	0.01	0.08	0.06	0.00	0.03	0.07	0.08	0.04	0.03

2. 为研究各期硅沉着病（矽肺）患者平均血清铜监蛋白含量是否相同，某职业病防治所对 30 名矿工分别测定该指标（活性单位/100ml），结果见表 6-11，该医师认为该资料是完全随机设计的多组计量资料，用完全随机设计的方差分析进行检验，得 $F=9.998$，$P<0.001$，差异有统计学意义，故认为 1 期矽肺患者血清铜蓝蛋白含高于其他两个分期。该医师所得结论是否正确？为什么？

表 6-11　各期硅沉着病（矽肺）患者血清铜蓝蛋白含含量比较

项目	患者血清铜蓝蛋白含量（活性单位/100ml）									
0 期	8.0	9.0	6.3	5.4	8.5	5.6	5.4	5.5	7.2	5.6	5.8
0~1 期	8.5	4.3	11.0	9.0	6.7	9.0	10.5	7.7	7.7	9.3	8.1
1 期	11.3	7.4	9.5	8.5	9.6	10.8	9.0	12.6	13.9	6.5	12.1

3. 为研究 4 种饲料的营养价值，某研究者将 32 只大鼠按窝别相同、体重相近等条件划分为 8 个区组，每个区组的中的 4 只大鼠随机分到 4 组中，分别用 4 种含有不同营养素的饲料饲养。4 周后测量体重增量（g），结果见表 6-12。该研究者采用完全随机设计的方差分析，得 $F=19.162$，$P<0.001$，差异有统计学意义，故认为 4 种饲料的营养价值不全相同。该研究者的统计方法是否正确？为什么？

表 6-12　4 种饲料饲养大鼠 4 周后体重增量（g）

区组号	甲种	乙种	丙种	丁种
1	24	15	37	57
2	42	28	37	51
3	60	29	47	53
4	50	29	42	51
5	42	24	34	60
6	39	38	27	69
7	47	21	32	54
8	53	37	42	59

4. 某医师研究有不同程度腹水的肝硬化患者血浆肾素活性，随机抽取并测得不同程度腹水的肝硬化患者血浆肾素活性的结果见表 6-13，问 4 种研究对象血浆肾素活性的均数有无差别？

表 6-13　不同程度腹水的肝硬化患者血浆肾素活性（μg/ml）

组别	大量腹水	有腹水	无腹水	对照
例数	6	8	7	8
均数	12.633	6.00	1.23	0.53
标准差	6.66	2.05	1.16	0.26

第6章 方差分析

五、补充思考练习参考答案

（一）是非题

1. +   2. -   3. -   4. +   5. +   6. -   7. +   8. -

（二）选择题

1. a   2. b   3. a   4. d   5. c   6. e   7. d   8. b   9. c   10. b

（三）应用分析题

1.【解答】 （1）该研究者的统计方法不正确。t 检验适用于完全随机设计的两组计量资料的比较，不适用于多组计量资料的比较，因为直接用 t 检验对每两个均数进行假设检验，犯第Ⅰ类错误的概率会增加。
（2）正确做法：该资料应用完全随机设计的方差分析，目的是推断完全随机设计的多个样本均数分别代表的多个总体均数是否相同。调用 SPSS 的 One-Way ANOVA 过程进行完全随机设计的方差分析，得 $F = 11.579$，$P<0.001$，按 $\alpha = 0.05$ 水准，拒绝 H_0，接受 H_1，差异有统计学意义，可认为四组作业工人尿铅含量不全相同。采用 S-N-K 检验进行两两比较，按 $\alpha = 0.05$ 水准，铅作业组与对照组、非铅作业组两两之间的差异均有统计学意义，调离铅作业组与非铅作业组和对照组两两之间的差异有统计学意义，而铅作业组与调离铅作业组、非铅作业组与对照组之间的差异均无统计意义。

2.【解答】 （1）该医师的结论不正确。该题目的是推断完全随机设计的多个样本均数分别代表的多个总体均数是否相同，该医师采用完全随机设计的方差分析进行检验是正确的。当拒绝检验假设时，只能认为各总体均数不全相同，即三个总体均数中至少有两个不同。至于三个总体均数中哪两个不同，哪两个相同，则需进一步进行两两比较。因此，尚不能得出该医师所做的结论。
（2）正确做法：常用的两两比较方法是 S-N-K 检验。调用 SPSS 的 One-Way ANOVA 过程进行完全随机设计的方差分析，得 $F = 9.998$，$P<0.001$，按 $\alpha = 0.05$ 水准，拒绝 H_0，接受 H_1，差异有统计学意义，可认为矽肺患者不同分期血清铜蓝蛋白含量不全相同。采用 S-N-K 检验进行两两比较，按 $\alpha = 0.05$ 水准，0 期、0～1 与 1 期三组患者两两之间的差异均有统计学意义，可认为矽肺不同分期患者的血清铜蓝蛋白含量均不同。

3.【解答】 （1）该研究者的统计方法不正确。32 只大鼠按窝别相同、体重相近等条件划分为 8 个区组，每个区组的 4 只大鼠随机分到 4 组中，分别用 4 种含有不同营养素的饲料饲养，测定体重增量（g），属于随机区组设计的多组计量资料，因此，该研究者采用完全随机设计的方差分析进行检验是不正确的。
（2）正确做法：该资料目的是推断各处理组的多个总体均数及各区组的多个总体均数是否相同，应用随机区组设计的方差分析。调用 SPSS 的 Univariate 过程进行随机区组设计的方差分析。对于处理组，$F_{处理} = 22.607$，$P<0.001$，按 $\alpha = 0.05$ 水准，拒绝 H_0，接受 H_1，差异有统计学意义，可认为 4 种饲料的营养价值不全相同；对于区组，$F_{区组} = 1.719$，$P = 0.159$，按 $\alpha = 0.05$ 水准，不拒绝 H_0，差异无统计学意义，尚不能认为 8 个区组的总体均数不全相同。采用 S-N-K 检验进行两两比较，按 $\alpha = 0.05$ 水准，除甲种和丙种饲料之间的差异无统计学意义外，其他各比较组之间的体重增量的差异均有统计学意义。

4.【解答】 该题目是测量三组不同程度腹水的肝硬化患者的血浆肾素活性并设立了一个对照组，四组的样本均数和标准差，属于完全随机设计。目的是要判断四个样本所代表的四个总体均数 μ_1、μ_2、μ_3、和 μ_4 有无差别，应采用多个样本均数比较的方差分析。选择菜单 File → New → Syntax，打开 SPSS Syntax Editor（SPSS 程序编辑）窗口输入程序（程序参照"例 6-3"）。在 Syntax 窗口中选择菜单 Run → All，提交运行。方差分析 $F = 18.972$，$P<0.001$，按 $\alpha = 0.05$ 水准，拒绝 H_0，接受 H_1，差异有统计学意义，可认为 4 种研究对象的血浆肾素活性不同或不全相同。多个样本均数的 LSD-t 检验两两比较结果为除无腹水患者和对照之间的差异无统计学意义外，其他各比较组之间的血浆肾素活性的差异均有统计学意义。

（闫宇翔　郭秀花）

第 7 章 二项分布与 Poisson 分布

一、目的要求

【了解】
1. 二项分布与 Poisson 分布的适用条件和注意事项。
2. 用查表法来估计总体概率的可信区间。

【熟悉】
1. 二项分布与 Poisson 分布的概率分布的概念。
2. 二项分布与 Poisson 分布的特征。
3. 率的抽样误差的概念,率的标准误的计算及其应用。

【掌握】
1. 二项分布与 Poisson 分布的概率函数与累计概率的应用。
2. 率的标准误的意义。
3. 正态近似法估计总体概率的可信区间及适用条件。
4. 二项分布与 Poisson 分布资料的 Z 检验及其适用条件和不同类型。

【重点难点】
1. 重点是二项分布与 Poisson 分布资料的应用、适用条件和注意事项。
2. 难点是学会综合考虑研究目的、设计类型、资料分布类型、样本含量等来正确选用合适的统计推断方法。

二、实例分析与计算机操作

(一) 二项分布及其应用

【例 7-1】 为掌握公交司机非酒精性脂肪肝病(NAFLD)患病情况,某市随机调查了 2015 年参加年度健康体检的公交司机共 1378 名,发现 391 名患有 NAFLD,患病率为 28.37%。若从中随机调查其中 10 名公交司机,该如何求恰有 3 人患 NAFLD 的概率。至多有 3 人或至少有 1 人患 NAFLD 的概率?

【分析】 该资料观察指标分为 NAFLD 患病和不患病二分类,属于二分类计数资料,属于二项分布。应根据二项分布的概率函数和累计概率函数来计算。

【操作】 SPSS 菜单上没有专门针对二项分布应用的项目,可分别调用 SPSS 的概率密度函数 PDF.BINOM(quant, n, prob)和累计分布函数 CDF.BINOM(quant, n, prob)实现。

1. 数据准备

(1) 建立数据库:激活 SPSS 的数据编辑窗口,单击窗口左下角的 **Variable View**(变量视图),定义第一个变量名为 x,**Decimals** 由 2 改为 0,**Label** 输入阳性人数,如图 7-1 所示。选择菜单 **File → Save as**,以"例 7-1".sav 文件名保存。

(2) 输入数据:点击数据编辑窗口左下角的 **Data View**(数据视图),按顺序输入相应的数据 0~10,如图 7-2 所示。

2. 统计分析

(1) 选择 **Transform** 中的 **Compute Variable**,在 Target Variable 框中建立变量 px,在 Functions 框中查找二项分布的概率函数 PDF.BINOM(q, n, p),将其点入 Numeric Expression 框中(此时 3 个参数 q, n, p 变为"?"),在变量框中点 x 替换函数中第一个"?",第二个"?"改为 10,第三个"?"改为 0.2837,即数值表达式(Numeric Expression)是 PDF.BINOM(x, 10, 0.2837),如图 7-3,点 OK 即可产生一个新变量 Px,结果为 x 从 0 到 10 的概率,在 **Variable View**(变量视图)中将 px 的小数位数改为 6 即可,得到如图 7-4 所示对话框。其中 $P(x=3)$ =26.51%。

第7章 二项分布与 Poisson 分布

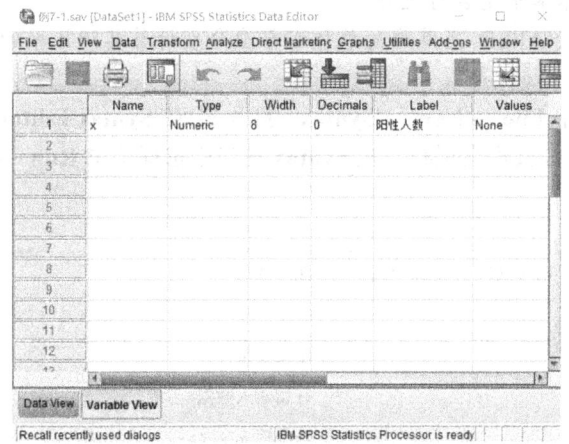

图 7-1　SPSS 的 Variable View 窗口

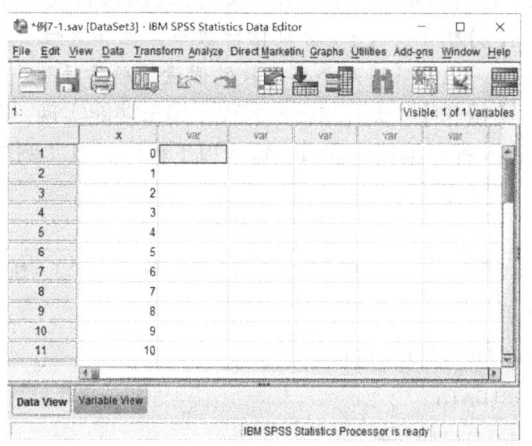

图 7-2　SPSS 的 Data View 窗口

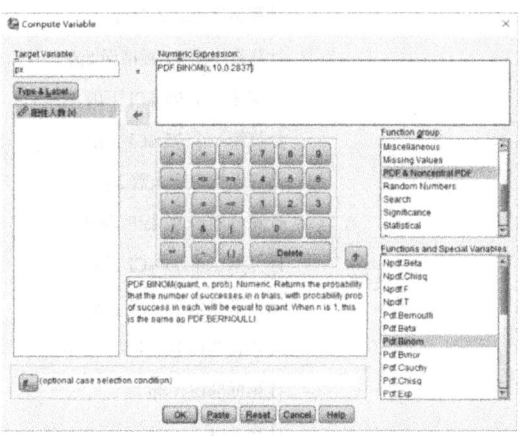

图 7-3　Compute Variable 对话框

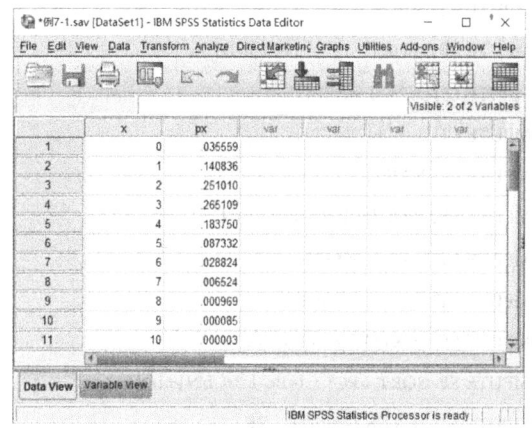

图 7-4　二项分布概率函数

（2）与概率函数 PDF.BINOM（q, n, p）操作相似，将目标变量改为 pcx，PDF.BINOM（q, n, p）改为 CDF.BINOM（q, n, p），即可得到累计概率函数 CDF.BINOM（q, n, p），见图 7-5 与图 7-6。

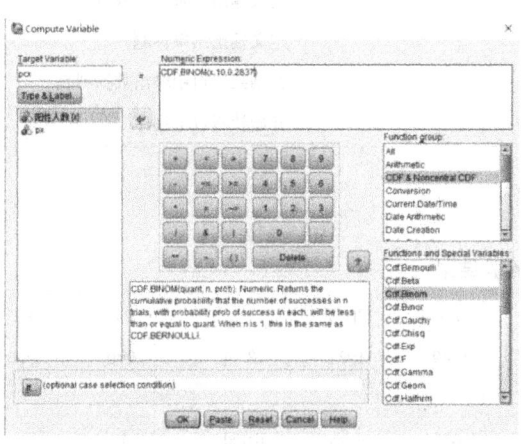

图 7-5　Compute Variable 对话框

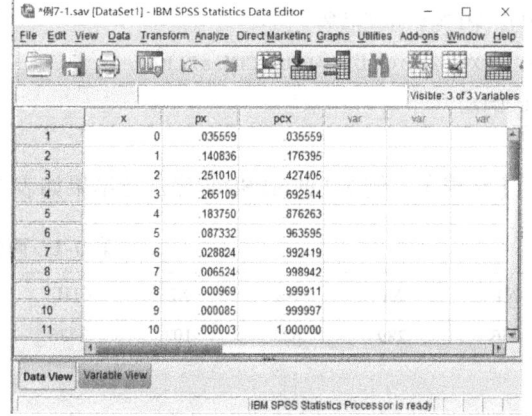

图 7-6　二项分布累计概率函数

【解释】　随机调查其中 10 名公交司机，恰有 3 人患 NAFLD 的概率为 26.51%。至多有 3 人患 NAFLD 的概率是 69.25%，至少有 1 人患 NAFLD 的概率为 $1-P(0)=1-0.035559=96.44\%$。

【例 7-2】　为掌握公交司机非酒精性脂肪肝病（NAFLD）患病情况，某市随机调查了 2015 年参加年度健康体检的公交司机共 1378 名，发现 NAFLD 患病率为 28.37%。其中男性 756 人，NAFLD 患病率为 38.22%，女性 622 人，NAFLD 患病率为 16.40%。（1）分别估计该市男性和女性公交司机 NAFLD 患病率的总体水平。

（2）推断该市男性和女性公交司机 NAFLD 患病率的总体水平是否有差异。

【分析】　（1）分别估计该市男性和女性公交司机 NAFLD 患病率的总体水平应分别计算其阳性率的 95%CI。（2）采用两个率比较的假设检验方法进行推断。

【操作】　调用 SPSS 的程序编辑功能实现。选择菜单 File → New → Syntax，打开 SPSS Syntax Editor（SPSS 程序编辑）窗口，输入以下程序，以"例 7-2".SPS 文件名保存。在 Syntax 窗口中选择菜单 Run → All，提交运行。

```
* N1（男性人数 n1），P1（男性 NAFLD 患病率 p1），N2（女性人数 n2），P2（女性 NAFLD 患病率 p2）.                                                注释变量
DATA LIST FREE/ N1 P1 N2 P2.                                                定义变量
BEGIN DATA                                                                  开始输入数据
756 0.3822 622 0.1640                                                       依次输 n1 x1 n2 x2
END DATA.                                                                   输入数据结束
COMPUTE X1=N1*P1.                                                           计算男性患病人数 x1
COMPUTE SP1=SQRT（P1*（1–P1）/N1）.                                          计算样本率 P1 标准误 Sp1
COMPUTE CI1L=P1–1.96*SP1.                                                   计算第一个 95%CI 下限
COMPUTE CI1U=P1+1.96*SP1.                                                   计算第一个 95%CI 上限
COMPUTE X2=N2*P2.                                                           计算女性患病人数 X2
COMPUTE SP2=SQRT（P2*（1–P2）/N2）.                                          计算样本率 P2 标准误 Sp2
COMPUTE CI2L=P2–1.96*SP2.                                                   计算第二个 95%CI 下限
COMPUTE CI2U=P2+1.96*SP2.                                                   计算第二个 95%CI 上限
COMPUTE PC=（X1+X2）/（N1+N2）.                                              计算合并样本率 Pc
COMPUTE SP=SQRT（PC*（1–PC）*（1/N1+1/N2））.                                 计算标准误（Sp）
COMPUTE z = （X1/N1–X2/N2）/SP.                                             计算 z 值
COMPUTE z1=ABS（z）.                                                        取绝对值
COMPUTE P1=1–CDFNORM（z1）.                                                  计算单侧 P 值
COMPUTE P2=2*P1.                                                            计算双侧 P 值
FORMAT N1 X1 N2 X2 （F8.0）CI1L CI1U CI2L CI2U （F8.4）z P1 P2 （F8.3）.     定义输出结果的小数位数
TITLE 两样本率 z 检验结果.                                                    定义输出结果标题
LIST N1 X1 N2 X2 CI1L CI1U CI2L CI2U z P1 P2.                               在结果窗口中输出数据列表
EXECUTE.                                                                    开始执行以上程序
```

【结果】　例 7-2 的 SPSS 程序运行结果如表 7-1：

表 7-1　两样本率 z 检验结果

N1	X1	N2	X2	CI1L	CI1U	CI2L	CI2U	z	P1	P2
756	289	622	102	.3476	.4168	.1349	.1931	8.941	.000	.000

Number of cases read:　1　Number of cases listed:　1

【解释】　SPSS 依次输出 N1（男性人数）、X1（男性患病人数）、N2（女性人数）、X2（NAFLD 女性患病人数）、CI1L（第一个样本率的 95%CI 下限）、CI1U（第一个样本率的 95%CI 上限）、CI2L（第二个样本率的 95%CI 下限）、CI2U（第二个样本率的 95%CI 上限）、Z（z 值）、P1（单侧 P 值）和 P2（双侧 P 值）。本例该市男性和女性公交司机 NAFLD 患病率的总体水平分别为 34.76%~41.68%、13.49%~19.31%，z = 8.941，双侧 $P<0.001$，按 $\alpha=0.05$ 水准，拒绝 H_0，接受 H_1，差异有统计学意义，可认为该市男性和女性公

交司机 NAFLD 患病率的总体水平不同，男性公交司机 NAFLD 患病率高于女性。

【例 7-3】 某市非体力劳动工作人群亚健康状态发生率为 76.9%，随机抽取该市 48 个事业单位共 1150 名女性非体力劳动工作人员进行调查，发现亚健康发生率为 80.4%。试分析女性是否为亚健康状态的高危人群。

【分析】 该资料为样本率与总体率的比较，应根据样本率与总体率比较的假设检验结果下结论。由于 $n=1150$，$p=80.40\%$，$np=924.6>5$，$n(1-p)=225.4>5$，可以使用 z 检验来进行假设检验。

【操作】 调用 SPSS 的程序编辑功能实现。选择菜单 File → New → Syntax，打开 SPSS Syntax Editor（SPSS 程序编辑）窗口，输入以下程序，以 "例 7-3".SPS 文件名保存。在 Syntax 窗口中选择菜单 Run → All，提交运行。

*N（样本例数 n），PX（样本率 p_x），P0（已知总体率 π_0）.	注释变量 n，p_x，π_0
DATA LIST FREE/ N PX P0.	定义变量
BEGIN DATA	开始输入数据
1150 0.804 0.769	依次输入 n p_x π_0
END DATA.	输入数据结束
COMPUTE X=N*PX.	计算样本阳性数 x
COMPUTE SP=SQRT（P0*（1-P0）/N）.	计算标准误（Sp）
COMPUTE Z =（PX−P0）/SP.	计算 z 值
COMPUTE Z1=ABS（Z）.	取绝对值
COMPUTE P1=1−CDFNORM（Z1）.	计算单侧 P 值
COMPUTE P2=2*P1.	计算双侧 P 值
TITLE　单样本率 z 检验结果.	定义输出结果标题
FORMAT　N X（F8.0）PX P0（F8.4）Z P1 P2（F8.3）.	定义输出结果的小数位数
LIST N X PX P0 Z P1 P2.	在结果窗口中输出数据列表
EXECUTE.	开始执行以上程序

【结果】 例 7-3 的 SPSS 程序运行结果如表 7-2：

表 7-2　单样本率 z 检验结果

N	X	PX	P0	Z	P1	P2
1150	925	.8040	.7690	2.816	.002	.005
Number of cases read:　1				Number of cases listed：　1		

【解释】 SPSS 依次输出 N（样本例数）、X（样本阳性数）、Px（样本率）、π_0（总体率）、Z（z 值）、P1（单侧 P 值）和 P2（双侧 P 值）。本例 $z=2.816$，单侧 $P=0.002$，按 $\alpha=0.05$ 水准，拒绝 H_0，接受 H_1，差异有统计学意义，可以认为女性是亚健康状态的高危人群。

（二）Poisson 分布及其应用

【例 7-4】 某图书馆统计过去一年书籍归还情况，平均每天有 4.2 人因丢失借阅书籍而受罚，问一天中因丢失借阅书籍而受罚的人数少于等于 1 人的概率有多少？

【分析】 例 7-4 仅知道观察单位时间中事件发生的平均次数，只能用 Poisson 分布计算。

【操作】 调用累计概率函数 CDF.POISSON（quant，mean）实现。与例 7-1 相似，建立数据文件例 7-4，在变量 x 中输入 0、1，选择 Transform 中的 Compute，在 Target Variable 框中建立变量 pcx，在 Functions 框中查找 Poisson 分布的累计概率函数 CDF.POISSON（quant，mean），将其点入 Numeric Expression 框中（此时 2 个参数变为两个 "？" 即 CDF.POISSON（？，？）），在变量框中点 x 替换函数中第一个 "？"，第二个 "？" 改为 4.2，即数值表达式（Numeric Expression）是 CDF.POISSON（x，4.2），见图 7-7，点 OK

即可产生一个新变量 Pcx，结果为 x 从 0 到 1 的累计概率，在 **Variable View**（变量视图）中将 pcx 的小数位数改为 6 即可，得到如图 7-8 所示对话框。其中 $P(x \leq 1) = 0.077977$。

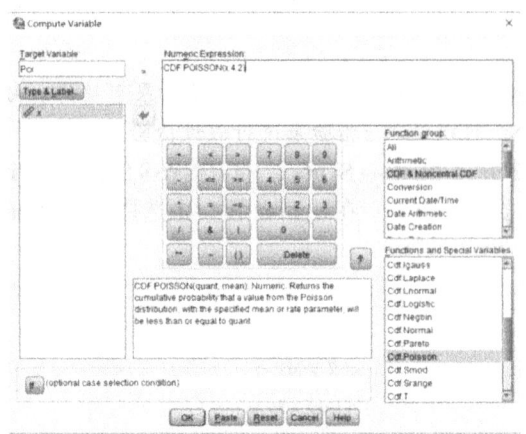

图 7-7　Compute Variable 对话框

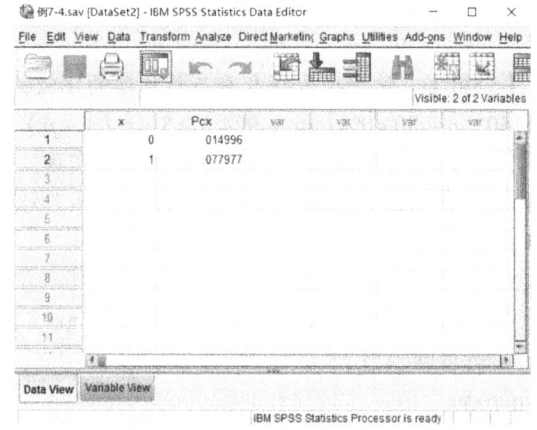

图 7-8　Poisson 累计概率函数

【解释】　$P(x \leq 1) = 0.077977$，所以，一天中因丢失借阅书籍而受罚的人数少于等于 1 人的概率是 7.80%。

【例 7-5】　某药厂生产一批针剂，其中次品的概率为 0.001，问随机抽取 500 支，有 2 支次品的概率是多少？

【分析】　例 7-5 是对单位产品内稀有事件（发生率很低）发生次数的概率计算，因样本含量比较大，研究事件的发生很低，应使用 Poisson 分布来计算，$\mu = 500 \times 0.001 = 0.5$。

【操作】　调用概率函数 **PDF.POISSON（quant，mean）** 实现。与例 7-4 相似，建立数据文件例 7-5，在变量 x 中输入 0～2，选择 **Transform** 中的 **Compute**，在 Target Variable 框中建立变量 Px，在 Functions 框中查找 Poisson 分布的概率函数 **PDF.POISSON（quant，mean）**，将其点入 Numeric Expression 框中（此时 2 个参数变为两个 "?" 即 **PDF.POISSON（?，?）**），在变量框中点 x 替换函数中第一个 "?"，第二个 "?" 改为 0.5，即数值表达式（**Numeric Expression**）是 **PDF.POISSON（x，0.5）**，见图 7-9，点 OK 即可产生一个新变量 Px，结果为 x 从 0 到 2 的概率函数，在 **Variable View**（变量视图）中将 Px 的小数位数改为 6 即可，得到如图 7-10 所示对话框。其中 $P(x = 2) = 0.075816$。

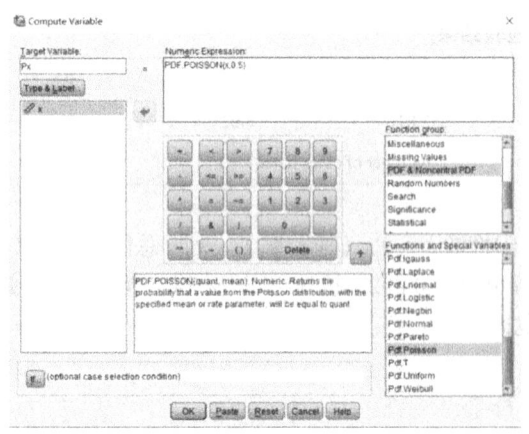

图 7-9　Compute Variable 对话框

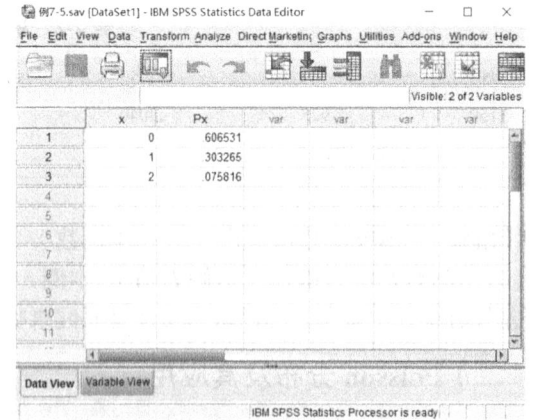

图 7-10　Poisson 概率函数

【解释】　$P(x = 2) = 0.075816$，随机抽取 500 支，有 2 支次品的概率是 7.58%。

【例 7-6】　某市 Z 水厂进厂水内毒素含量为 281.36EU/ml，采用消毒措施后，出场水中内毒素含量为 38.95EU/ml，问该消毒措施是否能有效降低内毒素含量？

【分析】　例 7-6 是属于单位体积相同的单样本均数的比较问题，$\mu_0 = 281.36$，$x = 38.95$，资料呈正态分布，可用正态近似法来进行假设检验，采用公式 $z = \dfrac{x - \mu_0}{\sqrt{\mu_0}}$ 计算 z 值。

【操作】 调用 SPSS 的程序编辑功能实现。选择菜单 File → New →Syntax，打开 SPSS Syntax Editor（SPSS 程序编辑）窗口，输入以下程序，以"例 7-6".SPS 文件名保存。在 Syntax 窗口中选择菜单 Run → All，提交运行。

程序	注释
* X（样本均数或阳性数 x），X0（已知总体均数 μ_0）.	注释变量 x，μ_0
DATA LIST FREE/ X X0.	定义变量
BEGIN DATA	开始输入数据
38.95 281.36	依次输入 x μ_0
END DATA.	输入数据结束
COMPUTE SP=SQRT（X0）.	计算标准误（Sp）
COMPUTE Z = （X-X0）/SP.	计算 z 值
COMPUTE Z1=ABS（Z）.	取绝对值
COMPUTE P1=1-CDFNORM（Z1）.	计算单侧 P 值
COMPUTE P2=2*P1.	计算双侧 P 值
TITLE 单样本均数 z 检验结果.	定义输出结果标题
FORMAT X X0（F8.2）Z P1 P2（F8.3）.	定义输出结果的小数位数
LIST X X0 Z P1 P2.	在结果窗口中输出数据列表
EXECUTE.	开始执行以上程序

【结果】 例 7-6 的 SPSS 程序运行结果如表 7-3：

表 7-3 单样本均数 z 检验结果

X	X0	Z	P1	P2
38.95	281.36	−14.452	.000	.000

Number of cases read: 1   Number of cases listed: 1

【解释】 SPSS 依次输出 x（样本均数或阳性数）、μ_0（总体均数）、Z（z 值）、P1（单侧 P 值）和 P2（双侧 P 值）。本例 z = −14.452，单侧 P<0.001，按 α = 0.05 水准，拒绝 H_0，接受 H_1，差异有统计学意义，可以认为该消毒措施能有效降低内毒素含量。

【例 7-7】 上海市某区 2001～2004 年地鼠肾乙脑灭活疫苗和全细胞百白破疫苗的预防接种异常反应报告率分别为 29.25/10 万和 27.56/10 万，问两种疫苗的异常反应率是否有差别？

【分析】 本例中一定数量的人群单位时间内出现预防接种不良反应属于罕见时间，服从 Poisson 分布，属于两样本均数的比较，由于观察单位相同，可用公式 $z = \dfrac{x_1 - x_2}{\sqrt{x_1 + x_2}}$ 计算 z 值。

【操作】 调用 SPSS 的程序编辑功能实现。选择菜单 File → New →Syntax，打开 SPSS Syntax Editor（SPSS 程序编辑）窗口，输入以下程序，以"例 7-7".SPS 文件名保存。在 Syntax 窗口中选择菜单 Run →All，提交运行。

程序	注释
* X1（甲阳性率 x_1），X2（乙阳性率 x_2）.	注释变量 x_1、x_2
DATA LIST FREE/X1 X2.	定义变量
BEGIN DATA	开始输入数据
29.25 27.56	依次输入 x_1 x_2
END DATA.	输入数据结束
COMPUTE Z=（X1-X2）/SQRT（X1+X2）.	计算 z 值
COMPUTE Z1=ABS（Z）.	取绝对值

```
COMPUTE P1=1-CDFNORM（Z1）.                        计算单侧 P 值
COMPUTE P2=2*P1.                                   计算双侧 P 值
FORMAT   Z P1 P2 （F8.3）.                         定义输出结果的小数位数
TITLE 两样本均数 z 检验结果.                        定义输出结果标题
LIST X1 X2 Z P1 P2.                                在结果窗口中输出数据列表
EX1ECUTE.                                          开始执行以上程序
```

【结果】 例 7-7 的 SPSS 程序运行结果如表 7-4：

表 7-4　两样本均数 z 检验结果

X1	X2	Z	P1	P2
29.25	27.56	.224	.411	.823

Number of cases read: 1　　　　　　　　　　　　　　Number of cases listed: 1

【解释】 SPSS 依次输出 X1（甲阳性率）、X2（乙阳性率）、Z（z 值）、P1（单侧 P 值）和 P2（双侧 P 值）。$z = 0.224$，双侧 $P = 0.823$，按 $\alpha = 0.05$ 水准，接受 H_0，拒绝 H_1，差异没有统计学意义，可以认为两种疫苗的异常反应率没有差别。

【例 7-8】 分别对 A、B 两种建筑材料进行放射性检测，每隔 1 小时用同一计数器计数 1 分钟，共检测 6 次，计数器 6 次读数如下：A 材料分别为 9，5，6，7，6，5，6，B 材料分别为 11，7，10，9，7，12，10。试比较两种材料的放射性是否有差别？

【分析】 该资料服从 Poisson 分布，观察单位相同的有重复试验，且重复次数相等，属于两样本均数的比较，应将各小单位发生数 x 相加成大单位 $\sum x$，用公式 $z = \dfrac{\sum x_1 - \sum x_2}{\sqrt{\sum x_1 + \sum x_2}}$ 计算 z 值。

【操作】 调用 SPSS 的程序编辑功能实现。将 $x_1 = \sum x_1 = 44$，$x_2 = \sum x_2 = 66$ 代入程序例 7-7 中计算即可。

【结果】 例 7-7 的 SPSS 程序运行结果如表 7-5：

表 7-5　两样本均数 z 检验结果

X1	X2	Z	P1	P2
44.00	66.00	−2.098	.018	.036

Number of cases read: 1　　　　　　　　　　　　　　Number of cases listed: 1

【解释】 SPSS 依次输出 X1（甲阳性数）、X2（乙阳性数）、Z（z 值）、P1（单侧 P 值）和 P2（双侧 P 值）。$z = -2.098$，双侧 $P = 0.036$，按 $\alpha = 0.05$ 水准，拒绝 H_0，接受 H_1，差异有统计学意义，可以认为两种材料的放射性有差别。

【例 7-9】 随机抽取某市 4 家五星级宾馆和 3 家四星级宾馆，采用空气平皿沉降法对客房进行微生物污染水平调查，其中 4 家五星级宾馆检测结果分别为 6，9，7，10CFU/皿，3 家四星级宾馆结果分别为 12，17，13CFU/皿。问五星级与四星级宾馆客房空气微生物污染水平是否有差别？

【分析】 本例测量单位为单位空间内的细菌总数，资料服从 Poisson 分布，为观察单位相同的重复试验，且重复次数不相等，属于两样本均数的比较，应先计算平均数，再按公式 $z = \dfrac{\bar{x}_1 - \bar{x}_2}{\sqrt{\dfrac{\bar{x}_1}{n_1} + \dfrac{\bar{x}_2}{n_2}}}$ 计算 z 值。

【操作】 调用 SPSS 的程序编辑功能实现。选择菜单 File → New →Syntax，打开 SPSS Syntax Editor（SPSS 程序编辑）窗口，输入以下程序，以"例 7-9".SPS 文件名保存。在 Syntax 窗口中选择菜单 Run →All，提交运行。

```
* N1（甲例数 n₁），X1（甲均数 x₂），N2（乙例数 n₂），X2（乙均数 x₂）.    注释变量
DATA LIST FREE/N1 X1 N2 X2.                                      定义变量
BEGIN DATA                                                       开始输入数据
4 8 3 14                                                         依次输 n₁ x₁ n₂ x₂
END DATA.                                                        输入数据结束
COMPUTE Z=（X1-X2）/SQRT（X1/N1+X2/N2）.                          计算 z 值
COMPUTE Z1=ABS（Z）.                                              取绝对值
COMPUTE P1=1-CDFNORM（Z1）.                                       计算单侧 P 值
COMPUTE P2=2*P1.                                                 计算双侧 P 值
FORMAT   Z P1 P2（F8.3）.                                         定义输出结果的小数位数
TITLE 两样本均数 z 检验结果.                                        定义输出结果标题
LIST N1 X1 N2 X2 Z P1 P2.                                        在结果窗口中输出数据列表
EXECUTE.                                                         开始执行以上程序
```

【结果】 例 7-9 的 SPSS 程序运行结果如表 7-6：

表 7-6　两样本均数 z 检验结果

N1	X1	N2	X2	Z	P1	P2
4.00	8.00	3.00	14.00	−2.324	.010	.020
	Number of cases read：1			Number of cases listed：1		

【解释】　SPSS 依次输出 N1（甲例数）、X1（甲均数）、N2（乙例数）、X2（乙均数）、Z（z 值）、P1（单侧 P 值）和 P2（双侧 P 值）。$z = -2.324$，双侧 $P = 0.020$，按 $\alpha = 0.05$ 水准，拒绝 H_0，接受 H_1，差异有统计学意义，可以认为五星级与四星级宾馆客房空气微生物污染水平有差别，即五星级宾馆客房空气微生物污染水平优于四星级宾馆。

三、思考练习参考答案

（一）是非题

1. 所有二项分布的资料，均可以用 $p \pm z_\alpha s_p$ 估计其可信区间。
【答案】　−　【评析】　本题考察点：二项分布的资料，总体率估计的应用条件。
2. 在二项分布资料中，二项分布的标准差为 $\sigma = \sqrt{n\pi(1-\pi)}$。
【答案】　+　【评析】　本题考察点：二项分布的性质。
3. 二项分布的各个观察对象的结果相互独立。
【答案】　+　【评析】　本题考察点：二项分布的应用条件。
4. 两样本率差别的假设检验最好用二项分布法计算概率。
【答案】　−　【评析】　本题考察点：二项分布的应用条件。
5. 当 π 小于 5%，n 很大时，二项分布资料可用 Poisson 分布来近似处理。
【答案】　+　【评析】　本题考察点：Poisson 分布性质。
6. Poisson 分布的均数等于其方差。
【答案】　+　【评析】　本题考察点：Poisson 分布的性质。
7. 发病率很低的传染性疾病发病人数的分布可看作 Poisson 分布。
【答案】　−　【评析】　本题考察点：Poisson 分布的应用条件。Poisson 分布应用时必须满足二项分布的三个基本条件，传染性疾病的患者之间互相影响，不满足试验的独立性。
8. Poisson 分布总体均数的区间估计有正态近似法和查表法两种方法。

【答案】　+　【评析】　本题考察点：Poisson 分布的应用。

9. Poisson 分布具有可加性，因此可将小单位相加以满足正态近似性。

【答案】　+　【评析】　本题考察点：Poisson 分布的性质。

10. Poisson 分布可视为二项分布的极限分布。

【答案】　+　【评析】　本题考察点：Poisson 分布的性质。

（二）选择题

1. 在二项分布资料中，当_____，可用正态分布法进行处理。
   a. 样本例数 n 足够大时　　　　　b. 样本率 p 足够大时　　　　　c. np 与 $n(1-p)$ 小于 5 时
   d. np 与 $n(1-p)$ 大于 5 时　　　e. 以上都不对

【答案】　d　【评析】　二项分布资料正态近似的条件。

2. 在二项分布资料中，含量为 n 的样本中，最少有 x 例阳性的概率为_____。
   a. $F(x)=\sum_{x}^{\infty}P(x)$　　b. $Q(x)=\sum_{x}^{\infty}P(x)$　　c. $F(x)=\sum_{0}^{x}P(x)$　　d. $Q(x)=\sum_{x}^{n}P(x)$　　e. 以上都不对

【答案】　d　【评析】　二项分布资料累计概率的计算。

3. 以下属于 Poisson 分布的是_____。
   a. 健康儿童的血铅含量分布　　　　　　　b. 一般正常人群中血红蛋白分布
   c. 粉尘在单位容积内计数的分布　　　　　d. 每周传染病发病人数的分布
   e. 以上都不对

【答案】　c　【评析】　常用的分布类型。

4. 一般正常人群中血清胆固醇含量分布属于_____。
   a. 二项分布　　b. Poisson 分布　　c. 对数正态分布　　d. 正态分布　　e. 以上都不对

【答案】　d　【评析】　常用的分布类型。

5. 每毫升水中大肠杆菌数的分布属于_____。
   a. 二项分布　　b. Poisson 分布　　c. 对数正态分布　　d. 正态分布　　e. 以上都不对

【答案】　b　【评析】　常用的分布类型。

6. 一般人群中高血压患者的资料分布属于_____。
   a. 二项分布　　b. Poisson 分布　　c. 对数正态分布　　d. 正态分布　　e. 以上都不对

【答案】　a　【评析】　常用的分布类型。

7. 10 个平皿培养共得菌落数 150 个，则平均每个平皿菌落数的 95% 可信区间为_____。
   a. $\frac{150}{10}\pm 1.96\times\sqrt{150}$　　b. $150\pm 1.96\times\sqrt{\frac{150}{10}}$　　c. $\frac{150}{10}\pm 1.96\times\sqrt{\frac{150}{10}}$
   d. $\frac{150}{10}\pm 1.96\times\frac{\sqrt{150}}{10}$　　e. 以上都不对

【答案】　d　【评析】　大单位化为小单位时可信区间的估计方法。

8. 某市甲状腺癌粗发病率从 2011 年的 5.57/10 万上升到 2013 年的 10.23/10 万，欲比较 2013 年甲状腺癌粗发病率较 2011 年是否有所升高，应采用_____。
   a. $z=\frac{p-\pi_0}{\sqrt{\pi_0(1-\pi_0)/n}}$　　b. $z=\frac{p_1-p_2}{\sqrt{p_c(1-p_c)(1/n_1+1/n_2)}}$　　c. $z=\frac{x_1-x_2}{\sqrt{x_1+x_2}}$
   d. $z=\frac{\bar{x}_1-\bar{x}_2}{\sqrt{\frac{\bar{x}_1}{n_1}+\frac{\bar{x}_2}{n_2}}}$　　e. $z=\frac{x-\mu_0}{\sqrt{\mu_0}}$

【答案】　c　【评析】　本题是属于两样本均数的比较，由于资料服从 Poisson 分布，观察单位相同的无重复试验，发生的阳性数具有均数、相对数含义，用公式 $z=\frac{x_1-x_2}{\sqrt{x_1+x_2}}$ 计算 z 值。

9. 某医师在研究中西药治疗急性气管炎的疗效中，中药治疗急性气管炎 120 例，治愈 115 人，治愈率 95.8%，西药治疗急性气管炎 120 例，治愈 95 人，治愈率 79.2%，欲比较中西药治疗急性气管炎的疗效有无差别，应采用_____。

a. $z = \dfrac{p - \pi_0}{\sqrt{\pi_0(1-\pi_0)/n}}$
b. $z = \dfrac{p_1 - p_2}{\sqrt{p_c(1-p_c)(1/n_1 + 1/n_2)}}$
c. $z = \dfrac{x_1 - x_2}{\sqrt{x_1 + x_2}}$
d. $z = \dfrac{\bar{x}_1 - \bar{x}_2}{\sqrt{x_1/n_1^2 + x_2/n_2^2}}$
e. $z = \dfrac{x - \mu_0}{\sqrt{\mu_0}}$

【答案】 b 【评析】 本资料服从二项分布，满足正态近似法应用条件，选用 z 检验方法来推断。

（三）应用分析题

1. 根据心理研究调查发现病态赌博在女性人群中患病率为 0.5%，若随机抽样 10000 名女性，试分别求有 1 人患病态赌博的概率，最少有 1 人患病态赌博的概率和最多有 1 人患病态赌博的概率。

【解答】 $\mu = 10\,000 \times 0.5\% = 50$，调用 SPSS 中的函数 PDF.POISSON（quant, mean）和 CDF.POISSON（quant, mean）来计算。恰有 1 人的概率为 $P(k=1) = $ PDF.POISSON（1, 50）= 0.0000，最多有 1 人的概率为 $P(k \leqslant 1) = $ CDF.POISSON（1, 50）= 0.0000，最少有 1 人的概率为 $P(k \geqslant 1) = 1 - $ CDF.POISSON（1, 50）= 1.0000。

【评析】 本题考察点：Poisson 分布的概率和累计概率的计算。

2. 研究得知某市社区学龄前儿童龋齿总患病率为 51.72%，现随机从该市社区挑选 10 名学龄前儿童进行调查，求抽到 4 名及 4 名以下患有龋齿的儿童的概率。

【解答】 调用 SPSS 中的函数 CDF.BINOM（q, n, p）来计算。抽到 4 名及 4 名以下患有龋齿儿童的概率为 $P(k \leqslant 4) = $ CDF.BINOM（x, 10, 0.5172）= 0.335 418。

【评析】 本题考察点：二项分布累计概率的计算。

3. 为了解某市小学生超重肥胖的流行现状，应用随机整群抽样的方法选取该市一小学的 2604 在校生进行身高、体重的测量，结果超重检出率为 14.5%，求该市小学生超重发生率的 95% 可信区间。

【解答】 调用 SPSS 中 Syntax 过程，修改例 7-2 程序得该市小学生超重发生率的 95% 可信区间为 13.15% ~ 15.85%。

【评析】 本题考察点：二项分布的可信区间估计。

4. 某市十年间发生的鉴定为医疗事故的案件共 275 例。试估计：（1）该市十年总体平均医疗事故发生例数的 95% 可信区间。（2）每年总体平均医疗事故发生例数的 95% 可信区间。

【解答】 本题单位时间内稀有事件（发生率很低）发生次数可信区间的计算问题，可知当 $\lambda \geqslant 20$ 时 Poisson 分布近似正态分布，本例 $x = 275 > 20$，可以利用正态分布的原理，使用公式 $(x \pm z_\alpha \sqrt{x})$ 估计总体均数的可信区间。调用 SPSS 中 Syntax 过程，修改例 7-2 程序计算得该市十年总体平均医疗事故发生例数的 95% 可信区间为 242.50 ~ 307.50。每年总体平均医疗事故发生例数的 95% 可信区间为 242.50/10 ~ 307.50/10 = 24.25 ~ 30.75。

【评析】 本题考察点：Poisson 分布的可信区间估计

5. 比较两种雾化吸入糖皮质激素法对支气管哮喘患者气促症状的缓解效果，对 41 例患者交替进行两种雾化吸入法治疗，采用雾化面罩吸入法后共 36 例有效缓解，采用经口吸入法后共 27 例有效缓解，试比较两种方法的缓解效果。

【解答】 本题属于两样本率的比较，该资料服从二项分布并且满足正态近似法的应用条件，可用公式 $z = \dfrac{p_1 - p_2}{\sqrt{p_c(1-p_c)(1/n_1 + 1/n_2)}}$ 计算 z 值，调用 SPSS 中 Syntax 过程，修改例 7-2 程序计算得 $z = 2.356$，双侧 $P = 0.018$，按 $\alpha = 0.05$ 水准，拒绝 H_0，接受 H_1，差异有统计学意义，可以认为两种方法的缓解效果不同，雾化面罩吸入法优于经口吸入法。

【评析】 本题考察点：二项分布两样本率比较。

6. 对某样品放射性的总计数为 10 分钟内 7500 次，本底为 10 分钟内 5000 次，试求该样品的纯放射性的计数。

【解答】 $x = 7500 - 5000 = 2500$，调用 SPSS 中 Syntax 过程，修改例 7-2 程序计算得该样品的纯放射性 10

分钟内计数的95%可信区间为2402～2598次。

【评析】 本题考察点：Poisson分布的性质和可信区间估计。

7. 调查某省五地区1～6岁儿童20 003例，发现脑瘫患儿53例，患病率为2.65‰，其中男童10 849例，诊断脑瘫36例，脑瘫患病率3.32‰，问该男童脑瘫患病率是否高于一般儿童？

【解答】 调用SPSS中Syntax过程，修改例7-3程序计算得$z=1.046$，单侧$P=0.148$，按$α=0.05$水准，接受H_0，拒绝H_1，差异无统计学意义，不能认为男童脑瘫患病率高于一般儿童。

【评析】 本题考察点：二项分布中样本率与总体率的比较。

8. 按国家饮用水规定水中的细菌总数不超过100个/ml，若抽取某水源2ml水样，测得细菌总数为100个，问该水源是否符合饮用水标准？

【解答】 $μ=100$，$x=100/2=50$，可用正态近似法进行假设检验。调用SPSS中**Syntax**过程，用程序例7-6计算得$z=5.000$，$P<0.001$，按$α=0.05$水准，拒绝H_0，接受H_1，差异有统计学意义，可以认为该水源的细菌总数低于国家标准即符合饮用水标准的。

【评析】 本题考察点：Poisson分布资料单样本数比较。

9. 采用循环风净化机法对某一手术室进行空气消毒30min后，空气中浮游菌数由397CFU/m³下降至303CFU/m³，问该方法是否能有效降低手术室空气浮游菌数。

【解答】 本题资料服从Poisson分布且满足正态近似法的应用条件，采用单侧检验，调用SPSS中Syntax过程，修改例7-7程序计算得$z=3.553$，单侧$P<0.001$，按$α=0.05$水准，拒绝H_0，接受H_1，差异有统计学意义，可以认为方法能有效降低手术室空气浮游菌数。

【评析】 本题考察点：Poisson分布两样本均数的比较。

10. 某研究者发现孩子出生后的头一年内患慢性支气管炎病的人中，双亲有支气管炎的20个家庭中有3个孩子也患支气管炎，而全国在1岁内孩子的慢性支气管炎发生率为5%，该如何评价？

【解答】 该资料是样本率与总体率的比较，因$nπ$及$n(1-π)<5$，应用二项分布累计概率函数$CDF.BINOM(q, n, p)$直接计算概率，$P(k≥3)=1-P(k≤2)=1-[P(0)+P(1)+P(2)]=0.0755$。本例因发生率仅5%，可用Poisson分布的累计概率函数$CDF.POISSON$（quant, mean）计算，$μ=20×5\%=1$，$P(k≥3)=1-P(k≤2)=1-[P(0)+P(1)+P(2)]=0.0803$与二项分布计算相同。按$α=0.05$水准，不拒绝$H_0$，差异无统计学意义，可以认为双亲有支气管炎的孩子在1岁内患慢性支气管炎病的可能性与全国的一般相同。

【评析】 本题考察点：二项分布资料单样本率的比较。

四、补充思考练习

（一）是非题（正确记"+"，错误记"-"）

1. 当$n→∞$时，二项分布近似于正态分布。（   ）
2. Poisson分布的图形形状仅取决于总体均数$μ$值的大小，随着$μ$增加，分布趋向正态分布。（   ）
3. 在二项分布或Poisson分布中，变量x只能取非负整数。（   ）
4. 二项分布每次试验只能出现两种相互对立的可能结果之一。（   ）
5. 比较两个平皿菌落数差别的假设检验，可用Poisson分布计算概率。（   ）
6. 在Poisson分布两样本均数比较中，当观察数不等时需大单位化小单位。（   ）
7. 一般艾滋病在人群中的分布属于Poisson分布。（   ）
8. 一般慢性胃炎在人群中的分布属于二项分布。（   ）
9. 双胞胎的发生数既可视为Poisson分布，也可视为二项分布。（   ）
10. 一般车祸死亡人数在人群中的分布属于Poisson分布。（   ）

（二）选择题（从a～e中选出一个最佳答案）

1. 二项分布（概率分布）在以下条件时是对称的_____。
a. 当总体率$π=0.5$时　　　　　b. 当总体率$π>0.5$时　　　　　c. 当总体率$π<0.5$时
d. 当总体率$π$接近于0.1或0.9时　　　e. $π$为任意值

2. 要比较吸烟与不吸烟组肺心病患病率的差别，可采用_____。

a. $z = \dfrac{p - \pi_0}{\sqrt{\pi_0(1-\pi_0)/n}}$ b. $z = \dfrac{p_1 - p_2}{\sqrt{p_c(1-p_c)(1/n_1 + 1/n_2)}}$ c. $z = \dfrac{x_1 - x_2}{\sqrt{x_1 + x_2}}$

d. $z = \dfrac{\overline{x}_1 - \overline{x}_2}{\sqrt{x_1/n_1^2 + x_2/n_2^2}}$ e. $z = \dfrac{x - \mu_0}{\sqrt{\mu_0}}$

3. 要比较某地抑郁症状阳性率与全国抑郁症状阳性率有无差别，可采用_____。

a. $z = \dfrac{p - \pi_0}{\sqrt{\pi_0(1-\pi_0)/n}}$ b. $z = \dfrac{p_1 - p_2}{\sqrt{p_c(1-p_c)(1/n_1 + 1/n_2)}}$ c. $z = \dfrac{x_1 - x_2}{\sqrt{x_1 + x_2}}$

d. $z = \dfrac{\overline{x}_1 - \overline{x}_2}{\sqrt{x_1/n_1^2 + x_2/n_2^2}}$ e. $z = \dfrac{x - \mu_0}{\sqrt{\mu_0}}$

4. 某地 2011 年抽查男、女各 10 万人的恶性肿瘤死亡情况，得男性死亡 85 例，女性死亡 60 例，欲比较该地恶性肿瘤死亡率有无性别差异，可用_____。

a. $z = \dfrac{p - \pi_0}{\sqrt{\pi_0(1-\pi_0)/n}}$ b. $z = \dfrac{p_1 - p_2}{\sqrt{p_c(1-p_c)(1/n_1 + 1/n_2)}}$ c. $z = \dfrac{x_1 - x_2}{\sqrt{x_1 + x_2}}$

d. $z = \dfrac{\overline{x}_1 - \overline{x}_2}{\sqrt{x_1/n_1^2 + x_2/n_2^2}}$ e. $z = \dfrac{x - \mu_0}{\sqrt{\mu_0}}$

5. 比较某地的高血压发病率与全国的高血压发病率有无差别，应采用_____。

a. $z = \dfrac{p - \pi_0}{\sqrt{\pi_0(1-\pi_0)/n}}$ b. $z = \dfrac{p_1 - p_2}{\sqrt{p_c(1-p_c)(1/n_1 + 1/n_2)}}$ c. $z = \dfrac{x_1 - x_2}{\sqrt{x_1 + x_2}}$

d. $z = \dfrac{\overline{x}_1 - \overline{x}_2}{\sqrt{x_1/n_1^2 + x_2/n_2^2}}$ e. $z = \dfrac{x - \mu_0}{\sqrt{\mu_0}}$

6. 铅作业工人周围血象点彩红细胞在血片上出现数近似_____。

a. 二项分布   b. 正态分布   c. 对数正态分布   d. Poisson 分布   e. 超几何分布

7. 某医师治疗胃溃疡的治愈率为 80.0%，该医师治疗胃溃疡 10 例，恰好治愈 8 人的概率为_____。

a. 0.8^8 b. $(1-0.8)^{10-2} 0.8^8$ c. $(1-0.8)^{10-8} 0.8^8$ d. $(1-0.8)^{10-2} 0.8^2$ e. 以上都不对

8. 用计数器测量某放射性样本，每分钟读数为 30，试估计该计数器每分钟读数 95% 的可信区间应该公式_____。

a. $\overline{x} \pm 1.96 s_{\overline{x}}$ b. $\overline{x} \pm t_{0.05,\nu} s_{\overline{x}}$ c. $p \pm 1.96 s_p$ d. $x \pm 1.96 \sqrt{x}$ e. $\overline{x} \pm 1.96 s$

（三）应用分析题

1. 某医师治疗胃溃疡的治愈率为 80.0%，该医师治疗胃溃疡 10 例，试计算恰好治愈 8 人的概率、最多治愈 8 人的概率及最少治愈 8 人的概率。

2. 某地 2011 年中发生交通事故的平均数为 15 次。估计该地 2012 年发生交通事故 0 次、1 次、……、15 次的概率；估计最多发生 10 次、至少发生 5 次的概率。

3. 在某市作整群随机抽样，调查当地中学生 2540 名，近视眼患病率为 64.5%，试估计该市中学生近视眼患病率的 95% 可信区间。

4. 根据以往经验，一般胃溃疡患者有 20% 发生胃出血。今调查某地 65 岁以上老人 300 例，有 90 例发生胃出血，问此地老年胃溃疡患者是否容易胃出血？

5. 某医师用中西药治疗老年慢性气管炎 240 人，中药组治疗 120 人，有效 116 人，有效率 96.7%；西药组治疗 120 人，有效 90 人，有效率 75.0%，问中西药治疗老年慢性气管炎的有效率有无差别？

6. 某医师检测某一水井水样，抽取 1ml 置培养皿培养中，共数得菌落 30 个，试估计该水样菌落的 95% 可信区间。

7. 某地城市居民脑血管病死亡率为 125.78/10 万，农村居民脑血管病死亡率为 151.91/10 万。问该地区城市居民与农村居民的脑血管死亡率有无差别？

8. 某医师用中草药进行室内空气消毒试验，消毒前后培养菌落数分别为352个和112个，问消毒效果如何？

五、补充思考练习参考答案

（一）是非题

1. − 2. + 3. + 4. + 5. + 6. + 7. − 8. + 9. + 10. +

（二）选择题

1. a 2. b 3. a 4. c 5. e 6. d 7. c 8. d

（三）应用分析题

1.【解答】 调用 SPSS 的概率密度函数 PDF.BINOM（quant，n，prob）和累计分布函数 CDF.BINOM（quant，n，prob）实现。操作与例 7-1 相似，结果如表 7-7：
恰好治愈 8 人的概率为 0.301990、最多治愈 8 人的概率为 0.624 190 及最少治愈 8 人的概率为 $1-0.322\,200=0.677\,800$。

2.【解答】 调用 SPSS 中的函数 PDF.POISSON（quant，mean）和 CDF.POISSON（quant，mean）来计算，操作与例 7-5 相似，结果如表 7-8：
估计该地 2012 年发生交通事故 0 次、1 次、…、15 次的概率见表中 px 栏；估计最多发生 10 次的概率为 0.118464、至少发生 5 次的概率为 $1-0.000857=0.999143$。

3.【解答】 调用 SPSS 中 Syntax 过程，修改例 7-2 程序得估计该市中学生近视眼患病率的 95% 可信区间为 62.64%～66.36%。

4.【解答】 调用 SPSS 中 Syntax 过程，用例 7-3 程序计算 $z=4.330$，$P<0.001$，按 $\alpha=0.05$ 水准，拒绝 H_0，接受 H_1，差异有统计学意义，可认为此地老年胃溃疡患者容易胃出血。

5.【解答】 调用 SPSS 中 Syntax 过程，用例 7-2 程序计算 $z=4.813$，$P<0.001$，按 $\alpha=0.05$ 水准，拒绝 H_0，接受 H_1，差异有统计学意义，可认为中西药治疗老年慢性气管炎的有效率不同，中药疗效优于西药。

表 7-7 应用分析题 1.结果

x	px	pcx
0	0.000000	0.000000
1	0.000004	0.000004
2	0.000074	0.000078
3	0.000786	0.000864
4	0.005505	0.006369
5	0.026424	0.032793
6	0.088080	0.120874
7	0.201327	0.322200
8	0.301990	0.624190
9	0.268435	0.892626
10	0.107374	1.000000

表 7-8 应用分析题 2.结果

x	px	pcx
0	0.000000	0.000000
1	0.000005	0.000005
2	0.000034	0.000039
3	0.000172	0.000211
4	0.000645	0.000857
5	0.001936	0.002792
6	0.004839	0.007632
7	0.010370	0.018002
8	0.019444	0.037446
9	0.032407	0.069854
10	0.048611	0.118464
11	0.066287	0.184752
12	0.082859	0.267611
13	0.095607	0.363218
14	0.102436	0.465654
15	0.102436	0.568090

6. 【解答】 调用 SPSS 中 **Syntax** 过程，修改例 7-2 程序计算得 95%可信区间为 19.26%～40.74%。

7. 【解答】 调用 SPSS 中 **Syntax** 过程，用例 7-7 程序计算得 $z = -1.568$，双侧 $P = 0.117$，按 $\alpha = 0.05$ 水准，不拒绝 H_0，差异无统计学意义，可认为该地区城市居民与农村居民的脑血管死亡率无差别

8. 【解答】 调用 SPSS 中 **Syntax** 过程，用例 7-7 程序计算得 $z = 11.142$，$P < 0.001$，按 $\alpha = 0.05$ 水准，拒绝 H_0，接受 H_1，差异有统计学意义，可认为消毒前后培养菌落数不同，消毒后菌落数下降明显，即该中草药有消毒作用。

（李秀央　吴梦吟　俞婉琦）

第8章 χ^2 检 验

一、目的要求

【了解】
1. χ^2 检验的用途。
2. 四格表确切概率法的基本思想及其应用。

【熟悉】
1. 配对 χ^2 检验的优劣性检验和相关性分析的基本步骤。
2. 四格表确切概率法的基本步骤。

【掌握】
1. χ^2 检验的基本思想。
2. 完全随机设计四格表资料 χ^2 检验的适用条件、基本步骤和注意事项。
3. 完全随机设计行×列表资料 χ^2 检验的适用条件、基本步骤和注意事项。

【重点难点】
1. 重点是完全随机设计四格表资料、行×列表资料 χ^2 检验的适用条件、基本步骤和注意事项。
2. 难点是四格表 χ^2 检验的基本思想。根据资料性质正确选择完全随机设计四格表资料 χ^2 检验、行×列表资料 χ^2 检验、配对 χ^2 检验的优劣性检验或相关性分析。

二、实例分析与计算机操作

（一）完全随机设计四格表资料的 χ^2 检验

【例8-1】 某医师为比较中药和西药治疗癫痫的疗效，随机抽取200例癫痫患者分成中药组和西药组，结果见表8-1。试问中药和西药治疗癫痫的疗效有无差别？

表8-1 中西药治疗癫痫患者有效率的比较

药物	有效	无效	合计	有效率（%）
中药	80	20	100	80.0
西药	60	40	100	60.0
合计	140	60	200	70.0

【分析】 该资料是随机抽取200例癫痫患者分成两组，按中西药的疗效（有效、无效）分类，属于完全随机设计的二分类计数资料，目的是推断两样本率分别代表的两总体率有无差别，应选用完全随机设计四格表资料的 χ^2 检验。

【操作】 调用 SPSS 的 Crosstabs 过程实现。

1. 数据准备

（1）建立数据库：激活 SPSS 的数据编辑窗口，单击窗口左下角的 Variable View（变量视图），定义第一个变量名为频数；第二个变量名为药物，在 Values（变量值标签）中用1表示中药，2表示西药；第三个变量名为疗效，在 Values 中用1表示有效，2表示无效，如图8-1所示。选择菜单 File → Save 或 Save as，以"例8-1".sav 文件名保存。

（2）输入数据：点击数据编辑窗口左下角的 Data View（数据视图），按顺序输入相应的数据，如图8-2所示。

（3）频数加权：调用 Weigh Cases 过程实现。选择菜单 Data → Weigh Cases，弹出 Weight Cases 对话框，选择 Weight cases by，选中变量"频数"，单击 ▶ ，将其送入 Frequency Variable（频数变量）框中，如图8-3所示，单击 OK。

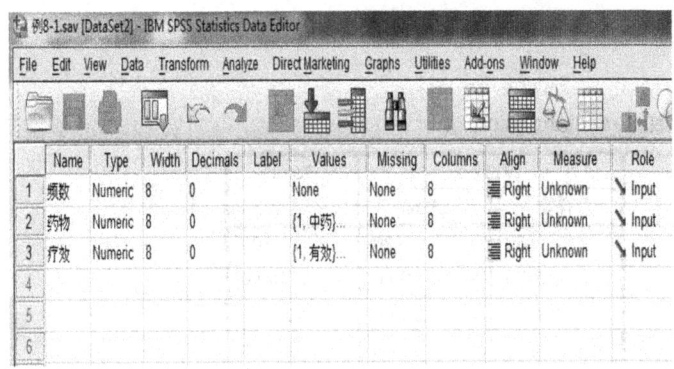

图 8-1　SPSS 的 Variable View 窗口

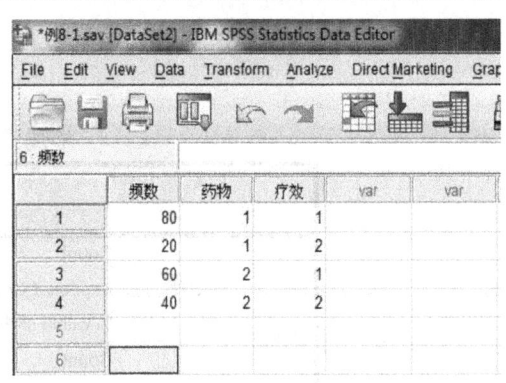

图 8-2　SPSS 的 Data View 窗口

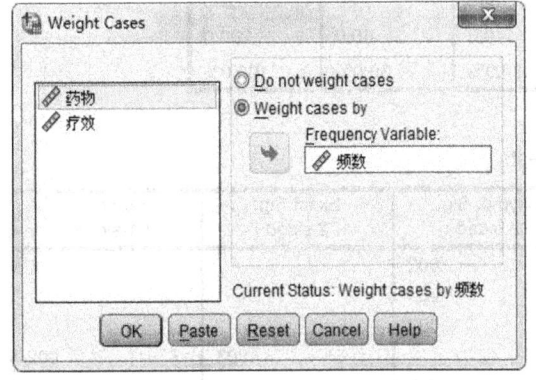

图 8-3　Weight Cases 对话框

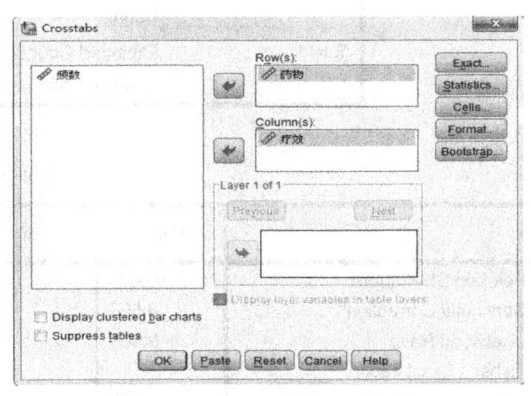

图 8-4　Crosstabs 主对话框

2. 统计分析

（1）选择菜单 Analyze → Descriptive Statistics → Crosstabs，弹出 Crosstabs（列联表）主对话框：①选择变量"处理"，单击第一个 ▶，将其送入 Row（s）（行变量）框中；②选择变量"疗效"，单击第二个 ▶，将其送入 Column（s）（列变量）框中，如图 8-4 所示。

（2）单击下方的 Statistics，弹出 Statistics（统计量）子对话框，选择 Chi-square（卡方检验），如图 8-5 所示，单击 Continue 返回。

（3）单击下方的 Cells，弹出 Cells（单元格）子对话框：①在 Counts（计数）复选框组中选择 Observed（观察数或实际频数）、Expected（期望频数或理论频数）；②在 Percentages（百分数）复选框组中选择 Row（行百分数），如图 8-6 所示，单击 Continue 返回，再单击 OK，输出结果。

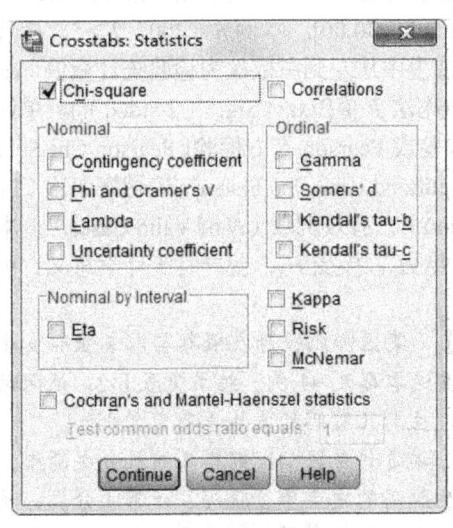

图 8-5　Statistics 子对话框

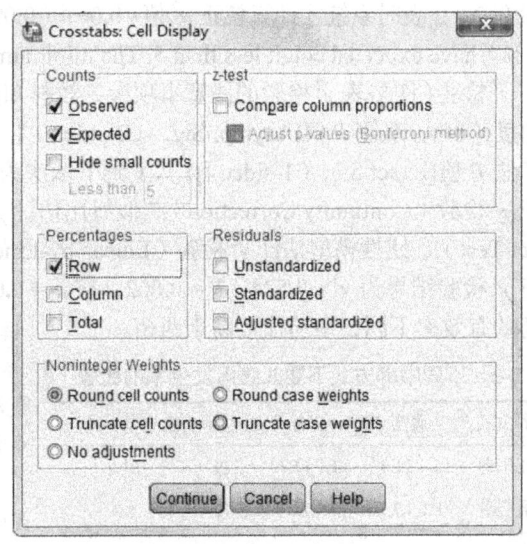

图 8-6　Cells 子对话框

【结果】 例 8-1 的 **SPSS** 输出结果如下：

药物 * 疗效 Crosstabulation

			疗效		Total
			有效	无效	
药物	中药	Count	80	20	100
		Expected Count	70.0	30.0	100.0
		% within 药物	80.0%	20.0%	100.0%
	西药	Count	60	40	100
		Expected Count	70.0	30.0	100.0
		% within 药物	60.0%	40.0%	100.0%
Total		Count	140	60	200
		Expected Count	140.0	60.0	200.0
		% within 药物	70.0%	30.0%	100.0%

Chi-Square Tests

	Value	df	Asymp. Sig.（2-sided）	Exact Sig.（2-sided）	Exact Sig.（1-sided）
Pearson Chi-Square	9.524a	1	.002		
Continuity Correctionb	8.595	1	.003		
Likelihood Ratio	9.663	1	.002		
Fisher's Exact Test				.003	.002
Linear-by-Linear Association	9.476	1	.002		
N of Valid Cases	200				

a. 0 cells（0.0%）have expected count less than 5. The minimum expected count is 30.00
b. Computed only for a 2x2 table

【解释】

（1）第一个表格为记录处理情况概要，依次为有效（Valid）、缺失（Missing）、合计（Total）的例数和百分数。本例有效例数为 200，缺失值为 0，总例数为 200。

（2）第二个表格为统计描述表，描述了中西药治疗癫痫的疗效。从上到下依次为中药、西药和合计的实际频数（Count）、理论频数（Expected Count）、百分数（%）。本例中药治疗 100 人，有效 80 人，有效率 80.0%；西药治疗 100 人，有效 60 人，有效率 60.0%；总例数 $n = 200$；所有基本格子的理论频数均大于 5。

（3）第三个表格为四格表 χ^2 检验的结果：①注释：a.仅为 2×2 表计算（Computed only for a 2×2 table），即只在 2×2 表时系统才计算校正 χ^2 值；b.0 个（0.0%）格子的理论频数小于 5，最小理论频数为 30.00 [0 cells（.0%）have expected count less than 5. The minimum expected count is 30.00]。本例 $n = 200$，$T > 5$，应选择未校正 χ^2 检验（四格表 χ^2 检验的注意事项参见教材知识点 8-3）；②表中从左到右依次为检验统计量值（Value）、自由度（df）、双侧 P 值[Asymp. Sig.（2-sided）]、双侧确切概率法 P 值[Exact Sig.（2-sided）]、单侧确切概率法 P 值[Exact Sig.（1-sided）]；从上到下依次为未校正 χ^2 检验或 Pearson 卡方检验（Pearson Chi-Square）、校正 χ^2 检验（Continuity Correction）、似然比估计 χ^2 检验（Likelihood Ratio）、Fisher's 确切概率法（Fisher's Exact Test）、线性模型估计 χ^2 检验（Linear-by-Linear Association）、有效例数（N of Valid Cases）。本例未校正 χ^2 检验结果为 $\chi^2 = 9.524$，$P = 0.002$，按 $\alpha = 0.05$ 水准，拒绝 H_0，接受 H_1，差异有统计学意义，可认为两药的有效率不同，中药疗效高于西药。

表 8-2 不同喂养方式下婴儿腹泻发生率的比较

喂养方式	腹泻	正常	合计	发生率（%）
人工喂养	15（11.3）	14（17.7）	29	51.7
母乳喂养	1（4.7）	11（7.3）	12	8.3
合计	16	25	41	39.0

【例 8-2】 某医师比较母乳喂养与人工喂养发生婴儿腹泻的差别，共选取婴儿 41 例。结果见表 8-2。试问母乳喂养与人工喂养发生婴儿腹泻的发生率有无差别？

【分析】 该资料是将 41 例婴儿随机分成两组，按不同喂养方式发生腹泻的发生率（腹泻、正常）分类，属于完全随机设计的二分类计数资料，目的是推断两样本率分别代表的两总体率有无差别，应选用完全随机设计四格表资料的 χ^2 检验。

【操作】 调用 SPSS 的 Crosstabs 过程实现。（操作步骤参见例 8-1）

【结果】 例 8-2 的 SPSS 主要输出结果如下：

喂养方式 * 腹泻发生情况 Crosstabulation

			腹泻发生情况		Total
			腹泻	正常	
喂养方式	人工喂养	Count	15	14	29
		Expected Count	11.3	17.7	29.0
		% within 喂养方式	51.7%	48.3%	100.0%
	母乳喂养	Count	1	11	12
		Expected Count	4.7	7.3	12.0
		% within 喂养方式	8.3%	91.7%	100.0%
Total		Count	16	25	41
		Expected Count	16.0	25.0	41.0
		% within 喂养方式	39.0%	61.0%	100.0%

Chi-Square Tests

	Value	df	Asymp. Sig. (2-sided)	Exact Sig. (2-sided)	Exact Sig. (1-sided)
Pearson Chi-Square	6.716a	1	.010		
Continuity Correctionb	5.016	1	.025		
Likelihood Ratio	7.794	1	.005		
Fisher's Exact Test				.013	.010
Linear-by-Linear Association	6.552	1	.010		
N of Valid Cases	41				

a. 1 cells (25.0%) have expected count less than 5. The minimum expected count is 4.68
b. Computed only for a 2x2 table

【解释】

（1）第一个表格为统计描述表，描述了不同喂养方式出现婴儿腹泻的发生情况。本例人工喂养婴儿 29 人，发生婴儿腹泻 15 人，发生率 51.7%；母乳喂养婴儿 12 人，发生婴儿腹泻 1 人，发生率 8.3%；总例数 $n = 41$；有 1 个格子的理论频数小于 5 大于 1（$T_{21} = 4.7$）。

（2）第二个表格为四格表 χ^2 检验的结果：①注释：a.1 个（25.0%）格子的理论频数小于 5，最小理论频数为 4.7。本例 $n=41$，$1<T<5$，应选择校正 χ^2 检验。②校正 χ^2 检验结果为 $\chi^2 = 5.016$，$P = 0.025$，按 $\alpha = 0.05$ 水准，拒绝 H_0，接受 H_1，差异有统计学意义，可认为不同喂养方式出现婴儿腹泻的发生情况不同。

（二）完全随机设计行×列表资料的 χ^2 检验

【例 8-3】 2016 年某医师用某种新药治疗不同类型关节炎患者，共治疗了 430 例患者，结果见表 8-3。试问 3 种类型类风湿性关节炎患者的有效率有无差别？

表 8-3 某种新药治疗三种类型关节炎患者的疗效比较

组别	有效	无效	合计	有效率（%）
类风湿性关节炎	150（134.0）	30（46.0）	180	83.3
骨性关节炎	50（74.4）	50（25.6）	100	50.0
风湿性关节炎	120（111.6）	30（38.4）	150	80.0
合计	320	110	430	80.7

【分析】

（1）该资料是随机抽取了 3 种类型的类风湿性关节炎患者，按某种药物的疗效（有效、无效）分类，属于完全随机设计的 3 组二分类的计数资料，目的是推断多个样本率分别代表的多个总体率有无差别，应选用完全随机设计行×列表资料的 χ^2 检验。

（2）多个样本率（或构成比）比较的 χ^2 检验，当拒绝检验假设时，只能认为各总体率（或构成比）总的有差别，而不能认为每两组之间都有差异。如果需要知道各组之间是否不同，需要进一步进行组间的两两比较。常用方法是将多个样本率（或构成比）拆分为若干个 2×C 表进行 χ^2 检验。为减小犯 I 类错误的概率，需要调整检验水准 α（计算方法参见教材知识点 8-6）。

【操作】 调用 **SPSS** 的 **Crosstabs** 过程实现。

1. 完全随机设计行×表资料的 χ^2 检验 操作步骤与例 8-1 类似。

定义变量：频数、不同类型类风湿性关节炎（**Values** 定义：1 = 类风湿性关节炎，2 = 骨性关节炎，3 = 风湿性关节炎）、疗效（**Values** 定义：1 = 有效，2 = 无效）。

2. 多个样本率之间的两两比较

（1）行×列表分割：打开 **SPSS** 的 **Variable View** 窗口，如图 8-7 所示，单击变量"类型"的 **Missing**（缺失值）框右半部的省略号，弹出 **Missing Values**（缺失值）对话框，选择 **Discrete missing Values**（不连续缺失值），并在其下方的格子中输入"3"，如图 8-8 所示，单击 **OK**。

（2）第 1 组与第 2 组比较的四格表 χ^2 检验：操作步骤参见例 8-1。

按此办法进行其他各比较组之间的两两比较（设"类型"的 **Missing Values** 为 2，比较组为第 1 组与第 3 组；设"类型"的 **Missing Values** 为 1，比较组为第 2 组与第 3 组）。

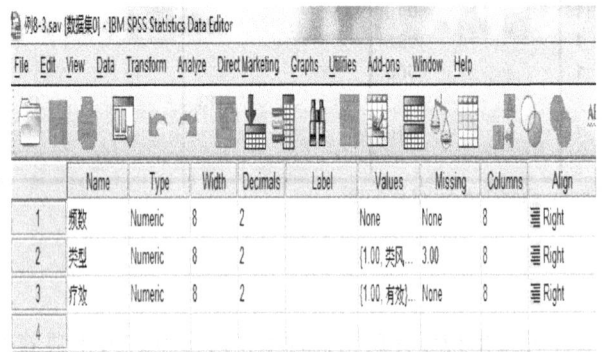

图 8-7 SPSS 的 **Variable View** 窗口

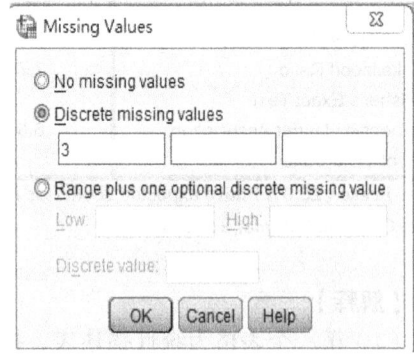

图 8-8 **Missing Values** 对话框

【结果】 例 8-3 的 **SPSS** 输出结果如下（两两比较的输出结果略）：

组别 * 疗效 Crosstabulation

			疗效		Total
			有效	无效	
类型	类风湿性关节炎	Count	150	30	180
		Expected Count	134.0	46.0	180.0
		% within 组别	83.3%	16.7%	100.0%
	骨关节炎	Count	50	50	100
		Expected Count	74.4	25.6	100.0
		% within 组别	50.0%	50.0%	100.0%
	风湿性关节炎	Count	120	30	150
		Expected Count	111.6	38.4	150.0
		% within 组别	80.0%	20.0%	100.0%
Total		Count	320	110	430
		Expected Count	320.0	110.0	430.0
		% within 组别	74.4%	25.6%	100.0%

Chi-Square Tests

	Value	df	Asymp. Sig. (2-sided)
Pearson Chi-Square	41.290[a]	2	.000
Likelihood Ratio	38.072	2	.000
Linear-by-Linear Association	.941	1	.332
N of Valid Cases	430		

a. 0 cells (0.0%) have expected count less than 5. The minimum expected count is 25.58

【解释】

（1）第一个表格为统计描述表，描述了3种类型关节炎的疗效。类风湿性关节炎治疗180人，有效150人，有效率83.3%；骨性关节炎治疗100人，有效50人，有效率50.0%；风湿性关节炎治疗150人，有效120人，有效率80.0%；总例数$n=430$；所有基本格子的理论频数均大于5。

（2）第二个表格为行×表χ^2检验的结果：①注释：a.0个（0.0%）格子的理论频数小于5，最小理论频数为25.6。现$n=430$，$T>5$，可直接做χ^2检验（行×表资料χ^2检验注意事项参见教材）。②未校正χ^2检验结果为$\chi^2=41.290$，$P<0.001$，按$\alpha=0.05$水准，拒绝H_0，接受H_1，差异有统计学意义，可认为3种类型类关节炎患者的有效率不全相同。

（3）将3种类型类风湿性关节炎患者的有效率之间两两比较的SPSS结果整理为表8-4（检验水准调整值α'为0.017）。除类风湿性关节炎与风湿性关节炎有效率之间的差异无统计学意义外，其余两两之间的差异均有统计学意义，可认为类风湿性关节炎与风湿性关节炎的有效率基本相同，均优于骨性关节炎。

表8-4　3种类型关节炎患者的有效率之间的两两比较

对比组	四格表χ^2值	P	检验水准调整值α'	检验结果
类风湿性关节炎与骨性关节炎	35.000	<0.001	0.017	*
类风湿性关节炎与风湿性关节炎	0.611	0.434	0.017	—
骨性关节炎与风湿性关节炎	24.816	<0.001	0.017	*

注："*"表示差异有统计学意义，"—"表示差异无统计学意义

（三）配对χ^2检验

【例8-4】　快速法和ELISA法对同一批样品（$n=73$）进行抗体检测试验，快速法测定阳性率为72.6%，ELISA法测定阳性率为75.3%，两种方法一致测定阳性率为68.5%。问：（1）两种方法何者为优？（2）两种方法的测定结果之间有无相关关系？

【分析】

（1）该资料为同一样品接受两种不同方法的测定，按两种方法的测定结果（阴性、阳性）分类，属于配对计数资料。现将资料整理为配对计数资料的四格表，其中快速法$_+$ELISA法$_+$为a，快速法$_+$ELISA法$_-$为b，快速法$_-$ELISA法$_+$为c，快速法$_-$ELISA法$_-$为d，，如表8-5所示。

表8-5　两种方法测定结果比较

快速法	ELISA法		合计
	+	−	
+	50（a）	3（b）	53
−	5（c）	15（d）	20
合计	55	18	73

（2）上表中 a 是两方法测定结果的一致阴性数，d 是两方法测定结果的一致阳性数，这两个频数的大小显示不出两种方法的差别，而 b 和 c 是两种方法测定结果的不同部分，显然两种方法测定结果阳性率有无差别就反映在这两个数据提供的信息上。因此如果要比较两法何者为优，无需考虑 a 和 d，只要考虑 b 和 c，对 b 和 c 作 χ^2 检验即可，采用配对 χ^2 检验（或 McNemar 检验）；如果要了解甲乙两法测定结果之间有无相关关系，则要考虑 a、b、c、d，采用普通四格表 χ^2 检验。

【操作】 调用 SPSS 的 Crosstabs 过程实现。（操作步骤与例 8-1 类似）

不同点：①定义变量：频数、快速法（**Values** 定义：1=阳性，2=阴性）、ELISA 法（**Values** 定义：1=阳性，2=阴性），详见图 8-9；②在 **Crosstabs** 主对话框中，将变量"快速法"选入 **Rows** 框中，变量"ELISA 法"选入 **Columns** 框中，详见图 8-10；③在 **Statistics** 子对话框中，选择 **Chi-square** 和 **McNemar**（配对 χ^2 检验或 **McNemar** 检验），详见图 8-11。④在 **Cells** 子对话框中，选择 **Observed**、**Expected**、**Total**（合计百分数），详见图 8-12。

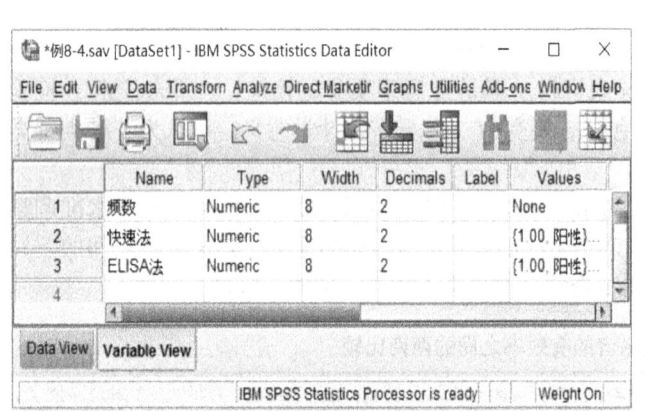

图 8-9 数据录入时 SPSS 的 Variable View

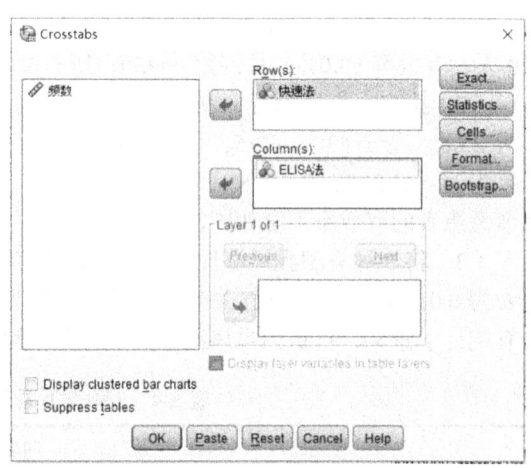

图 8-10 Crosstabs 主对话框

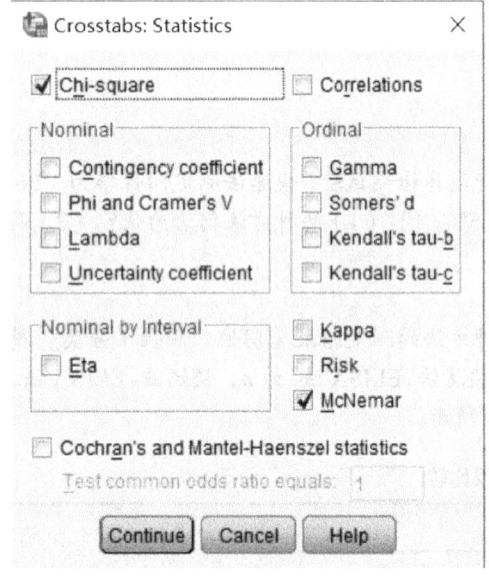

图 8-11 McNemar 检验的 Statistics 子对话框

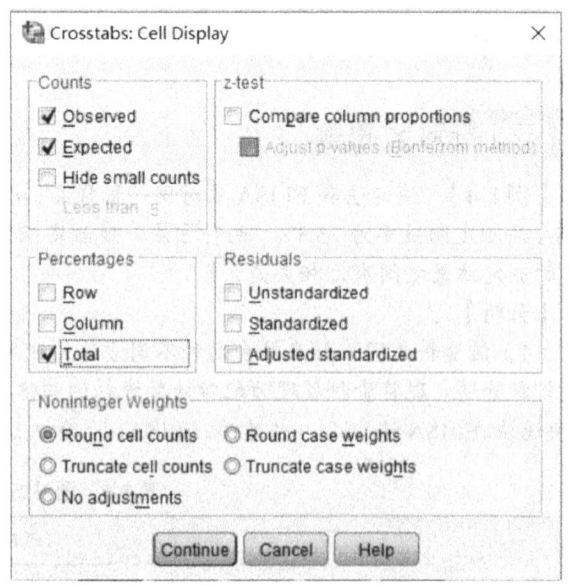

图 8-12 McNemar 检验的 Cells 子对话框

【结果】 例 8-4 的 SPSS 输出结果如下：

快速法 * ELISA 法 Crosstabulation

			ELISA 法		Total
			阳性	阴性	
快速法	阳性	Count	50	3	53
		Expected Count	39.9	13.1	53.0
		% of Total	68.5%	4.1%	72.6%
	阴性	Count	5	15	20
		Expected Count	15.1	4.9	20.0
		% of Total	6.8%	20.5%	27.4%
Total		Count	55	18	73
		Expected Count	55.0	18.0	73.0
		% of Total	75.3%	24.7%	100.0%

Chi-Square Tests

	Value	df	Asymp. Sig. (2-sided)	Exact Sig. (2-sided)	Exact Sig. (1-sided)
Pearson Chi-Square	37.580[a]	1	.000		
Continuity Correction[b]	33.940	1	.000		
Likelihood Ratio	35.997	1	.000		
Fisher's Exact Test				.000	.000
Linear-by-Linear Association	37.065	1	.000		
McNemar Test				.727[c]	
N of Valid Cases	73				

a. 1 cells (25.0%) have expected count less than 5. The minimum expected count is 4.93
b. Computed only for a 2x2 table
c. Binomial distribution used

【解释】

（1）第一个表格为统计描述表，描述了两种方法的测定结果。快速法阳性数为 53 人，阳性率为 72.6%；ELISA 法的阳性数为 55 人，阳性率为 75.3%；两种方法一致测定阳性率为 68.5%。

（2）第二个表格为四格表 χ^2 检验的结果：①注释：b.1 个（25.0%）格子的理论频数小于 5，最小理论频数为 4.93。本例 $n=73$，有一个格子的 $T<5$，相关性分析可选择校正 χ^2 检验；②相关性分析：校正 χ^2 检验结果为 $\chi^2=33.94$，$P<0.001$，按 $\alpha=0.05$ 水准，拒绝 H_0，可认为甲乙两种方法的测定结果之间有相关；③优劣性检验：McNemar 检验的双侧 P 值为 0.727，按 $\alpha=0.05$ 水准，不拒绝 H_0，差异无统计学意义，尚不能认为甲乙两种方法的测定结果有差别。

（四）四格表确切概率法

【例 8-5】 比较甲乙两药治疗糖尿病的疗效，某医师将 39 例糖尿病患者随机分成两组，分别给予甲药和乙药治疗，结果见表 8-6。试问甲乙两药治疗糖尿病的疗效有无差别？

表 8-6　两种药物治疗糖尿病的疗效比较

药物	有效	无效	合计	有效率（%）
甲药	21（17.9）	4（7.1）	25	84.0
乙药	7（10.1）	7（3.9）	14	50.0
合计	28	11	39	71.8

【分析】 该资料是将39例患者随机分配到甲药组和乙药组,按两药的疗效(有效、无效)分类,属于完全随机设计的计数资料;患者总例数 $n=39<40$,不宜计算 χ^2 值,需采用四格表确切概率法即Fisher确切概率法直接计算概率。

【操作】 调用 **SPSS** 的 **Crosstabs** 过程实现。(操作步骤参见例8-1),仅是定义变量值的标签时不同:药物(**Values** 定义:1=甲药,2=乙药)、疗效(**Values** 定义:1=有效,2=无效)。

【结果】 例8-5的 **SPSS** 输出结果如下:

药物 * 疗效 Crosstabulation

			疗效		Total
			有效	无效	
药物	甲药	Count	21	4	25
		Expected Count	17.9	7.1	25.0
		% within 药物	84.0%	16.0%	100.0%
	乙药	Count	7	7	14
		Expected Count	10.1	3.9	14.0
		% within 药物	50.0%	50.0%	100.0%
Total		Count	28	11	39
		Expected Count	28.0	11.0	39.0
		% within 药物	71.8%	28.2%	100.0%

Chi-Square Tests

	Value	df	Asymp. Sig. (2-sided)	Exact Sig. (2-sided)	Exact Sig. (1-sided)
Pearson Chi-Square	5.123^a	1	.024		
Continuity Correction^b	3.582	1	.058		
Likelihood Ratio	5.009	1	.025		
Fisher's Exact Test				.033	.030
Linear-by-Linear Association	4.992	1	.025		
N of Valid Cases	39				

a. 1 cells (25.0%) have expected count less than 5. The minimum expected count is 3.95
b. Computed only for a 2x2 table

【解释】

(1)第一个表格为统计描述表,描述了甲乙两药治疗糖尿病的疗效。甲药治疗25人,有效21人,有效率84.0%;乙药治疗14人,有效7人,有效率50.0%;总例数 $n=39$;有1个格子的理论频数小于5大于1($T_{22}=3.9$)。

(2)第二个表格为四格表 χ^2 检验的结果,因为 $n<40$,应选择Fisher确切概率法,Fisher确切概率法的双侧 P 值为0.033,按 $\alpha=0.05$ 水准,拒绝 H_0,接受 H_1,差异有统计学意义,可认为甲乙两药的有效率不同,甲药的治疗效果更好。

三、思考练习参考答案

(一)是非题

1. 五个百分率的差别的假设检验,$\chi^2 > \chi^2_{0.05,\nu}$,可认为各组总体率都不相同。

【答案】 — **【评析】** 本题考察点:完全随机设计行×列表资料 χ^2 检验的推断结论及其两两比较。

多个样本率(或构成比)比较的 χ^2 检验,$\chi^2 > \chi^2_{0.05,\nu}$,则 $P<0.05$,拒绝 H_0,接受 H_1,差异有统计学意义,只能认为各总体率(或构成比)总的有差别,而不能认为每两组之间都有差异。如果需要知道各组之间是否

不同，需要进一步进行组间的两两比较。

2. 三行四列的表作 χ^2 检验允许有一个 1<T<5。

【答案】 + 【评析】 本题考察点：完全随机设计行×列表资料 χ^2 检验的注意事项。

行×列表 χ^2 检验允许有 1/5 的基本格子 1<T<5，但不能有 T<1。三行四列表有 3×4 = 12 个格子，允许有 12×1/5 = 2.4 个格子的 1<T<5。现有 1 个格子的 1<T<5，在允许范围内。

3. 四格表资料的 χ^2 检验，如 $\chi^2 > \chi^2_{0.05,1}$，可认为两总体率不同。

【答案】 + 【评析】 本题考察点：完全随机设计四格表资料 χ^2 检验的推断结论。

四格表 χ^2 检验用于推断两个或两个以上总体率（或构成比）之间有无差别。$\chi^2 > \chi^2_{0.05,1}$，则 $P<0.05$，按 α = 0.05 水准，拒绝 H_0，接受 H_1，差异有统计学意义，可认为两总体率不同。

4. 对三个地区血型构成（A、B、O、AB 型），作抽样调查后比较，若有一个理论频数小于 5 大于 1 且 $n>40$，必须作校正 χ^2 检验。

【答案】 − 【评析】 本题考察点：完全随机设计行×列表资料 χ^2 检验的注意事项。

理由与第 2 题评析类似，四格表资料可进行校正 χ^2 检验，行×列表资料无校正 χ^2 检验，如果不能做 χ^2 检验，可删除行或列，或进行合理合并，最好增加样本例数。

5. 进行三个率差别的 χ^2 检验，当 $P<0.05$ 时，可认为各样本率之间总的来说有差别，但不能说明彼此之间都有差别。

【答案】 − 【评析】 本题考察点：假设检验的推断结论。

假设检验时，当差异有统计学意义时，其推断结论针对的是总体，而不是样本。

6. 对于有序行列表，在比较各处理组的效应有无差别时，用 χ^2 检验不是最好的方法。

【答案】 + 【评析】 本题考察点：完全随机设计行×列表资料 χ^2 检验的注意事项。

对于单向有序的多分类资料，行×列表 χ^2 检验仅比较各组的构成比是否相同，没有利用等级信息，因此，在对等级资料进行统计比较时，常用秩和检验或 Ridit 分析。

7. 四格表资料的校正 χ^2 检验，当 P 值在界值附近时特别有意义。

【答案】 + 【评析】 本题考察点：完全随机设计四格表 χ^2 检验的连续性校正。

对于同一资料，校正公式求得的 χ^2 值小于未校正公式所求 χ^2 值，当 P 值在界值（0.05）附近时，校正和未校正的 χ^2 检验可能得出两种截然相反的结论，因此，此时校正特别有意义。

（二）选择题

1. 四个样本百分率比较时，有一个理论频数小于 5 大于 1 时_____。
a. 必须先作合理的并组　　　　　b. 直接作 χ^2 检验　　　　　c. 不能作 χ^2 检验
d. 必须作校正 χ^2 检验　　　　e. 不能确定是否需要校正

【答案】 b 【评析】 本题考察点：完全随机设计行×列表资料 χ^2 检验的注意事项。

四个样本百分率可列为四行二列表，有 4×2 = 8 个格子，χ^2 检验时允许有 8×1/5 = 1.6 个格子的 1<T<5。本题有 1 个格子的 1<T<5，在允许范围内，故可以直接做 χ^2 检验。

2. χ^2 检验是一种用途较广的假设检验方法，常用于_____。
a. 检验两个或两个以上样本率或构成比之间的差别　　b. 检验两个或两个以上样本均数之间的差别
c. 检验两个或两个以上总体率之间的差别　　　　　　d. 检验两个或两个以上总体均数之间的差别
e. 以上都可以

【答案】 c 【评析】 本题考察点：完全随机设计四格表 χ^2 检验的应用。

四格表 χ^2 检验用于推断两个或两个以上总体率（或构成比）之间有无差别，检验两个或两个以上总体均数之间有无差别则可用方差分析。

3. 两个四格表一个 $\chi^2 > \chi^2_{0.01,1}$，另一个 $\chi^2 > \chi^2_{0.05,1}$，可认为_____。
a. 前者两个的百分数相差大　　　　b. 后者两个的百分数相差大
c. 前者更有理由认为两总体率不同　d. 后者更有理由认为两总体率不同
e. 尚不能下结论

【答案】 c 【评析】 本题考察点：完全随机设计四格表 χ^2 检验的结果判断。

一个四格表 $\chi^2 > \chi^2_{0.01,1}$，则 $P<0.01$，另一个四格表 $\chi^2 > \chi^2_{0.05,1}$，则 $P<0.05$，即前者的 P 值小于后者。P

值越小，H_0 成立的可能性越小，越有理由拒绝它，即越有理由认为两总体率不同。

4. 三行四列表作 χ^2 检验当有 4 个格子的 $1<T<5$ 时，_____。
a. 仍做 χ^2 检验　　　　b. 应进行合理的合并　　　　c. 做校正 χ^2 检验　　　　d. 最好增加样本例数
e. 应进行合理的删除　　　　f. 推断两个或两个以上总体均数之间有无差别

【答案】　d　【评析】　本题考察点：完全随机设计行×列表资料 χ^2 检验的注意事项。
三行四列表做 χ^2 检验时，允许有 1/5 个格子的 $1<T<5$，但现有 4 个格子的 $1<T<5$，超出允许范围，故应考虑采用以下处理办法：①增加样本含量；②合理的合并；③合理的删除。但是，后两种方法将会损失部分信息，也可能破坏样本的随机性，因此，最好增加样本含量。

5. 配对计数资料的相关性分析中，$b+c<40$ 时，应采用_____。
a. 精确概率法　　　　b. 校正 χ^2 检验　　　　c. 不校正 χ^2 检验
d. 增加 n 后再作检验　　　　e. 尚不能决定采用何法

【答案】　e　【评析】　本题考察点：配对计数资料的相关性分析。
配对计数资料的相关性分析通常采用普通四格表 χ^2 检验。样本例数 $n=a+b+c+d$，现仅知道 $b+c<40$，n 未知，并且各格子的理论频数 T 值也未知，尚不能决定采用何法。

6. 用液基薄层细胞学检查（TCT）和 HPV 检测分别对 100 名妇女作宫颈癌筛查，结果 TCT 法有 25 名阴性，HPV 检测有 80 名阳性，两种方法均阳性者 73 名，两种方法检查均为阴性的人数是_____。
a. 20　　　　b. 7　　　　c. 75　　　　d. 18　　　　e. 10

【答案】　d　【评析】　本题考察点：配对 χ^2 检验的计算表。
根据题意列出配对设计资料的 2×2 列联表（参见教材表 8-10），可得两种方法检查均为阴性的人数为 18 例。

7. 在四格表精确概率法计算中，变动四个基本数据可组合_____个四格表。
a. $N+1$　　　　b. $N-1$　　　　c. 最大周边合计数+1　　　　d. 最小周边合计数+1　　　　e. 以上都不对

【答案】　d　【评析】　本题考察点：四格表确切概率法的计算。
在四格表的周边合计不变的条件下，依次增减四格表中某个格子（一般选用行合计与列合计均为最小的那个格子）的数据，一般可列出最小周边合计数加 1 个四格表。

8. 作两样本率的假设检验，其检验假设是_____。
a. $\bar{x}_1=\bar{x}_2$　　　　b. $\mu_1=\mu_2$　　　　c. $P_1=P_2$　　　　d. $\pi_1=\pi_2$　　　　e. 以上都不对

【答案】　d　【评析】　本题考察点：完全随机设计四格表 χ^2 检验的检验假设 H_0。
四格表 χ^2 检验的 H_0：两总体率相等，即 $\pi_1=\pi_2$。

（三）应用分析题

1. 用乳腺超声检查和 X 线片分别对 100 名已确诊的乳腺癌患者进行检查，结果显示乳腺超声检查有 40 名阳性，X 线片有 70 名阴性，两种方法均阳性者 10 名。某医师列出统计表及其 χ^2 检验如表 8-7，差异无统计学意义（$P=0.138$），认为两法检查结果无差别。请给予评价。

表 8-7　乳腺超声检查和 X 线片对 100 名乳腺癌患者的检查结果比较

组别	阳性	阴性	合计	阳性率（%）
乳腺超声检查	40	60	100	40.0
X 线片	30	70	100	30.0
合计	70	130	200	35.0

注：$\chi^2=2.198$　$P=0.138$

【解答】
（1）该医师用完全随机设计资料的四格表 χ^2 检验分析该资料，其统计表和统计方法均不正确。因为该资料为同一患者接受两种不同的检查，按检查结果（阳性、阴性）分类，属于配对计数资料。
（2）正确做法：该题目的是比较两种方法何者为优，应采用配对 χ^2 检验。首先将资料整理为配对计数资料的 2×2 列联表（参见教材表 8-10），然后调用 SPSS 的 Crosstabs 过程进行 McNemar 检验，得双侧 $P=0.203$，按 $\alpha=0.05$ 水准，不拒绝 H_0，差异无统计学意义，尚不能认为乳腺超声检查和 X 摄片诊断乳腺癌的阳性率有差别。

【评析】 本题考察点：配对 χ^2 检验。

2. 2014年云南省某单位对云南省30~50岁人群作高血压调查，结果为昆明513人，高血压人数为161人，高血压患病率为31.4%；玉溪500人，高血压病人数为142人高血压患病率为28.4%，据此资料回答下列问题：

（1）这是什么资料？
（2）能否根据患病率直接下结论？为什么？
（3）若要比较两地高血压患病率有无差别，应该选用何种统计方法？
（4）列出计算表。
（5）列出主要分析步骤（包括判断结果等）。

【解答】
（1）该资料是将调查对象按高血压、非高血压分类的二分类的计数资料。
（2）不能根据患病率直接下结论。因为是样本率，存在抽样误差，必须进行假设检验后再下结论。
（3）要比较两地高血压患病率有无差别，应选用完全随机设计的四格表 χ^2 检验。
（4）列出四格表（参见教材例8-1）。
（5）检验步骤（参见教材例8-1）。本题 $n=1013$，$T_{min}=149.6$，应选择未校正 χ^2 检验。调用SPSS的Crosstabs过程进行 χ^2 检验，得 $\chi^2=1.075$，$P=0.300$，按 $\alpha=0.05$ 水准，不拒绝 H_0，差异没有统计学意义，尚不可认为昆明和玉溪的高血压患病率不同。

【评析】 本题考察点：完全随机设计四格表资料的 χ^2 检验。

3. 某医师用A抗生素治疗尿路感染病人19例，有效11例，用B抗生素治疗同类病人20例，有效5例，算得 $\chi^2=4.358$，$P=0.037$，认为A药的疗效优于B药。请给予评价。

【解答】
（1）该资料的总例数 $n=39<40$，该医师用 χ^2 检验是不正确的。
（2）正确做法：当 $n<40$ 或 $T<1$ 时，应采用四格表确切概率法直接计算概率。调用SPSS的Crosstabs过程的Fisher确切概率法，得双侧 $P=0.054$，单侧 $P=0.038$，因为A抗生素有效率高于B抗生素，不会低于B抗生素，应该用单侧检验，即 $P=0.038$。按 $\alpha=0.05$ 的水准，拒绝 H_0，接受 H_1，差异有统计学意义，可认为A药的疗效优于B药。

【评析】 本题考察点：四格表确切概率法。

4. 对400名钩端螺旋体病人同时用间接免疫荧光抗体实验和显微镜凝聚实验进行诊断，结果间接免疫荧光抗体实验诊断阳性率80%，显微镜凝聚实验诊断阳性率为74%，两法诊断一致阳性率为70%，请问两种诊断方法的阳性率有无差别？

【解答】 该资料为同一钩端螺旋体患者接受两种不同的诊断试验，按两种方法的测定结果（阳性、阴性）分类，属于配对计数资料，目的是比较两种方法何者为优，应采用配对 χ^2 检验。首先将资料整理为配对计数资料的四格表（略），然后调用SPSS的Crosstabs过程进行McNemar检验，得双侧 $P=0.002$，按 $\alpha=0.05$ 水准，拒绝 H_0，接受 H_1，差异有统计学意义，可认为两种方法诊断的阳性率有差别，间接免疫荧光抗体实验诊断的阳性率高于显微镜凝聚实验。

【评析】 本题考察点：配对 χ^2 检验。

5. 某医院分别用中西药治疗大肠癌患者，结果西药组治疗100人，有效62人，中药组治疗85人，有效67人，问两种药物的疗效有无差别？

【解答】 该资料为完全随机设计的二分类的计数资料，目的是比较两种药物的疗效有无差别，应选用完全随机设计四格表资料的 χ^2 检验。本题 $n=185$，$T_{min}=25.73$，应选择未校正 χ^2 检验。调用SPSS的Crosstabs过程进行 χ^2 检验，得 $\chi^2=6.161$，$P=0.013$，按 $\alpha=0.05$ 水准，拒绝 H_0，接受 H_1，差异有统计学意义，可认为中药和西药的疗效有差别，中药的治疗效果优于西药。

【评析】 本题考察点：完全随机设计四格表资料的 χ^2 检验。

6. 某医生采用新复方降压药、降压药、安慰剂治疗102名高血压患者，结果如表8-8，问三种药物治疗高血压患者的疗效有无差别？

表 8-8 三种药物治疗高血压的疗效比较

分组	有效	无效	合计
新复方降压药	35	5	40
降压药	20	10	30
安慰剂	7	25	32
合计	62	40	102

【解答】 该资料为完全随机设计的多组二分类的计数资料,目的是 3 个样本率分别代表的 3 个总体率有无差别,可选用完全随机设计行×列表资料的 χ^2 检验。本题 $n=102$,$T_{min}=11.8$,可直接做 χ^2 检验。调用 SPSS 的 Crosstabs 过程进行 χ^2 检验,得 $\chi^2=32.736$,$P<0.001$,按 $\alpha=0.05$ 水准,拒绝 H_0,接受 H_1,差异有统计学意义,可认为三种药物治疗高血压患者的疗效不全相同。经两两比较(检验水准调整值 $\alpha'=0.017$),新复方降压药的有效率和降压药的有效率之间差异没有统计学意义,但新复方降压药和降压药分别与安慰剂比较,两药的有效率之间差异有统计学意义。

【评析】 本题考察点:完全随机设计行×列表资料的 χ^2 检验及其两两比较。

7. 某医师用甲乙两种培养基培养结核杆菌 40 份,结果见表 8-9。

表 8-9 两种培养基培养结核杆菌的结果

乙法	甲法		合计
	阳性	阴性	
阳性	10	2	12
阴性	16	12	28
合计	26	14	40

问:(1)两种培养基有无相关关系?
(2)两种培养基何者为优?

【解答】

(1)该资料为同一样品用两种培养基培养,按两种培养基的培养结果(阳性、阴性)分类,属于配对计数资料。

分析两种培养基的培养结果之间有无相关性,应采用四格表 χ^2 检验。调用 SPSS 的 Crosstabs 过程进行 χ^2 检验。本题 $n=40$,$T_{min}=4.20$,校正 χ^2 检验结果为 $\chi^2=1.512$,$P=0.219$,按 $\alpha=0.05$ 水准,不拒绝 H_0,尚不能认为两种培养基的培养结果之间有相关关系。

(2)比较甲乙量培养基培养结果何者为优,应采用配对 χ^2 检验。调用 SPSS 的 Crosstabs 过程进行 McNemar 检验,得双侧 P 值为 0.001,按 $\alpha=0.05$ 水准,拒绝 H_0,接受 H_1,差异有统计学意义,可认为两种培养基的培养结果有差别,甲培养基的培养效果更好。

【评析】 本题考察点:配对资料 χ^2 检验的相关性分析和优劣性检验。

8. 用表 8-10 资料进行肠结核的临床诊断与 X 线诊断的相关分析。

表 8-10 肠结核的临床诊断与 X 线诊断结果

X 线诊断	临床诊断			合计
	阳性	可疑	阴性	
阳性	22	15	12	49
可疑	5	7	14	26
阴性	6	5	18	29
合计	33	27	44	104

【解答】 该资料为多分类的双向有序等级资料,目的是分析两种方法的诊断结果之间有无相关性,应采用行×列表 χ^2 检验。本题 $n=104$,$T_{min}=6.75$,可直接做 χ^2 检验。调用 SPSS 的 Crosstabs 过程进行 χ^2 检验,得 $\chi^2=13.511$,$P=0.009$,按 $\alpha=0.05$ 水准,拒绝 H_0,接受 H_1,可认为两种方法的诊断结果之间有相关关系,列联系数 $r=0.339$。
【评析】 本题考察点:双向有序分类资料的相关性分析。

9. 某医师用某种中草药治疗不同类型的小儿肺炎,其中病毒性肺炎60例,细菌性肺炎60例,治疗结果见表8-11。该医师对此资料采用行×列 χ^2 检验,得 $\chi^2=7.077$,$P=0.069$,差异无统计学意义,故认为此种中草药对不同类型小儿肺炎的疗效分布无差别。

表8-11 某种中草药治疗不同类型小儿肺炎的疗效比较

小儿肺炎类型	治愈	显效	有效	无效	合计
病毒性肺炎	21	17	11	11	60
细菌性肺炎	11	13	17	19	60
合计	32	30	28	30	120

问:(1)该研究是什么设计?
(2)统计分析的目的是什么?统计方法是否正确?

【解答】
(1)该资料为完全随机设计方案。(2)欲比较两组的疗效是否有差别,其比较的结局变量(分析变量)是等级资料,为单向有序分类资料。用 χ^2 检验不妥,因为如果对其中的两列不同疗效的数值进行调换,χ^2 值不会有变化,但秩和检验统计量有变化,所以该资料应该采用利用等级信息较好的秩和检验或 Ridit 分析。(经秩和检验,结果为 $z=-2.570$,$P=0.010$,差异有统计学意义。**该结论与上述结论相反。**)
【评析】 本题考察点:等级资料的统计方法,参见教材知识点 8-7。

四、补充思考练习

(一)是非题(正确记"+",错误记"-")

1. 四格表资料采用确切概率法进行假设检验时,理论频数不能小于1。(　　)
2. 三个工厂职工的某种慢性病的构成比做比较时,不可做 χ^2 检验。(　　)
3. χ^2 值反映实际频数和理论频数的符合程度。(　　)
4. $n=70$、理论数均大于5的四格表,对两个率差别做假设检验,也可用确切概率法。(　　)
5. 对四格表资料进行 χ^2 检验时,用四格表的一般公式和校正公式求得的结果是一样的。(　　)
6. χ^2 检验可用于推断两个或两个以上样本率(或构成比)之间有无差别。(　　)
7. χ^2 检验是一种以 χ^2 分布为基础,以 χ^2 值为检验统计量的计数资料的假设检验方法。(　　)
8. 对四格表资料进行 χ^2 检验,当 $1<T<5$ 时,需计算校正 χ^2 值。(　　)
9. 四种职业神经衰弱症患病率比较时,有一个 $1<T<5$ 时,不能直接做 χ^2 检验。(　　)
10. 配对计数资料做优劣性检验时,当 $b+c<40$ 时,应用校正公式计算 χ^2 值。(　　)

(二)选择题(从 a~e 中选出一个最佳答案)

1. 四行二列表做 χ^2 检验时,其自由度为_____。
a. 2　　　　b. 6　　　　c. 4　　　　d. 12　　　　e. 3
2. 对四格表资料做 χ^2 检验时,如果将四格表的行与列对调,则对调前后的_____。
a. 校正 χ^2 值不等　　b. 非校正 χ^2 值不等　　c. 确切概率检验的 P 值不等
d. 非校正 χ^2 值相等　　e. 非校正 χ^2 值可能相等,也可能不等
3. 对多个样本率的 χ^2 检验,拒绝 H_0 时,结论为_____。
a. 各个总体率都不相同　　b. 各个总体率不全相同　　c. 各个样本率都不相同
d. 各个样本率不全相同　　e. 以上都不对

4. 四格表资料当_____时，应采用Fisher确切概率法直接计算概率。
a. $T \geq 5$　　　b. $n \geq 40$　　　c. $n < 40$ 或 $T < 1$　　　d. $1 \leq T < 5$　　　e. 以上都不对
5. 对于 $n = 300$ 的 3 个样本率做 χ^2 检验时，其自由度为_____。
a. 299　　　b. 297　　　c. 1　　　d. 2　　　e. 3
6. 当四格表的周边合计数不变时，如果某一个格子的实际数有变化，则其理论数_____。
a. 增大　　　b. 减小　　　c. 不变　　　d. 不确定　　　e. 以上都不对
7. χ^2 的取值范围是_____。
a. $-\infty < \chi^2 < \infty$　　b. $\chi^2 \leq 1$　　c. $0 \leq \chi^2 < \infty$　　d. $\chi^2 \geq 1$　　e. 以上都不对
8. χ^2 分布是一种_____分布。
a. 正态分布　　　　　　　　b. 连续型随机变量的概率分布　　　　　　　c. 偏态分布
d. 离散型随机变量的概率分布　　e. 以上都不对
9. 四个率的 χ^2 检验中，备择假设为_____。
a. 四个总体率不全相同　　　b. 四个样本率不全相同　　　c. 四个总体率不同
d. 四个样本率不同　　　e. 以上都不对
10. 胃溃疡患者的病情程度和精神紧张程度之间的相关性分析中，χ^2 检验的 H_0 为_____。
a. 胃溃疡患者的病情程度和精神紧张程度相同
b. 胃溃疡患者的病情程度和精神紧张程度不同
c. 胃溃疡患者的病情程度和精神紧张程度之间有相关关系
d. 胃溃疡患者的病情程度和精神紧张程度之间无相关关系
e. 以上都不对

（三）应用分析题

1. 有 120 份血液标本，将每份标本一分为二，分别用血凝试验法和 ELISA 法进行诊断，结果血凝试验法的符合率为 50%，ELISA 法的符合率为 80%，两法同时一致均为符合的率为 35%。问：
（1）该资料属于何种设计方案？
（2）两种方法的诊断符合率有无差异？
（3）两种方法的诊断结果之间有无相关关系？
2. 前列腺癌患者 140 例，其中 80 例接受电切术治疗，术后出现并发症者 12 例；60 例接受开放手术治疗，术后出现并发症者 3 例。试问两种手术方式出现并发症的发生率有无差别？
3. 采用两种方法对 446 例冠心病患者检查室壁收缩运动情况，其列联表见 8-12。试分析两种方法测定结果之间有无相关性。

表 8-12　两种方法测定结果比较

对比法测定结果	核素法测定结果			合计
	正常	减弱	异常	
正常	111	21	4	136
减弱	0	141	20	161
异常	6	23	120	149
合计	117	185	144	446

4. 某医师对表 8-13 资料采用四格表 χ^2 检验，得 $\chi^2 = 5.00$，$P = 0.025$，故认为两种方法的诊断结果不同，甲法较好。请给予评价。

表 8-13　两种方法对 120 例确诊的乳腺癌患者的诊断结果

乙法	甲法		合计
	+	-	
+	42	18	60
-	30	30	60
合计	72	48	120

5. 某医院将 1130 例腰椎间盘突出症患者随机分为三组，分别给予快速牵引法、物理疗法和药物注射法治疗，结果见表 8-14。某医师对此资料采用行×列表 χ^2 检验，得 $\chi^2=77.749$，$P<0.001$，差异有统计学意义，认为三种疗法治疗腰椎间盘突出症的疗效不全相同。请给予评价。

表 8-14　三种疗法治疗腰椎间盘突出症的疗效比较

疗法	显效	有效	无效	合计
快速牵引法	230	200	30	460
物理疗法	200	100	91	391
药物注射法	110	95	74	279
合计	540	395	195	1130

6. 某医师治疗 16 例血友病患者，结果 6 例 AL 血浆诱导率≤0.7 的患者中死亡 5 例，10 例 AL 血浆诱导率>0.7 的患者中死亡 3 例。该医生采用四格表 χ^2 检验，得 $\chi^2=4.267$，$P=0.039$，据此认为 AL 血浆诱导率≤0.7 的患者病死率较高。请给予评价。

7. 某研究者将 24 例乳腺癌患者按不同的首发症状分为两组，观察患者腋窝淋巴结的转移情况，结果发现首发症状为乳头病变的 12 例患者中有 3 例发生腋窝淋巴结转移，而首发症状为乳腺肿块的 12 例患者中有 6 例发生腋窝淋巴结转移。问两组乳腺癌患者的腋淋巴结转移率有无差别？

8. 某医师研究糖尿病患者和正常人的 ACE 基因型的构成情况，结果见表 8-15。试问两组的基因型构成有无差别？

表 8-15　糖尿病患者与正常人的 ACE 基因型构成情况

分组	I 型	D 型	I/D 型	合计
糖尿病患者	12	28	34	74
正常人	12	26	18	56
合计	24	46	60	130

9. 某矿工医院探讨矽肺不同期次患者的胸部平片密度变化，492 例患者资料整理成表 8-16，问矽肺患者肺门密度的增加与期次有无关系？

表 8-16　矽肺期次与肺门密度级别的关系

矽肺期次	肺门密度			合计
	I	II	III	
I	43	188	14	245
II	1	97	72	169
III	6	16	55	78
合计	33	301	141	492

10. 为探讨复方黄芪冲剂治疗佝偻病的疗效，某医师将 44 例佝偻病患者随机分为两组，复方黄芪冲剂组治疗 20 例，有效 17 例，有效率 85.0%；钙片组治疗 24 例，有效 18 例，有效率 75.0%，该医师认为复方黄芪冲剂治疗佝偻病的疗效优于钙片。请给予评价。

五、补充思考练习参考答案

（一）是非题

1. −　　2. −　　3. +　　4. +　　5. −　　6. −　　7. +　　8. −　　9. −　　10. +

（二）选择题

1. e　　2. d　　3. b　　4. c　　5. d　　6. c　　7. c　　8. b　　9. a　　10. d

（三）应用分析题

1.【解答】

（1）该资料为同一份血样用两种方法诊断，属于配对设计方案。

（2）列出相应的配对设计的 2×2 列联表，比较两种方法的符合率有无差异，应采用配对 χ^2 检验。调用 SPSS 的 Crosstabs 过程进行 McNemar 检验，得双侧 $P<0.001$，按 $\alpha = 0.05$ 水准，拒绝 H_0，拒绝 H_1，差异有统计学意义，可认为两种方法的符合率不同，ELISA 法的符合率高于血凝试验法。

（3）两种方法诊断结果的相关性分析应采用四格表 χ^2 检验。调用 SPSS 的 Crosstabs 过程进行 χ^2 检验。本题 $n = 120$，$T_{min} = 12.00$，Pearson χ^2 检验结果为 $\chi^2 = 7.500$，$P = 0.006$，按 $\alpha = 0.05$ 水准，拒绝 H_0，拒绝 H_1，可认为两种方法的诊断结果之间有相关关系，用 ϕ 系数表示关联强度，$\phi = 0.250$。

2.【解答】 该资料为完全随机设计的二分类的计数资料，目的是比较两种手术方式出现并发症的发生率有无差别，应选用完全随机设计四格表资料的 χ^2 检验。本题 $n = 140$，$T_{min} = 6.43$，应选择未校正 χ^2 检验。调用 SPSS 的 Crosstabs 过程进行 χ^2 检验，得 $\chi^2 = 3.584$，$P = 0.058$，按 $\alpha = 0.05$ 水准，不拒绝 H_0，差异无统计学意义，尚不能认为两种手术方式出现并发症的发生率有差别。

3.【解答】 该资料为双向有序等级资料，目的是分析对比法和核素法测定的结果有无相关性，应采用行×列表 χ^2 检验。本题 $n = 446$，$T_{min} = 35.68$，可直接做 χ^2 检验。调用 SPSS 的 Crosstabs 过程进行 χ^2 检验，得 $\chi^2 = 521.731$，$P<0.001$，按 $\alpha = 0.05$ 水准，拒绝 H_0，接受 H_1，可认为两种方法的测定结果间有相关关系，列联系数 $r = 0.734$，因为两变量均为有序分类变量，采用 Gamma 系数 G 表示两者的关联强度更好，调用 SPSS 的 Crosstabs 过程计算得到 $G = 0.920$。

4.【解答】

（1）该医师对配对计数资料采用四格表 χ^2 检验来做出优劣性检验的推断结论是错误的。

（2）比较两种方法的诊断阳性率有无差异，应采用配对 χ^2 检验。调用 SPSS 的 Crosstabs 过程进行 McNemar 检验，得双侧 $P = 0.111$，按 $\alpha = 0.05$ 水准，不拒绝 H_0，拒绝 H_1，差异无统计学意义，尚不能认为两种方法的诊断结果不同。

（3）两种方法诊断结果的相关性分析应采用四格表 χ^2 检验。调用 SPSS 的 Crosstabs 过程进行 χ^2 检验。本题 $n=120$，$T_{min}=24.0$，Pearson χ^2 检验结果为 $\chi^2=5.000$，$P=0.025$，按 $\alpha=0.05$ 水准，拒绝 H_0，可认为两种方法的诊断结果之间有相关关系，用 ϕ 系数表示关联强度，$\phi=0.204$。

5.【解答】 该医师对此资料采用 χ^2 检验不妥。因为该资料的目的是比较三种疗法的疗效有无差别，其比较的结局变量（分析变量）是等级资料，为单向有序分类资料。对于单向有序的多分类资料，行×列表 χ^2 检验仅比较各组的构成比是否相同，没有利用等级信息。因此，在对等级资料进行统计比较时，常用秩和检验或 Ridit 分析。

6.【解答】

（1）该资料的总例数 $n = 16<40$，该医师用 χ^2 检验是不正确的。

（2）正确做法：当 $n<40$ 或 $T<1$ 时，应采用四格表确切概率法直接计算概率。调用 SPSS 的 Crosstabs 过程的 Fisher 确切概率法，得双侧 $P = 0.119$，按 $\alpha = 0.05$ 的水准，不拒绝 H_0，差异无统计学意义，尚不能认为两组患者的病死率不同（**这与该医生所得结论相反**）。

7.【解答】 该资料的总例数 $n = 24<40$，应采用四格表确切概率法直接计算概率。调用 SPSS 的 Crosstabs 过程的 Fisher 确切概率法，得双侧 $P = 0.400$，按 $\alpha = 0.05$ 的水准，不拒绝 H_0，差异无统计学意义，尚不能认为不同首发症状乳腺癌患者的腋窝淋巴结转移率不同。

8.【解答】 该资料为完全随机设计的两组构成比资料，目的是比较糖尿病患者和正常人的 ACE 基因型的构成是否不同，应采用完全随机设计行×列表资料的 χ^2 检验。本题 $n = 130$，$T_{min} = 10.34$，可直接做 χ^2 检验。调用 SPSS 的 Crosstabs 过程进行 χ^2 检验，得 $\chi^2 = 2.554$，$P = 0.279$，按 $\alpha = 0.05$ 水准，不拒绝 H_0，差异无统计学意义，尚不能认为糖尿病患者和正常人的 ACE 基因型的构成不同。

9.【解答】 该资料为双向有序等级资料，目的是分析矽肺患者肺门密度的增加与期次之间有无相关性，应采用行×列表 χ^2 检验。本题 $n = 492$，$T_{min} = 7.83$，可直接做 χ^2 检验。调用 SPSS 的 Crosstabs 过程进行 χ^2 检验，得 $\chi^2 = 164.903$，$P<0.001$，按 $\alpha = 0.05$ 水准，拒绝 H_0，接受 H_1，可认为矽肺患者肺门密度的增加与期次之间有相关关系，列联系数 $r = 0.501$，因为两变量均为有序分类变量，采用 Gamma 系数 G 表示两者的关联强度更好，调用 SPSS 的 Crosstabs 过程计算得到 $G = 0.769$。

10.【解答】

（1）该医师根据有效率直接下结论是错误的。因为是样本率，存在抽样误差，必须进行假设检验后再下结论。

（2）正确做法：该资料为完全随机设计的二分类的计数资料，目的是比较两药治疗佝偻病的疗效有无差别，应采用完全随机设计四格表资料的 χ^2 检验。本题 $n = 44$，$T_{min} = 4.09$，应用连续性校正 χ^2 检验。调用 SPSS 的 Crosstabs 过程进行 χ^2 检验，校正 $\chi^2 = 0.197$，$P = 0.657$，按 $\alpha = 0.05$ 水准，不拒绝 H_0，差异无统计学意义，尚不能认为复方黄芪冲剂和钙片治疗佝偻病的疗效不同（**这与该医师所得结论相反**）。

（罗家洪　孟　琼　陈　莹　常　巍）

第 9 章 秩和检验

一、目的要求

【了解】
完全随机设计和随机区组设计的多个样本之间的两两比较。

【熟悉】
1. 完全随机设计多个样本资料的秩和检验（Kruskal-Wallis H 检验）方法步骤、适用条件。
2. 随机区组设计资料的秩和检验（Friedman M 检验）方法步骤、适用条件。

【掌握】
1. 参数检验（parametric test）与非参数检验（nonparametric test）的概念。
2. 秩和检验的基本思想、适用条件和优缺点。
3. 配对设计资料的秩和检验（Wilcoxon 符号秩和检验）方法步骤、适用条件。
4. 单样本资料的秩和检验（Wilcoxon 符号秩和检验）方法步骤、适用条件。
5. 完全随机设计两样本资料的秩和检验（Wilcoxon 秩和检验）方法步骤、适用条件。

【重点难点】
1. 重点是配对设计、单样本资料、完全随机设计两样本资料的秩和检验方法步骤、适用条件。
2. 难点是根据资料性质或类别正确选择适当的秩和检验方法。

二、实例分析与计算机操作

（一）配对设计资料的秩和检验

【例 9-1】 某研究人员在某冶炼厂周边地区分别采用甲、乙两种方法对其土壤中镉（mg/kg）含量进行测定。检测 12 份土壤样品，结果如表 9-1。问两种方法测定土壤中镉的含量有无差异？

表 9-1 某冶炼厂周边地区土壤中镉含量测定结果（mg/kg）

土壤号	1	2	3	4	5	6	7	8	9	10	11	12
甲法	0.310	0.518	0.454	0.187	1.050	0.362	1.169	0.439	0.155	0.226	0.756	0.805
乙法	0.323	0.510	0.437	0.207	1.279	0.366	1.068	0.429	0.155	0.206	0.777	0.880

【分析】 该资料属于配对设计的计量资料。因本资料配对差值 d 经正态性检验不满足正态性（Shapiro-Wilk 统计量 $W = 0.696$，$P = 0.001$），也就不满足配对 t 检验的条件，故该资料宜采用非参数检验方法，即 Wilcoxon 配对设计的符号秩和检验，目的是推断配对资料的差值是否来自中位数为零的总体。

【操作】 调用 SPSS 的 **2 Related Samples** 过程实现。

1. 数据准备

（1）建立数据库：激活 **SPSS** 的数据编辑窗口，单击窗口左下角的 **Variable View**（变量视图），定义第一个变量名为甲法，第二个变量名为乙法，如图 9-1 所示。选择菜单 **File → Save** 或 **Save as**，以"**例 9-1**".sav 文件名保存。

（2）输入数据：点击数据编辑窗口左下角的 **Data View**（数据视图），按顺序输入相应的数据，如图 9-2 所示。

2. 统计分析

选择菜单 **Analyze → Nonparametric Tests→Legacy Dialogs→2 Related Samples**，弹出 **Two-Related-Samples Tests**（配对样本检验）主对话框。依次点击两个成对变量"甲法""和"乙法"，单击中间的 ▶，将其成对送入 **Test Pairs**（分析配对变量）框中，如图 9-3 所示。单击 **OK**，输出结果。

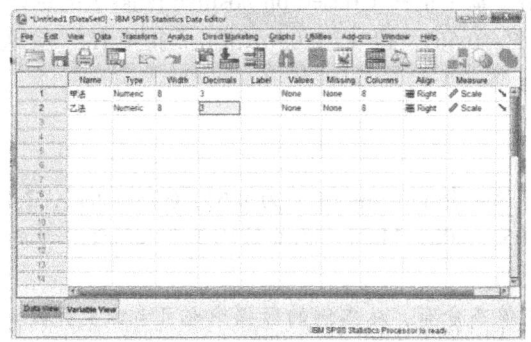

图 9-1　SPSS 的 Variable View 窗口

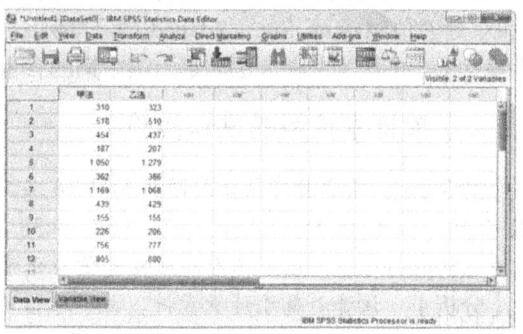

图 9-2　SPSS 的 Data View 窗口

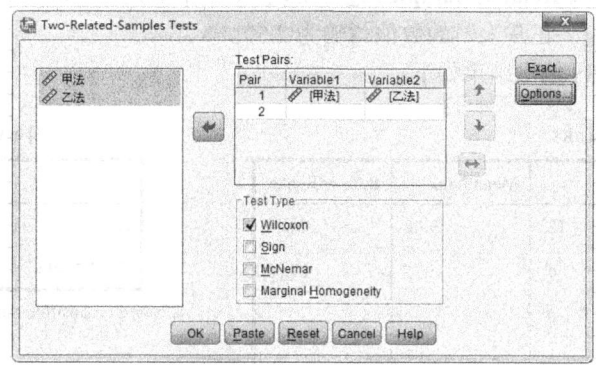

图 9-3　Two-Related-Samples Tests 主对话框

【结果】　例 9-1 的 SPSS 输出结果如下：

NPar Tests

Wilcoxon Signed Ranks Test

Ranks

		N	Mean Rank	Sum of Ranks
甲法-乙法	Negative Ranks	5[a]	5.30	26.50
	Positive Ranks	6[b]	6.58	39.50
	Ties	1[c]		
	Total	12		

a. 乙法＜甲法；b. 乙法＞甲法；c. 乙法=甲法

Test Statistics[b]

	乙法-甲法
Z	-.578[b]
Asymp. Sig.（2-tailed）	.563

a. Wilcoxon Signed Ranks Test；b. Based on negative ranks

【解释】

（1）第一个表格为编秩情况列表，采用的是甲法-乙法的差值。从左到右依次为例数（N）、平均秩次（Mean Rank）、秩和（Sum of Ranks）；从上到下依次为负秩（Negative Ranks）、正秩（Positive Ranks）、相持（Ties）、合计（Total）。本例负秩（乙法＜甲法）例数为 5，平均秩次为 5.30，秩和为 26.50；正秩（乙法＞甲法）例数为 6，平均秩次为 6.58，秩和为 39.50；相持（乙法=甲法）例数为 1。（注：该差异有无统计学意义需看检验结果，下文同）。

（2）第二个表格为 **Wilcoxon** 符号秩和检验结果，列出了基于正秩（Based on positive ranks）的统计量 z 值和双侧 P 值[Asymp. Sig.（2-tailed）]。本例 $z = –0.578$，$P = 0.563$，按 $\alpha = 0.05$ 水准，不拒绝 H_0，差异无统计学意义，可认为两种方法测定土壤中镉的含量无差异。

（二）单样本资料的秩和检验

【例9-2】 某医师在某工厂随机抽取16名工人，测得尿铅含量（µmol/L）为0.65，0.78，2.13，2.48，2.54，2.68，2.73，3.01，3.13，3.27，3.54，4.38，4.47，5.05，6.08，11.27。已知该地正常人尿铅含量的中位数为2.50µmol/L。问该厂工人的尿铅含量与正常人有无差别？

【分析】 该资料属于计量资料。由于尿铅资料通常呈偏态分布，从本例的数据中也可看出变异较大，进行正态性检验 $W = 0.809$，$P = 0.004$，不服从正态分布，故应采用非参数检验方法。本例可选用 **Wilcoxon** 符号秩和检验，目的是推断该样本与已知总体中位数的差值是否来自中位数为零的总体。

【操作】 调用 **SPSS** 的 **2 Related Samples** 过程实现。（操作步骤参见例9-1）

注意：输入数据时，变量"正常人"的数值均输为2.50。

【结果】 例9-2的 **SPSS** 输出结果如下：

Ranks

		N	Mean Rank	Sum of Ranks
正常人-工人	Negative Ranks	12ᵃ	9.08	109.00
	Positive Ranks	4ᵇ	6.75	27.00
	Ties	0ᶜ		
	Total	16		

a. 正常人<工人；b. 正常人>工人；c. 正常人=工人

Test Statistics ᵇ

	正常人-工人
Z	–2.120ᵃ
Asymp. Sig.（2-tailed）	.034

a. Based on positive ranks；b. Wilcoxon Signed Ranks Test

【解释】
（1）第一个表格为编秩情况列表，采用的是正常人–工人的差值。本例负秩（正常人<工人）例数为12，平均秩次为9.80，秩和为109.00；正秩（正常人>工人）例数为4，平均秩次为6.75，秩和为27.00；相持（正常人=工人）例数为0。由此可见，负秩和较多，即正常人的尿铅含量较低。

（2）第二个表格为 **Wilcoxon** 符号秩和检验结果，$z = –2.120$，$P = 0.034$，按 $\alpha = 0.05$ 水准，拒绝 H_0，接受 H_1，差异有统计学意义，可认为该厂工人尿铅含量高于当地正常人。

（三）完全随机设计两样本资料的秩和检验

【例9-3】 在研究邻苯二甲酸二丁酯（DBP）对大鼠精子质量影响的实验中，将6周龄清洁级雄性 Sprague-Dawley 大鼠20只随机分为DBP染毒组（剂量为250mg/kg）和对照组，每组各10只。分别检测大鼠精子总畸形率（%），结果如下。试问DBP染毒组与对照组大鼠精子的总畸形率间有无差别？

DBP组：4.87　5.28　7.66　6.03　5.14　8.01　7.59　8.22　7.87　7.39

对照组：3.45　2.34　3.45　3.89　4.87　3.94　2.47　4.08　2.75　4.29

【分析】 该资料属于完全随机设计的计量资料。由于该资料为百分率资料不服从正态分布（DBP组 $W = 0.838$，$P<0.05$），宜选用非参数检验中的 Wilcoxon 秩和检验，目的是推断DBP染毒组与对照组大鼠精子的总畸形率的总体分布是否不同。

【操作】 调用 **SPSS** 的 **2 Independent Samples** 过程实现。

1. 数据准备

定义变量：分组（**Values** 定义：1=DBP组，2=对照组）、总畸形率。输入数据，如图9-4所示。

2. 统计分析

选择菜单 **Analyze** → **Nonparametric Tests** → **Legacy Dialogs** → **2 Independent Samples**，弹出 **Two-Independent-Samples Tests**（两独立样本检验）主对话框：①选择变量"总畸形率"，单击第一个 ▶ ，将其送入 **Test Variable List**（分析变量列表）框中；②选择变量"分组"，单击第二个 ▶ ，将其送入 **Grouping**

Variable（分组变量）框中，单击 Define Groups，定义比较组的变量取值为 1 和 2，如图 9-4 和图 9-5 所示。单击 OK，输出结果。

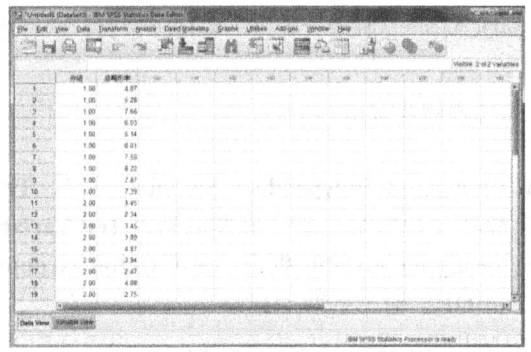

图 9-4　SPSS 的 Data View 窗口

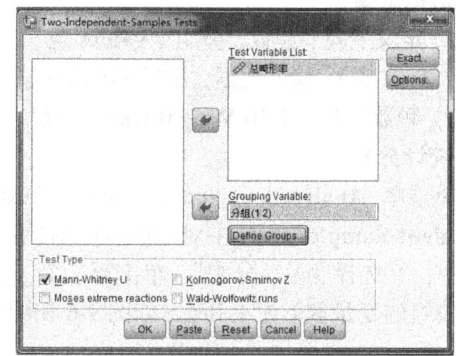

图 9-5　Two-Independent-Samples Tests 主对话框

【结果】　例 9-3 的 SPSS 输出结果如下：
NPar Tests
Mann-Whitney Test

Ranks

	分组	N	Mean Rank	Sum of Ranks
骨矿含量	DBP 组	10	15.45	154.50
	对照组	10	5.55	55.50
	Total	20		

Test Statistics [b]

	总畸形率
Mann-Whitney U	.500
Wilcoxon W	55.500
Z	−3.745
Asymp. Sig. (2 - tailed)	.000
Exact Sig. [2*(1 - tailed Sig.)]	.000[b]

a. Grouping Variable：分组；b.Not corrected for ties

【解释】
（1）第一个表格为编秩情况列表，默认是由小到大的顺序编秩。本例 DBP 组例数为 10，平均秩次为 15.45，秩和为 154.50；对照组例数为 10，平均秩次为 5.55，秩和为 55.50。由此可见，DBP 组的秩和高于对照组。

（2）第二个表格为两独立样本秩和检验结果，依次为 Mann-Whitney U 统计量、Wilcoxon W 统计量、z 值、双侧 P 值和确切概率法计算的 P 值。本例 $z = -3.745$，$P = 0.000$ 即 $P<0.001$，按 $\alpha = 0.05$ 水准，拒绝 H_0，接受 H_1，差异有统计学意义，可以认为 DBP 染毒组与对照组大鼠精子的总畸形率间有差别，DBP 染毒组大鼠精子的总畸形率较高。

【例 9-4】　慢性克山病（CKSD）与扩张性心肌病（DCM）均以心肌损伤为原发性病理改变。某医生利用 X 线影像变化观察某地此两种疾病的异同。结果见表 9-2。试对慢性克山病病人与扩张性心肌病病人心脏增大程度进行比较，看结果有无差异？

表 9-2　某地慢性克山病病人与扩张性心肌病病人心脏增大程度比较

心脏增大程度	CKSD	DCM	合计
轻度增大	11	4	15
中度增大	15	19	34
重度增大	10	17	27
合计	36	40	76

【分析】　该资料为完全随机设计的单向有序分类资料，目的是推断两组患者心脏增大程度的总体分布

是否不同，宜用非参数检验的 Wilcoxon 秩和检验。

【操作】 调用 SPSS 的 2 Independent Samples 过程实现。

1. 数据准备

（1）定义变量：频数、分组（Values 定义：1=CKSD，2=DCM）、心脏增大程度（Values 定义：1=轻度，2=中度，3=重度）。输入数据，如图 9-6 所示。

（2）频数加权：调用 Weight Cases 过程，将"频数"指定为频数变量。

2. 统计分析

选择菜单 Analyze → Nonparametric Tests →Legacy Dialogs→2 Independent Samples，弹出 Two-Independent-Samples Tests 主对话框。①选择变量"心脏增大程度"，单击第一个 ▶，将其送入 Test Variable List 框中；②选择变量"分组"，单击第二个 ▶，将其送入 Grouping Variable 框中，单击 Define Groups，定义比较组的变量取值为 1 和 2，如图 9-6 和图 9-7 所示。单击 OK，输出结果。

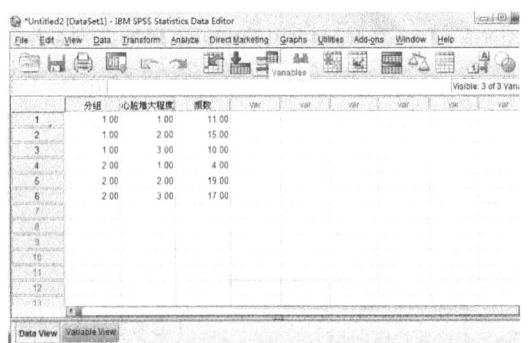

图 9-6　SPSS 的 Data View 窗口

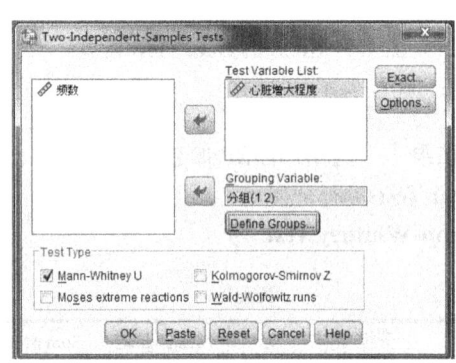

图 9-7　Two-Independent-Samples Tests 主对话框

【结果】　例 9-4 的 SPSS 输出结果如下：

NPar Tests

Mann-Whitney Test

Ranks

	分组	N	Mean Rank	Sum of Ranks
疗效等级	CKSD	36	33.49	1205.50
	DCM	40	43.01	1720.50
	Total	76		

Test Statistics [a]

	心脏增大程度
Mann-Whitney U	539.500
Wilcoxon W	1205.500
Z	−2.027
Asymp. Sig.（2-tailed）	.043

a. Grouping Variable：分组

【解释】

（1）第一个表格为编秩情况列表，CKSD 组例数为 36，平均秩次为 33.49，秩和为 1205.50；DCM 组例数为 40，平均秩次为 43.01，秩和为 1720.50。由此可见，DCM 组的秩和较大。

（2）第二个表格为两独立样本秩和检验结果，$z = -2.027$，$P = 0.043$，按 $\alpha = 0.05$ 水准，拒绝 H_0，接受 H_1，差异有统计学意义，可认为慢性克山病病人与扩张性心肌病病人心脏增大程度有差别，扩张性心肌病病人心脏增大程度较高。

（四）完全随机设计多个样本资料的秩和检验

【例 9-5】　北五味子是著名的长白山道地药材。某研究人员在对北五味子木脂素（SCL）对酒精诱导小鼠急性肝损伤保护作用的研究中，将 40 只实验用小鼠随机分为四组，分别为正常对照组，酒精性肝损伤组，SCL 治疗组，阳性对照药组（联苯双酯滴丸）。检测各组小鼠血清中甘油三酯（TG）含量（mmol/L），结果见表 9-3。试问四组小鼠血清中甘油三酯（TG）含量有无差别？

表 9-3　四组小鼠血清 TG 含量（mmol/L）

正常对照组	1.34	1.05	1.12	1.48	0.98	1.37	1.28	1.72	1.68	1.59
酒精性肝损伤组	1.95	1.89	2.53	2.01	1.87	2.39	1.98	1.74	2.54	2.25
SCL 治疗组	1.47	1.12	1.95	1.22	0.96	1.95	1.36	1.58	1.06	1.83
联苯双酯组	2.15	2.04	1.13	2.77	2.92	1.56	1.45	1.67	2.54	1.66

【分析】　该资料属于完全随机设计的多组计量资料，由于该资料方差不齐（经方差齐性检验，$F = 4.225$，$P = 0.012$），采用非参数检验的 Kruskal-Wallis 秩和检验即 H 检验，目的是推断多组样本分别代表的总体分布是否相同。

【操作】　调用 SPSS 的 K Independent Samples 过程实现。

1. 数据准备

定义变量：分组（Values 定义：1=正常对照组，2=酒精性肝损伤组，3=SCL 治疗组，4=联苯双酯组），血清 TG。输入数据，如图 9-8 所示。

2. 统计分析

选择菜单 Analyze → Nonparametric Tests → Legacy Dialogs → K Independent Samples，弹出 Tests for Several Independent Samples（多个独立样本检验）主对话框。①选择变量血清 TG，单击第一个 ▶，将其选入 Test Variable List 框中；②选择变量"分组"，单击第二个 ▶，将其选入 Grouping Variable 框中，单击 Define Range 定义取值范围为 1 和 4，如图 9-8 和图 9-9 所示。单击 OK，输出结果。

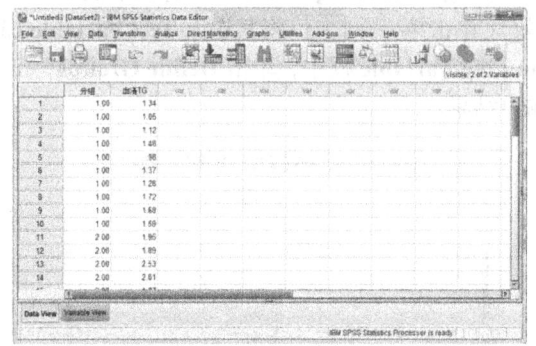

图 9-8　SPSS 的 Data View 窗口

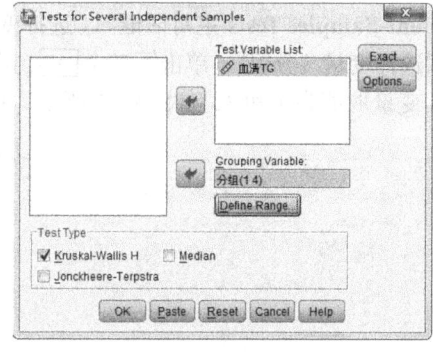

图 9-9　Tests for Several Independent Samples 主对话框

【结果】　例 9-5 的 SPSS 输出结果如下：

NPar Tests

Kruskal-Wallis Test

Ranks

	分组	N	Mean Rank
血清 TG	正常对照组	10	11.75
	酒精性肝损伤组	10	30.55
	SCL 治疗组	10	14.05
	联苯双酯组	10	25.65
	Total	40	

Test Statistics [a, b]

	血清 TG
Chi - Square	17.987
df	3
Asymp. Sig.	.000

a. Kruskal Wallis Test；b. Grouping Variable：分组

【解释】

（1）第一个表格为编秩情况列表，正常对照组例数为 10，平均秩次为 11.75；酒精性肝损伤组例数为 10，平均秩次为 30.55；SCL 治疗组例数为 10，平均秩次为 14.05；联苯双酯组例数为 10，平均秩次为 25.65。

（2）第二个表格为 Kruskal-Wallis 秩和检验结果，$\chi^2(H) = 17.987$，$\nu = 3$，$P = 0.000$，按 $\alpha = 0.05$ 水准，拒绝 H_0，接受 H_1，差异有统计学意义，可认为四组小鼠血清 TG 不全相同。

【例 9-6】 某医生应用三种药物（盐酸米诺环素、甲硝唑、碘甘油）治疗口腔门诊就诊的牙周炎患者。其临床治疗效果见表 9-4。试问三种药物对牙周炎患者治疗效果有无差别？

表 9-4 应用三种药物治疗牙周炎的临床疗效比较

临床疗效	盐酸米诺环素	甲硝唑	碘甘油	合计
显效	25	26	16	67
有效	24	27	35	86
无效	3	4	10	17
合计	52	57	61	170

【分析】 该资料是多分类资料，分析变量（临床疗效）是有序分类资料，为单向有序分类资料。目的是推断三种药物治疗牙周炎的临床疗效的总体分布是否不同，宜用非参数检验的 Wilcoxon 秩和检验。

【操作】 调用 SPSS 的 K Independent Samples 过程实现。

1. 数据准备

（1）定义变量：频数、分组（**Values** 定义：1=盐酸米诺环素，2=甲硝唑，3=碘甘油）、临床疗效（**Values** 定义：1=显效，2=有效，3=无效）。输入数据，如图 9-10 所示。

（2）频数加权：调用 **Weight Cases** 过程，将"频数"指定为频数变量。

2. 统计分析

选择菜单 **Analyze** → **Nonparametric Tests** →**Legacy Dialogs**→**K Independent Samples**，弹出 **Two-Independent-Samples Tests** 主对话框。①选择变量"临床疗效"，单击第一个 ▶，将其送入 **Test Variable List** 框中；②选择变量"分组"，单击第二个 ▶，将其送入 **Grouping Variable** 框中，单击 **Define Groups**，定义比较组的变量取值为 1 和 3，如图 9-11 所示。单击 **OK**，输出结果。

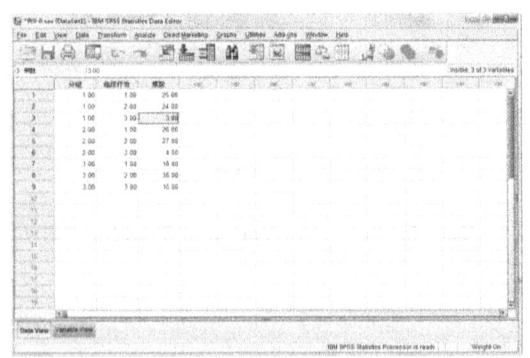

图 9-10 SPSS 的 **Data View** 窗口

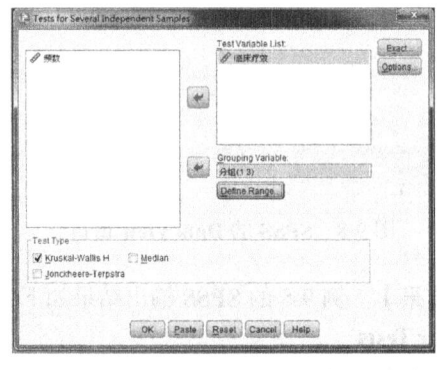

图 9-11 **Tests for Several Independent Samples** 主对话框

【结果】 例 9-6 的 **SPSS** 输出结果如下：

NPar Tests

Mann-Whitney Test

Ranks

	分组	N	Mean Rank
疗效等级	盐酸米诺环素	52	76.69
	甲硝唑	57	79.22
	碘甘油	61	98.88
	Total	170	

Test Statistics [a]

	临床疗效
Chi-Square	8.783
Df	2
Asymp. Sig.	.012

a. Kruskal Wallis Test；b. Grouping Variable：分组

【解释】

（1）第一个表格为编秩情况列表，盐酸米诺环素组例数为 52，平均秩次为 76.69；甲硝唑组例数为 57，平均秩次为 79.22；碘甘油组例数为 61，平均秩次为 98.88。

（2）第二个表格为 Kruskal-Wallis 秩和检验结果，$\chi^2(H) = 8.783$，$v = 2$，$P = 0.012$，按 $\alpha = 0.05$ 水准，拒绝 H_0，接受 H_1，差异有统计学意义，可认为三组药物治疗牙周炎的临床疗效有差别。

（五）完全随机设计多个样本间的多重比较

【例 9-7】 以例 9-5 资料说明完全随机设计资料进行多重比较的方法及步骤。

【分析】 该资料为非正态分布资料，在进行组间比较时采用 Kruskal-Wallis 检验，结论为拒绝 H_0，接受 H_1，只能认为各总体分布总的有差别，而不能认为每两组之间都有差异，为此需要进一步进行组间的两两比较。

多个样本之间两两比较的常用方法：①两两进行两组间的非参数检验，但必须调整检验水准 α，以减小犯 I 类错误的概率；②当各组例数较多时，可采用秩变换分析方法。基本原理是先求出原变量的秩次，然后使用求出的秩次代替原变量进行参数分析（如方差分析等）。当样本含量较大时，该方法的分析结果和相应的非参数方法基本一致。

【方法一】 两两进行两组间的 **Wilcoxon** 秩和检验

【操作】 调用 **SPSS** 的 **2 Independent Samples** 过程实现。（操作步骤参见例 9-3）

【结果】 （略）

【解释】 将四组小鼠的血清 TG 之间两两比较的 SPSS 结果整理为表 9-5。除正常对照组与中药治疗组之间的差异无统计学意义外，其他两两之间的差异均有统计学意义。

表 9-5 四组小鼠的血清 TG 的两两比较

对比组	z 值	P	检验水准调整值 α'	检验结果
正常对照组与酒精性肝损伤组	−3.780	0.000	0.008	*
正常对照组与 SCL 治疗组	−0.416	0.677	0.008	—
正常对照组与联苯双酯组	−2.419	0.016	0.008	*
酒精性肝损伤组与 SCL 治疗组	−3.180	0.001	0.008	*
酒精性肝损伤组与联苯双酯组	−0.643	0.520	0.008	—
SCL 治疗组与联苯双酯组	−2.721	0.034	0.008	—

注："*" 表示差异有统计学意义，"—" 表示差异无统计学意义

【方法二】 秩变换分析方法

【操作】

1. 秩变换 调用 **SPSS** 的 **Rank Cases** 过程实现。

打开文件"例 9-5.sav"，选择菜单 **Transform → Rank Cases**，弹出 **Rank Cases**（秩变换）对话框，选择变量血清 TG，单击第一个 ▶，将其送入 **Variable**（**s**）框中，如图 9-12 所示。单击 **OK**，系统会建立新变量血清 TG（r 表示 Rank），其取值为全部数据由小到大统一编秩所得的秩次，如图 9-13 所示。

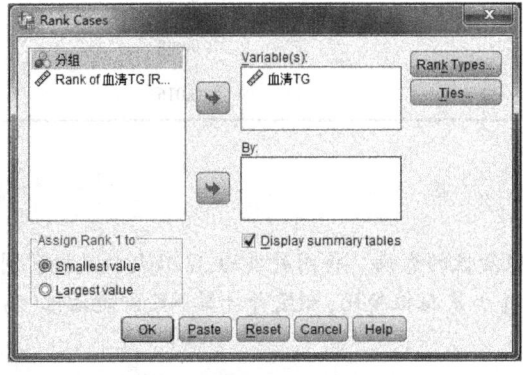

图 9-12 **Rank Cases** 对话框

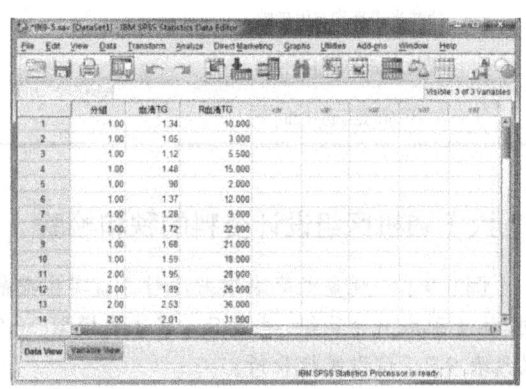

图 9-13 **SPSS** 的 **Data View** 窗口

2. 统计分析　调用 SPSS 的 **One-Way ANOVA** 过程实现。（操作步骤参见例 6-1）

以变量 R 血清 TG 为应变量、变量"分组"为分组因素进行单因素方差分析，采用 **S-N-K** 法进行两两比较。

【结果】　方法二的 SPSS 输出结果如下：

Post Hoc Tests

Homogeneous Subsets

Rank of 血清 TG

Student-Newman-Keuls

分组	N	Subset for alpha = 0.05	
		1	2
正常对照组	10	11.75000	
SCL 治疗组	10	14.05000	
联苯双酯组	10		25.65000
酒精性肝损伤组	10		30.55000
Sig.		.568	.228

Means for groups in homogeneous subsets are displayed

a. Uses Harmonic Mean Sample Size = 10.000

【解释】　上表为采用 S-N-K 检验进行两两比较的结果，由表中可见，正常对照组和 SCL 治疗组在第 1 亚组，联苯双酯组和酒精性肝损伤组在第 2 亚组，按 $\alpha = 0.05$ 水准，除正常对照组与 SCL 治疗组之间、联苯双酯组和酒精性肝损伤组的差异无统计学意义外，其他两两之间的差异均有统计学意义。

【例 9-8】　以例 9-6 说明完全随机设计资料进行多重比较的步骤。

【分析】　该资料为多组等级资料，在进行组间比较时采用 Kruskal-Wallis 检验，结论为拒绝 H_0，接受 H_1。这时与前面所介绍的多组比较方法相类似，我们并不能直接判断该三组资料中哪些组间差异具有统计学意义，为此需进行多组间的两两比较。

【方法】　两两进行两组间的 Wilcoxon 秩和检验

【操作】　调用 SPSS 的 2 Independent Samples 过程实现。（操作步骤参见例 9-3）

【结果】　（略）

【解释】　将三种药物治疗牙周炎的疗效两两之间比较的 SPSS 结果整理为表 9-6。除了盐酸米诺环素与甲硝唑两组比较差异无有统计学意义（$P > 0.017$）外，其他两两比较差异均有统计学意义（$P < 0.017$）。

表 9-6　三种药物治疗牙周炎疗效的两两比较

比较组	Z 值	P 值
盐酸米诺环素与甲硝唑	−0.299	0.765
盐酸米诺环素与碘甘油	−2.652	0.008
甲硝唑与碘甘油	−2.408	0.016

（六）随机区组设计资料的秩和检验

【例 9-9】　观查龙葵浓缩果汁对 S_{180} 实体瘤鼠 NK 细胞活性的影响。将同种属的 32 只大白鼠按窝别、性别、体重配成 8 个区组，建成 S_{180} 实体瘤模型。一定时间后将小鼠脱椎处死，测定并计算 NK 细胞活性(%)，结果见表 9-7。试做统计分析。

表 9-7　龙葵浓缩果汁不同剂量组的小鼠 NK 细胞活性测定结果（%）

区组编号	高剂量组	中剂量组	低剂量组	肿瘤对照组
1	20.7	17.3	12.3	6.5
2	12.4	11.6	18.6	8.4
3	14.9	14.6	10.8	11.3
4	18.5	9.4	19.9	15.6
5	13.2	9.0	9.0	8.9
6	14.2	20.1	11.5	14.1
7	12.8	11.5	7.3	12.3
8	13.5	11.7	14.7	10.6
9	14.4	10.9	12.6	9.8
10	13.8	18.4	9.5	7.2

【分析】　该资料属于随机区组设计的计量资料。因资料为百分率资料，数据波动大，应采用非参数检验的 Friedman M 检验，目的是推断各处理组样本分别代表的总体分布是否不同。

【操作】　调用 SPSS 的 K Related samples 过程实现。

1. 数据准备

定义变量：高剂量组、中剂量组、低剂量组、肿瘤对照。输入数据，如图 9-14 所示（注意与随机区组设计方差分析的不同点）。

2. 统计分析

选择菜单 **Analyze → Nonparametric Tests → K Related Samples**，弹出 **Tests for Several Related Samples**（多个配伍样本检验）主对话框。选中变量"高剂量组"、"中剂量组"、"低剂量组"、"肿瘤对照"，单击中间的 ▶，将其送入 **Test Variables** 框中，如图 9-15 所示，单击 **OK**，输出结果。

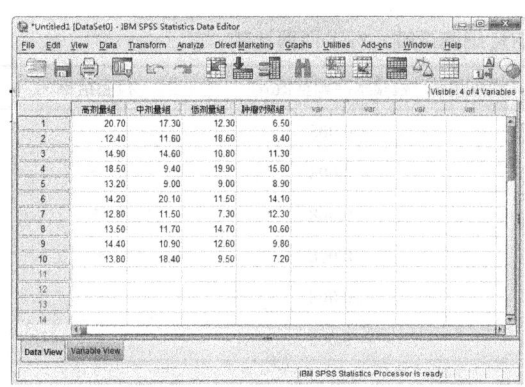

图 9-14　SPSS 的 **Data View** 窗口

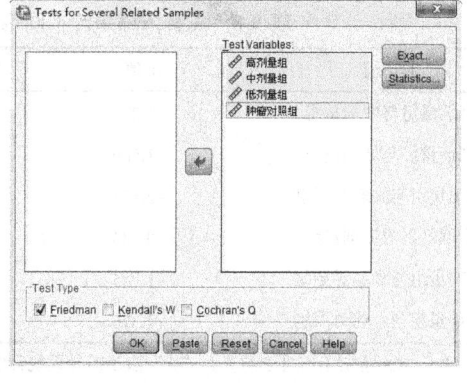

图 9-15　**Tests for Several Related Samples** 主对话框

【结果】　例 9-9 的 SPSS 输出结果如下：

NPar Tests

Friedman Test

Ranks

	Mean Rank
高剂量组	3.50
中剂量组	2.55
低剂量组	2.45
肿瘤对照	1.50

Test Statistics[a]

N	10
Chi-Square	12.152
df	3
Asymp. Sig.	.007

a. Friedman Test

【解释】

（1）第一个表格为编秩情况列表，高剂量组平均秩次为 3.50，中剂量组平均秩次为 2.55，低剂量组平均秩次为 2.45，肿瘤对照组平均秩次为 1.50。

（2）第二个表格为 Friedman 检验结果，$\chi^2 = 12.152$，$v = 3$，$P = 0.007$，按 $\alpha = 0.05$ 水准，拒绝 H_0，接受 H_1，差异有统计学意义，可认为龙葵浓缩果汁四个剂量组的小鼠 NK 细胞活性不全相同。

（七）随机区组设计资料的多重比较

【例 9-10】 以例 9-9 资料说明随机区组设计资料进行多重比较的方法及步骤。

【分析】 与完全随机设计资料的秩和检验相同，对于随机区组设计资料，当 Friedman 的 M 检验结果为拒绝 H_0 时，也需进行多组资料间的两两比较。

【方法一】 两两进行两组间的配对符号秩和检验

【操作】 调用 SPSS 的 **2 Related Samples** 过程实现（操作步骤参见例 9-1）。

【结果】 方法一的 SPSS 输出结果如下：

Test Statistics [b]

	中剂量组-高剂量组	低剂量组-高剂量组	肿瘤对照-高剂量组	低剂量组-中剂量组	肿瘤对照-中剂量组	肿瘤对照-低剂量组
Z	−1.070[a]	−1.580[a]	−2.805[a]	−.533[a]	−1.785[a]	−1.376[a]
Asymp. Sig.（2-tailed）	.285	.114	.005	.594	.074	.169

a. Based on positive ranks； b. Wilcoxon Signed Ranks Test

【解释】 将不同剂量组的小鼠 NK 细胞活性之间两两比较的 SPSS 结果整理为表 9-8。除高剂量组与肿瘤对照组差异有统计学意义外，其他两两之间的差异均无统计学意义，可认为高剂量组的细胞活性高于肿瘤对照组，其他各对比组的细胞活性基本相同。

表 9-8 龙葵浓缩果汁不同剂量组的小鼠 NK 细胞活性（%）两两比较

对比组	z 值	P	检验水准调整值 α'	检验结果
高剂量组与中剂量组	−1.070	0.285	0.008	—
高剂量组与低剂量组	−1.580	0.114	0.008	—
高剂量组与肿瘤对照组	−2.805	0.005	0.008	*
中剂量组与低剂量组	−0.533	0.594	0.008	—
中剂量组与肿瘤对照组	−1.785	0.074	0.008	—
低剂量组与肿瘤对照组	−1.376	0.169	0.008	—

注："*"表示差异有统计学意义，"—"表示差异无统计学意义

【方法二】 秩变换分析方法

【操作】 调用 SPSS 的 **Restructure**、**Rank Cases** 和 **Univariate** 过程实现。

1. 数据准备

（1）数据重排：调用 SPSS 的 **Restructure** 过程实现。打开文件"例 9-9.sav"，选择菜单 **Data → Restructure**，弹出 Restructure Data Wizard（数据重排向导），单击下一步；第 3 步，先将 4 个变量选入 **Target** 框中，然后将 **Name** 框的 **id** 改为"区组"，**Variables to be Transformed** 框的 trans1 改为"细胞活性"，如图 9-16 所示；第 5 步，将 **Edit the Index Variable Name and Label** 的 **Name** 框中的 **Index1** 改为"处理组"如图 9-17 所示；最后一步，单击"完成"，系统自动建立新数据文件，然后以"处理组"排序（变量"处理组"的 **Value** 定义：1=高剂量组，2=中剂量组，3=低剂量组，4=肿瘤对照），如图 9-18 所示。以"**例 9-10**".sav 文件名保存。

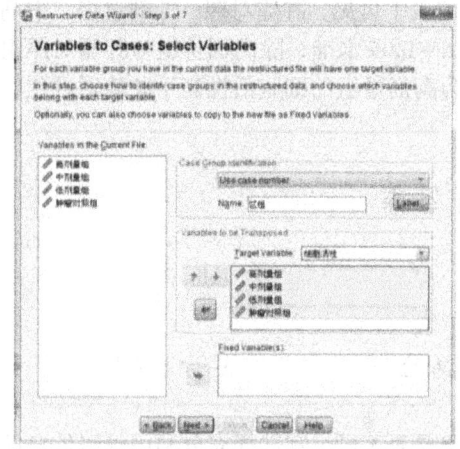

图 9-16　**Restructure Data Wizard** 的第 3 步

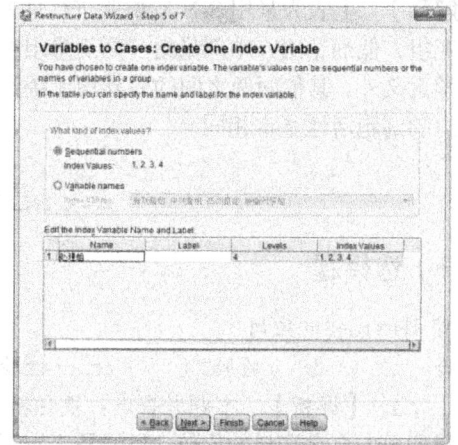

图 9-17　**Restructure Data Wizard** 的第 5 步

（2）秩变换：将变量"细胞活性"选入 **Variable（s）** 框中，变量"区组"选入 **By** 框中（按区组编秩），如图 9-19 所示；

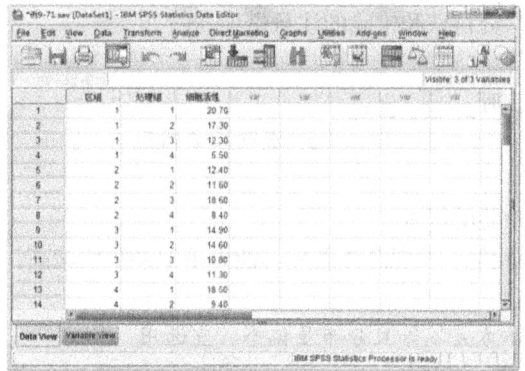

图 9-18　**SPSS** 的 **Data View** 窗口

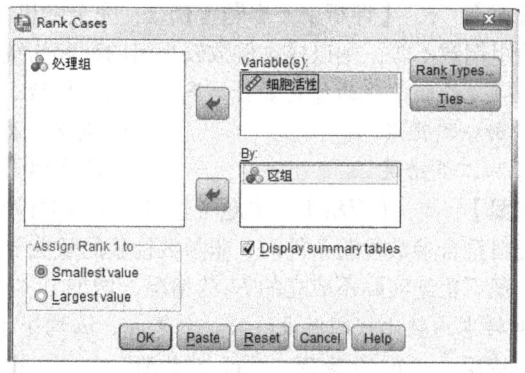

图 9-19　**Rank Cases** 主对话框

2. 统计分析　调用 **SPSS** 的 **Univariate** 过程实现。（操作步骤参见例 6-2）

以经秩变换后生成的新变量为应变量，变量"区组"、"处理组"为固定因素进行随机区组设计的方差分析，采用 **S-N-K** 法进行两两比较。

【**结果**】　方法二的 **SPSS** 输出结果如下：

Post Hoc Tests

处理组

Homogeneous Subsets

RANK of 细胞活性 by 区组

Student-Newman-Keuls[a, b]

处理组	N	Subset	
		1	2
肿瘤对照	10	1.50000	
低剂量组	10	2.45000	2.45000
中剂量组	10	2.55000	2.55000
高剂量组	10		3.50000
Sig.		.081	.081

Means for groups in homogeneous subsets are displayed. Based on Type III Sum of Squares

The error term is Mean Square（Error）= 1.091

a. Uses Harmonic Mean Sample Size = 10.000.　　b. Alpha = .05

【解释】 上表为采用 S-N-K 检验进行两两比较的结果，由表中可见，肿瘤对照、低剂量组、中剂量组在第 1 亚组，低剂量组、中剂量组、高剂量组在第 2 亚组。按 $\alpha=0.05$ 水准，除高剂量组与肿瘤对照组差异有统计学意义外，其他两两之间的差异均无统计学意义，可认为高剂量组的细胞活性高于肿瘤对照组，其他各对比组的细胞活性基本相同。

三、思考练习参考答案

（一）选择题

1. 等级资料的比较宜采用_____。
   a. t' 检验　　b. t 检验　　c. z 检验　　d. 秩和检验　　e. 方差分析

   【答案】 d 【评析】 本题考查点：秩和检验的适用范围。
   等级资料即单向有序资料的比较，目的是比较不同组的有序效果是否不同，宜选择充分利用等级信息的秩和检验。

2. 两个独立样本比较的 Wilcoxon 秩和检验，其检验统计量 T 是_____。
   a. 以秩和较小者为 T　　b. 以秩和较大者为 T　　c. 以例数较小者秩和为 T
   d. 以例数较大者秩和为 T　　e. 取任意一个秩和为 T 均可

   【答案】 c 【评析】 本题考查点：完全随机设计两样本资料秩和检验的注意事项。
   若两组例数不等，则以样本例数较小组的秩和为统计量 T。

3. 满足 t 检验条件的计量资料如果采用秩和检验，不拒绝 H_0 时_____。
   a. 增加一类错误　　b. 减少一类错误　　c. 减少二类错误
   d. 增加二类错误　　e. 两类错误都增加

   【答案】 d 【评析】 本题考查点：非参数检验与参数检验的区别。
   当资料符合参数检验条件时，非参数检验的效能要比参数检验低，发现总体差异的能力不如参数检验高，容易出现不拒绝实际不成立的 H_0 的情况，增加 II 类错误概率。

4. 两样本均数比较的假设检验，如果 n_1、n_2 均小于 30，总体方差不等且分布呈偏态，宜选用_____。
   a. z 检验　　b. t 检验　　c. F 检验　　d. Kruskal-Wallis H 检验　　e. Wilcoxon 秩和检验

   【答案】 e 【评析】 本题考查点：Wilcoxon 秩和检验的适用范围。
   Wilcoxon 两样本秩和检验用于完全随机设计两样本资料的比较，可用于分布偏态或方差不齐的计量资料的比较，也可用于单向有序资料或无法精确测量的资料的比较。

5. 某医师作了一个配对秩和检验，$n=10$，$T_+=15$，$T_-=40$，查 T 界值表得 $T_{0.05}=8\sim47$，则 P 值为_____。
   a. $P>0.05$　　b. $P<0.05$　　c. $P=0.05$　　d. $P\leq0.05$　　e. $P\geq0.05$

   【答案】 a 【评析】 本题考查点：配对符号秩和检验的 T 值和 P 值确定方法。
   配对符号秩和检验时，根据统计量 T 和对子数 n 查配对比较的符号秩和检验 T 界值表，确定 P 值。现已知 T_+ 和 T_-，任取其一为检验统计量。本例可取 $T=40$，该 T 值在 $T_{0.05}$ 界值范围内，故 P 值大于 T 界值范围相应的概率 0.05。

6. 某医师作了一个两样本秩和检验，$n_1=12$，$T_1=35$，$n_2=10$，$T_2=80$，查 T 界值表得 $T_{0.05}=84\sim146$，则 P 值为_____。
   a. $P>0.05$　　b. $P<0.05$　　c. $P=0.05$　　d. $P\leq0.05$　　e. $P\geq0.05$

   【答案】 b 【评析】 本题考查点：两样本秩和检验的 T 值和 P 值确定方法。
   两样本秩和检验时，根据 n_1、n_2-n_1 及统计量 T 查两样本比较的秩和检验 T 界值表，确定 P 值。若两组例数不等，以样本例数较小组的秩和为统计量 T。本题 $n_2<n_1$，检验统计量 $T=T_2=80$，该 T 值在 $T_{0.05}$ 界值范围外，故 P 小于 T 界值范围相应的概率 0.05。

7. 以下检验方法中，不属于非参数检验的方法是_____。
   a. t 检验　　b. H 检验　　c. T 检验　　d. χ^2 检验　　e. M 检验

   【答案】 a 【评析】 本题考查点：参数检验与非参数检验的区别。
   t 检验是依赖于总体分布的具体形式的统计推断方法，属于参数检验。非参数检验对总体分布不做严格规定，不依赖于总体分布类型。

8. 三组资料比较的秩和检验，$n_1 = 4$，$n_2 = 5$，$n_3 = 6$，查 χ^2 界值表时自由度为 _____。
   a. 14　　　　b. 15　　　　c. 1　　　　d. 2　　　　e. 12

【答案】　d　【评析】　本题考查点：完全随机设计多个样本资料秩和检验的查表方法。若组数 $k = 3$，每组例数 $n_i \leq 5$，可查 H 界值表，得到 P 值。当组数和各组例数超出 H 界值表时，统计量 H 近似地服从 $\nu = k - 1$ 的 χ^2 分布。本例，查 χ^2 界值时自由度 $\nu = 3 - 1 = 2$。

（二）简答题

1. 什么叫非参数检验？它和参数检验有什么区别？

【解答】
（1）非参数检验是一类不依赖总体分布类型的检验，即在应用中可以不考虑被研究对象为何种分布以及分布是否已知，检验假设中没有包括总体参数的一类统计方法。
（2）区别：非参数检验对总体分布不作严格规定，不依赖于总体分布类型。参数检验需已知分布类型，对总体的参数进行检验。

【评析】　本题考查点：非参数检验的概念及其与参数检验的区别。

2. 如果资料符合参数统计条件，且检验结果 $P<0.01$，差异有统计学意义，那么，用非参数统计方法，分析结果和结论会怎样？为什么？

【解答】　对于符合参数统计的资料，用非参数统计方法分析的结论可能与参数检验结论相反。非参数检验舍弃了资料原有的观查值，而只用它们的秩次来反映相对大小，损失了原来的计量信息，因而检验效能较参数检验低。如果资料符合参数检验的应用条件，检验结果拒绝了 H_0，即发现了组间差异的存在。若用非参数检验，由于检验效能降低，检验结果不一定拒绝 H_0，也就是不一定能发现组间差异。

【评析】　本题考查点：非参数检验与参数检验的区别。

3. 两组或多组有序分类资料的比较，为什么宜用秩和检验而不用 χ^2 检验？

【解答】　单向有序分类资料的研究目的是比较不同组的有序效果是否不同，χ^2 检验仅比较各组的构成比是否相同，没有利用等级信息，因此，在对等级资料进行统计比较时，常用秩和检验或 Ridit 分析。

【评析】　本题考查点：秩和检验和 χ^2 检验的区别。

4. 为什么当资料适合参数检验的条件时，用非参数统计方法会降低检验效率？

【解答】　当资料符合参数检验条件时，非参数检验的效能要比参数检验低，发现总体差异的能力不如参数检验高，容易出现不拒绝实际不成立的 H_0 的情况，增加 II 类错误概率。

【评析】　本题考查点：非参数检验与参数检验的区别。

（三）应用分析题

1. 用过硫酸铵分光光度法和示波极谱法测定水中锰含量（mg/L），见表 9-9，问两法所得结果有无差别？

表 9-9　两种方法测得水中锰含量（mg/L）

样本号	1	2	3	4	5	6	7	8	9
极谱法	0.17	0.33	0.34	0.32	0.16	0.16	0.09	0.24	0.67
分光光度法	0.49	0.32	0.32	0.32	0.14	0.15	0.07	0.37	0.66

【解答】　该资料采用两种方法测定同一水样的锰含量，属于配对计量资料。由于两种方法测定数据的差值变异较大，不服从正态分布，不满足配对 t 检验的条件，故应采用配对符号秩和检验，目的是推断配对资料的差值是否来自中位数为零的总体。调用 SPSS 的 2 Related Samples 过程进行 Wilcoxon 符号秩和检验，得 $z = -0.424$，$P = 0.671$，按 $\alpha = 0.05$ 水准，不拒绝 H_0，差异无统计学意义，尚不能认为两种方法测定结果有差别。

【评析】　本题考查点：配对设计资料的秩和检验。

2. 配对比较两种药物治疗 10 例足癣，结果如表 9-10，何种药物疗效好？

表 9-10　两种药物治疗足癣的疗效

病例号	1	2	3	4	5	6	7	8	9	10
中草药软膏	治愈	有效	治愈	治愈	有效	治愈	治愈	治愈	有效	治愈
癣敌软膏	有效	无效	有效	治愈	有效	有效	无效	有效	无效	治愈

【解答】　该资料属于配对设计资料,以未加精确测量的疗效等级作为观查指标,经对疗效进行数量化(无效=1,有效=2,治愈=3)后,其差值不服从正态分布,不满足配对 t 检验的条件,故应采用配对符号秩和检验,目的是推断配对资料的差值是否来自中位数为零的总体。调用 SPSS 的 2 Related Samples 过程进行 Wilcoxon 符号秩和检验,得 $z = -2.530$,$P = 0.011$,按 $\alpha = 0.05$ 水准,拒绝 H_0,接受 H_1,差异有统计学意义,可认为两药的疗效有差别,中草药软膏优于癣敌软膏。

【评析】　本题考查点:配对设计资料的秩和检验。

3. 在研究人参镇静作用的实验中,以 4%人参浸液对某批小白鼠 120 只作腹腔注射,而以等量蒸馏水对同批 93 只小白鼠作同样注射为对照,结果见表 9-11,请问 4%人参浸液有无镇静作用?

表 9-11　4%人参浸液人参镇静作用的实验结果

镇静等级	人参组	对照组
−	5	64
±	8	12
+	17	9
++	20	7
+++	70	1

【解答】　该资料为完全随机设计的单向有序分类资料,目的是推断人参组和对照组的镇静作用的总体分布是否不同,应采用 Wilcoxon 秩和检验。调用 SPSS 的 2 Independent Samples 过程进行 Wilcoxon 秩和检验,得 $z = -11.083$,$P < 0.001$,按 $\alpha = 0.05$ 水准,拒绝 H_0,接受 H_1,差异有统计学意义,可认为人参组和对照组的镇静作用有差别,4%人参浸液有镇静作用。

【评析】　本题考查点:完全随机设计两样本资料的秩和检验。

4. 分别对 8 名未患妊娠合并症的孕妇和 9 名患有妊娠合并症的孕妇进行葡萄糖耐受水平的测试,结果见表 9-12。问两类孕妇的葡萄糖耐受能力是否不同?

表 9-12　两组孕妇葡萄糖耐受水平的测试结果

未患妊娠合并症组	110	119	133	127	141	117	135	122	
患有妊娠合并症组	120	140	162	184	132	128	177	143	181

【解答】　该资料属于完全随机设计的计量资料。由于两组资料方差不齐($F = 12.370$,$P = 0.003$),应采用 Wilcoxon 秩和检验,目的是推断两类孕妇的葡萄糖耐受能力的总体分布是否不同。调用 SPSS 的 2 Independent Samples 过程进行 Wilcoxon 秩和检验,得 $z = -2.309$,$P = 0.021$,按 $\alpha = 0.05$ 水准,拒绝 H_0,接受 H_1,差异有统计学意义,可认为两类孕妇的葡萄糖耐受能力不同。

【评析】　本题考查点:完全随机设计两样本资料的秩和检验。

5. 四种疾病患者痰液内嗜酸性白细胞的检查结果表 9-13。问四种疾病患者痰液内的嗜酸性白细胞有无差别?

表 9-13　四种疾病患者痰液内的嗜酸性白细胞比较

白细胞	支气管扩张	肺水肿	肺癌	病毒性呼吸道感染
−	0	3	5	3
+	2	5	7	5
++	9	5	3	3
+++	6	2	2	0

【解答】　该资料为完全随机设计的四组单向有序分类资料,目的是推断四种疾病患者痰液内的嗜酸粒细胞的总体分布是否不同,应采用 Kruskal-Wallis 秩和检验。调用 SPSS 的 K Independent Samples 过程进行 Kruskal-Wallis 秩和检验,得 $\chi^2 (H) = 15.506$,$P = 0.001$,按 $\alpha = 0.05$ 水准,拒绝 H_0,接受 H_1,差异有统计学意义,可认为四种疾病患者痰液内的嗜酸粒细胞不全相同。

【评析】　本题考查点:完全随机设计多个样本资料的秩和检验。

6. 某市卫生防疫站用两种消毒药分别对 10 个水井消毒前后中细菌总数检验结果见表 9-14,问
(1)消毒前后每升水中细菌总数有无差别?
(2)两种药物消毒效果有何不同?

表 9-14　消毒前后水中细菌总数

	A 药			B 药	
编号	消毒前	消毒后	编号	消毒前	消毒后
1	1245	563	1	568	25
2	2568	652	2	5678	235
3	560	156	3	4789	456
4	3564	356	4	658	28
5	5879	269	5	786	164
6	235	19	6	7586	654
7	1879	159	7	258	15
8	465	32	8	1563	248
9	887	165	9	875	124
10	532	43	10	3241	287

【解答】
（1）A 药组和 B 药组消毒前后比较属自身配对设计，由于两药消毒前后的差值均不服从正态分布，不满足配对 t 检验的条件，故应采用配对符号秩和检验，分别说明两种消毒药是否有效。调用 SPSS 的 2 Related Samples 过程分别对 A、B 药物组进行配对符号秩和检验，A 药 $z=-2.803$，$P=0.005$，按 $\alpha=0.05$ 水准，拒绝 H_0，接受 H_1，差异有统计学意义，可认为 A 药消毒前后每升水中细菌总数不同；B 药 $z=-2.803$，$P=0.005$，按 $\alpha=0.05$ 水准，拒绝 H_0，接受 H_1，差异有统计学意义，可认为 B 药消毒前后每升水中细菌总数不同。
（2）比较两种药物消毒效果有无差别，应分别计算出两种药物消毒前后的差值（反映两种药物的效应），形成两个新样本（属于完全随机设计），再进行完全随机设计两样本资料的秩和检验。调用 SPSS 的 2 Independent Samples 过程进行 Wilcoxon 秩和检验，得 $z=-0.832$，$P=0.406$，按 $\alpha=0.05$ 水准，不拒绝 H_0，差异无统计学意义，尚不能认为两种药物消毒效果不同。
【评析】　本题考查点：配对设计资料以及完全随机设计两样本资料的秩和检验。

四、补充思考练习

（一）是非题（正确记"+"，错误记"-"）

1. 配对符号秩和检验中，有差值绝对值相等时，可不计算平均秩次。　　　　　　　　　　（　　）
2. 非参数统计的检验效能总是低于参数检验。　　　　　　　　　　　　　　　　　　　（　　）
3. 两样本比较的秩和检验，现 $n_1=15$，$T_1=153$，$n_2=10$，$T_2=172$，则检验统计量 $T=172$。（　　）
4. 两组计量资料的比较，应首选秩和检验，因其适应范围广。　　　　　　　　　　　　（　　）
5. 做秩和检验时，可以不考虑资料呈何种分布。　　　　　　　　　　　　　　　　　　（　　）
6. 多个样本资料比较的秩和检验，可直接用两样本 Wilcoxon 秩和检验法进行两两比较。（　　）
7. 多个样本资料比较时，秩和检验和方差分析的无效假设是一样的。　　　　　　　　　（　　）
8. 两样本比较的秩和检验，当 $n_1>10$ 或 $n_2-n_1>10$ 时用 z 检验，这时的检验属于参数检验。（　　）
9. 随机区组设计资料秩和检验的秩次编排是各区组分别进行的。　　　　　　　　　　　（　　）
10. 非参数统计不依赖于总体分布类型，但可对总体参数进行统计推断。　　　　　　　（　　）

（二）选择题（从 a～e 中选出一个最佳答案）

1. 对于配对比较的秩和检验，其检验假设 H_0 为　　　　　　　。
a. 差值总体均数等于零即 $\mu_d=0$ 　　　　b. 差值总体均数不等于零即 $\mu_d\neq 0$
c. 差值总体中位数等于零即 $M_d=0$ 　　　d. 差值总体中位数不等于零即 $M_d\neq 0$

e. 以上都不对

2. 等级资料的秩和检验中，各等级平均秩次为_____。
   a. 该等级秩次范围的上限
   b. 该等级秩次范围的下限
   c. 该等级秩次范围的上、下限之差
   d. 该等级秩次范围的上、下限之和
   e. 该等级秩次范围的上、下限的均数

3. 完全随机设计两样本资料的秩和检验，应依据_____查 T 界值表，确定 P 值。
   a. n_1
   b. n_1; $n_2 - n_1$
   c. $n_2 - n_1$
   d. $n_1 - 1$; $n_2 - 1$
   e. $(n_1 - 1) + (n_2 - 1)$

4. 等级资料的比较应采用_____。
   a. 秩和检验
   b. F 检验
   c. t 检验
   d. t' 检验
   e. 四格表资料的 χ^2 检验

5. 完全随机设计两样本资料的秩和检验，下述正确的 H_0 是_____。
   a. 两总体均数相同
   b. 两总体均数不同
   c. 两总体分布相同
   d. 两总体分布不同
   e. 以上都不对

6. 秩和检验的应用条件是_____。
   a. 总体分布呈正态分布
   b. 总体分布呈偏态分布
   c. 方差齐性
   d. 方差不齐
   e. 以上都不要求

7. 配对比较的符号秩和检验，确定 P 值的方法是_____。
   a. T 值越大，P 值越小
   b. T 值越大，P 值越大
   c. T 值即为 z 值，可查 z 界值表
   d. T 值在界值范围内，P 值大于相应的概率
   e. T 值在界值范围外，P 值大于相应的概率

8. 配对设计资料的秩和检验，当有两对差值为 0 时，下面正确的编秩方法是_____。
   a. 两组的秩次应分别编为 1 和 2
   b. 两组的秩次应均为 1
   c. 两组的秩次均应为 1.5
   d. 舍弃，对子数减 2
   e. 以上都不对

9. 完全随机设计多组计量资料的比较，当分布类型未知时宜选择_____。
   a. t 检验
   b. H 检验
   c. T 检验
   d. M 检验
   e. F 检验

10. 随机区组设计资料的秩和检验的基本思想：如检验假设 H_0 成立，则_____。
    a. 计算得的 T 值不会太大
    b. 计算得的 T 值不会太小
    c. 计算得的 M 值不会太大
    d. 计算得的 M 值不会太小
    e. 计算得的 H 值不会太大

（三）应用分析题

1. 为评价化疗联合免疫治疗中晚期非小细胞肺癌的近期疗效，某医师检测了 10 例确诊患者治疗前后的外周血 Th1、Th2 淋巴细胞数，其 Th1/Th2 比值见表 9-15。该医师采用配对 t 检验，得 $t = -3.557$，$P = 0.006$，差异有统计学意义，故认为化疗联合免疫治疗前后肺癌患者的外周血 Th1/Th2 比值不同，治疗后 Th1/Th2 比值有所上升。请给予评价。

表 9-15 化疗联合免疫治疗前后 10 例肺癌患者的外周血 Th1/Th2 比值

编号	1	2	3	4	5	6	7	8	9	10
治疗前	0.11	0.18	0.61	0.44	0.52	0.23	0.62	0.30	0.38	0.37
治疗后	0.26	0.23	1.63	0.81	1.56	0.33	1.78	0.55	0.66	0.73

2. 为评价某种瓶装饮用水的卫生质量状况，某卫生监督所随机抽检了 20 瓶 600ml 装的此种饮用纯净水，测得菌落总数（CFU/ml）为 52、54、53、55、59、52、32、59、58、56、51、56、57、51、58、33、54、57、51、54。《瓶（桶）装饮用纯净水卫生标准》（GB 17324—2003）规定瓶（桶）装饮用水的菌落总数不得超过 50 CFU/ml。某医师对此资料采用单样本 t 检验，得 $t = 1.579$，$P = 0.131$，差异无统计学意义，故认为该品牌饮用纯净水的菌落总数基本符合卫生标准。请给予评价。

3. 为评价精神疾病患者的生存质量，2006 年某医师采用 WHO QOL-BREF 量表和 SF-36 问卷调查了 135 例抑郁症患者和 69 例精神分裂症患者，其中患者对自身近一年来健康变化情况的评价结果见表 9-16。该医师对此资料采用行×列表 χ^2 检验，得 $\chi^2 = 14.861$，$P = 0.005$，差异有统计学意义，故认为两种精神疾病患者对

自身健康变化情况的评价不同。请给予评价。

表 9-16　两种精神疾病患者对自身健康变化情况评价的比较

病种	例数	差多了	差一些	差不多	好一些	好多了
抑郁症	135	17	54	43	18	3
精神分裂症	69	22	16	18	9	4

4. 某医师以尿白蛋白（UAlb）含量（mg/24h）为标准，将确诊的 2 型糖尿病患者分为 A 组（UAlb＜30）、B 组（30≤UAlb＜300）、C 组（UAlb≥300），分别抽取 10 例患者，测定餐后 2h 胰岛素水平（μU/ml），结果见表 9-17。该医师采用单因素方差分析，得 $F = 3.533$，$P = 0.043$，差异有统计学意义，故认为三组患者的胰岛素水平不相同。请给予评价。

表 9-17　30 例 2 型糖尿病患者餐后 2h 胰岛素水平的测定结果（μU/ml）

分组	胰岛素（μU/ml）									
A 组	12.45	5.66	7.53	10.23	12.43	11.32	11.13	45.33	6.78	49.45
B 组	17.58	6.79	17.66	20.36	13.56	48.45	8.26	50.46	47.91	47.58
C 组	15.69	24.90	21.77	25.47	24.67	28.56	55.37	69.57	62.02	64.69

5. 为探讨某天然药物治疗耳胆脂瘤的作用，某医师将随机抽取的 30 只雄性 SD 大鼠按窝别、体重、月龄等因素配成 10 个区组，每个区组的 3 只大鼠随机分入 3 个处理组，建成耳胆脂瘤动物模型，测定耳胆脂瘤上皮组织的 C—FOS 等细胞因子的灰度值，结果见表 9-18。该医师采用随机区组设计方差分析，$F = 15.572$，$P < 0.001$，差异有统计学意义，故认为三组大鼠的 C-FOS 细胞因子灰度值不全相同，氯霉素组和天然药物组的灰度值基本相同，都高于生理盐水组（SNK 法）。请给予评价。

表 9-18　三组大鼠耳胆脂瘤上皮组织的 C-FOS 细胞因子的灰度值

区组号	1	2	3	4	5	6	7	8	9	10
天然药物组	121.9	153.4	122.9	157.8	159.9	158.3	165.4	134.2	155.2	163.5
氯霉素组	157.9	156.3	165.4	155.8	119.7	151.4	120.9	122.2	163.2	166.5
生理盐水组	120.3	115.5	97.9	109.8	96.2	94.9	127.4	121.9	107.2	125.4

五、补充思考练习参考答案

（一）是非题

1. -　　2. -　　3. +　　4. -　　5. +　　6. -　　7. -　　8. -　　9. +　　10. -

（二）选择题

1. c　　2. e　　3. b　　4. a　　5. c　　6. e　　7. d　　8. d　　9. b　　10. c

（三）应用分析题

1.【解答】　（1）该资料属于配对设计的计量资料，但治疗前后的差值不服从正态分布，不满足配对 t 检验的条件，因此，该医师采用配对 t 检验是不正确的。

（2）正确做法：该资料应采用配对符号秩和检验（Wilcoxon 符号秩和检验），目的是推断配对资料的差值是否来自中位数为零的总体。调用 SPSS 的 2 Related Samples 过程进行 Wilcoxon 符号秩和检验，得 $z = -2.803$，$P = 0.005$，按 $\alpha = 0.05$ 水准，拒绝 H_0，接受 H_1，差异有统计学意义，可认为化疗联合免疫治疗前后肺癌患者的外周血 Th1/Th2 比值不同，治疗后 Th1/Th2 比值有所上升。

2.【解答】　（1）该资料属于计量资料，但不服从正态分布，不满足单样本 t 检验的条件，因此，该医师采用单样本 t 检验是不正确的。

（2）正确做法：该资料应采用 Wilcoxon 符号秩和检验，目的是推断与已知卫生标准的差值是否来自中位数为零的总体。调用 SPSS 的 2 Related Samples 过程进行 Wilcoxon 符号秩和检验，得 $z = -2.467$，$P = 0.014$，按 $\alpha = 0.05$ 水准，拒绝 H_0，接受 H_1，差异有统计学意义，可认为该品牌饮用纯净水的菌落总数与卫生标准不同，其菌落总数超标。（**这与该医师所得结论相反**）

3.【解答】　（1）该医师的统计方法不正确。因为该资料为单向有序分类资料，不应采用行 × 列表 χ^2 检验。

（2）正确做法：对等级资料进行统计比较时，宜选择充分利用等级信息的秩和检验，目的是推断两种患者评价情况的总体分布是否不同。调用 SPSS 的 2 Independent Samples 过程进行 Wilcoxon 秩和检验，得 $z = -1.201$，$P = 0.230$，按 $\alpha = 0.05$ 水准，不拒绝 H_0，差异无统计学意义，尚不能认为两种精神疾病患者对自身健康变化情况的评价不同。（**这与该医师所得结论相反**）

4.【解答】　（1）该资料属于完全随机设计的多组计量资料，但数据波动大，不服从正态分布，不满足单因素方差分析的条件，因此，该医师采用单因素方差分析是不正确的。

（2）正确做法：该资料应采用 Kruskal-Wallis 秩和检验，目的是推断三组患者胰岛素水平的总体分布是否不同。调用 SPSS 的 K Independent Samples 过程进行 Kruskal-Wallis 秩和检验，得 $\chi^2 (H) = 9.763$，$P = 0.008$，按 $\alpha = 0.05$ 水准，拒绝 H_0，接受 H_1，差异有统计学意义，可认为三组患者的胰岛素水平不全相同。采用秩变换分析方法进行两两比较，除 A 组与 C 组之间的差异有统计学意义外，其他两两之间差异均无统计学意义，可认为 C 组胰岛素水平高于 A 组。（**这与该医师所得结论相反**）

5.【解答】　（1）该资料属于随机区组设计的计量资料，但数据波动大，不服从正态分布，不满足随机区组设计方差分析的条件，因此，该医师采用随机区组设计的方差分析是不正确的。

（2）正确做法：该资料应采用 Friedman M 检验，目的是推断各处理组样本分别代表的总体分布是否不同。调用 SPSS 的 K Related samples 过程进行 Friedman 检验，得 $\chi^2 = 12.200$，$P = 0.002$，按 $\alpha = 0.05$ 水准，拒绝 H_0，接受 H_1，差异有统计学意义，可认为三组大鼠的 C-FOS 细胞因子灰度值不全相同。采用秩变换分析方法进行两两比较，除氯霉素组与天然药物组之间的差异无统计学意义外，其他两两之间差异均有统计学意义，可认为氯霉素组和天然药物组的灰度值基本相同，都高于生理盐水组。

（董莉萍　杜瑞红　胡志宏）

第 10 章　直线相关与回归

一、目的要求

【了解】
1. 等级相关系数的假设检验。
2. 总体均数 $\mu_{\hat{y}}$ 的可信区间及个体值的容许区间的计算。

【熟悉】
等级相关的应用范围；等级相关系数的意义。

【掌握】
1. 直线相关与回归的基本概念；相关系数的意义、计算步骤及其假设检验。
2. 直线回归分析的前提条件、回归系数的意义、建立回归方程的步骤及回归系数的假设检验。
3. 简单直线回归方程的应用及其注意事项。
4. 直线相关与回归的区别与联系。

【重点难点】
1. 重点是相关系数和回归系数的意义、计算步骤、假设检验、应用及其注意事项。
2. 难点是直线相关与回归的区别与联系。

二、实例分析与计算机操作

（一）直线相关

【例 10-1】 在一项营养调查中，研究者检测了 12 名调查对象的体重和肺活量，结果见表 10-1。试检验体重与肺活量之间是否相关？（教材例 10-1）

表 10-1　12 名调查对象的体重和肺活量值

编号	1	2	3	4	5	6	7	8	9	10	11	12
体重(kg)	52.0	56.0	62.0	46.0	33.0	50.0	61.0	104.0	35.0	58.0	79.0	49.0
肺活量（ml）	2880	3330	3500	2770	2460	2900	3420	4500	3050	3250	3730	2880

【分析】 该资料的体重和肺活量值都是连续性随机变量，属于双变量正态分布资料，目的是分析体重和肺活量之间有无相关关系，应采用 Pearson 直线相关分析。在进行相关与回归分析之前，应先做散点图，初步判断两变量间有无直线相关趋势。（因篇幅有限，其他例题省略散点图）

【操作】 调用 SPSS 的 **Bivariate** 过程实现。

1. 数据准备

（1）建立数据库：激活 **SPSS** 的数据编辑窗口，单击窗口左下角的 **Variable View**（变量视图），定义第一个变量名为体重，第二个变量名为肺活量，如图 10-1 所示。选择菜单 **File → Save** 或 **Save as**, 以"**例 10-1**".sav 文件名保存。

（2）输入数据：点击数据编辑窗口左下角的 **Data View**（数据视图），按顺序输入相应的数据，如图 10-2 所示。

2. 绘制散点图　调用 **SPSS** 的 **Scatter** 过程实现。（操作步骤参见例 4-7）

3. 统计分析　选择菜单 **Analyze → Correlate → Bivariate**，弹出 **Bivariate Correlations**（双变量相关分析）主对话框，选中变量"体重"和"肺活量"，单击中间的▶，将其送入 **Variables**（变量）框中；在 **Correlation Coefficients**（相关系数）复选框组中选择系统默认的 Pearson（Pearson 相关系数），如图 10-3 所示，单击 **OK**，输出结果。图 10-4 为体重和肺活量的散点图。

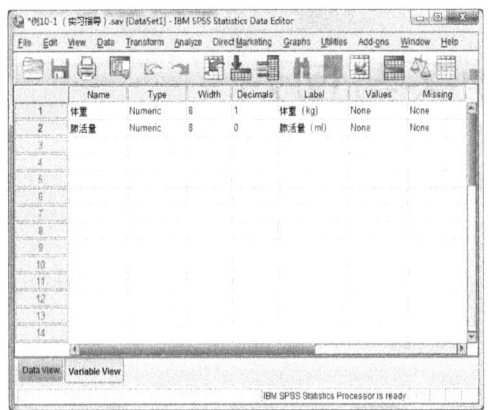

图 10-1　SPSS 的 Variable View 窗口

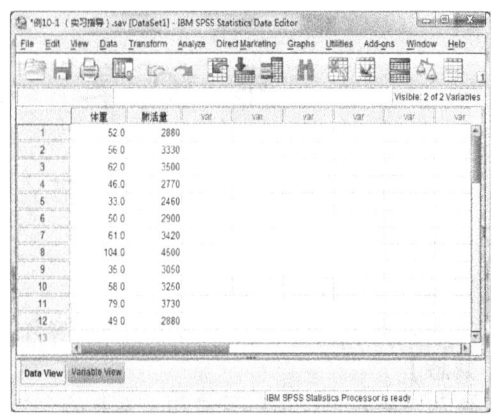

图 10-2　SPSS 的 Data View 窗口

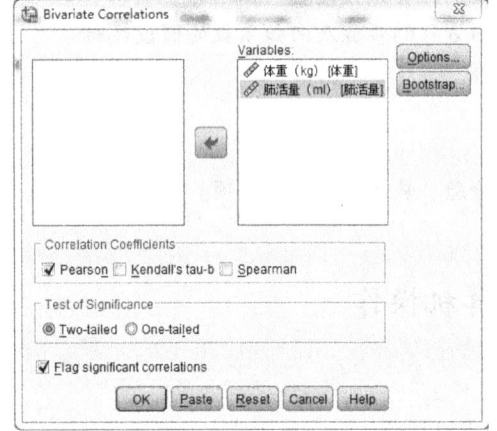

图 10-3　Bivariate Correlations 主对话框

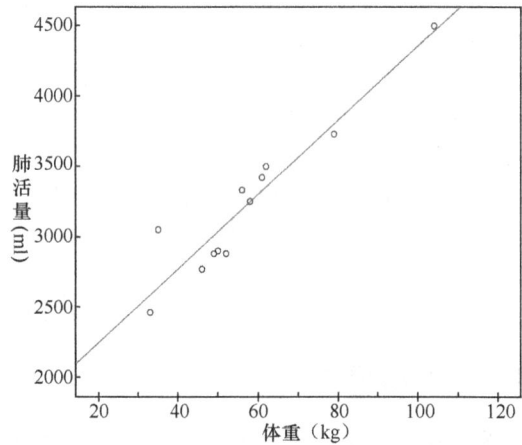

图 10-4　12 名调查对象的体重和肺活量值散点图

【结果】　例 10-1 的 SPSS 输出结果如下：

Correlations

Correlations

		体重（kg）	肺活量（ml）
体重（kg）	Pearson Correlation	1	.944**
	Sig. (2-tailed)	.	.000
	N	12	12
肺活量（ml）	Pearson Correlation	.944**	1
	Sig. (2-tailed)	.000	.
	N	12	12

**. Correlation is significant at the 0.01 level （2-tailed）.

【解释】

（1）从图 10-4 可见肺活量随体重的增加而增加，可初步判断肺活量和体重之间有近似线性关系，提示可以进一步做直线相关与回归分析。

（2）上述 Pearson 直线相关分析结果中，从上到下依次为 Pearson 相关系数（Pearson Correlation）、双侧 P 值[Sig.（2-tailed）]和例数（N），数据区四个格子中的数据呈矩阵形式对称排列。本例，体重与肺活量的 Pearson 相关系数 $r=0.944$，$P<0.001$，按 $\alpha=0.05$ 水准，拒绝 H_0，接受 H_1，有统计学意义，可认为调查对象的体重和肺活量间存在正相关关系，体重增加，肺活量也增加。

【例 10-2】　某研究者测得 15 名中学生的数学考试成绩与物理考试成绩（满分为 150 分，表 10-2），试分析二者之间是否有关。（教材例 10-3）

表 10-2　15 名中学生的数学考试成绩与物理考试成绩

学生编号	1	2	3	4	5	6	7	8	9	10	11	12	13	14	15
数学成绩	98	69	102	129	135	96	143	92	126	95	55	76	98	30	123
物理成绩	89	53	81	95	93	79	98	74	99	61	44	64	84	48	88

【分析】　该资料的数学成绩和物理成绩都是连续性随机变量，属于双变量正态分布资料，目的是分析数学成绩和物理成绩之间有无相关关系，应采用 Pearson 直线相关分析。

【操作】　调用 SPSS 的 **Bivariate** 过程实现。（操作步骤参见例 10-1）

【结果】　例 10-2 的 SPSS 主要输出结果如下：

Correlations

Correlations

		数学成绩	物理成绩
数学成绩	Pearson Correlation	1	.922**
	Sig. (2-tailed)		.000
	N	15	15
物理成绩	Pearson Correlation	.922**	1
	Sig. (2-tailed)	.000	
	N	15	15

**. Correlation is significant at the 0.01 level (2-tailed)

【解释】　上述 Pearson 直线相关分析结果中，从上到下依次为 Pearson 相关系数（Pearson Correlation）、双侧 P 值[Sig.（2-tailed）]和例数（N），数据区四个格子中的数据呈矩阵形式对称排列。本例，数学成绩和物理成绩的 Pearson 相关系数 $r=0.922$，$P<0.001$，按 $\alpha=0.05$ 水准，拒绝 H_0，接受 H_1，有统计学意义，可认为调查对象的数学成绩和物理成绩间存在正相关关系，数学成绩越好，物理成绩也越好。

（二）简单直线回归分析

【例 10-3】　以例 10-1 资料，用简单直线回归分析体重和肺活量之间的数量关系。（教材例 10-4）

【分析】　该资料的体重和肺活量都是连续性随机变量，属于双变量正态分布资料，从相关分析可知两变量间有正相关关系，要分析体重（自变量 x）与肺活量（应变量 y）之间的数量关系，应采用简单直线回归分析。

【操作】　调用 SPSS 的 **Linear** 过程实现。

1. 数据准备　打开文件"例 10-1.sav"。

2. 统计分析　选择菜单 **Analyze → Regression → Linear**，弹出 **Linear Regression**（直线回归分析）主对话框，选中变量"肺活量"，单击第一个 ▶，将其送入 **Dependent**（应变量）框中；选中变量"体重"，单击第二个 ▶，将其送入 **Independent（s）**（自变量）框中；在 **Method** 下拉列表中选择系统默认的 Enter（全回归法），如图 10-5 所示。单击 **OK**，输出结果。

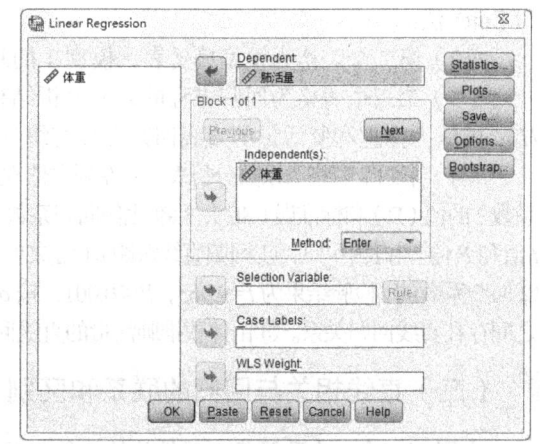

图 10-5　**Linear Regression** 主对话框

【结果】　例 10-3 的 **SPSS** 输出结果如下：

Regression

Variables Entered/Removed^a

Model	Variables Entered	Variables Removed	Method
1	体重[b]	.	Enter

a. Dependent Variable: 肺活量；b. All requested variables entered

Model Summary

Model	R	R Square	Adjusted R Square	Std. Error of the Estimate
1	.944[a]	.891	.881	185.55845

a. Predictors: （Constant），体重

ANOVA^a

Model		Sum of Squares	Df	Mean Square	F	Sig.
1	Regression	2828105.631	1	2828105.631	82.136	.000[b]
	Residual	344319.369	10	34431.937		
	Total	3172425.000	11			

a. Dependent Variable: 肺活量；b. Predictors: （Constant），体重

Coefficients^a

Model		Unstandardized Coefficients		Standardized Coefficients	t	Sig.
		B	Std. Error	Beta		
1	(Constant)	1714.969	174.753		9.814	.000
	体重	26.409	2.914	.944	9.063	.000

a. Dependent Variable: 肺活量

【解释】

（1）第一个表格为变量引入/剔除模型表，由于只进入了1个自变量，故只有模型1（Model 1）。在模型1中，体重为引入变量（Variables Entered），无剔除变量（Variables Removed），引入/剔除方法（Method）为 Enter 法。

（2）第二个表格为模型摘要表，模型1的复相关系数 $R=0.944$，决定系数（R Square）$R^2=0.891$。

（3）第三个表格为回归方程的方差分析结果，$F=82.136$，$P<0.001$，按 $\alpha=0.05$ 水准，拒绝 H_0，接受 H_1，可认为体重和肺活量的直线回归方程有统计学意义。

（4）第四个表格为系数分析表，从左到右依次为未标准化偏回归系数（Unstandardized Coefficients）（简称回归系数）的值（B）和标准误（SE）、标准化偏回归系数（Standardized Coefficients）（简称标准回归系数）的 β 值（Beta）、t 值和 P 值。由表中可见：①回归直线截距 a（常数项 Constant 的值）为1714.969；回归系数 b（身高的 B 值）为26.409。②回归系数的 t 检验结果为 $t=9.063$，$P<0.001$，按 $\alpha=0.05$ 水准，拒绝 H_0，接受 H_1，可认为调查对象的体重和肺活量之间存在直线回归关系。③由体重推肺活量的直线回归方程为 $\hat{y}=1714.969+26.409x$。

（三）直线相关与回归的联系和区别

【例10-4】 为了解某工厂排放的二氧化硫对周围居民健康的影响，某市疾控中心检测了该厂下风方向的一个村子的空气质量，共收集了十份样品测定了其中二氧化硫的含量，并测量了它们与污染源的距离，结果如表10-3。某医师对该资料采用 Pearson 直线相关分析，得 $r=-0.749$，$P=0.013$，认为大气样本中二氧化硫含量的高低与采样点距污染源的距离之间存在负相关关系。该医师以二氧化硫的浓度作为 x 变量，以采样点距污染源的距离为 y 变量，建立了直线回归方程 $\hat{y}=2.561-0.001x$

表 10-3　某地大气采样点距污染源的距离及大气中二氧化硫的含量

编号	1	2	3	4	5	6	7	8	9	10
距离（km）	1.89	2.54	2.01	1.50	2.56	2.88	2.65	1.96	2.52	2.23
二氧化硫（mg/m^3）	540	26	350	1396	855	0	5	1355	12	345

【分析】　该医师用 Pearson 直线相关分析是错误的。因为，采样点距污染源的距离只是可以精确测量的可控变量，而不是正态的随机变量，不符合双变量正态分布的要求，所以该资料应该采用 Spearman 等级相关来分析两者的关系。该医师以二氧化硫的浓度作为 x 变量，以采样点距污染源的距离为 y 变量，建立的直线回归方程 $\hat{y} = 2.561 - 0.001x$ 是错误的。应该以采样点距污染源的距离为自变量 x，以二氧化硫的浓度作为应变量 y 建立直线回归方程。二氧化硫的浓度是应变量，它是随自变量的变化而变化的。

【操作】　调用 SPSS 的 **Bivariate** 过程实现。

选择菜单 **Analyze → Correlate → Bivariate**，弹出 **Bivariate Correlations**（双变量相关分析）主对话框，选中变量"距离"和"二氧化硫"，单击中间的 ▶，将其送入 **Variables**（变量）框中；在 **Correlation Coefficients**（相关系数）复选框组中选择 **Spearman**（Spearman 相关系数），如图 10-6 所示，单击 **OK**，输出结果。

选择菜单 **Analyze→Regression→Linear**，弹出 **Linear Regression** 主对话框。①选中变量二氧化硫，单击第一个 ▶，将其送入 **Dependent** 框中；选中变量距离单击第二个 ▶，将其送入 **Independent**（s）框中；②在 **Method** 下拉列表中系统默认的 **Enter**（全回归法），如图 10-7 所示；单击 **OK**，输出结果。

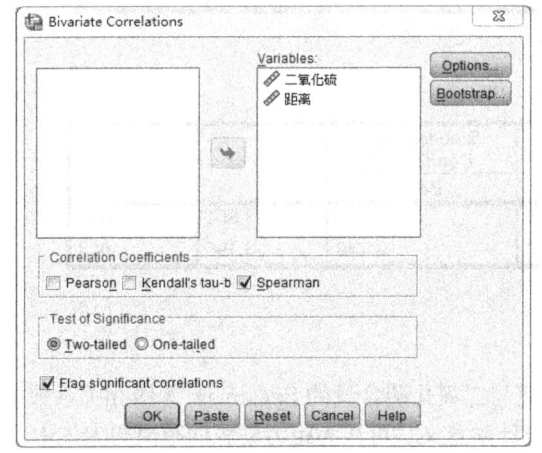

图 10-6　Bivariate Correlations 主对话框

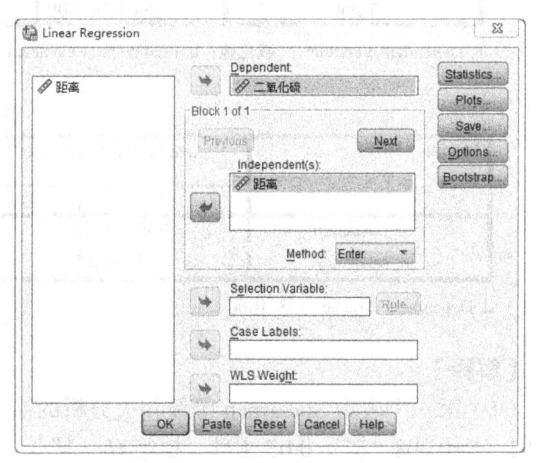

图 10-7　Linear Regression 主对话框

【结果】　例 10-4 的 SPSS 输出结果如下：

Nonparametric Correlations

Correlations

			二氧化硫	距离
Spearman's rho	二氧化硫	Correlation Coefficient	1.000	-.782**
		Sig. (2-tailed)	.	.008
		N	10	10
	距离	Correlation Coefficient	-.782**	1.000
		Sig. (2-tailed)	.008	.
		N	10	10

**. Correlation is significant at the 0.01 level（2-tailed）

Regression

Variables Entered/Removed[a]

Model	Variables Entered	Variables Removed	Method
1	距离[b]	.	Enter

a. Dependent Variable: 二氧化硫; b. All requested variables entered

Model Summary

Model	R	R Square	Adjusted R Square	Std. Error of the Estimate
1	.749[a]	.561	.506	382.48103

a. Predictors: (Constant), 距离

ANOVA[a]

Model		Sum of Squares	df	Mean Square	F	Sig.
1	Regression	1494156.522	1	1494156.522	10.214	.013[b]
	Residual	1170333.878	8	146291.735		
	Total	2664490.400	9			

a. Dependent Variable: 二氧化硫; b. Predictors: (Constant), 距离

Coefficients[a]

Model		Unstandardized Coefficients		Standardized Coefficients	t	Sig.
		B	Std. Error	Beta		
1	(Constant)	2659.967	690.174		3.854	.005
	距离	-954.955	298.810	-.749	-3.196	.013

a. Dependent Variable: 二氧化硫

【解释】

（1）第一个表为 Spearman 等级相关分析的结果，距离与二氧化硫含量的 Spearman 等级相关系数 r_s = -0.782，$P=0.008$，按 $\alpha=0.05$ 水准，拒绝 H_0，接受 H_1，有统计学意义，可认为距污染源的距离与大气中二氧化硫的含量之间存在负的等级相关关系，距污染源的距离越近，大气中二氧化硫的含量越高。

（2）第二个表格为变量引入/剔除模型表，由于只进入了 1 个自变量，故只有模型 1（Model 1）。在模型 1 中，距离为引入变量（Variables Entered），无剔除变量（Variables Removed），引入/剔除方法（Method）为 Enter 法。

（3）第三个表格为模型摘要表，模型 1 的复相关系数 $R=0.749$，决定系数（R Square）$R^2=0.561$。

（4）第四个表格为回归方程的方差分析结果，$F=10.214$，$P=0.013$，按 $\alpha=0.05$ 水准，拒绝 H_0，接受 H_1，可认为距污染源的距离与大气中二氧化硫的浓度的直线回归方程有统计学意义。

（5）第五个表格为系数分析表，从左到右依次为未标准化偏回归系数（Unstandardized Coefficients）（简称回归系数）的值（B）和标准误（SE）、标准化偏回归系数（Standardized Coefficients）（简称标准回归系数）的 β 值（Beta）、t 值和 P 值。由表中可见：①回归直线截距 a（常数项 Constant 的值）为 2659.967；回归系数 b（身高的 B 值）为 -954.955。②回归系数的 t 检验结果为 $t=-3.196$，$P=0.013$，按 $\alpha=0.05$ 水准，拒绝 H_0，接受 H_1，可认为距污染源的距离与大气中二氧化硫的含量之间存在直线回归关系。③由距离推二氧化硫的含量的直线回归方程为 $\hat{y} = 2659.967 - 954.955x$。

（四）等级相关

【例 10-5】 为评价环境污染与居民呼吸系统疾病之间的关系，某市疾控中心对该市呼吸系统疾病死亡

情况进行了调查,并对大气中 PM2.5 水平进行了检测,结果如表 10-4。某医师对该资料采用 Pearson 直线相关分析,得 $r=0.686$,$P=0.029$,认为呼吸系统疾病死亡率与大气中 PM2.5 含量之间存在正相关关系。(教材例 10-11)

表 10-4　某市大气中 PM2.5 含量与居民呼吸系统疾病死亡率

监测点编号	1	2	3	4	5	6	7	8	9	10
呼吸系统疾病死亡率(1/10万)	14.35	13.80	8.13	15.68	12.12	11.41	18.02	18.50	5.60	16.24
PM2.5（μg/m³）	110	75	51	97	120	11	66	117	5	106

【分析】　该资料包含呼吸系统疾病死亡率与 PM2.5 浓度两个变量,目的是分析两个变量之间有无相关关系。由于呼吸系统疾病不服从正态分布,不满足 Pearson 直线相关分析的前提条件,故应采用非参数相关分析的 Spearman 等级相关分析(秩相关)。

【操作】　调用 **SPSS** 的 **Bivariate** 过程实现。

1. 数据准备　操作步骤与例 10-1 类似。

2. 统计分析　操作步骤与例 10-1 类似。

不同点:在 **Correlation Coefficients** 复选框中选择 **Spearman**(Spearman 等级相关系数)。

【结果】　例 10-8 的 **SPSS** 输出结果如下:

Nonparametric Correlations

Correlations

			死亡率	PM2.5含量
Spearman's rho	死亡率	Correlation Coefficient	1.000	.576
		Sig. (2-tailed)	.	.082
		N	10	10
	PM2.5含量	Correlation Coefficient	.576	1.000
		Sig. (2-tailed)	.082	.
		N	10	10

【解释】　上表为 Spearman 等级相关分析的结果,呼吸系统疾病死亡率与 PM2.5 浓度的 Spearman 等级相关系数 $r_s=0.576$,$P=0.082$,按 $\alpha=0.05$ 水准,不拒绝 H_0,没有统计学意义,尚不能认为呼吸系统疾病死亡率与 PM2.5 浓度之间存在正相关关系。

三、思考练习参考答案

(一)是非题

1. 直线相关分析中,对相关系数作假设检验,其目的之一是检验总体相关系数是否相等。　　(　)

【答案】　-　【评析】　本题考察点:对相关系数假设检验目的的理解。

从总体相关系数 $\rho=0$ 的总体中随机抽样,由于存在抽样误差,所得样本相关系数 r 不一定全为零。因此,求得一个样本相关系数 r 后,需作总体相关系数 ρ 是否为零的假设检验,以推断总体相关系数是否为零,从而推断两变量间是否存在直线相关关系。

2. 如果两个变量的相关系数为负数,则二者是负相关关系。　　　　　　　　　　　　　　(　)

【答案】　-　【评析】　本题考察点:相关系数的假设检验。

两个变量的相关系数是正的,只能判断两变量的变化趋势相同,但不能凭此认为二者是正相关关系。要判断两变量间有无直线相关关系,应对样本相关系数进行假设检验后再下结论。

3. 若 $r_1 \neq r_2$,则必有 $b_1 \neq b_2$。　　　　　　　　　　　　　　　　　　　　　　　　　(　)

【答案】　-　【评析】　本题考察点:直线相关系数与回归系数关系的理解。

因为相关系数 r 和回归系数 b 的计算公式不同,$r_1 = r_2$,只能决定系数 $r_1^2 = r_2^2$,不能推导出 $b_1 = b_2$。

4. 同一双变量资料,进行直线相关与回归分析,有 $r>0$,$b<0$。　　　　　　　　　　　　(　)

【答案】 — 【评析】 本题考察点：直线相关与回归的区别与联系。
因为对同一资料而言直线相关系数与回归系数的方向一致，若能同时计算相关系数 r 和回归系数 b，它们的符号一致。因此，同一双变量资料，进行直线相关与回归分析，有 $r>0$，$b<0$。

5. 两变量的相关与回归分析中，若散点图的散点完全在一条直线上，则有 $s_{yx}=0$。 （ ）
【答案】 + 【评析】 本题考察点：直线回归分析中对残差标准差的理解。
直线相关与回归分析时，若散点图的散点完全在一条直线上，说明两变量间是完全相关的关系，应变量 y 的变异全部都是由自变量 x 的变化所引起的，因此不存在残差，故 $s_{yx}=0$。

6. 等级资料或非正态分布的资料宜采用等级相关分析。 （ ）
【答案】 + 【评析】 本题考察点：直线相关与等级相关的区别。
直线相关分析要求两变量均为随机变量，并服从双变量正态分布。等级相关应用范围广，适于：（1）不服从双变量正态分布或偏态分布；（2）总体分布类型未知；（3）原始数据是等级变量。

7. 直线回归方程中，b 表示变量 y 每增加（或减少）一个单位，x 平均改变 b 个单位。 （ ）
【答案】 — 【评析】 本题考察点：回归系数的意义。
回归系数表示自变量 x 每改变一个单位应变量 y 的平均变化量。

8. 适合分析糖尿病人的血糖水平与胰岛素水平之间是否有关的方法是直线相关分析。 （ ）
【答案】 — 【评析】 本题考察点：直线相关与回归分析的应用。
如果研究目的是定量描述两变量间相互关系的密切程度与方向，则应作直线相关分析；如果目的是想描述两个变量之间的数量依存关系，则应作直线回归分析。本题分析糖尿病人的血糖水平与胰岛素水平之间是否有关，所以应作直线相关分析。

9. 对两个数值变量同时进行了相关和回归分析，r 有统计学意义（$P<0.05$），则 b 不一定有统计学意义。
（ ）
【答案】 — 【评析】本题考察点：直线相关与回归分析的联系。
同一资料 r 和 b 的假设检验等价，即 r 和 b 的假设检验结论相同。 即对同一资料而言，有 $t_r=t_b$。

10. 在 y 和 x 的回归分析中，若 $t_b>t_{0.05, v}$，可认为两变量存在直线关系。 （ ）
【答案】 + 【评析】本题考察点：回归系数的假设检验结果的理解。
对回归系数的假设检验，当 $t_b>t_{0.05, v}$，则 $P<0.05$，拒绝 H_0，接受 H_1，差异有统计学意义，可认为两变量存在直线关系；若 $t_b<t_{0.05, v}$，则 $P<0.05$，尚不能认为两变量存在直线关系。

（二）选择题

1. 线性回归分析的原理是对因变量 y 的总体变异进行分解。最可能出现_____。
a. $SS_残=SS_回$ b. $SS_总>SS_残$ c. $SS_总>SS_回$ d. $SS_残<SS_回$ e. $SS_总=SS_回+SS_残$
【答案】 e 【评析】 本题考察点：回归分析的方差分析。
回归分析的方差分析也是对应变量 y 的总变异进行分解。将应变量 y 的总变异 $SS_总$ 分解为两部分：回归平方和 $SS_回$ 和残差平方和 $SS_残$，并有 $SS_总=SS_回+SS_残$。

2. 在求出直线回归方程后，如果检验结果是接受无效假设，那就意味着_____。
a. 此直线方程有应用价值   b. x 与 y 之间无直线关系   c. x 与 y 之间毫无关系
d. x 与 y 之间呈直线关系   e. 此直线方程并非所求
【答案】 b 【评析】 本题考察点：回归分析的假设检验。
回归方程的假设检验方法有方差分析和 t 检验，两者的检验结论相同。当 $P\leq0.05$ 时，拒绝 H_0，接受 H_1，可认为两变量 x 与 y 间有直线关系，所求线性回归方程成立；当 $P>0.05$ 时，不拒绝 H_0，尚不能认为两变量 x 与 y 间有直线关系，所求线性回归方程不成立。

3. 若对两个变量进行直线相关分析，$r=0.39$，$P<0.05$，则说明两个变量之间_____。
a. 有伴随关系   b. 有数量关系   c. 有因果关系   d. 有相关关系   e. 无相关关系
【答案】 d 【评析】 本题考察点：相关系数假设检验的推断结论。
当 $P\leq0.05$ 时，拒绝 H_0，接受 H_1，可认为两变量 x 与 y 间有相关关系。当 $P>0.05$ 时，不拒绝 H_0，尚不能认为两变量 y 与 y 间有线性相关关系。

4. 回归系数检验的无效假设 H_0 是_____。

a. $\rho=0$　　　b. $\rho\neq0$　　　c. $\rho>0$　　　d. $\rho<0$　　　e. $\beta=0$

【答案】　e　【评析】　本题考察点：回归系数假设检验的无效假设。
回归系数假设检验的目的是推断两变量间有无线性依存数量关系存在，其无效假设 H_0 为 $\beta=0$，即变量 y 与变量 y 之间无线性依存数量关系。

5. 若计算得一相关系数 $r=0.95$，则可认为_____。

a. 变量 x 与 y 间一定存在因果关系

b. 同一资料作回归分析时，求得的回归系数一定为正值

c. 同一资料作回归分析时，求得的回归系数一定为负值

d. 求得的回归截距 $a>0$

e. 求得的回归截距 $a\neq 0$

【答案】　b　【评析】　本题考察点：直线相关与回归的联系。
对能进行相关分析的同一组数据，计算出的相关系数和回归系数的符号相同，即正、负号一致。

6. 直线回归分析中，有直线回归方程 $\hat{y}=0.065+0.691x$，代入两点描出回归直线。则有_____。

a. 所有实测点都应在回归直线上　　　b. 所绘回归直线必过点 $(\bar{x}, \bar{y})$

c. 原点是回归直线与 y 轴的交点　　　d. 回归直线 x 的取值范围为 $(-1, 1)$

e. 实测值与估计值差的平方和必小于零

【答案】　b　【评析】　本题考察点：直线回归方程的特点与应用注意事项。
直线回归方程有两个特点：回归方程通过点 $(\bar{x}, \bar{y})$；残差平方和达到最小。回归直线 x 的取值范围为自变量 x 实测值的范围内，不能任意外推。

7. 相同秩次较多时，r_s 计算需进行校正，校正后，r_s 值_____。

a. r_s 增大　　b. r_s 减小　　c. r_s 不变　　d. 以上三者全对　　e. 以上三者全不对

【答案】　b　【评析】　本题考察点：等级相关系数的计算。
等级相关系数计算时，按照两个变量的大小分别编排秩次。当变量值中相同秩次较多时，宜计算校正 r_s 值，使 r_s 减小。

8. 在有关等级相关系数 r_s 的描述中不正确的是_____。

a. 不服从双变量正态分布的资料宜计算 r_s　　　b. r_s 值 >1　　　c. 等级资料宜计算 r_s

d. 查 r_s 界值表时，r_s 值越大，所对应的概率值也越小　　　e. 当变量值中相同秩次较多时，宜计算校正 r_s 值

【答案】　b　【评析】　本题考察点：秩相关应用范围及 r_s 的取值和结果判断。
秩相关的应用范围：①不服从双变量正态分布或偏态分布；②总体分布类型未知；③原始数据是等级变量。r_s 取值在 $-1\sim 1$ 之间。查 r_s 界值表时，r_s 值越大，所对应的概率值越小。

9. 在回归直线 $\hat{y}=a+bx$ 中，回归系数 b 的性质描述错误的是_____。

a. $|b|$ 值越大，则回归直线越陡　　　b. b 一般有单位　　　c. $b>0$，表示随 x 增大而增大

d. x 每变化一个单位，y 相应变化 b 个单位　　　e. $b=0$ 时，y 与 x 具有线性依存关系

【答案】　e　【评析】　本题考察点：对回归系数的理解。
b 为样本回归系数，即回归直线的斜率，表示自变量 x 每改变一个单位时，应变量 y 平均变化 b 个单位。$b>0$，表示 y 随 x 增大而增大；$b<0$，表示 y 随 x 增大而减小；$b=0$，表示回归直线平行于 x 轴，即 y 与 x 无线性依存关系。

10. 在对两个变量 x 与 y 进行直线相关分析后发现，相关系数 r 约等于 0，经检验，得 $P>0.8$。在下专业结论时，正确的表述应该是_____。

a. x 与 y 之间呈直线关系　　　b. x 与 y 之间呈曲线关系　　　c. x 与 y 之间没有关系

d. x 与 y 之间无直线相关关系　　　e. x 与 y 之间存在某种关系

【答案】　d　【评析】　本题考察点：相关系数假设检验的推断结论。
相关系数假设检验的推断结论是根据 P 值的大小决定。当 $P\leq 0.05$ 时，拒绝 H_0，接受 H_1，可认为两变量 x 与 y 间有相关关系；当 $P>0.05$ 时，不拒绝 H_0，尚不能认为两变量 x 与 y 间有相关关系。

（三）应用分析题

1. 某医生测量得到了 14 名儿童的坐高（cm）与臂长（cm）的数据，结果如表 10-5，试检验两者有无相关？

表 10-5　14 名儿童的坐高与臂长

儿童编号	1	2	3	4	5	6	7	8	9	10	11	12	13	14
坐高（cm）	81.19	80.83	69.56	60.25	73.67	84.59	71.53	84.65	81.32	74.35	80.8	53.75	69.75	78.11
臂长（cm）	136.0	116.0	113.5	91.0	118.5	131.0	121.0	131.0	136.1	103.5	106.0	71.0	101.1	108.5

【解答】　该资料目的是分析儿童坐高与臂长之间有无相关关系，服从双变量正态分布，应采用直线相关分析。调用 SPSS 的 Bivariate 过程进行 Pearson 直线相关分析，得 $r=0.851$，$P<0.001$，按 $\alpha=0.05$ 水准，拒绝 H_0，接受 H_1，可认为儿童坐高与臂长之间有相关关系。

【评析】　本题考察点：Pearson 直线相关分析。

2. 据表 10-6 资料分析不同地区食物中硒元素含量与大骨节病的患病率之间的关系，某医师用 Pearson 相关算得 $r=-0.589$，$P=0.044$，认为食物中硒元素与大骨节病的患病率有负相关关系，硒含量减少就容易患大骨节病。请给予评价。

表 10-6　不同地区食物中硒含量与大骨节病患病率的关系

地区编号	1	2	3	4	5	6	7	8	9	10	11	12
硒含量（μg）	6.5	17.0	6.0	26.5	4.1	12	20.5	12.0	10.0	4.5	7.0	5.5
患病率（%）	12.2	4.4	17.6	2.0	39.7	42.5	3.8	6.5	7.2	41.1	10.5	22

【解答】　该资料包含硒含量与大骨节病的患病率两个变量，目的是分析两个变量之间有无相关关系。由于大骨节病的患病率状不服从正态分布，故应采用 Spearman 等级相关分析。调用 SPSS 的 Bivariate 过程进行 Spearman 等级相关分析，得 $r_s=-0.771$，$P=0.003$，按 $\alpha=0.05$ 水准，拒绝 H_0，接受 H_1，可认为食物中硒含量与大骨节病的患病率之间有相关关系。

【评析】　本题考察点：Spearman 等级相关分析。

3. 12 名成年人的体重与舒张压数据见表 10-7，试作相关与回归分析。

表 10-7　12 名成年人体重与舒张压结果

成年人编号	1	2	3	4	5	6	7	8	9	10	11	12
体重（kg）	63	89	55	52	67	66	62	50	65	58	53	68
舒张压（mmHg）	110	70	68	94	78	90	99	108	80	80	78	86

【解答】　该资料的体重与舒张压都是连续性随机变量，属于双变量正态分布资料，目的分析体重与舒张压之间的数量关系，应采用简单直线回归分析。调用 SPSS 的 Linear 过程进行简单直线回归分析，得：①复相关系数 $R=0.363$，决定系数 $R^2=0.132$；②回归方程的方差分析：$F=1.518$，$P=0.246$，按 $\alpha=0.05$ 水准，不拒绝 H_0，可认为两变量的直线回归方程无统计学意义。即体重与舒张压之间无直线相关关系。

【评析】　本题考察点：简单直线回归分析。

4. 12 名膝骨关节炎患者的血清瘦素（y，mmol/L）和脂联素（x，mmol/L）的测量值如表 10-8，试对其进行直线相关与回归分析。

表 10-8　12 名膝骨关节炎病患者的血清瘦素和脂联素的测量值

病例号	1	2	3	4	5	6	7	8	9	10	11	12
脂联素（mmol/L）	27.4	13.3	19.2	11.7	17.3	20.0	22.8	19.4	16.7	25.0	18.2	14.9
瘦素（mmol/L）	10.1	16.8	12.7	16.2	15	12.4	12.2	11.3	13.8	12.2	13.7	14.5

【解答】　该资料的瘦素和脂联素都是连续性随机变量，属于双变量正态分布资料，目的分析瘦素和脂联素之间的数量关系，应采用简单直线回归分析。调用 SPSS 的 Linear 过程进行简单直线回归分析，得：①复相关系数 $R=0.894$，决定系数 $R^2=0.800$。②回归方程的方差分析：$F=39.935$，$P<0.001$，按 $\alpha=0.05$ 水准，拒绝 H_0，接受 H_1，可认为两变量的直线回归方程有统计学意义。③回归系数的假设检验：$t=-6.319$，$P<0.001$，按 $\alpha=0.05$ 水准，拒绝 H_0，接受 H_1，可认为 12 名膝骨关节炎患者的瘦素和脂联素之间存在直线回归关系；该回归系数为负值，可认为瘦素和脂联素之间存在负相关关系，脂联素随着瘦素的增加而降低。④瘦素推算

脂联素的直线回归方程为 $\hat{y} = 20.644 - 0.384x$。

【评析】 本题考察点：简单直线回归分析。

5. 有 12 个同类企业的生产性固定资产年价值和工业总产值资料如表 10-9：

表 10-9　12 个同类企业生产固定资产年价值和工业总产值

企业编号	生产性固定资产价值(万元)	工业总产值（万元）
1	318	524
2	910	1019
3	200	638
4	409	815
5	415	913
6	502	928
7	314	605
8	1210	1516
9	1022	1219
10	1225	1624
11	650	890
12	825	986
合计	6525	9801

问：（1）说明两变量之间的相关方向；

（2）建立直线回归方程；

（3）估计生产性固定资产（自变量）为 1200 万元时总产值（应变量）的可能值。

【解答】 （1）该资料的生产性固定资产价值和工业总产值都是连续型随机变量，属于双变量正态分布资料，分析二者之间有无相关关系，可采用 Pearson 直线相关分析。调用 SPSS 的 Bivariate 过程进行 Pearson 直线相关分析，得 $r = 0.938$，$P<0.001$，按 $\alpha=0.05$ 水准，拒绝 H_0，接受 H_1，可认为生产性固定资产价值和工业总产值之间存在正相关关系。（2）调用 SPSS 的 Linear 过程进行简单直线回归分析，得：①$\hat{y} = 386.088 + 0.880x$。②回归方程的方差分析：$F=72.840$，$P<0.001$，按 $\alpha=0.05$ 水准，拒绝 H_0，接受 H_1，可认为两变量的直线回归方程有统计学意义。③回归系数的假设检验：$t=8.535$，$P<0.001$，按 $\alpha=0.05$ 水准，拒绝 H_0，接受 H_1，可认为 12 个同类企业的生产性固定资产年价值和工业总产值之间存在直线回归关系。3）将 $x=1200$ 代入回归方程，得生产性固定资产（自变量）为 1200 万元时工业总产值（因变量）的可能值为 1442。

【评析】 本题考察点：直线相关与回归分析。

6. 用某种药物治疗 15 例高血脂症，并测定其治疗前后的血清胆固醇（mmol/L）值，由原始数据计算得：$l_{xx}=2.10009$，$l_{yy}=4.05289$、$l_{xy}=-1.20449$。若在临床上想用治疗前的血清胆固醇值去预测治疗后的血清胆固醇值，在统计学上是否有意义？

【解答】 对同一资料而言，对总体相关系数的假设检验和对总体回归系数的假设检验是等价的。即二者的假设检验结论相同。有 $t_r=t_b$，可以用相关系数的假设检验代替回归系数的假设检验。

$$r = \frac{l_{xy}}{\sqrt{l_{xx}l_{yy}}} = \frac{-1.20449}{\sqrt{2.10009 \times 4.05289}} = -0.413$$

根据 $v=n-2=13$ 查相关系数界值表，$r_{0.05(13)} = 0.514$，所以，$P>0.05$，按 $\alpha=0.05$ 水准，不拒绝 H_0，尚不能认为两变量的直线回归方程有统计学意义。若在临床上想用治疗前的血清胆固醇值去预测治疗后的血清胆固醇值，在统计学上是无实际意义的。

【评析】 本题考察点：直线相关与回归的联系。

7. 某地对重金属镉污染区进行土壤镉与人体尿镉关系的调查研究，抽查 10 个村的资料，各村抽查人数相同。土壤镉最低为 4.14μg/L，最高为 27.39μg/L。将土壤镉作 x，人体尿镉作 y，作相关回归分析，得 $r=0.787$，$P=0.007$，$b=0.228$，$a=6.503$。

（1）能否用直线回归方程描述两者的关系，为什么？
（2）若土壤镉为 6.58μg/L，则人体尿镉平均是多少？
（3）若土壤镉为 32.15μg/L，则人体尿镉平均又是多少？

【解答】　（1）能用直线回归方程描述两变量间的关系。因为回归系数 b 的假设检验与相关系数 r 的假设检验等价，既然 r 的假设检验 $P=0.007$，可认为两变量间有直线回归关系，所以能用直线回归方程来描述两变量间的关系。现已知 $a=6.503$，$b=0.228$，故直线回归方程为 $\hat{y}=6.503+0.228x$。

（2）将 $x=6.58$ 代入回归方程，求得 $\hat{y}=8.003$，即土壤镉为 6.58μg/L，则人体尿镉平均是 8.003μg/L。因为没有提供所需的数据，不能求大肠癌标化死亡率的容许区间。

（3）由于土壤镉的实测值范围是 4.14～27.39μg/L，32.15μg/L 超出此范围，不宜用该回归方程来估计人体尿镉。

【评析】　本题考察点：直线相关与回归的联系、直线回归方程的应用。

8. 在研究劳动强度与职业病的关系时，调查了 10 个车间工人的劳动强度（分为 1，2，3，4，5 个等级，劳动强度越高，数值越大）与胃溃疡的发病率如表 10-10，问劳动强度与胃溃疡的发病率是否有关？

表 10-10　劳动强度与胃溃疡的发病率

车间编号	1	2	3	4	5	6	7	8	9	10
劳动强度	1	2	3	3	4	4	4	4	2	5
胃溃疡的发病率（%）	2.56	4.20	6.91	6.40	10.42	7.93	5.74	6.10	3.55	7.86

【解答】　该资料包含劳动强度与发病率两个变量，目的是分析两个变量之间有无相关关系。由于劳动强度为等级资料，不服从正态分布，故应采用 Spearman 等级相关分析。调用 SPSS 的 Bivariate 过程进行 Spearman 等级相关分析，得 $r_s=0.749$，$P=0.013$，按 $\alpha=0.05$ 水准，拒绝 H_0，接受 H_1，可认为劳动强度与胃溃疡的发病率之间存在正相关关系。

【评析】　本题考察点：Spearman 等级相关分析。

四、补充思考练习

（一）是非题（正确记"+"，错误记"–"）

1. 回归分析和相关分析一样所分析的两个变量都一定是随机变量。　　　　　　　　　　（　　）
2. 当直线相关系数 $r=0$ 时，说明变量之间不存在任何相关关系。　　　　　　　　　　（　　）
3. 在直线回归分析中，两个变量是对等的，不需要区分因变量和自变量。　　　　　　（　　）
4. 回归系数 b 的符号与相关系数 r 的符号，可以相同也可以不相同。　　　　　　　（　　）
5. 回归系数与相关系数的假设检验是等价的，是因为 b 和 r 是同向或相等。　　　　　（　　）
6. 在直线回归分析中，回归系数 b 的绝对值越大，回归线对 x 轴越平坦。　　　　　　（　　）
7. 等级相关系数的意义与取值范围和直线相关系数相同。　　　　　　　　　　　　　　（　　）
8. 相关系数 r 越大，则残差标准差 s_{yx} 值越大。　　　　　　　　　　　　　　　　　　（　　）
9. 如果直线相关系数 $r=1$，则 $SS_{总}=SS_{残}$。　　　　　　　　　　　　　　　　　　　（　　）
10. 相关系数 r 的取值范围为 –1～1 之间。　　　　　　　　　　　　　　　　　　　　（　　）
11. 相关的两个变量，只能算出一个相关系数。　　　　　　　　　　　　　　　　　　　（　　）
12. 如果两个变量的变动方向一致，同时呈上升或下降趋势，则二者是正相关关系。　　（　　）
13. 相关系数 r 有正负、有大小，因而它反映的是两现象之间具体的数量变动关系。　　（　　）

（二）选择题（从 a～e 中选出一个最佳答案）

1. 相关系数 r 的取值范围_____。
   a. $-\infty<r<\infty$　　b. $-1\leq r\leq 1$　　c. $-1<r<1$　　d. $r\geq 0$　　e. $r\leq 0$

2. 在 y 和 x 的回归分析中，若 $t_b<t_{0.05,\nu}$，可认为_____。
   a. 两变量存在线性关系　　　　　　　　　　　　b. 两变量不存在任何关系
   c. 样本回归系数和总体回归系数（$\beta=0$）相等的可能性 $P>95\%$　　　d. 两变量无线性关系

e. 以上都不是

3. 某医师拟制作标准曲线，用光密度值来推测食品中亚硝酸盐的含量，应选用的统计方法是_____。
a. z 检验　　　　b. 回归分析　　　　c. 相关分析　　　　d. χ^2 检验　　　　e. q 检验

4. 相关系数 r 与决定系数 r^2 在含义上是有区别的，下面那一种表述最正确_____。
a. r 的大小反映了两个变量之间是否有密切的关系
b. r^2 的大小反映了两个变量之间呈直线关系的密切程度和方向
c. r 接近于零表明两个变量之间没有任何关系
d. r^2 接近于零表明直线回归的贡献很小
e. 以上都不对

5. 对两个变量同时进行相关与回归分析，若相关系数有统计学意义，则_____。
a. 回归系数无统计学意义　　　　b. 回归系数有高度的统计学意义　　　　c. 回归系数有统计学意义
d. 不能肯定回归系数有无统计学意义　　　　e. 以上都不是

6. 回归直线 $\hat{y} = a + bx$ 的 $a > 0$，表示_____。
a. 回归直线与 y 轴的交点在原点之上　　　　b. 回归直线与 y 轴的交点在原点之下
c. 回归直线通过原点　　　　d. 回归直线与 y 轴平行
e. 以上都不对

7. 直线相关与回归分析中_____。
a. $\rho = 0$ 时，$r = 0$　　b. $|r| > 0$，$b > 0$　　c. $r > 0$，$b < 0$　　d. $r < 0$，$b < 0$　　e. $|r| = 1$，$b = 1$

8. 等级相关分析的适应条件为_____。
a. 变量是等级的　　b. 分布不清的　　c. 偏态分布的　　d. 以上都对　　e. 以上都不对

9. 在应变量 y 的总变异 $SS_总$ 中，如果 $SS_回$ 所占比重大，说明_____。
a. 回归的效果差　　　　b. 回归的效果好　　　　c. 回归估计误差大
d. 各散点距回归直线远　　　　e. 以上都不对

10. 若 $r = 0.75$，经假设检验得 $P < 0.05$，则可认为_____。
a. 尚不能认为 x 与 y 存在相关关系　　　　b. 尚不能认为 x 与 y 存在直线关系
c. 两变量相关程度密切　　　　d. 可以认为两变量存在直线关系
e. 不能得出总体相关系数 $\rho = 0$ 的结论

11. 散点呈直线趋势，当 X 减小而 Y 增加时，可初步判断两变量为_____。
a. 正相关关系　　b. 无直线相关关系　　c. 非线性关系　　d. 负的直线相关关系　　e. 无法确定

12. 求得回归方程 $\hat{y} = a + bx$ 后，将原始数据中的某一点 (X_k, Y_k) 的横坐标值代入方程算得的 $\hat{Y}_k \neq Y_k$，这说明_____。
a. 令人吃惊　　b. 正常现象　　c. 计算有错　　d. 曲线关系　　e. 以上都不对

（三）应用分析题

1. 在一项对人体脂肪含量和年龄关系的研究中，研究人员获得了一组样本数据（表10-11）：试分析脂肪含量和年龄之间是否有相关关系？

表 10-11　年龄与脂肪含量

年龄（岁）	23	27	38	41	45	49	50
脂肪	9.5	17.8	21.2	25.9	27.5	26.3	28.2
年龄（岁）	53	54	56	57	58	60	61
脂肪	29.6	30.2	31.4	30.8	33.5	35.2	34.6

2. 为探讨中老年人的血清维生素 A 与血清维生素 E 含量的相关性，某医师用高效液相色谱分析法测定 12 例中老年人的血清维生素 A 与血清维生素 E 含量（μmol/L），结果表 10-12。该医师按照血清维生素 A 的水平分为 5 个等级（0.70~1.05=1，1.06~1.40=2，1.41~1.75=3，1.76~2.11=4，>2.11=5）后，采用 Pearson 直线相关分析，得 $r = 0.727$，$P = 0.007$，认为中老年人的血清维生素 A 与血清维生素 E 含量之间存在正相关关系。

请给予评价。

表 10-12 12 例中老年人的血清维生素 A 与血清维生素 E（μmol/L）含量的测定结果

编号	1	2	3	4	5	6	7	8	9	10	11	12
维生素 A	1	1	2	2	3	3	4	4	5	5	5	1
维生素 E	10.29	12.36	13.65	14.28	11.59	14.26	15.68	18.21	17.52	19.56	12.67	7.21

3. 为研究铬的含量与分光光密度的关系，某人测量了 10 份样品的铬的含量（μg/g）和分光光密度值，结果见表 10-13。

表 10-13 10 份样品的铬的含量和分光光密度值的测定结果

编号	1	2	3	4	5	6	7	8	9	10
铬含量	0.063	0.086	0.967	1.270	0.234	0.073	0.853	1.138	0.168	0.465
光密度	0.012	0.016	0.138	0.172	0.028	0.014	0.106	0.164	0.019	0.079

（1）样品中铬的含量与分光光密度之间是否有相关关系？
（2）样品中铬的含量与分光光密度之间是否有直线回归关系？如有，请写出直线回归方程。
（3）若样品中铬的含量为 0.987μg/g，其分光光密度为多少？
（4）若某成年女性体重为 2.320μg/g，其分光光密度为多少？

4. 两家医院分别对 11 例确诊为肺炎患者的 X 线片肺门阴影密度级别做出诊断，结果如表 10-14，问两家医院的诊断结果间是否存在相关关系？

表 10-14 两家医院的 X 线片诊断结果

患者编号	1	2	3	4	5	6	7	8	9	10	11
甲医院	+	++	+	++	+++	+++	++	++	+	−	−
乙医院	±	++	+	+++	++	+++	+++	++	++	±	+

5. 某地测得 100 名 25 岁男子身高均数为 172.21cm，标准差为 5.34cm；体重均数为 59.72kg，标准差为 4.16kg，并算得 $r=0.75$。现有两名 25 岁男子，甲身高 170.50cm，乙体重 65.25kg，如何由甲身高推算其体重，由乙体重推算其身高？

6. 为评价环境噪声强度对社区居民生活的影响程度，某市疾病预防控制中心监测了该市 10 个社区的环境噪音强度，同时调查各社区居民的失眠患病率（%），结果见表 10-15。经对噪音强度数量化（+ =1，++ =2，+++ =3，++++ =4，+++++ =5）后，某医师对该资料采用 Pearson 直线相关分析，得 $r=0.853$，$P<0.005$，认为环境噪声强度与居民失眠患病率之间存在正相关关系。

表 10-15 某市 10 个社区环境噪声强度与居民失眠患病率

社区编号	1	2	3	4	5	6	7	8	9	10
噪声强度	++++	+++	+	++	+++	+++++	+	+++	++	++++
失眠患病率(%)	21.20	23.40	11.40	16.90	17.50	26.30	13.60	25.60	11.60	25.30

问：（1）这是什么资料？
（2）该医师处理方法是否正确？为什么？
（3）该资料应该用何种统计方法分析？

五、补充思考练习参考答案

（一）是非题

1. −　　2. −　　3. −　　4. −　　5. −　　6. +　　7. +　　8. −
9. −　　10. +　　11. +　　12. +　　13. −

（二）选择题

1. b 2. d 3. b 4. d 5. c 6. a 7. d 8. c 9. b 10. d
11. d 12. b

（三）应用分析题

1.【解答】 该资料的年龄与脂肪含量都是连续型随机变量，属于双变量正态分布资料，目的是分析人体脂肪含量和年龄之间有无相关关系，可采用 Pearson 直线相关分析。调用 SPSS 的 Bivariate 过程进行 Pearson 直线相关分析，得 $r = 0.971$，$P=0.000$，按 $\alpha=0.05$ 水准，拒绝 H_0，接受 H_1，可认为人体脂肪含量和年龄之间存在正相关关系，年龄增大，脂肪含量也增加。

2.【解答】 （1）该资料包含血清维生素 A 与血清维生素 E 两个变量。由于维生素 A 为等级资料，不服从正态分布，故该医师采用 Pearson 直线相关分析是不正确的。
（2）正确做法：该资料应采用 Spearman 等级相关分析。调用 SPSS 的 Bivariate 过程进行 Spearman 等级相关分析，得 $r_s=0.727$，$P=0.007$，按 $\alpha=0.05$ 水准，拒绝 H_0，接受 H_1，可认为中老年人的血清维生素 A 与血清维生素 E 含量之间存在正相关关系，维生素 E 含量随维生素 A 的增加而增加。

3.【解答】 铬的含量与分光光密度
（1）该资料的铬的含量与分光光密度都是连续型随机变量，属于双变量正态分布资料，目的是分析铬的含量与分光光密度之间有无相关关系，可采用 Pearson 直线相关分析。调用 SPSS 的 Bivariate 过程进行 Pearson 直线相关分析，得 $r=0.994$，$P=0.000$，按 $\alpha=0.05$ 水准，拒绝 H_0，接受 H_1，可认为样品中铬的含量与分光光密度之间存在正相关关系，铬的含量越高，分光光密度也越高。
（2）从相关分析可知两变量间有正相关关系，要分析铬的含量与分光光密度之间的直线关系，应采用简单直线回归分析。调用 SPSS 的 Linear 过程进行简单直线回归分析，得：①复相关系数 $R=0.994$，决定系数 $R^2=0.987$。②回归方程的方差分析：$F=624.728$，$P=0.000$，按 $\alpha=0.05$ 水准，拒绝 H_0，接受 H_1，可认为两变量的直线回归方程有统计学意义。③回归系数的假设检验：$t=24.995$，$P=0.000$，按 $\alpha=0.05$ 水准，拒绝 H_0，接受 H_1，可认为铬的含量与分光光密度之间存在直线回归关系。④铬的含量推算分光光密度的直线回归方程为 $\hat{y} = 0.002+0.136x$。
（3）将 $x=0.987$ 代入回归方程，求得 $\hat{y}=0.136$，即铬的含量为 0.987 时，其分光光密度为 0.136。
（4）由于铬含量的实测值范围是 0.063～1.270，2.320 已超出此范围，不宜用该回归方程来估计其分光光密度值。

4.【解答】 该资料包含甲医院与乙医院诊断结果两个变量，目的是分析两个变量之间有无相关关系。由于诊断结果为等级资料，不服从正态分布，故应采用 Spearman 等级相关分析。首先对诊断结果进行数量化（−=1，±=2，+=3，++=4，+++=5），然后调用 SPSS 的 Bivariate 过程进行 Spearman 等级相关分析，得 $r_s=0.730$，$P=0.011$，按 $\alpha=0.05$ 水准，拒绝 H_0，接受 H_1，可认为甲医院与乙医院诊断结果之间有相关关系。

5.【解答】 首先进行相关系数的假设检验，$t_r = \dfrac{r}{\sqrt{\dfrac{1-r^2}{n-2}}} = \dfrac{0.75}{\sqrt{\dfrac{1-0.75^2}{100-2}}} = 11.225$，查 t 界值表得 $P<0.001$，

按 $\alpha=0.05$ 水准，拒绝 H_0，接受 H_1，可认为变量 x 和 y 间存在直线相关关系。因为回归系数 b 的假设检验与相关系数 r 的假设检验等价，既然 r 的假设检验 $P<0.001$，可认为两变量间有直线回归关系，所以能用直线回归方程来描述两变量间的关系。以身高为变量 x，以体重为变量 y，计算：

因为 $s_x = \sqrt{\dfrac{l_{xx}}{n-1}}$，所以 $l_{xx}=(n-1)s_x^2=(100-1)\times 5.34^2 = 2823.0444$；同理，可以求出 $l_{yy}=(100-1)\times 4.16^2=1\,713.2544$。

$r = \dfrac{l_{xy}}{\sqrt{l_{xx}l_{yy}}}$，$l_{xy} = r\sqrt{l_{xx}l_{yy}} = 0.75\sqrt{2823.0444\times 1713.2544} = 1649.4192$

$b = \dfrac{l_{xy}}{l_{xx}} = \dfrac{1649.4192}{2823.0444} = 0.584$，$a = \bar{y}-b\bar{x} = 59.72-0.584\times 172.21 = -40.851$

以身高为自变量 x，以体重为应变量 y 的直线回归方程为：$\hat{y}=-40.851+0.584x$，将 $x=170.5$cm 代入回归方程，得甲男子体重的估计值为 58.72kg。

如果以体重为自变量，以身高为应变量计算则：

$b' = \dfrac{1649.4192}{1713.2544} = 0.963$，$a' = 172.21 - 0.963 \times 59.72 = 114.700$，其直线回归方程为：

$\hat{x} = 114.700 + 0.963y$，将 y=65.25kg 代入回归方程，得乙男子身高的估计值为 177.54cm。

6. 【解答】 （1）该资料包含环境噪音强度与居民失眠患病率两个变量，一个都属于计量资料，一个属于等级资料。

（2）该医师处理方法不正确，因为环境噪音强度为等级资料，不服从正态分布，因此，不能用 Pearson 直线相关分析。

（3）该资料应选用非参数统计方法，可采用 Spearman 的等级相关（Spearman's rank correlation）来分析两者的关系。

（程晓萍　王良君　詹志鹏）

第 11 章　调　查　设　计

一、目　的　要　求

【了解】
1. 常用四种随机抽样方法样本含量的估计。
2. 定性调查方法。

【熟悉】
制订调查计划、资料整理分析计划、调查组织计划的要点及调查的质量控制。

【掌握】
1. 调查研究的概念及其特点。
2. 单纯随机抽样、系统抽样、整群抽样、分层抽样和多阶段抽样方法及其优缺点。
3. 调查问卷的设计方法。

【重点难点】
1. 重点是单纯随机抽样、系统抽样、整群抽样、分层抽样的抽样方法及其优缺点。
2. 难点是调查问卷的设计和样本含量的估计。

二、实例分析与计算机操作

（一）单纯随机抽样

【例 11-1】　某研究组调查芜湖市某中心小学学生龋齿患病情况，若该校共有学生 1500 人，若抽取样本含量为 300 人，试作单纯随机抽样。

【分析】　单纯随机抽样就是在总体中以完全随机的方法抽取一部分观察单位组成样本，可通过 SPSS 程序实现单纯随机抽样。现准备从 1500 人中随机抽取 300 人作为样本，应首先将该校的所有学生统一编号，然后根据 SPSS 程序生成的样本号进行单纯随机抽样。

【操作】　调用 SPSS 的程序编辑功能实现。

选择菜单 **File → New →Syntax**，打开 **SPSS Syntax Editor**（SPSS 程序编辑）窗口，输入以下程序，以"**例 11-1**".SPS 文件名保存，如图 11-1 所示。在 **Syntax** 窗口中选择菜单 **Run→All**，提交运行。

```
INPUT PROGRAM.                                      开始数据录入程序
LOOP #c=1 TO 300.                                   建立循环，要求循环 300 次，变量 c 不写入文件
COMPUTE 样本号 = TRUNC（RV.UNIFORM（1，1500））.     变量"样本号"的取值为 1~1500 的随机数
END CASE.                                           结束一条记录的定义
END LOOP.                                           结束循环
END FILE.                                           结束数据文件
END INPUT PROGRAM.                                  结束数据录入程序
EXECUTE.                                            开始执行以上程序
```

【结果】　例 11-1 的 SPSS 程序运行结果如图 11-2 所示。

【解释】　变量"样本号"的 300 个编号即为单纯随机抽样的样本号。如图 11-2 所示。

注意：上述程序未设定随机数种子（Random Number Seed），采用的是系统默认的随机数种子，该程序重复运行时得到的结果不同，可产生不同的随机样本编号。有兴趣的同学，可在程序语句的第一行加上"SET SEED 2000000."，即将随机数种子设为 2000000（该数字可随机设定），此时程序重复运行时得到的结果就都是相同的。

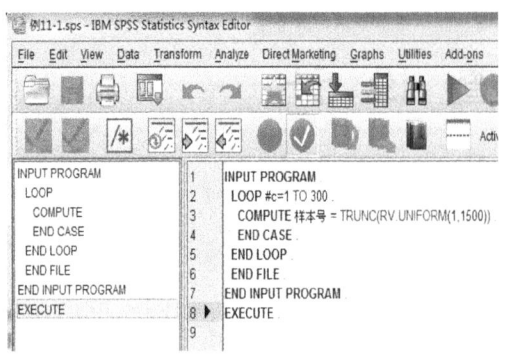

图 11-1　SPSS 的程序编辑窗口

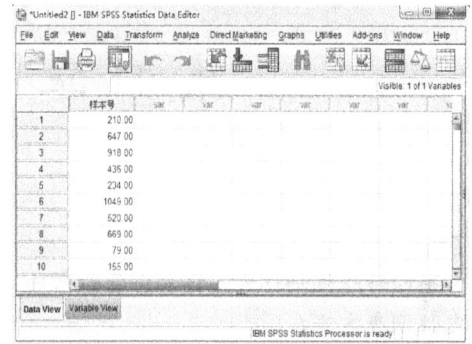

图 11-2　SPSS 的 Data View 窗口

（二）系统抽样

【例 11-2】　为评价某医学院硕士研究生的心理健康状况及其影响因素，拟从该医学院 2000 名硕士研究生中随机抽取 200 名作为调查对象，试问如何进行系统抽样？

【分析】　系统抽样又称等距抽样或机械抽样，方法是按照一定顺序，机械地每隔若干个观察单位抽取一个观察单位组成样本，可通过 SPSS 程序实现系统抽样。现从 2000 名硕士研究生中系统抽取 200 名作为调查对象，其抽样间隔应为 10。首先将 2000 名硕士研究生统一编号，然后根据 SPSS 程序生成的样本号进行系统抽样。

【操作】　调用 SPSS 的程序编辑功能实现。（操作步骤参见例 11-1）

在 SPSS Syntax Editor 窗口中输入以下程序，以 "**例 11-2**".SPS 文件名保存，如图 11-3 所示。在 Syntax 窗口中选择菜单 **Run →All**，提交运行。

INPUT PROGRAM.	开始数据录入程序
LOOP #c=1 TO 200.	建立循环，要求循环 200 次，变量 c 不写入文件
COMPUTE #x = TRUNC（RV.UNIFORM（1，2000））.	变量 x 取值为 1~2000 的随机整数，变量 x 不写入文件
DO IF （#c=1）.	进行条件判断
COMPUTE 样本号= TRUNC（RV.UNIFORM（1，10））.	当#c=1 时，变量"样本号"的取值为 1~10 的随机整数
ELSE.	
COMPUTE 样本号=样本号+10.	当#c≠1 时，变量"样本号"的取值间距为 10
LEAVE 样本号.	舍弃变量"样本号"
END IF.	结束条件判断
END CASE.	结束一条记录的定义
END LOOP.	结束循环
END FILE.	结束数据文件
END INPUT PROGRAM.	结束数据录入程序
EXECUTE.	开始执行以上程序

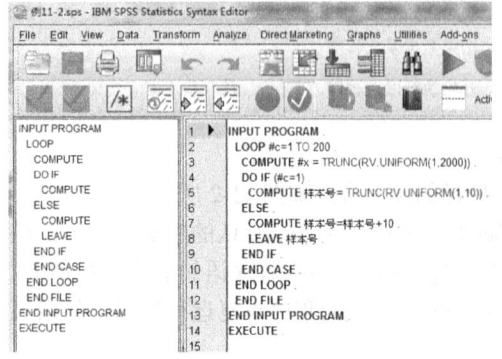

图 11-3　SPSS 的程序编辑窗口

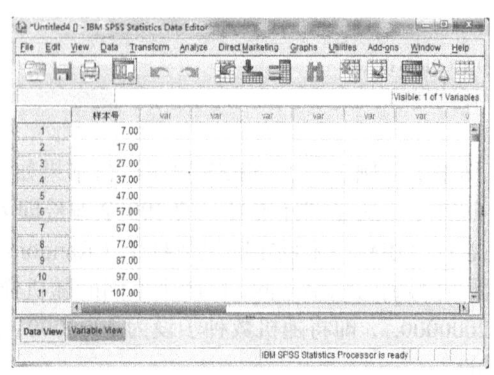

图 11-4　SPSS 的 Data View 窗口

【结果】 例 11-2 的 SPSS 程序运行结果如图 11-4 所示。
【解释】 变量"样本号"的 200 个编号即为系统抽样的样本号。如图 11-4 所示。

三、思考练习参考答案

(一) 选择题

1. 选择合适的调查方法，主要取决于_____。
a. 工作方便　　　　　　　　　　b. 研究的目的和条件　　　　　c. 研究者的主观愿意
d. 研究对象所能提供的信息　　　e. 可任意选择
【答案】 b 【评析】 本题考察点：如何确定调查方法。
调查方法的确定一般根据调查目的、调查对象的范围和具备的调查条件。

2. 通常情况下，样本含量_____。
a. 越大越好　　　　　　　　　　　　　　　　b. 因为不存在抽样误差，普查最好
c. 时间、财力、人力等条件允许情况下的最大例数　　d. 在保证一定的精度和检验效能的前提下最小例数
e. 根据试验目的确定的最小例数
【答案】 d 【评析】 本题考察点：样本含量估计的原则。
样本含量估计的原则是在保证研究结果具有一定的推断精度和检验效能的前提下，确定最少的样本含量。

3. 在大学生中调查某病的患病率，从 600 名学生中随机抽取 150 名作为调查对象，采用哪种抽取方法_____。
a. 自愿报名　　　　　　　　　　b. 教师推荐　　　　　　　c. 学生自行商量
d. 收齐 600 名学生证将次序打乱，随机抽取 150 名　　e. 收齐 600 名学生证按次序号取前 150 名
【答案】 d 【评析】 本题考察点：随机抽样方法。
随机抽样不是随便抽样，不能依据调查者的主观意识进行抽样。常用的随机抽样方法有单纯随机抽样、系统抽样、整群抽样、分层抽样。唯有答案 d 符合单纯随机抽样。

4. 为调查某医科大学本科生中甲型 H_1N_1 流感知识掌握情况，根据专业不同，分为临床医学、预防医学和其他三个部分，临床医学和预防医学专业分别随机抽取一个班所有学生进入样本，其他专业学生编号后随机确定，本次调查中涉及的基本方法有_____。
a. 系统抽样、单纯随机抽样、分层抽样　　　　b. 分层抽样、单纯随机抽样、整群抽样
c. 等距抽样、分层抽样、机械抽样　　　　　　d. 机械抽样、单纯随机抽样、整群抽样
e. 以上都不是
【答案】 b 【评析】 本题考察点：随机抽样方法和多阶段抽样。
在实际的调查研究中，常常将整个抽样过程分为若干阶段来进行，即多阶段抽样，每一个阶段可以将两种或几种抽样方法结合起来使用。本题即属于多阶段抽样，第一阶段是根据专业不同抽样，属于分层抽样；第二阶段在公共卫生和临床专业各抽取一个班，调查抽中班级的所有学生，属于整群抽样；而其他专业学生编号后随机确定，属于单纯随机抽样。

5. 欲调查某地区食管癌发病情况，调查对象是_____，观察单位是_____。
a. 该地全体人，每个人　　　　b. 该地全体人，每个家庭　　　　c. 该地常住人口，每个人
d. 该地常住人口，每个家庭　　e. 以上都不对
【答案】 c 【评析】 本题考察点：如何确定调查总体、调查对象和基本调查单位。
本题的研究目的是调查分析某地食管癌发病情况，食管癌的发生是慢性过程，应调查该地的常住人口，调查对象应为常住人口的每个人。

(二) 简答题

1. 简述调查研究的概念和特点。
【解答】 调查研究是指在没有干预措施的条件下，客观地观察和记录研究对象的现状及其相关特征。特点：没有人为的干预措施；在调查中，欲研究的对象及其相关特征（包括研究因素和非研究因素）是客观存在的，不能采用随机分配的方法来平衡或消除非研究因素对研究结果的影响。

【评析】　本题考察点：调查研究的概念及其特点。

2. 简述常用的四种随机抽样方法和各自特点。

【解答】　常用的随机抽样方法有：单纯随机抽样、系统抽样、整群抽样与分层抽样。

单纯随机抽样就是在总体中以完全随机的方法抽取一部分观察单位组成样本。其优点是该抽样方法为其他随机抽样方法的基础，均数（或率）与其标准误的计算较简便；缺点是总体例数较多时，需对总体中每个观察对象编号，实施比较困难，往往难以做到。

系统抽样是按照一定顺序，机械地每隔若干个观察单位抽取一个观察单位组成样本。其优点是易于理解，简便易行；容易得到一个按比例分配的样本；样本的观察单位在总体中分布均匀，对总体的代表性较好；系统抽样的抽样误差小于单纯随机抽样。缺点是在某些特殊情况下可能存在偏性。

整群抽样是先将总体划分为 K 个群（集团），每个群包含若干个观察单位，再随机抽取 k 个"群"（$k<K$），并将被抽取的各个群的全部观察单位组成样本。优点是在大规模调查中，整群抽样易于组织，可节省人力物力，容易控制调查质量；缺点是当样本例数一定时，其抽样误差一般大于单纯随机抽样误差。

分层抽样是先按影响观察值变异较大的某种特征将总体分为若干层，再从每层内随机抽取一定数量的观察单位组成的样本。优点：抽样误差比较小；先要将总体分层，层内个体差异越小越好，层间个体差异越大越好，便于对不同的层采用不同的抽样方法。

【评析】　本题考察点：常用的随机抽样方法。

3. 简述影响样本含量估计的因素。

【解答】　样本含量估计的影响因素有允许误差、总体标准差或总体率、第Ⅰ类错误的概率。

一般允许误差越大，所需样本含量越小；总体标准差越小，所需样本含量越小；总体率接近 0.5，所需样本含量越大；第Ⅰ类错误概率越小，所需样本含量越大。

【评析】　本题考察点：

4. 简述调查问卷的基本结构。

【解答】　调查问卷的基本结构包括说明部分、填写说明（指导）、核查项目与调查项目。

【评析】　本题考察点：调查问卷的基本结构。

5. 简述常用的定性调查方法和各自特点。

【解答】　常用的定性调查方法有访谈、专题小组讨论、观察法、个案研究等。

（1）访谈主要是通过调查人员有目的地与被访谈者交谈或向其提出一系列问题，来了解被访谈者的认知、态度和行为等。访问者需站在被访者的角度，始终以开放的头脑接受访谈中出现的各种概念，以发现被访者的思维框架。访谈适合了解个体的行为、经历、观念（包括价值观）、感受、知识、感官体验、人口学特征及背景细节等。

（2）专题小组讨论是指从特定的目标人群中选择 6~12 名具有类似背景和经验的人组成一组，在主持人的带领下，就与研究目的有关的话题进行深入、自由、自愿的讨论，从而通过小组成员的相互交流获得信息的方法。适合研究群体的态度和想法及其产生的背景和表现的方式，可用来寻找定量调查问卷项目的最佳提问方式或解释定量调查的结果。

（3）观察法是一种收集社会基础信息或原始资料的方法。它通过直接感知和记录的方式，获得与研究目的和对象有关的社会现象和行为资料。它主要依赖视觉获取信息，运用听觉、触觉和直觉等作为辅助，同时还通过记录、录音、照相、摄像等延长手段获取信息。观察法适合收集实际行为方面的、非语言方面的信息。

（4）个案研究是通过对个别案例如个人、家庭、项目等进行详尽的调查来认识社会的一种调查方法，一般适用于较大范围的调查研究的开始或结束时，对某个问题的研究。

【评析】　本题考察点：常用的定性调查方法。

（三）应用分析题

1. 请指出下列样本采用何种抽样方法？

（1）欲调查某市中学生对艾滋病的认识，从全市 50 所中学中随机抽取 5 所，对该 5 所学校的全部学生实施问卷调查。

（2）调查某地卫生技术人员的医疗保健服务能力，分为县、乡、村 3 级，从各级随机抽取 1/10 卫生技术人员进行问卷调查和技术考核。

（3）调查某城市居民的吸烟率，该社区共 3000 人，将其编号，随机产生一个数 8，抽取所有编号末尾为 8

的观察对象组成样本。

【解答】 （1）调查者从研究总体（全市 50 所中学）中随机抽取 k 个群（5 所中学），对该 5 所学校的全部学生实施问卷调查，属于整群抽样。

（2）调查者将某地卫生技术人员按所属医疗机构（县、乡、村）分层后，再从每层内随机抽取一定数量的观察单位进行调查，属于分层抽样。

（3）调查者机械地每隔 10（如 8、18、28、38…）抽取一个观察单位组成样本，属于系统抽样。

【评析】 本题考察点：常用的随机抽样方法。

2. 某医科大学部分医学生存在不同程度的心理情绪问题，大约有 20% 的医学生有抑郁倾向。现欲了解该医学院校学生的抑郁症患病率，该校共有学生 4000 人，允许误差不超过 6%，问需要调查多少人？（$\alpha = 0.05$）

【解答】 （1）该抽样调查的总体为有限总体，目的是估计该医学院校学生的抑郁症患病率，可采用单纯随机抽样的方法抽取样本。

（2）样本含量估计：现已知 $\pi = 20\%$，$\delta = 6\%$，$\alpha = 0.05$，$z_\alpha = 1.96$，代入公式，得

$$n = \frac{z_\alpha^2 \pi(1-\pi)}{\delta^2} = \frac{1.96^2 \times 0.20(1-0.20)}{0.06^2} = 170$$

$$n_c = \frac{n}{1+n/N} = \frac{170}{1+170/4000} = 163$$

故需调查 163 人。

【评析】 本题考察点：单纯随机抽样样本含量的估计。

3. 欲了解某小学在校生近视患病情况，已知该小学共有 6 个年级学生，每个年级 15 个班，每个班 50 名学生。试用分层整群抽样方法调查 600 名学生，问如何抽样？

【解答】 本题采用分层整群抽样方法。先按 6 个年级分层，每个年级需调查 100 名（600/6）学生；在每个层（年级）采用整群抽样，每个层需抽取 2 个班（100/50）。具体整群抽样的方法：将某个年级的 15 个班编号后，按随机数字表抽取 2 个编号，调查抽中编号所对应班级的所有学生，其他各年级类似。

【评析】 本题考察点：以分层和整群抽样为基础的多阶段抽样方法。

4. 欲了解某市糖尿病患病情况及其影响因素，请作出完整的调查设计并制定调查表。

【解答】 略（参阅文献和当地的实际情况，根据调查的目的、条件确定调查的内容和步骤，制定适合的调查问卷）

【评析】 本题考察点：调查设计的全过程。

四、补充思考练习

（一）是非题（正确记"+"，错误记"−"）

1. 调查研究是指在没有干预措施的条件下，客观地观察和记录研究对象的现状及其相关特征。　　（　）
2. 明确调查对象是调查研究各个环节中最核心的问题。　　（　）
3. 调查设计时，应将调查目的转化为具体的观察指标，通过指标来达到目的。　　（　）
4. 普查不存在抽样误差，可以直接得到总体参数。　　（　）
5. 抽样调查可节省调查成本，具有观察范围大、调查对象少、难组织实施等优点。　　（　）
6. 流行病学中的病例–对照研究和队列研究属于调查研究的范畴。　　（　）
7. 资料整理是将原始资料进行科学加工，使之系统化、条理化，便于进一步分析。　　（　）
8. 调查研究中，设计出内容全面、可操作性较好的调查表非常重要。　　（　）
9. 当样本例数一定时，整群抽样的抽样误差大于单纯随机抽样。　　（　）
10. 投掷一枚骰子来决定 1 名学生谁去参加长跑比赛，这是单纯随机抽样。　　（　）
11. 在设计调查问卷时，应避免语义模糊的问题或词汇。　　（　）
12. 调查的方式方法一般由调查对象的文化程度决定。　　（　）
13. 调查问卷中，封闭式问题的备选答案应包括所有可能的答案，避免出现调查对象找不到合适自己的答案的情况。　　（　）
14. 在大规模调查中，整群抽样是实际工作中最容易操作的抽样方法。　　（　）

15. 单纯随机抽样一般适用于小型调查或实验研究。（   ）
16. 在实际工作中，最好只采用一种抽样方法。（   ）
17. 随机抽样的方法不同，样本含量的估计方法亦不相同。（   ）
18. 样本含量估计的原则是在保证一定的推断精度和检验效能的前提下，确定最少的观察单位数。（   ）
19. 设计问题时遇到专业术语，为了体现研究的严谨性，不能用俗语代替专业术语。（   ）

（二）选择题（从 a～e 中选出一个最佳答案）

1. 下列哪项不属于调查研究的特点_____。
   a. 需要一定的干预措施   b. 客观地观察和记录研究对象的现状   c. 需要控制混杂因素
   d. 采用问卷调查进行研究   e. 采用随机分配的方法来平衡或消除非研究因素
2. 随机抽样是指_____。
   a. 抽样中要按主观意愿挑选   b. 随便抽样   c. 概率抽样和非概率抽样
   d. 每一个个体必须有同样的概率被抽中   e. 每一个个体由于"运气"而被抽到
3. 不属于封闭性问题的优点的是_____。
   a. 答案标准化   b. 易于回答   c. 节省时间
   d. 拒答率低   e. 容易获得答案以外的信息
4. 下列哪项不是开放式问题的缺点_____。
   a. 容易离题   b. 易被拒绝   c. 调查结果不便于整理与分析
   d. 无法归类和编码   e. 调动调查对象的主观能动性
5. 采用分层随机抽样时，为了减少抽样误差，最好是_____。
   a. 层内个体差异大，层间差异也大   b. 层内个体差异大，层间差异小
   c. 层内个体差异小，层间差异大   d. 层内个体差异小，层间差异也小
   e. 层内个体差异不要求，层间差异也不要求
6. 为了调查芜湖市大学生的肥胖状况，先按年级分层，然后从各层进行抽样研究，这种抽样方法是_____。
   a. 单纯随机抽样   b. 分层抽样   c. 系统抽样   d. 整群抽样   e. 以上都不对
7. 原计划调查江苏省盐城市 1000 名围绝经期妇女，由于各种非主观和非选择的原因，只调查到 900 名，这样的调查结果_____。
   a. 不会存在偏性，因为这种失访是自然的   b. 不会存在偏性，因为已经调查到 900 名
   c. 可能存在偏性，因为失访者太多   d. 可能存在偏性，因为调查的例数比原计划少
   e. 根据具体情况决定
8. 下列_____情况下，可使整群抽样的抽样误差减少。
   a. 使每个群的人数保持一致   b. 减少群数并相应增加群内的观察单位数
   c. 群内差异小，群间差异大   d. 群内差异小，抽取的群越多
   e. 群内差异大，群间差异也大
9. 在其他条件相同的情况下，抽样误差最小的是_____。
   a. 整群抽样   b. 分层抽样   c. 系统抽样   d. 单纯随机抽样   e. 分层系统抽样
10. 从某大学每个系的 10 个班级中抽取学号末尾为 5 的倍数的学生进行调查，此种抽样方式是_____。
    a. 单纯随机抽样   b. 整群抽样   c. 系统抽样   d. 分层随机抽样   e. 分层系统抽样
11. 抽样研究方法中，抽样误差大小顺序是_____。
    a. 单纯随机抽样＞整群抽样＞系统抽样＞分层抽样   b. 整群抽样＞单纯随机抽样＞系统抽样＞分层抽样
    c. 分层抽样＞单纯随机抽样＞整群抽样＞系统抽样   d. 整群抽样＞系统抽样＞分层抽样＞单纯随机抽样
    e. 系统抽样＞单纯随机抽样＞分层抽样＞整群抽样
12. 关于调查问卷，下列说法错误的是_____。
    a. 调查问卷的基本结构包括说明部分、填写指导、核查项目与调查项目
    b. 开放式问题容易离题，调查结果不易整理与分析，所以调查问卷中不宜采用开放式问题
    c. 调查问卷中一般易答问题提在前，难答问题在后，敏感的问题应放在最后
    d. 在设计调查问卷时，应避免出现令被访者难堪和禁忌的敏感问题

e. 问卷调查结果易受被调查者文化水平的影响

13. 下列关于定性调查的描述，错误的是_____。
a. 常用的定性调查方法有访谈、专题小组讨论、观察法等
b. 定性研究可以为定量研究做准备，它可以解决定量研究无法解决的一些问题
c. 专题小组讨论主要用于收集专家对某个问题的看法和意见
d. 观察法可以收集调查对象的非语言方面的资料，获取真实行为方面的信息
e. 定性调查的结果不能由样本直接推论到总体

14. 某县有20万人口，其中农村人口占90%，现欲调查农村妇女45~60岁围绝经期宫颈癌患病状况，调查对象为_____。
a. 该县所有的已婚夫妻　　　　　　　b. 该县所有的农村妇女
c. 该县所有育龄期妇女　　　　　　　d. 该县所有45~60岁妇女（子宫切除者除外）
e. 该县所有已婚的妇女

15. 为评价安徽省某健康管理档案建设试点县的建设情况，拟对该县30万居民进行现况调查，较适宜的抽样方法是_____。
a. 单纯随机抽样　　b. 普查　　c. 典型调查　　d. 系统抽样　　e. 分层整群抽样

16. 系统抽样的缺点_____。
a. 简便易行
b. 容易得到按比例分配的样本
c. 样本的观察对象在总体中分布均匀，对总体的代表性较好
d. 每次抽样必须随机，在某些特殊情况下可能存在偏性
e. 抽样误差较单纯随机抽样小

17. 属于概率抽样方法的是_____。
a. 单纯随机抽样　　b. 定额抽样　　c. 方便抽样　　d. 立意抽样　　e. 雪球抽样

（三）应用分析题

1. 根据文献资料，一般大学生的肥胖率约为6%，现欲了解芜湖市大学生单纯性肥胖状况，要求允许误差不超过2%，$\alpha=0.05$，按单纯随机抽样需调查多少名大学生？

2. 为了解芜湖市留守老人生命质量状况，分别在市区、城乡结合部和农村开展调查工作。每个地区按人均收入情况高、中、低划分乡镇，从不同情况的乡镇随机抽取1个乡镇，每个乡镇随机抽取300名留守老人，采用面对面的问卷调查方式。该调查采用了哪些抽样方法？

3. 某市（100万人）拟开展当地中老年人高血压的现况调查，目的是了解当地高血压的流行状况，探讨高血压的危险因素。研究对象是在当地居住时间超过10年、50岁以上的常住居民。研究者从该市30个乡镇中随机整群抽取10个乡镇，再从这10个乡镇中各随机整群抽取4个行政村，调查被抽中行政村中所有50岁以上的常住居民。调查内容包括：①问卷调查：被调查者的一般情况、家族史、高血压及其他病史、饮食情况、吸烟饮酒情况、体力劳动情况、有无相应的高血压临床症状等。②体格检查：身高、体重、腰围、臀围及血压等。试问：
（1）该研究采用的是普查还是抽样调查？这两种调查方法各有何优缺点？
（2）该研究采用的是什么抽样方法，是否合理？
（3）请制订一个调查设计方案。
（4）该研究的调查问卷应该包括哪些项目？请设计调查表。

4. 某医学院欲进行大学生对艾滋病的知识、态度、行为的调查，请你考虑调查问卷应包括哪些项目，并设计出调查问卷。假设该医科大学在校本科生约9000人，现欲调查900名大学生，该如何进行抽样？

五、补充思考练习参考答案

（一）是非题

1. +　　2. -　　3. +　　4. +　　5. -　　6. +　　7. +　　8. +　　9. +　　10. +　　11. +

12. − 13. + 14. + 15. + 16. − 17. + 18. + 19. −

（二）选择题

1. a　2. d　3. e　4. e　5. c　6. b　7. c　8. d　9. b　10. e　11. b
12. b　13. c　14. d　15. e　16. e　17. a

（三）应用分析题

1.【解答】（1）该抽样调查的总体为有限总体，但总体人数未知，按无限总体处理。目的是了解芜湖市大学生单纯性肥胖情况，可采用单纯随机抽样的方法抽取样本。

（2）样本含量估计：现已知 $\pi=6\%$，$\delta=2\%$，$\alpha=0.05$，$z_\alpha=1.96$，代入公式，得

$$n=\frac{z_\alpha^2 \pi(1-\pi)}{\delta^2}=\frac{1.96^2\times 0.06(1-0.06)}{0.02^2}=542$$

故需调查542人。如果通过查阅文献得到总体人数，需计算 n_c。

2.【解答】（1）分层抽样：每个县按人均收入情况高、中、低划分乡镇。

（2）整群抽样：从不同情况的乡镇随机抽取1个乡镇。

（3）单纯随机抽样：每个乡镇随机抽取300名留守老人。

3.【解答】（1）根据研究目的确定的研究对象是在该地居住时间超过10年、50岁以上的常住居民，研究者随机抽取了部分居民进行调查，因此该研究属于抽样调查，不是普查。两种调查方法的优缺点：①抽样调查可节省调查成本，易获得较为细致和准确的资料；在抽样调查设计合理、抽取的样本量足够时，用样本信息推断总体特征是非常可靠的；抽样调查还可以评价普查质量。②普查就是全面调查，理论上可直接获得总体的信息，它没有抽样误差。普查需要严格的组织计划，特别要同一调查时点、同一标准、同一方法等。只有在条件满足的情况下并且有必要进行普查时，才开展普查，否则会浪费较多的人力、物力及财力，结果不一定可靠。

（2）该研究采用的是二阶段整群抽样，操作较易执行，但应考虑到整群抽样的误差较大。如果在该地区30个乡镇的经济发展状况、饮食习惯等基本接近的情况下，可以采取整群抽样。否则，较好的抽样方法应按城镇和乡村、经济发展水平分层后，再抽取相应的村或街道，进行分层整群抽样，可减少抽样误差，亦方便组织操作。

（3）调查设计是对调查研究所做的周密计划，是调查研究取得真实可靠结果的重要保证，它包括资料收集、整理和分析各个环节以及整个调查过程的统计设想和科学安排。应周详地制订合理的调查计划、资料整理分析计划、调查组织计划及各阶段的质量控制计划；在实际调查过程中，注意协调组织，能及时发现问题，具有相应的应对能力。具体设计方案（略）。

（4）调查问卷应包括：前言、填写要求、核查项目与调查项目。步骤是由相关人员成立研究小组负责问卷的制定；查阅相关高血压的文献，根据当地实际情况筛选出需调查的项目；确定每个项目的问题形式，初步制定调查问卷；进行小规模的预调查，初步评价调查问卷；发现问题，对调查问卷修改完善。

4.【解答】（1）调查问卷的设计：前言、填写说明、调查项目与核查项目。由相关人员成立研究小组，负责问卷的制定；查阅相关艾滋病的知识的文献，筛选出需调查的项目；确定每个项目的问题形式；进行小规模的预调查；对调查问卷修改完善。

（2）预调查900名大学生，可采用分层整群抽样方法，按年级、专业分层后抽取不同的班级，调查抽班级的所有学生。

（姚应水　陈　燕　贺连平）

第 12 章 实 验 设 计

一、目 的 要 求

【了解】
1. 重复设计、正交设计。
2. 医学伦理学原则。
3. 药品临床试验管理规范。

【熟悉】
1. 实验设计的基本步骤。
2. 常用的样本含量估计方法。
3. 临床试验的分类。

【掌握】
1. 实验设计的特点、基本要素和基本原则。
2. 影响样本含量估计的因素。
3. 常用的实验设计方案：完全随机设计、配对设计、随机区组设计、交叉设计、析因设计。

【重点难点】
1. 重点是实验设计的特点、基本要素和基本原则，以及常用的实验设计方案：完全随机设计、配对设计、随机区组设计、交叉设计、析因设计。
2. 难点是正确选用适当的实验设计方案进行实际科研设计。

二、实例分析与计算机操作

（一）完全随机设计资料的随机分组

【例 12-1】 为比较某种降压药与低盐低脂饮食对高血压患者血压的影响程度，某医生随机选择了 86 例高血压患者，随机分为两组，一组给予该降压药物，另外一组给予低盐低脂饮食，24 周后检测两组患者的血压。试用完全随机化的方法将 86 例高血压患者分为 A、B 两组。（教材例 12-14）

【分析】 该资料的设计方案为完全随机设计，可通过 SPSS 程序实现随机化分组。首先将 86 例糖尿病患者统一编号，然后根据 SPSS 程序生成的分组方案进行随机化分组。

【操作】 调用 SPSS 的程序编辑功能实现。

选择菜单 **File → New → Syntax**，打开 **SPSS Syntax Editor**（SPSS 程序编辑）窗口，输入以下程序，以"**例 12-1**".SPS 文件名保存，如图 12-1 所示。在 **Syntax** 窗口中选择菜单 **Run → All**，提交运行。

SET SEED 20070111.	设定随机数种子为 20070111
INPUT PROGRAM.	开始数据录入程序
NUMERIC n no g1（F3.0）/k g2（F8.4）.	定义变量类型为数值型
STRING 不等分组 等分组（A1）.	定义变量类型为字符型
COMPUTE #n=86.	变量 n 的取值为 86，即患者总数
LOOP no=1 TO #n.	建立循环，要求循环 86 次
COMPUTE k=UNIFORM（2）.	变量 k 的取值为 0~2 的随机数
COMPUTE g1=TRUNC（k）+1.	变量 $g1$ 等于 k 值取整后加 1
COMPUTE g2=UNIFORM（1）.	变量 $g2$ 的取值为 0~1 的随机数
END CASE.	结束一条记录的定义
END LOOP.	结束循环

```
END FILE.                                                              结束数据文件
END INPUT PROGRAM.                                                     结束数据录入程序
COMPUTE 不等分组=SUBSTR ( "ABCDEFGHIJKLMN- OPQRSTUVWXYZ", g1, 1 )       将 g1 数值用大写英文字母赋值
RANK VARIABLES = g2                                                    将变量 g2 秩变换为 ng2
/NTILES（2）                                                            将原连续数据转为不连续数据
/PRINT = no.                                                           按编号打印
COMPUTE 等分组=SUBSTR ( "ABCDEFGHIJKLMN- OPQRSTUVWXYZ", ng2, 1 ).       将 ng2 数值用大写英文字母赋值
SORT CASES BY no（A）.                                                  按编号 no 排序（升序）
LIST 不等分组 no 等分组 .                                                 在结果窗口中输出数据列表
```

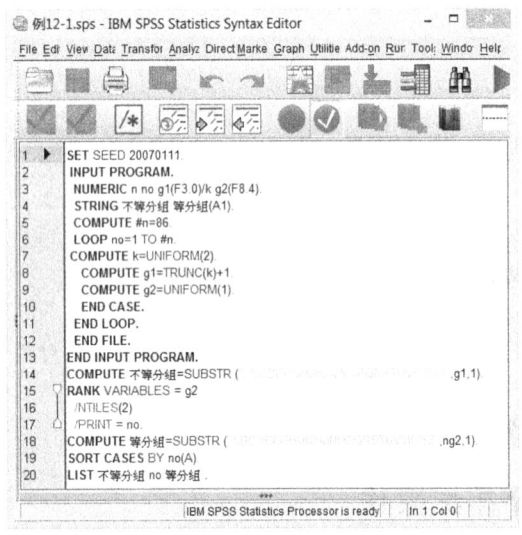

图 12-1 SPSS 的程序编辑窗口

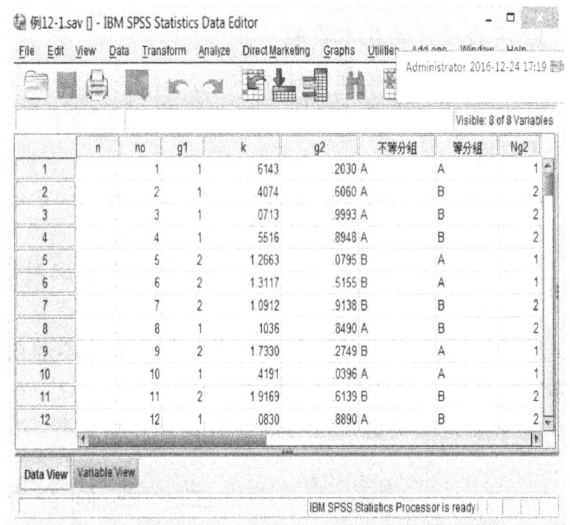

图 12-2 SPSS 的 Data View 窗口

【结果】 例 12-1 的 SPSS 程序运行结果如下：
（1）建立变量情况如图 12-2 所示。
（2）**SPSS OUTPUT** 结果如下：（篇幅有限，只列出部分结果）

List

不等分组	NO	等分组
A	1	A
A	2	B
A	3	B
A	4	B

……

Number of cases read: 86   Number of cases listed: 86

【解释】 从上述程序运行结果可以看出，系统建立的变量为 n、no、g1、k、g2、不等分组、等分组、ng2。其中，NO 为患者编号，"不等分组"为患者例数不等时的处理组分组，"等分组"为患者相等时的处理组分组。例如：编号为 2 的患者在不等分组时应被分入 A 组，在等分时应被分入 B 组。依此类推。

注：①随机数种子可以随机设定。②受试对象的例数由"**COMPUTE #n=86**"定义，若将 86 改为 60，则受试对象的数量为 60。③处理组数由"**COMPUTE k=UNIFORM（2）**"和"**/NTILES（2）**"共同定义，若将 2 改为 3，则处理组数为 3。

（二）配对设计资料的随机分组

【**例 12-2**】 某医院为探讨有效改善低蛋白血症患者血浆白蛋白浓度的护理措施，以 2016 年 1～12 月

该院肝胆科诊断为肝硬化或肝癌、合并低蛋白血症、血氨正常、无糖尿病、能正常进餐、均按医嘱应用人血白蛋白的 60 例患者为研究对象，按性别、年龄、身高、体重、诊断、肝功能分级、治疗方案相同或相近进行配对。试用随机化方法将 30 对患者随机分配到观察组（A 组）和对照组（B 组）。（教材例 12-18）

【分析】 该资料的设计方案为异体配对设计，可通过 SPSS 程序实现随机化分组。首先将 15 对患者编号，然后根据 SPSS 程序生成的分组方案进行随机分组。

【操作】 调用 SPSS 的程序编辑功能实现。

选择菜单 File → New →Syntax，打开 SPSS Syntax Editor 窗口，输入以下程序，以"**例 12-2**".SPS 文件名保存，如图 12-3 所示。在 Syntax 窗口中选择菜单 Run →All，提交运行。

程序	说明
SET SEED 20070111.	设定随机数种子为 20070111
INPUT PROGRAM.	开始数据录入程序
NUMERIC b k n pair（F3.0）/g（F8.4）.	定义变量类型为数值型
STRING 分组（A1）.	定义变量类型为字符型
COMPUTE b=30.	变量 b 的取值为 30，即对子数
COMPUTE k=2.	变量 k 的取值为 2，即处理组数
COMPUTE n=b*k.	变量 n 的取值为 b*k，即患者总数
LOOP #c=1 TO n.	建立循环，要求循环 n 次
COMPUTE pair=RND（（#c-1）/k+0.5）.	同一种子产生同一个随机数序列
END CASE.	结束一条记录的定义
COMPUTE k=LAG（k）.	取得前一个观察值
END LOOP.	结束循环
END FILE.	结束数据文件
END INPUT PROGRAM.	结束数据录入程序
COMPUTE g=UNIFORM（1）.	变量 g 的取值为 0～1 的随机数
RANK VARIABLES=g BY pair.	以 pair 对变量 g 进行分组秩变换
FORMATS rg（F3.0）.	定义变量 rg（宽度 3，小数位数 0）
COMPUTE 分组=SUBSTR（"ABCDEFGHIJKLMNOPQRST-UVWXYZ", rg, 1）.	将 rg 数值用大写英文字母赋值
LIST pair 分组.	在结果窗口中输出数据列表

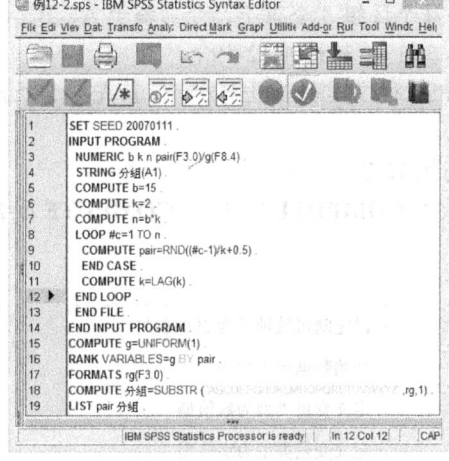

图 12-3　SPSS 的程序编辑窗口

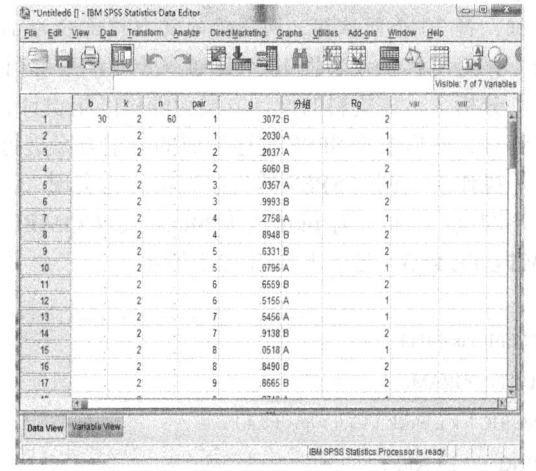

图 12-4　SPSS 的 Data View 窗口

【结果】 例 12-2 的 SPSS 程序运行结果如下：

（1）建立变量情况如图 12-4 所示。

（2）**SPSS　OUTPUT** 结果如下：

List

PAIR	分组	PAIR	分组	PAIR	分组
1	B	11	B	21	A
1	A	11	A	21	B
2	A	12	A	22	A
2	B	12	B	22	B
3	A	13	A	23	B
3	B	13	B	23	A
4	A	14	B	24	B
4	B	14	A	24	A
5	B	15	B	25	A
5	A	15	A	25	B
6	B	16	B	26	B
6	A	16	A	26	A
7	A	17	A	27	A
7	B	17	B	27	B
8	A	18	A	28	A
8	B	18	B	28	B
9	B	19	A	29	A
9	A	19	B	29	B
10	B	20	A	30	B
10	A	20	B	30	A

Number of cases read: 30   Number of cases listed: 30

【解释】 从上述程序运行结果可以看出，系统建立的变量为 b、k、n、pair、g、分组、rg。其中，PAIR 为对子号，"分组"为患者分组情况。例如：第 1 对的 2 例患者，第 1 个分到 B 组，第 2 个分到 A 组；第 2 对的 2 例患者，第 1 个分到 A 组，第 2 个分到 B 组。依此类推。

（三）随机区组设计资料的随机分组

【例 12-3】 为比较 A、B、C 三种不同增血红蛋白药物的作用，某研究者以年龄和性别作为划分区组的特征，将 30 个同性别，同年龄的贫血孩子分为 10 个区组，每个区组 3 个孩子，分别给予 A、B、C 三种药物。试用随机化方法将 10 个区组孩子随机分配到 A、B、C 三组。（教材例 12-19）

【分析】 该资料的设计方案为随机区组设计，可通过 SPSS 程序实现随机化分组。首先将 5 个区组的孩子编号，然后根据 SPSS 程序生成的分组方案进行随机分组。

【操作】 调用 **SPSS** 的程序编辑功能实现。（程序语句与例 12-2 类似）

不同点：①将所有 **pair** 改为 **block**；②COMPUTE b=15 改为 COMPUTE b=5；③COMPUTE k=2 改为 **COMPUTE k=3**。见下表和图 12-5 所示。

SET SEED 20070111.	设定随机数种子为 20070111
INPUT PROGRAM.	开始数据录入程序
NUMERIC b k n block（F3.0）/g（F8.4）.	定义变量类型为数值型
STRING 分组（A1）.	定义变量类型为字符型
COMPUTE b=5.	变量 b 的取值为 5，即区组数
COMPUTE k=3.	变量 k 的取值为 3，即处理组数
COMPUTE n=b*k.	变量 n 的取值为 b*k，即患者总数
LOOP #c=1 TO n.	建立循环，要求循环 n 次

COMPUTE block =RND（（#c-1）/k+0.5）.	同一种子产生同一个随机数序列
END CASE.	结束一条记录的定义
COMPUTE k=LAG（k）.	取得前一个观察值
END LOOP.	结束循环
END FILE.	结束数据文件
END INPUT PROGRAM.	结束数据录入程序
COMPUTE g=UNIFORM（1）.	变量 g 的取值为 0~1 的随机数
RANK VARIABLES=g BY block.	以 block 对变量 g 进行分组秩变换
FORMATS rg（F3.0）.	定义变量 rg（宽度 3，小数位数 0）
COMPUTE 分组=SUBSTR（"ABCDEFGHIJKLMNOPQR-STUVWXYZ", rg, 1）.	将 rg 数值用大写英文字母赋值
LIST block 分组.	在结果窗口中输出数据列表

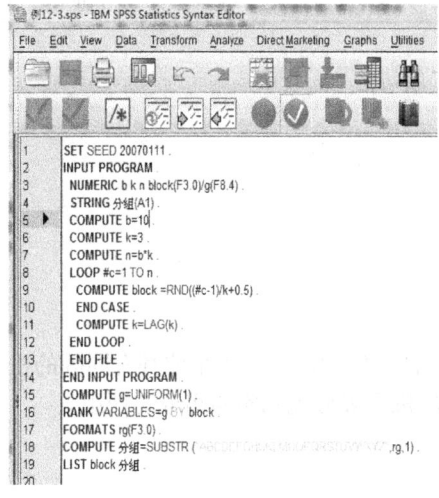

图 12-5　SPSS 的程序编辑窗口

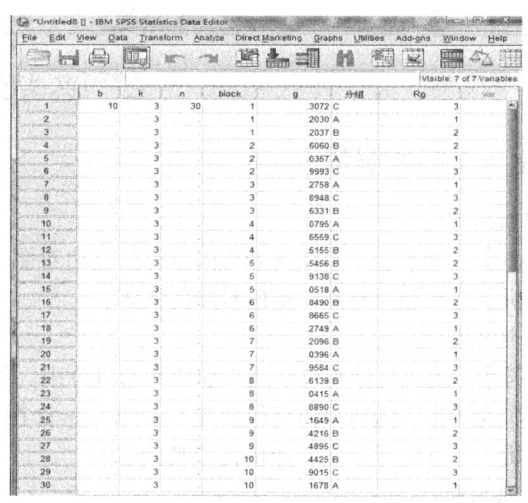

图 12-6　SPSS 的 Data View 窗口

【结果】　例 12-3 的 SPSS 程序运行结果如下：

（1）建立变量情况如图 12-6 所示。

（2）SPSS OUTPUT 结果如下：

List

block	分组	block	分组
1	C	6	B
1	A	6	C
1	B	6	A
2	B	7	B
2	A	7	A
2	C	7	C
3	A	8	B
3	C	8	A
3	B	8	C
4	A	9	A
4	C	9	B
4	B	9	C
5	B	10	B
5	C	10	C
5	A	10	A

Number of cases read:　30　　Number of cases listed:　30

【解释】 BLOCK 为区组号，"分组"为小白鼠分组情况。例如：第 1 区组的 3 个孩子，第 1 个分到 C 组，第 2 个分到 A 组，第 3 个分到 B 组。依此类推。将 30 个孩子在编号根据分组结果整理形成标准随机区组设计分组表（见下表）。

区组	A	B	C
1	2	3	1
2	5	4	6
3	7	9	8
4	10	12	11
5	15	13	14
6	18	16	17
7	20	19	21
8	23	22	24
9	25	26	27
10	30	28	29

三、思考练习参考答案

（一）名词解释

1. 空白对照
【解答】 对照组不给任何处理因素称为空白对照。
【评析】 本题考察点：空白对照的概念。

2. 随机化原则
【解答】 随机化原则包括随机抽样和随机分组。随机抽样指保证总体中的每一个个体都有同等的机会被抽出来作为样本。随机分组指保证样本中的每一个个体都有同等的机会被分配到实验组或对照组。
【评析】 本题考察点：随机化原则概念。

3. 对照原则
【解答】 科学研究要有对照才有比较，有比较才有鉴别，没有对照不能说明任何处理因素的作用。常用对照的形式为空白对照、安慰剂对照、实验对照、标准对照、自身对照、相互对照及历史对照等。
【评析】 本题考察点：对照原则概念。

4. 重复原则
【解答】 重复是指研究样本要有一定的数量，即在保证研究结果具有一定可靠性的条件下，确定最少的样本例数。
【评析】 本题考察点：重复原则的概念。

5. 安慰剂
【解答】 一种无药理作用或治疗作用的假药，目的是观察新药治疗时是否是自然痊愈或心理的问题。如观察某药治疗胃病疗效时，用淀粉作安慰剂，将药物和淀粉制成一样剂型，实验组用该药治疗，对照组用淀粉治疗。
【评析】 本题考察点：安慰剂的概念。

6. 盲法试验
【解答】 临床试验中，按试验方案规定，在试验结束前，不让研究者或受试者知道受试对象分在何组（试验组或对照组）、接受何种处理，这种试验称为盲法试验（blind trial）。
【评析】 本题考察点：盲法试验的概念。

7. 知情同意
【解答】 知情同意（informed consent）是生命法学和生命伦理学的核心问题之一，是人体试验和临床实践的行动指南，它包括知情同意文件和知情同意过程两个必要的而且是相互联系的部分。
【评析】 本题考察点：医学伦理学原则。

8. 盲法
【解答】 为了避免偏性，实验研究采用盲法设计：研究对象不知道试验分组情况称为单盲法，研究者与研究对象均不知道实验分组情况称为双盲法，研究者、研究对象与统计分析人员均不知道实验分组情况称为三盲法。

【评析】 本题考察点：盲法概念。

9. 随机区组设计

【解答】 随机区组设计是将几个条件基本相同的受试对象划成一个区组，再将区组中的受试对象采用随机的方法，分配到不同的对处理组中，以增强各处理组间的均衡性。

【评析】 本题考察点：随机区组设计概念。

10. 随机对照试验

【解答】 完全随机设计又称为随机对照试验，属于单因素研究设计，是将受试对象按照随机分配的原则分配到实验组和对照组中，然后给予不同的处理因素，对各组的效应进行同期平行观察，最后比较各组的观察指标有无差别。

【评析】 本题考察点：随机对照试验的概念。

（二）是非题

1. 对照组在实验中也被看成是一种处理，而且是实验设计的一个重要内容。

【答案】 ＋ 【评析】 本题考察点：对照原则。

为了增强可比性，实验应当设立对照组，如安慰剂对照、标准对照、实验对照、自身对照、相互对照等等，应当强调的是对照也是一种处理措施，是实验设计的一个重要内容。

2. 实验设计中均衡性原则是指实验组和对照组间一切条件应尽可能相同。

【答案】 － 【评析】 本题考察点：均衡性原则。

均衡性原则是指实验组和对照组或各实验组之间，除了处理因素以外，其他一切条件应尽可能相同或一致。

3. 临床试验应纳入尽量多的受试对象，以增加试验结果的可靠性。

【答案】 － 【评析】 本题考察点：实验设计的样本含量的估计。

实验研究的样本含量应合适，样本含量太多会浪费人力、物力、财力。

4. 在实际工作中可以先收集一些资料，然后再决定用什么方法处理。

【答案】 － 【评析】 本题考察点：实验设计的意义。

由于影响实验结果的因素很多，要得到一个可靠的结论，需要有良好的实验设计。在实际工作中，应先做好周密的实验设计，然后根据设计方案收集资料。

5. 单盲法是让病人知道自己在实验组或对照组，但不知道用什么处理。

【答案】 － 【评析】 本题考察点：盲法。

单盲法是指在临床试验中仅受试者不知道自己分在何组（试验组或对照组）、接受何种处理。

6. 重复原则是指少选择样本例数。

【答案】 － 【评析】 本题考察点：重复原则。

重复原则是指研究样本要有一定的数量，即在保证研究结果具有一定可靠性的条件下，确定最少的样本例数。

7. $1-\beta$ 越大，所需样本例数越少。

【答案】 － 【评析】 本题考察点：影响样本含量估计的因素。

检验效能或把握度 $1-\beta$ 与样本含量成正比，$1-\beta$ 越大，所需的样本例数越多。

8. 进行临床试验必须征得患者的知情和同意。

【答案】 ＋ 【评析】 本题考察点：临床实验研究的医学伦理学问题。

当试验是以人为研究对象时，必须遵循医学伦理学标准，通过向受试者或病人提供有关信息，以便他们作出是否参加试验的决定，获得受试对象及其家属的知情同意书。

9. δ 越小，所需样本含量越小。

【答案】 － 【评析】 本题考察点：影响样本含量估计的因素。

容许误差 δ 与样本含量成反比，δ 越小，所需样本含量越多。

10. 实验结果的观察指标越多越好。

【答案】 － 【评析】 本题考察点：实验研究观察指标的选择。

实验研究的观察指标应选择客观性强、灵敏度高和精确性好的指标，并不是观察指标越多越好。

（三）选择题

1. 实验设计中强调必须遵守"随机、对照等"原则，其目的就是为了_____。
a. 减少过失误差、降低随机误差、消除系统误差　　b. 便于收集资料、便于统计处理、便于撰写论文
c. 纯化"信号"、降低"噪声"、多快好省　　d. 仅用一、二次，最多十几次试验，就可得到可靠结果
e. 控制信息偏倚
【答案】　a　【评析】　本题考察点：实验设计的基本原则。

2. 有关研究对象的选择，下列说法错误的是_____。
a. 样本人群要能代表目标人群　　b. 不需要制定标准　　c. 抽样应采用随机抽样
d. 必须符合公认的诊断标准　　　e. 都是错误的
【答案】　a　【评析】　本题考察点：研究对象的选择。

3. 实验设计的三个基本要素是_____。
a. 处理因素、实验场所、实验效应　　b. 受试对象、研究人员、处理因素
c. 受试对象、干扰因素、处理因素　　d. 处理因素、研究人员、实验效应
e. 处理因素、受试对象、实验效应
【答案】　e　【评析】　本题考察点：实验设计三要素。

4. 实验设计和调查设计的根本区别是_____。
a. 调查设计较简便　　b. 实验设计较简便　　c. 两者无区别
d. 实验设计可人为设置处理因素　　e. 调查设计可认为设置处理因素
【答案】　d　【评析】　本题考察点：实验设计和调查设计的区别。

5. 为研究苗药"胃灵丹"治疗胃病（胃炎、胃溃疡等）疗效，在某医院选择50例胃炎和胃溃疡病人，随机分成实验组和对照组，实验组用胃灵丹治疗，对照组用公认有效的"胃苏冲剂"。这种对照在实验设计中称为_____。
a. 空白对照　　b. 安慰剂对照　　c. 实验对照　　d. 标准对照　　e. 历史对照
【答案】　d　【评析】　本题考察点：标准对照。

（四）应用分析题

1. "复方黄精片治疗糖尿病的疗效评价"一文，研究者将经确诊符合要求的糖尿病患者随机分为两组，实验组采用复方黄精片治疗，对照组采用淀粉治疗，均在服用8周后比较两组血糖水平，发现实验组血糖水平较对照组明显偏低，因而认为复方黄精片有较显著治疗糖尿病效果。
问：（1）该设计有无对照？如有，属何种类型？（2）该对照的设置有无不妥？为什么？
【解答】
（1）该设计有对照，属于安慰剂对照。
（2）对照组设置不妥。首先，该临床试验的对象为糖尿病患者，而淀粉分解为葡萄糖，具有升血糖作用，是一种混杂因素，因此，试验组与对照组的实验结果没有可比性；其次，糖尿病患者服用淀粉，易加重病情，不符合医学伦理原则。
（3）正确做法：①设置标准对照，即对照组采用某种公认有效的降血糖药物治疗。试验组与对照组除治疗药物不同外，其他条件尽可能相同，采用盲法治疗和观察，结果经假设检验后再下结论。②安慰剂对照：采用不影响血糖或糖尿病的物质作为安慰剂，其余与标准对照相同。
【评析】　本题考察点：对照组设置。

2. 欲在昆明医学院第一附属医院中医科、第二附属医院中医科、云南中医学院附属医院、云南省第一人民医院中医科和昆明儿童医院进行新药"复方翻白草"治疗糖尿病的临床实验，欲观察成人500人，对照200人，请作一个临床实验设计。
【解答】
（1）该临床试验的目的是评价复方翻白草治疗糖尿病的疗效。
（2）研究对象必须是符合WHO诊断标准的成年糖尿病住院患者；门诊糖尿病患者、非糖尿病患者、未成年人排除在外。

(3)本次试验采用完全随机设计方案,样本含量为 700 例。根据纳入标准和排除标准,从昆明医学院第一附属医院等 5 个医疗机构分别抽取 140 例确诊的住院糖尿病患者作为受试对象,然后按完全随机化原则分组,试验组各 100 例,对照组各 40 例。

(4)采用双盲法进行治疗和观察,记录指标以客观指标为主,包括一般生命体征、空腹血糖、餐后 2h 血糖等等。

(5)数据采用 SPSS 统计软件包分析,分别对试验组和对照组治疗前后的血糖值进行配对 t 检验或配对符号秩和检验,评价试验组和对照组疗效;试验组和对照组疗效比较,计量资料(治疗前后差值形成新样本)采用完全随机设计两样本均数比较的 t 检验或两样本资料的秩和检验;计数资料采用分层 χ^2 检验;等级资料采用秩和检验。

【评析】 本题考察点:临床试验设计。

3. 估计某县人群的痢疾发病率为 5%,现准备试用口服痢疾菌苗预防痢疾,若要求容许误差为 20%,$\alpha=0.05$,问应观察多少人?

【解答】 本题的估计痢疾发病率为 5%,可看作预期实验结果的总体发病率(π_1),宜采用样本率与总体率比较时估计样本含量的计算公式估计所需的样本含量。

现 $\pi_1=5\%$,$\delta=20\%$,$\pi_0=\pi_1+\delta=25\%$,$\alpha=0.05$,一般取 $\beta=0.10$,双侧 $z_{0.05}=1.960$,单侧 $z_{0.10}=1.282$,代入公式得

$$n = \frac{\left[z_\alpha\sqrt{\pi_0(1-\pi_0)} + z_\beta\sqrt{\pi_1(1-\pi_1)}\right]^2}{(\pi_1-\pi_0)^2} = \frac{\left[1.960\sqrt{25\%(1-25\%)} + 1.282\sqrt{5\%(1-5\%)}\right]^2}{(5\%-25\%)^2} \approx 32$$

故应观察 32 人。

【评析】 本题考察点:样本率与总体率比较的样本量估计。

4. 某人欲观察新药"复方臭灵丹"对流感的疗效,请作出研究方案,提出研究设计的统计原则和统计方法。

【解答】

(1)该临床试验的目的是评价复方臭灵丹治疗流感的疗效。

(2)研究对象必须是符合临床诊断标准的流感患者;非流感患者排除在外。

(3)本次试验采用完全随机设计方案。根据研究目的,确定 $\alpha=0.05$,单侧 $\beta=0.10$,查阅文献获取常规方法治疗流感的有效率 π_0,估计该新药的预期试验结果有效率 π_1,采用样本率与总体率比较时估计样本含量的计算公式估计所需的样本含量 n。根据纳入标准和排除标准抽取 n 例流感患者作为受试对象,按随机分配原则将受试对象分配到试验组和对照组,试验组采用复方臭灵丹治疗,对照组采用某种公认有效的流感药物治疗。试验组和对照组之间除了治疗药物不同之外,其他一切条件应尽可能相同或一致。

(4)采用双盲法进行治疗和观察,记录指标以客观指标为主,包括一般生命体征、血常规化验、临床症状等等。

(5)数据采用 SPSS 统计软件包分析,分别对试验组和对照组治疗前后的血常规指标进行配对 t 检验或配对符号秩和检验,评价试验组和对照组疗效;试验组和对照组疗效比较,计量资料(治疗前后差值形成新样本)采用完全随机设计两样本均数比较的 t 检验或两样本资料的秩和检验;计数资料采用 χ^2 检验;等级资料采用秩和检验。

【评析】 本题考察点:临床试验设计。

5. 欲观察某新药"克癌灵"的毒副作用,拟用大白鼠作毒理试验,请作一实验设计。

【解答】

(1)该动物实验的目的是观察克癌灵的毒副作用。

(2)一般实验设计

①实验对象为随机抽取的同种属、同窝别、月龄、体重相近的 100 只 SPF 级 SD 雄性大白鼠,染癌后作为研究对象。

②实验设计方案为完全随机设计。将 100 只染癌大白鼠统一编号后,按随机分配原则将其分为两组,实验组(50 只)给予克癌灵,对照组(50 只)为空白对照(或标准对照),即不接受任何处理因素(或公认有效的治癌药物)。实验组和对照组之间除了处理因素不同之外,其他一切条件尽可能相同或一致。

③观察指标以客观指标为主,包括一般生命体征、细胞计数、死亡情况等等。

④数据采用 **SPSS** 统计软件包分析,计量资料采用完全随机设计两样本均数比较的 t 检验或两样本资料的秩

和检验；计数资料采用 χ^2 检验；等级资料采用秩和检验。

（3）急性毒理实验设计

①实验对象为随机抽取的同种属、同窝别、月龄、体重相近的 100 只 SPF 级 SD 雄性大白鼠。

②将 100 只 SPF 级 SD 雄性大白鼠随机分成 5 个组，每组 20 只大白鼠。

③将克癌灵配成低、中、高等 5 个剂量，分别对 5 组大白鼠进行染毒。

④观察记录各组大白鼠的死亡情况。

⑤采用寇氏法、加权直线回归法等计算 LD_{50} 及其 95% 可信区间，以及 LD_5、LD_{95} 等，对克癌灵的毒性做出评价。

【评析】 本题考察点：实验设计。

6. 比较两种化疗方法对白血病的疗效，估计两种疗法的缓解率分别 18% 和 57%，如果 $\alpha=0.05$，$1-\beta=0.90$，问需要治疗多少病人？

【解答】 本题的两种疗法估计缓解率分别为 15% 和 55%，宜采用两样本率比较时估计样本含量的计算公式估计所需的样本含量。

现 $p_1=15\%$，$p_2=55\%$，$\alpha=0.05$，一般取 $\beta=0.10$，双侧 $z_{0.05}=1.960$，单侧 $z_{0.10}=1.282$，代入公式得

$$n_1 = n_2 = 1641.6 \left[\frac{z_\alpha + z_\beta}{\arcsin\sqrt{p_1} - \arcsin\sqrt{p_2}} \right]^2 = 1641.6 \left[\frac{1.960 + 1.282}{\arcsin\sqrt{15\%} - \arcsin\sqrt{55\%}} \right]^2 \approx 22$$

故两组各需治疗 22 例患者。

【评析】 本题考察点：两个样本率比较的样本量估计。

7. 在用中药溃疡灵治疗溃疡病的研究中，研究者用中药溃疡灵结合其他治疗措施，治疗胃溃疡 40 例（其中 15 例合用西药胃舒平，15 例加服云南白药，10 例加针灸），结果 40 例均全部治愈。该研究者据此认为："以中药溃疡灵为主，治疗胃溃疡 40 例，临床治愈率 100%，效果非常满意"。试从统计学角度对其过程和结论进行分析评价（不必计算）。

【解答】

（1）该临床试验设计有缺陷，结论不可信。

（2）主要缺陷：①无对照：该研究者只设立了试验组，未设立对照组排除非处理因素的影响。②存在混杂因素：15 例合用西药胃舒平，15 例加服云南白药，10 例加针灸，这些加入的药物或针灸是混杂因素，影响了试验结果的评价。③试验结果未经假设检验就下结论。

（3）正确做法：设置对照组，随机抽取足够样本含量的确诊胃溃疡患者，按随机分配原则将患者分为中药溃疡灵试验组和标准药物对照组，试验组与对照组除治疗药物不同外，其他条件尽可能相同，采用盲法治疗和观察，结果经假设检验后再下结论。

【评析】 本题考察点：实验研究的基本原则。

四、补充思考练习

（一）是非题（正确记"+"，错误记"-"）

1. 在实验性研究中，受试对象分配到实验组或对照组应该采用随机方式分配。 （　　）
2. 实验性研究可以不设立对照组。 （　　）
3. 重复原则指样本量越大越好。 （　　）
4. 实验对照是指几种药物的实验组互为对照。 （　　）
5. 临床实验研究常采用简单随机化和区组随机化的方法进行分配。 （　　）
6. 双盲法是指受试者和统计分析人员都不知道观察对象接受何种处理。 （　　）
7. 析因设计不可以研究各因素的主效应作用，只可以研究各因素间的交互作用。 （　　）

（二）选择题（从 a～e 中选出一个最佳答案）

1. 为评价某种新药治疗小儿支气管哮喘的疗效，某医师和抽取的小儿支气管哮喘患者家属签订了知情同意书，但是不告诉家属分到了实验组还是对照组，试验设计人员和观察人员知道，这属于_____。

a. 开放实验　　　　b. 单盲　　　　c. 双盲　　　　d. 均衡性　　　　e. 以上均不正确

2. 欲观察中西医结合治疗的疗效，研究者将动物随机分为了 4 组，第 1 组用中药治疗，第 2 组用西医治疗，第 3 组用中西医结合，第 4 组未使用任何药物治疗。该实验设计类型为_____。

a. 随机对照试验　　b. 交叉设计　　c. 析因设计　　d. 续贯设计　　e. 配对设计

3. 在研究某种化学物质致癌作用的动物实验中，实验组注射该化学物质，对照组注射生理盐水，这属于_____。

a. 安慰剂对照　　b. 相互对照　　c. 标准对照　　d. 空白对照　　e. 自身对照

4. 英国医生琴纳采用牛痘疫苗接种 23 人后，再接触天花病人，结果 23 人均未患天花。而在当时未接种疫苗的人接触病人后，天花的发病率为 90%。琴纳的试验属于_____。

a. 实验对照　　b. 历史对照　　c. 安慰剂对照　　d. 标准对照　　e. 空白对照

5. 某医师探讨胰岛素泵治疗 2 型糖尿病的疗效，观察受试者用泵前后的血糖变化情况，这属于_____。

a. 安慰剂对照　　b. 相互对照　　c. 标准对照　　d. 自身对照　　e. 实验对照

（三）应用分析题

1. 某社区医生研究美多心安治疗老年原发性高血压的疗效，该医生将社区体检发现的老年高血压患者 180 例，按区域分为对照组 90 例（口服复方降压片），研究组 90 例（口服美多心安），每种药物分 3 组，1 次/天组、2 次/天组、3 次/天组，每次均服用 1 粒药物。随访观察两组患者的临床疗效、动脉血压和并发症情况。用药 1 个月，第 1 周测血压每天 2 次，第 2~4 周测血压每天 1 次。
（1）该实验有几个处理因素，各处理因素有几个水平？
（2）该研究的设计是否合理？为什么？
（3）研究对象的入选标准和排除标准应该有哪些？

2. 某医师研究果胶治疗铅中毒疗效时，采用治疗前后血铅和尿铅作为观察指标，治疗 40 例铅中毒患者，结果治疗前测得血铅为 0.181±0.029mg/l，尿铅为 0.116±0.009mg/l；治疗后血铅为 0.073±0.019mg/l，尿铅为 0.087±0.010mg/l。血铅、尿铅治疗前后比较 P 值均小于 0.01，差异有统计学意义，结论为果胶有良好的驱铅作用，可用于治疗铅中毒患者。请从统计学角度进行分析。

3. 《补骨一号对大鼠类固醇性骨质疏松的作用》一文中，作者将 24 只大鼠随机分成 3 组，每组 8 只，分别为正常对照组（生理盐水灌胃）、激素组（氢化可的松灌胃）、补骨一号合用激素组（氢化可的松+补骨一号）。实验一段时间后，测定骨小梁面积等定量指标，经分析，认为补骨一号有防治类固醇性骨质疏松的作用。
（1）该实验有几个处理因素，各处理因素有几个水平？
（2）作者的设计是否合理？为什么？
（3）如何正确设计？

4. 为观察"麦普宁"治疗急性脑梗死的临床疗效和安全性，某医师将 90 例急性脑梗死住院患者随机分为两组，在相同的常规治疗基础上，试验组 46 例采用"麦普宁"治疗（30 例加用"甘露醇"），对照组 44 例采用"复方丹参"治疗，结果试验组有效 40 例，有效率为 87.0%，对照组有效 29 例，有效率为 65.9%。该医师采用 χ 检验比较两组疗效，得 $\chi^2=5.569$，$P=0.018$，差异有统计学意义，故认为麦普宁治疗急性脑梗死的疗效优于复方丹参。请从统计学角度进行分析。

5. 某医师自称舌须草用水煎后制成的舌须草合剂对慢性气管炎有较好的疗效。但经有关专家检验后发现，所谓的舌须草合剂中含有百部和桔梗这两种对该病有一定治疗作用的药物，因而怀疑"舌须草对该病有较好疗效的结论"是不正确的。请你设计一个试验方案，验证"舌须草对该病有较好疗效的结论"的真伪。

五、补充思考练习参考答案

（一）是非题

1. +　　2. +　　3. -　　4. -　　5. +　　6. -　　7. -

（二）选择题

1. b　　2. c　　3. a　　4. e　　5. d

（三）应用分析题

1.【解答】 （1）该试验有1个处理因素，即服用不同的降压药（口服复方降压片或者口服美多心安）；每个处理因素有3个水平，即1次/天组、2次/天组、3次/天组。

（2）作者的设计不合理。研究对象的选择应符合老年原发性高血压的诊断，而不只是体检发现的高血压患者就行。研究对象的分组应该采用随机分组方式，以保证两组人群的均衡性。

（3）正确做法：选取社区体检中新发现的老年高血压患者为研究对象。入选标准：按照WHO制定的高血压标准，即收缩压（SBP）＞140 mmHg和（或）舒张压（DBP）＞90 mmHg；排除标准：有明确疾病引起的继发性高血压，有糖尿病、心力衰竭、冠心病病史及严重的肝肾损害的患者。将患者随机分为美多心安试验组和复方降压片对照组，试验组与对照组除药物不同外，其他条件尽可能相同，实施盲法治疗并进行疗效观察。

2.【解答】 （1）该临床试验设计有缺陷，结论不可信。

（2）主要缺陷是对照不足。虽然该设计中设置了治疗前后的自身对照，但由于人体内的铅存在自身排泄的现象，可影响试验结果，此时自身对照难以说明结果的可靠性，因此，在试验中应设立空白对照组和标准药物对照组，消除混杂因素的影响。

（3）正确做法：随机抽取足够数量的铅中毒患者，按随机分配原则将患者分为果胶试验组、空白对照组和标准药物对照组，试验组与对照组除治疗药物不同外，其他条件尽可能相同，采用盲法治疗和观察，结果经假设检验后再下结论。

3.【解答】 （1）该试验有两个处理因素，即激素和补骨一号；每个处理因素有两个水平，即用或不用。

（2）作者的设计不合理。因为补骨一号合用激素组的效应包括补骨一号的效应、激素的效应以及二者共同效应，但该试验只设置了激素组，未设置补骨一号组，所以，有可能将补骨一号合用激素组的交互效应归结为单用补骨一号的效应。

（3）正确做法：再加设补骨一号组，共4个组，为两个因素各有两个水平的4种组合，即2×2析因设计，该设计不仅可以分析各因素的单独效应，还可以分析因素之间可能存在的交互效应。

4.【解答】 （1）该临床试验设计有缺陷。

（2）主要缺陷：未遵循均衡性原则。因为试验组的30例患者加用了甘露醇，而甘露醇对急性脑梗死也有治疗作用，在麦普宁的疗效观察中产生了混杂效应，使得试验组与对照组之间不均衡，结果不具可比性。

（3）正确做法：抽取足够数量的急性脑梗死患者，随机分为麦普宁试验组和复方丹参对照组，试验组与对照组除疗法不同外，其他条件尽可能相同，采用盲法治疗和观察，结果经假设检验后再下结论。

5.【解答】 试验方案：随机抽取足够数量的慢性气管炎患者，按随机分配原则将患者分为舌须草水煎试验组、标准药物对照组，试验组与对照组除治疗药物不同外，其他条件尽可能相同，采用盲法治疗和观察，结果经假设检验后再下结论。

（张俊辉 叶运莉 刘军祥 贾 红）

第 13 章 剂 量 反 应

一、目 的 要 求

【了解】 剂量反应的频数分布特征。

【熟悉】
1. 剂量反应、最小效量、绝对效量、LD_5、LD_{95} 的概念。
2. 加权直线回归法估计 ED_{50} 和 LD_{50} 的方法，实验设计的基本要求。

【掌握】
1. 半数效量（ED_{50}）、半数致死量（LD_{50}）的概念。
2. 剂量反应概率单位法的概念、估计 ED_{50} 或 LD_{50} 的方法步骤及其实验设计的基本要求。
3. 寇氏法的概念、估计 ED_{50} 或 LD_{50} 的方法步骤及其实验设计的基本要求。

【重点难点】
1. 重点是剂量反应实验设计的基本要求，估计 ED_{50} 或 LD_{50} 的方法，ED_{50} 和 LD_{50} 的应用。
2. 难点是根据实验设计及反应率正确选用 LD_{50} 计算方法。

二、实例分析与计算机操作

（一）剂量反应概率单位法——单项毒物的 LD_{50} 计算

【例 13-1】 某研究者进行杀虫剂的毒性试验，每组用 250 只昆虫，以不同剂量的杀虫剂进行喷杀，观察各组昆虫的死亡情况，结果如表 13-1。该医师以杀虫剂剂量和昆虫的死亡率（%）建立线性回归方程为：$\hat{y}=9.972+5.656x$。应用此回归方程进行逆估计，求得死亡率为 50% 时的药物剂量（即 LD_{50}）为 7.08mg/kg。

表 13-1 某杀虫剂对昆虫的毒性实验结果

剂量（μg/L）	受试昆虫数	死亡昆虫数	死亡率（%）
1.00	250	0	0.00
1.26	250	1	0.40
2.51	250	26	10.40
3.98	250	100	40.00
6.31	250	193	77.20
10.00	250	240	96.00
15.85	250	249	99.60
19.95	250	250	100.00

【分析】 该资料中的杀虫剂剂量及昆虫的死亡率均为计量资料，为双变量计量资料。该医师的统计分析有误。如果要做线性回归分析，首先要绘制散点图，观察两变量间是否存在线性关系。本例资料的散点图见图 13-1。可见散点呈上升趋势，但呈曲线关系，故线性回归分析用于此资料是不合适的，应该进行直线化之后再进行线性回归分析。该资料可用概率单位法求 LD_{50}。

【操作】 调用 SPSS 的 **Probit** 过程实现。

1. 数据准备

（1）建立数据库：激活 SPSS 的数据编辑窗口，单击窗口左下角的 **Variable View**，定义第一个变量名为剂量，第二个变量名为实验昆虫数，第三个变量名为死亡昆虫数，如图 13-2 所示。选择菜单 **File → Save** 或 **Save as**，以"**例 13-1.sav**"文件名保存。

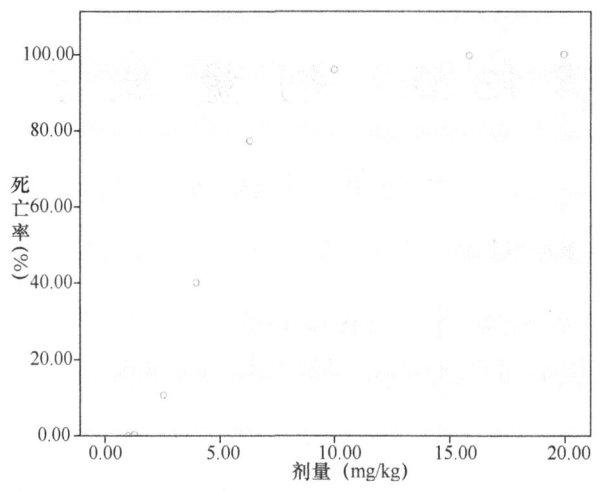

图 13-1　某杀虫剂对昆虫的毒力实验

（2）输入数据：点击数据编辑窗口左下角的 **Data View**，按顺序输入相应的数据，如图 13-3 所示。

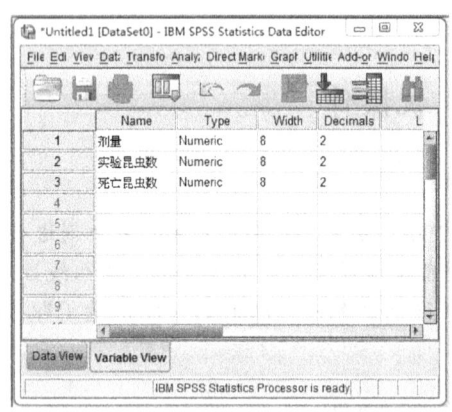

图 13-2　SPSS 的 Variable View 窗口

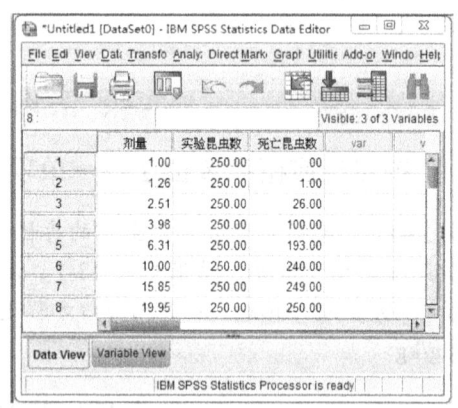

图 13-3　SPSS 的 Data View 窗口

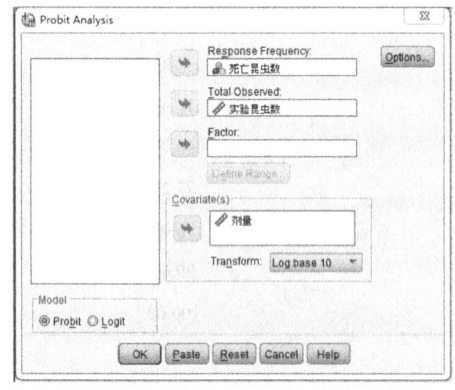

图 13-4　Probit Analysis 主对话框

2. 统计分析　选择菜单 **Analyze → Regression → Probit**，弹出 **Probit Analysis**（概率单位回归分析）主对话框。①选择变量"死亡昆虫数"，单击第一个箭头，将其选入 **Response Frequency**（反应频数）框中；②选择变量"实验昆虫数"，单击第二个箭头，将其选入 **Total Observed**（总观察单位例数）框中；③选择变量"剂量"，单击第四个箭头，将其选入 **Covariate**（s）（协变量）框中，如图 13-4 所示。由于剂量呈等比级数，故将剂量做对数转换处理，点击 Transform 下拉菜单，选择 Log base 10，单击 **OK**，输出结果。

【结果】　例 13-1 的 **SPSS** 输出结果如下：（结果有所删减）

Probit Analysis

Data Information

		N of Cases
Valid		8
	Missing	0
Rejected	LOG Transform Cannot be Done	0
	Number of Responses > Number of Subjects	0
Control Group		0

数据信息：共有 8 条数据纳入分析。

Convergence Information

	Number of Iterations	Optimal Solution Found
PROBIT	19	Yes

模型信息：采用正态概率（Probit）变换，迭代 19 次获得最终结果。

Parameter Estimates

						Lower Bound	Upper Bound
PROBIT[a]	剂量	4.997	.221	22.588	.000	4.563	5.431
	Intercept	-3.252	.155	-21.013	.000	-3.407	-3.097

a. PROBIT model: PROBIT(p) = Intercept + BX (Covariates X are transformed using the base 10.000 logarithm.)

参数估计结果：回归系数（Estimate）、标准误（Std. Error）、z 值和 P 值、截距（Intercept）。从结果可得模型方程为 PROBIT（p）=-3.252+4.997x。

Chi-Square Tests

		Chi-Square	df[b]	Sig.
PROBIT	Pearson Goodness-of-Fit Test	.460	6	.998[a]

a. Since the significance level is greater than .150, no heterogeneity factor is used in the calculation of confidence limits; b. Statistics based on individual cases differ from statistics based on aggregated cases

Pearson 拟合优度检验结果：χ^2=0.460，P=0.998，表明模型拟合良好。说明（a）：由于拟合优度 χ^2 检验结果无统计学意义（$P>0.150$），在计算可信区间时不进行异质性校正。

Cell Counts and Residuals

	Number	剂量	Number of Subjects	Observed Responses	Expected Responses	Residual	Probability
PROBIT	1	.000	250	0	.143	-.143	.001
	2	.100	250	1	.744	.256	.003
	3	.400	250	26	26.201	-.201	.105
	4	.600	250	100	99.918	.082	.400
	5	.800	250	193	193.037	-.037	.772
	6	1.000	250	240	239.881	.119	.960
	7	1.200	250	249	249.243	-.243	.997
	8	1.300	250	250	249.853	.147	.999

以上为各剂量组的实际频数和理论频数结果，依次为剂量、总观察数（Number of Subjects）、实际反应频数（Observed Responses）、理论反应频数（Expected Responses）、残差（Residual）、概率（Prob）。残差为实际数与理论数的差值，概率为理论数占总观察数的百分比。

Confidence Limits

	Probability	95% Confidence Limits for 剂量			95% Confidence Limits for log(剂量)[a]		
		Estimate	Lower Bound	Upper Bound	Estimate	Lower Bound	Upper Bound
PROBIT	.010	1.532	1.366	1.689	.185	.136	.228
	.050	2.097	1.921	2.262	.322	.284	.354
	.100	2.479	2.301	2.645	.394	.362	.422
	.200	3.036	2.859	3.203	.482	.456	.506
	.300	3.514	3.337	3.685	.546	.523	.566
	.400	3.982	3.801	4.161	.600	.580	.619
	.500	4.475	4.284	4.672	.651	.632	.669
	.600	5.029	4.816	5.257	.701	.683	.721
	.700	5.698	5.445	5.981	.756	.736	.777
	.800	6.594	6.270	6.973	.819	.797	.843
	.900	8.076	7.599	8.656	.907	.881	.937
	.950	9.548	8.892	10.366	.980	.949	1.016
	.990	13.071	11.914	14.567	1.116	1.076	1.163

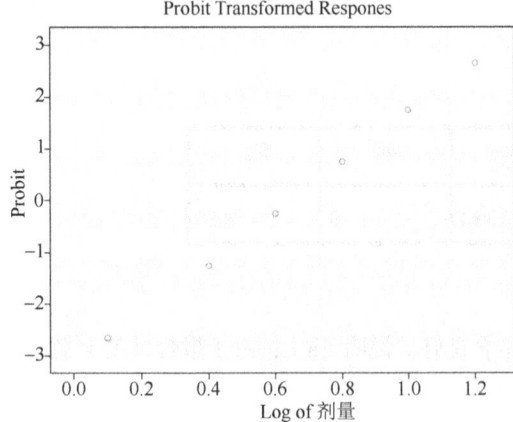

图 13-5 杀虫剂对昆虫性

以上为不同死亡概率所对应的剂量及其95%的可信区间（由于篇幅有限，删除了其中的一些死亡概率及其对应结果）。从中可见，半数致死量（LD_{50}）为4.475μg/L，其95%可信区间为（4.284，4.672）μg/L。右侧为对数剂量的LD_{50}及其可信区间。

最后输出剂量反应曲线图，从图13-5中可见，对数剂量与概率单位（Probit）存在较好的直线趋势，适宜用概率单位回归分析。

【解释】 综合以上结果，杀虫剂对昆虫的毒性实验结果，用概率单位回归法计算，LD_{50}为4.475μg/L，其95%可信区间为（4.284，4.672）μg/L。

（二）剂量反应概率单位法——两毒物的毒力比较

【例13-2】 用小白鼠以静脉注射给A、B两药，给药后记录一周内动物死亡数。实验数据见表13-2。试进行比较分析。

表13-2 A药与B药的毒力试验结果比较

A药			B药		
剂量（mg/kg）	动物数	死亡数	剂量（mg/kg）	动物数	死亡数
100	10	2	100	10	0
150	10	4	200	10	2
200	10	5	300	10	4
250	10	7	400	10	6
300	10	8	500	10	8
400	10	10	—		
500	—	—			

【分析】 该资料是两药物毒力的比较，可通过比较两毒物的LD_{50}实现。

【操作】 调用SPSS的**Probit**过程实现。

1. 数据准备 定义变量：毒物分组（**Values**定义：1=A药，2=B药）、剂量、动物数、死亡数。输入数据，如图13-6所示。

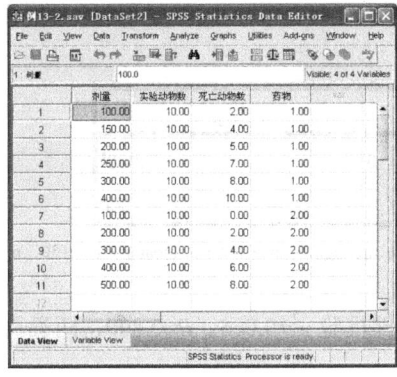

图 13-6　SPSS 的 Data View 窗口

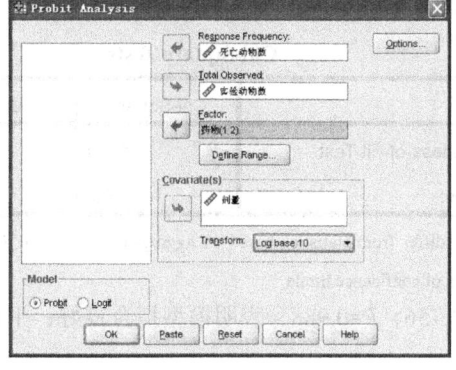

图 13-7　Probit Analysis 主对话框

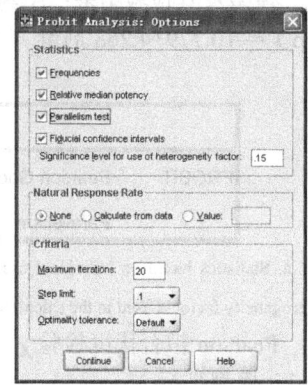

图 13-8　Options 子对话框

2. 统计分析　操作步骤与例 13-1 类似。

不同点：①在 **Probit Analysis** 主对话框中，将变量"药物"选入 **Factor**（因素）框中，单击 **Define Range**，定义取值范围为 1 和 2，点击 **Continue** 返回主对话框；②在 **Transform** 下拉菜单中选择 **Log based 10**（以 10 为底的对数变换），如图 13-7 所示；③在 **Options**（选项）子对话框中选择 **Parallelism test**（平行性检验），其他选项均为系统默认，如图 13-8 所示。

【**结果**】　例 13-2 的 **SPSS** 输出结果如下：

Probit Analysis

Data Information

		N of Cases
Valid		11
Rejected	Out of Range[a]	0
	Missing	0
	LOG Transform Cannot be Done	0
	Number of Responses > Number of Subjects	0
Control Group		0
药物	A 药	6
	B 药	5

a. Cases rejected because of out of range group values

数据纳入情况：A 药 6 条记录，B 药 5 条记录。

Convergence Information

	Number of Iterations	Optimal Solution Found
PROBIT	11	Yes

迭代 11 次收敛。

Parameter Estimates

Parameter			Estimate	Std. Error	Z	Sig.	95% Confidence Interval	
							Lower Bound	Upper Bound
PROBIT[a]	剂量		4.268	.807	5.288	.000	2.686	5.850
	Intercept[b]	A 药	-9.596	1.864	-5.148	.000	-11.460	-7.732
		B 药	-10.779	2.036	-5.295	.000	-12.815	-8.744

a. PROBIT model: PROBIT(p) = Intercept + BX（Covariates X are transformed using the base 10.000 logarithm.）; b. Corresponds to the grouping variable 药物

模型及其检验结果：A 药的模型方程为 PROBIT（p）=-9.596+4.268 剂量；B 药的模型方程为 PROBIT（p）=-10.779+4.268 剂量。

Chi-Square Tests

		Chi-Square	df[a]	Sig.
PROBIT	Pearson Goodness-of-Fit Test	1.756	8	.988[b]
	Parallelism Test	.065	1	.800

a. Statistics based on individual cases differ from statistics based on aggregated cases.; b. Since the significance level is greater than .150, no heterogeneity factor is used in the calculation of confidence limits

Pearson 拟合优度检验 χ^2=1.756，P=0.988，表明模型拟合良好；平行性检验 χ^2=0.065，P=0.800，两毒物 Probit 模型平行。

Cell Counts and Residuals

	Number	药物	剂量	Number of Subjects	Observed Responses	Expected Responses	Residual	Probability
PROBIT	1	1	2.000	10	2	1.447	.553	.145
	2	1	2.176	10	4	3.790	.210	.379
	3	1	2.301	10	5	5.891	-.891	.589
	4	1	2.398	10	7	7.385	-.385	.739
	5	1	2.477	10	8	8.356	-.356	.836
	6	1	2.602	10	10	9.345	.655	.934
	7	2	2.000	10	0	.124	-.124	.012
	8	2	2.301	10	2	1.689	.311	.169
	9	2	2.477	10	4	4.180	-.180	.418
	10	2	2.602	10	6	6.279	-.279	.628
	11	2	2.699	10	8	7.703	.297	.770

输出两个药物的对数剂量、实验动物数、实际反应动物数、预期反应动物数、残差及概率。

Confidence Limits

	药物	Probability	95% Confidence Limits for 剂量			95% Confidence Limits for log(剂量)[a]		
			Estimate	Lower Bound	Upper Bound	Estimate	Lower Bound	Upper Bound
PROBIT	A药	.010	50.491	21.724	75.846	1.703	1.337	1.880
		.030	64.211	31.601	91.033	1.808	1.500	1.959
		.050	72.927	38.493	100.391	1.863	1.585	2.002
		.100	88.718	52.023	117.010	1.948	1.716	2.068
		.300	133.478	95.547	164.250	2.125	1.980	2.216
		.400	154.496	117.185	187.970	2.189	2.069	2.274
		.500	177.124	140.151	215.769	2.248	2.147	2.334
		.700	235.041	193.345	301.380	2.371	2.286	2.479
		.900	353.625	280.178	536.182	2.549	2.447	2.729
		.910	365.102	287.686	562.325	2.562	2.459	2.750

续表

		.930	392.693	305.329	627.323	2.594	2.485	2.797
		.940	409.787	316.006	669.065	2.613	2.500	2.825
		.950	430.194	328.528	720.318	2.634	2.517	2.858
		.970	488.590	363.216	875.182	2.689	2.560	2.942
		.990	621.352	437.301	1269.162	2.793	2.641	3.104
B药	.010	95.620	44.359	139.902	1.981	1.647	2.146
	.030	121.602	64.269	168.593	2.085	1.808	2.227
	.050	138.109	78.052	186.476	2.140	1.892	2.271
	.100	168.013	104.820	218.734	2.225	2.020	2.340
	.300	252.780	187.462	315.314	2.403	2.273	2.499
	.500	335.436	265.908	428.341	2.526	2.425	2.632
	.700	445.119	355.857	616.749	2.648	2.551	2.790
	.900	669.693	507.505	1114.916	2.826	2.705	3.047
	.910	691.428	520.877	1169.789	2.840	2.717	3.068
	.930	743.680	552.388	1306.027	2.871	2.742	3.116
	.950	814.699	593.965	1500.630	2.911	2.774	3.176
	.970	925.289	656.333	1824.219	2.966	2.817	3.261
	.990	1176.713	789.966	2646.218	3.071	2.898	3.423

不同死亡概率所对应的剂量及其95%的可信区间：①A药LD_{50}及其95%可信区间为177.124（140.151，215.769）mg/kg；②B药LD_{50}及其95%可信区间为335.436（265.908，428.341）mg/kg。右侧为剂量对数值的LD_{50}及其95%可信区间。

Relative Median Potency Estimates

			95% Confidence Limits			95% Confidence Limits with LOG Transform[a]		
	(I) 药物	(J) 药物	Estimate	Lower Bound	Upper Bound	Estimate	Lower Bound	Upper Bound
PROBIT	1	2	.528	.248	.787	-.277	-.606	-.104
	2	1	1.894	1.271	4.035	.277	.104	.606

a. Logarithm base = 10

A药与B药的相对毒力为0.528，95%可信区间为（0.248，0.787），没有包含1在内，即两毒物的毒力不同；同理，B药与A药的相对毒力为1.894（1.271，4.035），A药的毒力较强。右侧为相对毒力的对数值。最后输出剂量反应曲线图（图13-9），从图中可见，A药毒力较B药强（曲线靠左）。

【解释】

A药LD_{50}为177.124（140.151，215.769）mg/kg；B药LD_{50}为335.436（265.908，428.341）mg/kg，两药LD_{50}比较，A药毒力是B药的1.89倍，或B药毒力是A药的52.8%，A药的毒力较B药强。

（三）剂量反应面积法——寇氏法

【例13-3】 用莽草实给小白鼠灌胃，观察记录各组惊厥的发生率，结果如表13-3。计算ED_{50}。

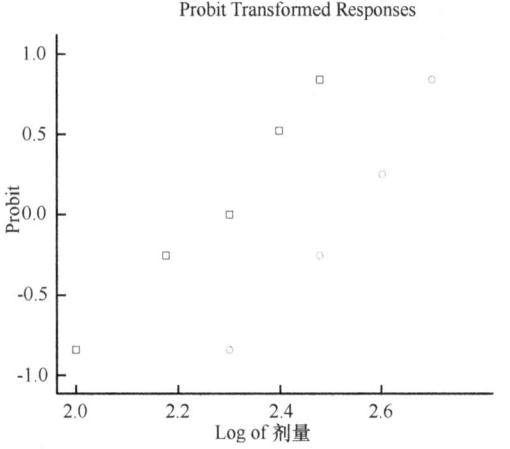

图 13-9 剂量反应曲线

表 13-3 莽草实给小白鼠灌胃的惊厥发生率

剂量（g/kg）	受试动物数	惊厥动物数	惊厥率（%）
0.398	16	0	0.00
0.501	16	1	6.25
0.631	16	4	25.00
0.794	16	6	37.50
1.000	16	12	75.00
1.259	16	15	93.75
1.585	16	16	100.0

【分析】 本资料中包含了反应率为 0% 和 100% 的剂量，不适宜用目测概率单位法进行计算，可选择剂量反应的面积法，即寇氏法进行 ED_{50} 的计算。

【操作】 调用 SPSS 的程序编辑功能实现。

1. 数据准备 定义变量：no、剂量、实验动物数、死亡动物数、死亡率。输入数据，如图 13-10 所示。

2. 程序编辑 选择菜单 File → New →Syntax，打开 SPSS Syntax Editor 窗口，输入以下程序语言，以 "例 13-3.SPS" 文件名保存，如图 13-11 所示。在 Syntax 窗口中选择菜单 Run →All，运行程序。

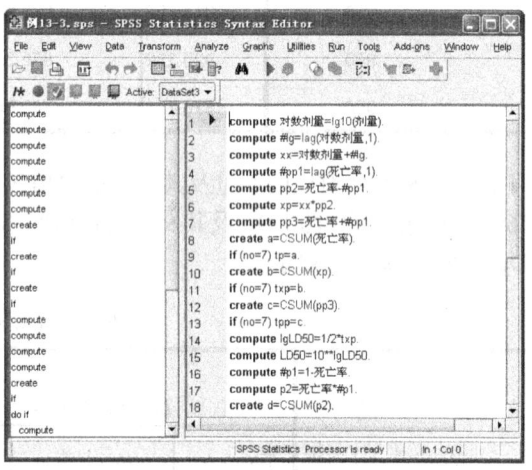

图 13-10 SPSS 的数据编辑窗口　　　　　　图 13-11 SPSS 的程序编辑窗口

程序：

COMPUTE 对数剂量=LG10（剂量）.	计算对数剂量
COMPUTE #lg=LAG（对数剂量，1）.	变量"对数剂量"生成的新变量下移一行
COMPUTE xx=对数剂量 +#lg.	计算 x_i+x_{i+1}
COMPUTE #pp1=LAG（死亡率，1）.	变量"死亡率"生成的新变量下移一行
COMPUTE pp2=死亡率 -#pp1.	计算 $p_{i+1}-p_i$
COMPUTE xp=xx*pp2.	计算 $(X_i+X_{i+1})(p_{i+1}-p_i)$
COMPUTE pp3=死亡率+#pp1.	计算 p_i+p_{i+1}
CREATE a=CSUM（死亡率）.	创建变量 a，取值为死亡率的累计数
IF（no=7）tp=a.	缺失除 no=7 以外的数据，得 Σp
CREATE b=CSUM（xp）.	创建变量 b，取值为 $(X_i+X_{i+1})(p_{i+1}-p_i)$ 的累计数
IF（no=7）txp=b.	缺失除 no=7 以外的数据，得 $\Sigma (X_i+X_{i+1})(p_{i+1}-p_i)$

```
CREATE c=CSUM（pp3）.                         创建变量c，取值为 $p_i+p_{i+1}$ 的累计数
IF（no=7）tpp=c.                              缺失除no=7以外的数据，得 $\Sigma(p_i+p_{i+1})$
COMPUTE lgLD50=1/2*txp.                       计算 $LD_{50}$ 的对数值
COMPUTE LD50=10**lgLD50.                      计算 $lgLD_{50}$ 的反对数值
COMPUTE #p1=1-死亡率.                         计算 $1-p$
COMPUTE p2=死亡率*#P1.                        计算 $p(1-p)$
CREATE d=csum（p2）.                          创建变量d，取值为 $p(1-p)$ 的累计数
IF（no=7）p3=d.                               缺失除no=7以外的数据，得 $\Sigma p(1-p)$
DO IF no=7.
COMPUTE slgLD50=（0.1）*sqrt（p3/（16-1））.   计算 $slgLD_{50}$，0.1为相邻两组对数剂量的差，16为每组例数
END IF.                                       计算 $LD_{50}$ 的95%可信区间的下限（对数剂量）
COMPUTE low=lgLD50-1.96*slgLD50.              计算 $LD_{50}$ 的95%可信区间的上限（对数剂量）
COMPUTE up=lgLD50+1.96*slgLD50.               计算 $LD_{50}$ 的95%可信区间的下限
COMPUTE 下限=10**low.                         计算 $LD_{50}$ 的95%可信区间的上限
COMPUTE 上限=10**up.                          定义变量的输出格式（宽度为8，小数位数为4）
FORMATS xx lgLD50 low up 对数剂量（F8.4）.
FORMATS xp txp slgLD50（F8.5）.
FORMATS LD50 下限 上限（F8.4）.              定义变量名标签
VARIABLE LABELS low '对数剂量下限' up '对数剂量上限'.  定义输出表格的名称
TITLE 剂量反应面积法求LD50计算表.             在结果窗口中输出数据列表
LIST 剂量 对数剂量 实验动物 死亡数 死亡率 xx pp2 xp pp3.
TITLE 合计.
LIST tp txp tpp.
TITLE 各项统计指标.
LIST lgLD50 LD50 slgLD50 low up 下限 上限.    开始执行以上程序
EXECUTE.
```

【结果】 例13-3的SPSS程序运行结果如下：

打开数据窗口，显示以下数据集计算结果：

剂量	实验动物数	死亡动物数	死亡率	对数剂量	xx	pp2	xp	pp3
.398	16.00	.00	.000	-.4001				
.501	16.00	1.00	.063	-.3002	-.7003	.06	-.04377	.06
.631	16.00	4.00	.250	-.2000	-.5001	.19	-.09377	.31
.794	16.00	6.00	.375	-.1002	-.3002	.13	-.03752	.63
1.000	16.00	12.00	.750	.0000	-.1002	.38	-.03757	1.13
1.259	16.00	15.00	.938	.1000	.1000	.19	.01875	1.69
1.585	16.00	16.00	1.000	.2000	.3001	.06	.01875	1.94

Number of cases read: 7   Number of cases listed: 7

合计

tp	txp	tpp
3.38	-.17512	5.75

Number of cases read: 7   Number of cases listed: 7

以上结果依次为 Σp、$\Sigma(x_i+x_{i+1})(p_{i+1}-p_i)$、$\Sigma(p_i+p_{i+1})$。

各项统计指标

lgLD$_{50}$	LD$_{50}$	slgLD$_{50}$	low	up	下限	上限
−.0876	0.8174	02201	−.1307	−.0444	.7401	.9028

Number of cases read:　7　　Number of cases listed:　7

在数据编辑窗口，新建立了若干变量，以上结果也包括在内。

【解释】　面积法计算结果，lgLD$_{50}$=-0.0876，LD$_{50}$=0.8174g/kg，$s_{\lg LD_{50}}$ = 0.02201，lgLD$_{50}$ 的 95%可信区间为（−0.1307，−0.0444），取反对数得（0.7401，0.9028）g/kg。故莽草实致小鼠惊厥的 ED$_{50}$ 为 0.8174g/kg，其 95%可信区间为 0.7401～0.9028g/kg。

三、思考练习与参考答案

（一）名词解释

1. 剂量反应

【答案】　剂量反应是实验物质引起实验动物总体中产生某种反应的剂量。

【评析】　本题考察点：剂量反应的概念。

2. 半数效量（ED50）

【答案】　引起一半实验动物产生反应的剂量。

【评析】　本题考察点：半数效量（ED$_{50}$）的概念。

3. 最小效量

【答案】　刚刚引起实验动物产生反应的剂量。

【评析】　本题考察点：最小效量的概念。

4. 半数致死量（LD$_{50}$）

【答案】　引起一半实验动物死亡的剂量。

【评析】　本题考察点：半数致死量（LD$_{50}$）的概念。

5. 概率单位

【答案】　概率单位是死亡率（百分数）的变换单位，是以正态曲线下的面积为反应率，其横坐标上相应的标准离差加 5 作为概率单位。

【评析】　本题考察点：概率单位的概念。

6. 毒物蓄积系数

【答案】　毒物蓄积系数为分 n 次染毒的 LD$_{50(n)}$ 总量与一次染毒（急性毒性实验）的 LD$_{50(1)}$ 的比值。

【评析】　本题考察点：毒物蓄积系数的概念。

7. 相对效力比

【答案】　相对效力比是两药物 ED$_{50}$ 之比，表示两药物的相对效力大小。

【评析】　本题考察点：相对效力比的概念。

8. 治疗指数

【答案】　为药物的 LD$_{50}$ 与 ED$_{50}$ 之比，表示药物毒力与疗效的关系，TI 越大，药物毒力低，疗效高，实用价值越大。

【评析】　本题考察点：治疗指数的概念。

（二）是非题

1. 计算 LD$_{50}$ 的资料需要服从正态分布。　　　　　　　　　　　　　　　　　　　　　　　　　（　　）

【答案】　-　【评析】　本题考察点：计算 LD$_{50}$ 对资料的要求。

剂量反应的资料通常是非正态分布的，需要进行变量变换，如对数变换。

2. LD$_{50}$ 的实验设计要求各组的剂量为等比级数。　　　　　　　　　　　　　　　　　　　　　（　　）

【答案】　-　【评析】　本题考察点：剂量反应实验设计的要求。

剂量反应实验中的剂量可以是等比级数（常用），也可以是等差级数或其他不等距级数。

3. LD$_{50}$ 的实验设计要求各组的例数相等。　　　　　　　　　　　　　　　　　　　　　　　　（　　）

【答案】 - 【评析】 本题考察点：剂量反应实验设计的要求。
对实验动物例数的要求依 LD_{50} 计算方法的不同而不同，只有寇氏法要求各组例数相同。

4. LD_{50} 越大，毒物的毒力越强。 （   ）
【答案】 - 【评析】 本题考察点：LD_{50} 的概念。
LD_{50} 是使一半实验动物死亡的剂量，LD_{50} 越大，毒物的毒力越弱。

5. ED_{50} 越大，药物的效果越好。 （   ）
【答案】 - 【评析】 本题考察点：ED_{50} 的概念。
ED_{50} 是有一半实验动物起反应的剂量，ED_{50} 越大，药物的效果越差。

6. LD_{50} 与 ED_{50} 是不同的指标，两者没有关系。 （   ）
【答案】 - 【评析】 本题考察点：ED_{50} 和 LD_{50} 的概念。
LD_{50} 与 ED_{50} 相互有联系，例如可以综合评价治疗指数 TI（LD_{50}/ED_{50}），治疗指数越大，表示药物毒力低，疗效高，实用价值大。

7. 计算 LD_{50} 的方法很多，实际应用时可任选一种。 （   ）
【答案】 - 【评析】 本题考察点：计算 LD_{50} 方法的适用条件。
计算 LD_{50} 的方法不同，其实验设计和对数据的要求也不尽相同，不能任意选择。

8. 用 LD_{50} 可以判断药物的联合作用。 （   ）
【答案】 + 【评析】 本题考察点：LD_{50} 的应用。
通过急性实验，测定单项毒物和混合毒物的 LD_{50}，可以判断联合作用的特征：协调作用、拮抗作用或相加作用。

9. 表达药物毒性最好的指标是 LD_{50}。 （   ）
【答案】 + 【评析】 本题考察点：LD_{50} 的概念及特征。
LD_{50} 具有灵敏、稳定的特点，用于表达药物毒性较其他指标好。

10. 分组越细，各组样本含量越大，所得 LD_{50} 越精确，结果越好。 （   ）
【答案】 - 【评析】 本题考察点：LD_{50} 的应用。
分组越细，样本含量越大，所得 LD_{50} 越精确，但需要耗费较多的资源，而且 LD_{50} 的测定只需要一个大致的范围即可，不必非常精确。

（三）选择题

1. 表示毒物毒力的指标中，最稳定的是_____。
a. LD_5 b. ED_5 c. LD_{50} d. ED_{50} e. LD_{95}
【答案】 c 【评析】 本题考察点：剂量反应的各指标的意义。
LD_5、LD_{50}、LD_{95} 都可以表示毒物的毒力，但最稳定的是 LD_{50}。

2. 以下指标中，_____越小，说明药物的效果越好。
a. LD_5 b. ED_5 c. LD_{50} d. ED_{50} e. LD_{95}
【答案】 d 【评析】 本题考察点：ED_{50} 的概念和意义。
ED_{50} 越小，说明药物的效果越好。

3. 寇氏法计算 LD_{50}，要求各组的例数_____。
a. 必须相等   b. 相近   c. 不能相等   d. 无所谓   e. 可以相等也可以不等
【答案】 a 【评析】 本题考察点：寇氏法计算 LD_{50} 对资料的要求。
寇氏法计算 LD_{50}，要求各组的例数必须相等。

4. LD_{50} 的实验设计要求各组的剂量_____。
a. 必须是等比级数   b. 必须是等差级数   c. 不能是等比级数
d. 不能是等差级数   e. 即可以是等比级数，也可以是等差级数
【答案】 e 【评析】 本题考察点：LD_{50} 实验设计对剂量的要求。
剂量反应实验中的剂量可以是等比级数（常用），也可以是等差级数或其他不等距级数。

5. LD_{50} 的实验设计要求各组的剂量中_____。
a. 必须包含反应率为 0% 的剂量   b. 必须包含反应率为 100% 的剂量
c. 不能包含反应率为 0% 的剂量   d. 不能包含反应率为 100% 的剂量

e. 以上都不对

【答案】 e 【评析】 本题考察点：LD_{50}实验设计对剂量的要求。

6. 治疗指数是指＿＿＿＿＿＿＿。

a. LD_5/ED_5　　b. ED_5/LD_5　　c. LD_{50}/LD_5　　d. ED_{50}/LD_{50}　　e. LD_{50}/ED_{50}

【答案】 e 【评析】 本题考察点：LD_{50}的应用。

（四）应用分析题

1. 简述LD_{50}和ED_{50}的概念和差别。

【解答】 ED_{50}是指实验物质使一半实验动物产生有效反应的剂量，LD_{50}是使一半实验动物死亡的剂量，两个指标都是剂量反应中最常用的指标，是表示实验物质效力或毒力的最稳定指标。

【评析】 本题考察点：LD_{50}和ED_{50}的概念和差别。

2. 用不同浓度的百草枯对小白鼠进行灌胃试验，结果见表13-4，试求LD_{50}。

表13-4　小白鼠用不同浓度百草枯灌胃试验的结果

剂量（mg/kg）	实验动物	死亡数	死亡率
84	20	4	0.20
90	20	8	0.40
110	20	10	0.50
130	20	14	0.70
153	20	18	0.90
180	20	20	1.00

【解答】 该资料的剂量为等比级数，计算LD_{50}先对剂量进行对数变换。调用SPSS的Probit过程进行概率单位回归分析，得：①Probit模型：PROBIT(p)=-3.131+0.029x，拟合优度检验χ^2=1.714，P=0.788。②LD_{50}及其可信区间为107.67（97.14，116.90）mg/kg。剂量反应曲线如图13-12所示，从图中可见，剂量对数与概率（Probit）之间呈较好线性关系。

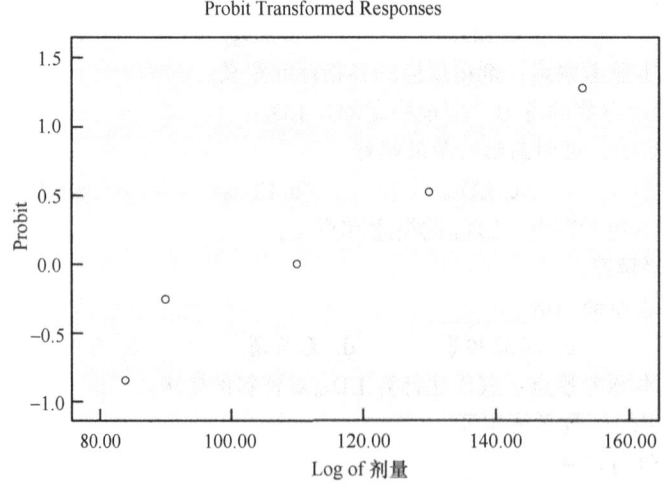

图13-12　百枯草对小白鼠灌胃的急性毒性试验对数剂量与死亡率的概率单位关系图

【评析】 本题考察点：LD_{50}的计算以及曲线直线化。

3. 用不同浓度的肉桂挥发油对小白鼠进行灌胃试验，结果见表13-5，试求LD_5、LD_{50}、LD_{95}及其95%可信区间。

表 13-5　小白鼠用不同浓度肉桂挥发油灌胃试验的结果

剂量（g/kg）	实验动物	死亡数	死亡率
3.77	10	2	0.20
4.71	10	3	0.30
5.89	10	7	0.70
7.36	10	9	0.90
9.20	10	8	0.80

【解答】　该资料的剂量为等比级数，故计算 LD_{50} 应先对剂量进行对数变换。调用 SPSS 的 Probit 过程进行概率单位回归分析，得：①Probit 模型：PROBIT$(p)=-3.907+5.397x$，拟合优度检验 $\chi^2=2.820$，$P=0.420$。②LD_5 及其 95%可信区间为 2.625（0.974，3.570）g/kg，LD_{50} 及其 95%可信区间为 5.295（4.166，6.295）g/kg，LD_{95} 及其 95%可信区间为 10.682（8.234，24.013）g/kg。剂量反应曲线如图 13-13 所示，从图中可见，除最后一组，剂量对数与概率单位（Probit）之间呈较好线性关系。

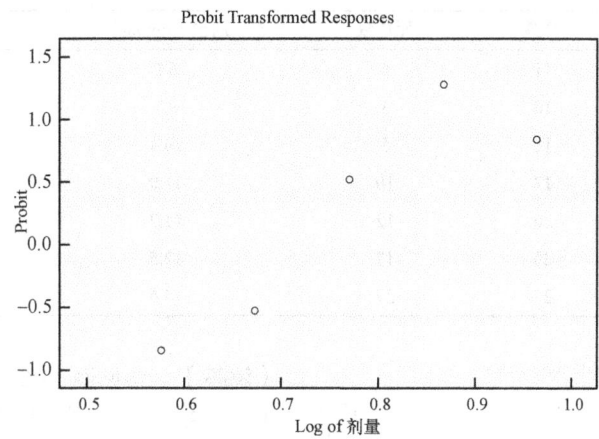

图 13-13　肉桂挥发油对小白鼠灌胃的对数剂量与概率单位转换的剂量反应

【评析】　本题考察点：LD_5、LD_{50}、LD_{95} 的计算以及曲线直线化。

4. 某化学药物作小白鼠急性毒性实验，结果见表 13-6。试求 LD_{50}。

表 13-6　某化学药物对小白鼠急性毒性实验结果

剂量（mg/kg）	受试动物数	死亡动物数	死亡率
256	10	2	0.20
320	10	4	0.40
400	10	6	0.60
500	10	8	0.80

【解答】　该资料的剂量为等比级数，故计算 LD_{50} 应先对剂量进行对数变换。调用 SPSS 的 Probit 过程进行概率单位回归分析，得：①Probit 模型：PROBIT$(p)=-14.608+5.721x$，拟合优度检验 $\chi^2=0.008$，$P=0.996$。②LD_{50} 及其 95%可信区间为 357.771（282.715，452.753）mg/kg。剂量反应曲线显示剂量对数与概率（Probit）之间呈较好线性关系。

【评析】　本题考察点：LD_{50} 的计算以及曲线直线化。

5. 九灵胃康对小鼠经口急性毒性实验结果见表 13-7。求半数致死量。

表 13-7　九灵胃康对小鼠灌胃的急性毒性实验结果

剂量（g/kg）	受试动物数	死亡动物数	存活动物数
2.07	10	0	10
2.69	10	2	8

剂量（g/kg）	受试动物数	死亡动物数	存活动物数
3.50	10	3	7
4.55	10	5	5
5.92	10	8	2
7.69	10	10	0

【解答】 本资料包含反应率 0% 和 100% 的剂量，各组例数相等，可选择寇氏法计算 LD_{50}。采用例 13-3 程序修改后运行即可得到 LD_{50} 及其 95% 可信区间为 4.29（3.74，4.93）g/kg。

【评析】 本题考察点：寇氏法计算 LD_{50} 的实验设计和资料要求。

6. 用小白鼠试验比较吐酒石与黏液酸锑钠的 LD_{50}。实验数据见表 13-8。试进行比较分析。

表 13-8 吐酒石与黏液酸锑钠的毒力试验结果

吐酒石			黏液酸锑钠		
剂量（mg/kg）	动物数	死亡数	剂量（mg/kg）	动物数	死亡数
10.8	11	0	6.2	12	0
11.6	10	3	8.3	21	1
12.3	11	5	10.4	22	12
13.7	17	10	11.0	10	6
14.4	20	12	11.7	14	8
18.0	20	17	12.5	17	11
21.7	27	27	14.6	17	14

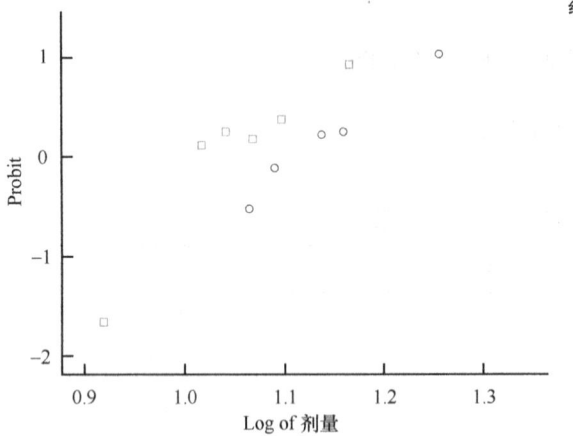

图 13-14 吐酒石与黏液酸锑钠对小白鼠的毒力比较

【解答】 参见例 13-2。

（1）吐酒石的模型方程为 $PROBIT(p) = -11.486 + 10.167x$；黏液酸锑钠的模型方程为 $PROBIT(p) = -10.606 + 10.167x$；

（2）Pearson 拟合优度检验 $\chi^2 = 8.619$，$P = 0.657$，表明模型拟合良好；平行性检验 $\chi^2 = 0.055$，$P = 0.815$，两毒物 Probit 模型平行。

（3）吐酒石 LD_{50} 及其 95% 可信区间为 13.48（12.58，14.36）mg/kg；黏液酸锑钠 LD_{50} 及其 95% 可信区间为 11.04（10.36，11.76）mg/kg。

（4）两毒物的相对毒力为 1.221，95% 可信区间为（1.08，1.46）mg/kg，没有包含 1 在内，即两毒物的毒力不同，后者（黏液酸锑钠）的毒力较强。

（5）剂量反应曲线（图 13-14）显示，吐酒石毒力较黏液酸锑钠低（曲线靠右）。

【评析】 本题考察点：LD_{50} 的计算和应用；相对毒力比。

四、补充思考练习

（一）是非题（正确记"＋"，错误记"－"）

1. 计算某毒物的 LD_{50}，可以用普通直线回归分析。　　　　　　　　　　　　　　（　　）
2. LD_{50} 是指某实验物质引起 50% 实验动物起有效反应的剂量。　　　　　　　（　　）
3. ED_{50} 是使一半动物死亡的剂量。　　　　　　　　　　　　　　　　　　　　（　　）
4. 用 ED_{50} 作为药物的毒性指标是最稳定的。　　　　　　　　　　　　　　　　（　　）

5. 剂量反应概率单位法的基本原理是将剂量反应曲线直线化，求出直线方程，再从方程求出半数效量。
( )
6. 目测概率单位法计算 LD_{50} 直观、简便，但精确度较差。( )
7. 相对效力比大于1，说明 A 药效力小于 B 药。( )
8. 治疗指数 TI 大，表示药物毒力低，疗效高，实用价值大。( )
9. 剂量反应概率单位法拟合的回归方程不需进行假设检验，可直接应用。( )
10. 相对毒力比是两毒物 ED_{50} 之比。( )

（二）选择题（从 a~e 中选出一个最佳答案）

1. 毒物蓄积系数 $K=LD_{50(n)}/LD_{50(1)}$，当 $K<1$ 时，表示蓄积程度为_____。
a. 高度　　　b. 明显　　　c. 中等　　　d. 轻度　　　e. 不明显

2. 通过急性实验，测定单项毒物和混合毒物的 LD_{50}，可以判断联合作用的_____特征。
a. 协调作用　b. 拮抗作用　c. 相加作用　d. a+b+c　　e. 以上都不是

3. 最小效量用_____表示。
a. LD_5　　　b. LD_{50}　　c. LD_{95}　　d. ED_5　　e. 以上都不对

4. 95%有效量用_____表示。
a. LD_{95}　　b. LD_{50}　　c. LD_5　　d. ED_{95}　　e. ED_5

5. 5%致死量用_____表示。
a. LD_{95}　　b. LD_{50}　　c. LD_5　　d. ED_{95}　　e. ED_5

6. 寇氏法计算 LD_{50}，要求各组剂量_____。
a. 必须是等比级数　　　　b. 必须是等差级数　　　c. 不能是等比级数
d. 不能是等差级数　　　　e. 既可以是等比级数，也可以是等差级数

7. 寇氏法计算 LD_{50} 的实验设计中，要求各组的剂量_____。
a. 必须包含反应率为0%的剂量　　　b. 必须包含反应率为100%的剂量
c. 必须包含反应率为0%和100%的剂量　d. 不能包含反应率为0%和100%的剂量
e. 以上都不对

8. 目测概率单位法计算 LD_{50} 的实验设计中，要求各组的剂量_____。
a. 必须包含反应率为0%的剂量　　　b. 必须包含反应率为100%的剂量
c. 必须包含反应率为0%和100%的剂量　d. 不能包含反应率为0%和100%的剂量
e. 以上都不对

9. 根据 R 值（R=预测 LD_{50}/实测 LD_{50}）等于_____判断毒物联合作用有协同作用。
a. $R<0.4$　　b. $0.4 \leq R<2.5$　　c. $R>2.5$　　d. 以上都对　　e. 以上都不对

10. 目测概率单位法计算 LD_{50} 的实验设计中，要求各组的例数_____。
a. 必须相等　　b. 相等或相近　　c. 不能相等　　d. 以上都对　　e. 以上都不对

（三）应用分析题

1. 90%甲胺基阿维菌素苯甲酸盐原药对大鼠急性经皮毒性试验结果资料见表13-9，试求 LD_{50}。

2. 舒血宁注射液对大鼠急性静脉给药毒性试验资料见表13-10，试求 LD_{50}。

3. 小鼠腹腔注射浙贝乙素的急性毒性实验结果资料见表13-11，试求 LD_{50}。

表 13-9　90%甲胺基阿维菌素苯甲酸盐原药对大鼠急性经皮毒性试验结果

剂量（mg/kg）	实验动物	死亡数	死亡率
464	10	0	0.00
1000	10	4	0.40
2150	10	8	0.80
4640	10	10	1.00

表 13-10　舒血宁注射液对大鼠急性静脉给药毒性试验结果

剂量（mg/kg）	实验动物	死亡数	死亡率（%）
3	10	2	0.20
3.5	10	4	0.40
4	10	6	0.60
5	10	9	0.90
6	10	10	1.00

表 13-11　小鼠腹腔注射浙贝乙素的急性毒性实验结果

剂量（mg/kg）	实验动物	死亡数	死亡率
4.02	10	0	0.00
5.03	10	2	0.20
6.29	10	3	0.30
7.86	10	7	0.70
9.83	10	9	0.90
12.29	10	10	1.00

表 13-12　小鼠腹腔注射浙贝乙素氧化物和浙贝乙素苯甲酰化衍生物的急性毒性实验结果

浙贝乙素氧化物			浙贝乙素苯甲酰化衍生物		
剂量（mg/kg）	动物数	死亡数	剂量（mg/kg）	动物数	死亡数
7.05	20	2	12.29	20	0
8.30	20	4	15.36	20	2
9.76	20	8	19.20	20	6
11.48	20	16	24.00	20	10
13.51	20	20	30.00	20	16

4. 小鼠皮下注射有机磷制剂对硫磷（1605）1.8mg/kg，立即腹腔注射不同剂量的氯磷定进行抢救，观察生存率（即氯磷定的有效率）如下：

氯磷定剂量（mg/kg）：　12.8　16.0　20.0
生存数/实验动物数：　　1/10　6/10　9/10

求氯磷定的 ED_{50} 及其 95%可信限；如果氯磷定的 LD_{50} 为 173.6mg/kg，那么它的治疗指数（TI）为多少？

5. 小鼠腹腔注射浙贝乙素氧化物和浙贝乙素苯甲酰化衍生物的急性毒性实验结果资料见表 13-12，试求 LD_{50}，并比较两物的毒性大小。

五、补充思考练习参考答案

（一）是非题

1. -　2. -　3. -　4. -　5. +　6. +　7. +　8. +　9. -　10. -

（二）选择题

1. a　2. d　3. e　4. d　5. c　6. e　7. c　8. d　9. c　10. b

（三）应用分析题

1.【解答】　本资料包含反应率 0%和 100%的剂量，各组例数相等，可选择寇氏法计算 LD_{50}。采用例 13-3 程序修改后运行即可得到 LD_{50} 及其 95%可信区间为 1258（917，1726）mg/kg。

2.【解答】　本资料未包含反应率 0%的剂量，各组例数相等，可采用 SPSS 的 Probit 过程进行概率单位回归分析，得：LD_{50} 及其 95%可信区间为 3.759（3.273，4.198）mg/kg。

3.【解答】　本资料包含反应率 0%和 100%的剂量，各组例数相等，可选择寇氏法计算 LD_{50}。采用例 13-3 程序修改后运行即可得到 LD_{50} 及其 95%可信区间为 6.876（6.104，7.745）mg/kg。

4.【解答】　本资料未包含反应率 0%和 100%的剂量，采用 SPSS 的 Probit 过程进行概率单位回归分析，得：ED_{50} 及其 95%可信区间为 15.67（13.87，17.50）mg/kg。TI=173.6/15.67=11.08。

5.【解答】　参见例 13-2。
采用 SPSS 的 Probit 过程进行概率单位回归分析，得：(1) 浙贝乙素氧化物 LD_{50} 及其 95%可信区间为 9.721（3.175，10.664）mg/kg。(2) 浙贝乙素苯甲酰化衍生物 LD_{50} 及其 95%可信区间为 23.039（3.383，26.572）mg/kg。(3) 浙贝乙素氧化物和浙贝乙素苯甲酰化衍生物的相对毒力比为 42.19%，即浙贝乙素苯甲酰化衍生物毒力仅为浙贝乙素氧化物的 42.19%，或浙贝乙素氧化物毒力是浙贝乙素苯甲酰化衍生物的 2.37 倍。

（李晓梅　何利平　和丽梅　肖媛媛）

第14章 多因素分析

一、目的要求

【了解】

1. 多重线性回归的概念与模型。
2. Logistic 回归的概念与模型。
3. 多重线性回归的注意事项。

【熟悉】

1. 多重线性逐步回归过程。
2. Logistic 回归自变量筛选的方法及过程。

【掌握】

1. 多重线性回归的结果分析：偏回归系数、标准化偏回归系数、调整确定系数、剩余标准差的意义；回归方程的检验及偏回归系数的检验。
2. Logistic 回归的结果分析：B 为偏回归系数，Exp（B）为 OR（优势比）或 RR（相对危险度）。

【重点难点】

1. 重点是多重线性回归的偏回归系数、标准化偏回归系数、调整确定系数、剩余标准差的意义，回归方程的检验及偏回归系数的检验；Logistic 回归的偏回归系数 B，Exp（B）为 OR（优势比）或 RR（相对危险度）。
2. 难点是区别应用多重线性回归与 Logistic 回归模型。

二、实例分析与计算机操作

（一）多重线性回归

【例 14-1】 为探讨体检人群的性别（x_1：1 男性、2 女性）、年龄（x_2 年）、低密度胆固醇（x_3）、甘油三酯（x_4）、高密度胆固醇（x_5）、谷丙转氨酶（x_6）、碱性磷酸酶（x_7）7 项指标对血糖的影响，某研究者随机调查了 200 名体检者的相关资料，结果见表 14-1。其中高血糖代表体检时血糖是否超过 6.1（1 是、0 不是）。要分析血糖与性别、年龄、低密度胆固醇、甘油三酯、高密度胆固醇、谷丙转氨酶、碱性磷酸酶 7 项指标有无关系？应该用何种统计方法分析舒张压的影响因素？（教材例 14-1）

表 14-1 200 名体检者的体检数据

x_1	x_2	x_3	x_4	x_5	x_6	x_7	血糖 Y	高血糖
1	33	4.25	0.96	1.24	19.90	82.00	5.44	0.00
2	26	2.46	0.62	1.13	10.10	51.20	5.00	0.00
1	50	3.00	1.45	0.75	18.60	51.70	5.74	0.00
2	23	2.96	0.71	0.63	9.60	55.90	5.31	0.00
1	33	3.06	0.87	0.78	34.80	87.30	5.07	0.00
1	36	4.13	1.39	0.67	30.60	87.90	5.59	0.00
2	25	3.59	1.30	1.24	10.80	108.30	5.29	0.00
1	42	2.70	2.06	1.14	24.40	88.00	4.67	0.00
2	24	3.01	0.57	0.89	9.70	52.10	5.07	0.00
1	40	1.38	6.18	1.33	48.70	72.50	5.51	0.00
1	32	2.98	1.47	0.86	18.90	48.70	5.53	0.00
1	24	3.00	0.83	0.73	17.90	45.80	5.67	0.00
1	50	1.52	6.32	0.93	23.20	57.20	5.71	0.00
2	24	1.88	0.83	1.09	13.80	51.00	5.13	0.00
1	25	2.50	1.08	1.28	15.00	58.30	5.56	0.00

续表

x_1	x_2	x_3	x_4	x_5	x_6	x_7	血糖 Y	高血糖
1	28	2.35	0.61	0.65	13.80	56.50	5.14	0.00
2	26	2.72	0.44	2.41	8.90	38.70	4.28	0.00
2	55	5.81	1.39	1.74	40.80	100.70	5.30	0.00
2	28	2.75	0.64	0.77	8.00	55.60	5.21	0.00
1	36	3.76	0.68	1.17	9.30	79.70	4.90	0.00
2	37	2.19	0.64	1.51	10.40	44.10	5.43	0.00
1	30	3.57	0.72	0.95	22.40	77.40	5.12	0.00
1	46	3.42	1.98	1.09	17.70	55.40	5.70	0.00
1	51	3.34	3.36	1.29	21.50	67.70	4.61	0.00
2	43	3.15	0.88	1.09	20.10	68.00	5.09	0.00
2	39	3.71	0.78	1.11	13.80	37.40	5.17	0.00
1	26	2.76	0.74	1.01	77.90	75.30	5.48	0.00
1	42	2.59	3.01	0.97	61.80	65.50	5.03	0.00
2	39	3.97	1.46	1.73	29.60	66.50	5.45	0.00
1	50	3.19	1.11	1.36	8.20	60.40	5.08	0.00
2	26	3.06	0.82	0.82	11.40	54.10	4.33	0.00
2	25	2.73	0.53	0.93	8.40	59.70	4.98	0.00
1	48	3.13	1.90	1.14	17.50	82.80	4.89	0.00
1	25	2.81	0.94	1.22	28.50	93.00	5.54	0.00
1	28	2.32	3.82	0.86	60.30	96.20	5.79	0.00
2	48	4.05	0.96	1.08	10.10	69.20	5.52	0.00
2	54	2.97	1.38	1.39	30.80	100.70	5.45	0.00
1	49	3.84	3.86	1.16	116.00	88.90	5.98	0.00
1	64	1.53	2.70	0.79	35.00	50.50	5.72	0.00
1	41	4.42	1.60	1.04	11.40	53.80	5.23	0.00
2	25	2.52	0.75	1.20	11.10	49.80	5.13	0.00
1	67	2.64	0.80	1.49	24.60	59.10	5.86	0.00
1	51	3.65	0.92	1.09	18.00	102.80	5.80	0.00
2	36	3.83	0.75	1.17	11.80	37.50	5.09	0.00
2	48	3.29	0.63	0.97	11.80	71.10	5.93	0.00
1	46	2.73	1.39	1.59	16.40	75.80	3.96	0.00
1	40	2.06	0.59	1.01	20.90	93.80	5.41	0.00
2	24	2.45	0.39	1.07	5.90	49.70	5.00	0.00
1	61	3.81	1.70	1.21	18.20	79.90	4.67	0.00
1	34	2.19	2.06	0.83	67.20	87.20	5.35	0.00
1	32	2.16	1.06	0.88	12.30	50.40	5.14	0.00
2	25	3.16	0.71	1.24	11.80	61.40	4.57	0.00
2	50	3.97	1.29	0.98	18.80	48.30	4.80	0.00
2	23	2.14	0.46	1.60	10.60	82.20	4.35	0.00
1	30	3.63	1.30	0.75	39.10	68.40	5.11	0.00
1	47	3.79	0.81	0.75	143.40	58.40	4.81	0.00
1	39	3.64	0.98	0.89	34.30	105.70	4.89	0.00
2	56	2.70	0.88	1.05	11.60	129.90	5.09	0.00
2	25	2.59	1.24	2.17	12.10	82.80	4.38	0.00
1	32	3.03	1.54	1.05	16.80	42.60	5.04	0.00
1	30	3.11	0.74	1.68	55.80	59.30	4.78	0.00
1	43	3.18	1.17	0.76	39.10	81.20	5.47	0.00
2	42	4.49	1.26	1.03	22.70	48.70	5.68	0.00
1	29	2.88	1.37	0.64	34.50	55.80	5.26	0.00
1	33	3.76	1.77	1.15	17.60	95.10	5.03	0.00

续表

x_1	x_2	x_3	x_4	x_5	x_6	x_7	血糖 Y	高血糖
1	26	3.43	1.31	1.02	47.60	77.20	5.49	0.00
1	31	2.94	1.34	0.80	37.70	71.50	4.24	0.00
1	54	2.47	1.83	0.92	30.20	72.50	5.02	0.00
2	26	2.19	0.77	0.89	8.90	55.80	5.08	0.00
1	29	3.19	0.78	1.14	35.40	69.60	5.22	0.00
1	30	2.53	1.83	0.86	25.00	65.00	5.15	0.00
2	32	2.63	0.54	1.33	11.60	55.90	4.67	0.00
1	24	3.09	2.55	1.07	74.00	70.50	5.73	0.00
2	39	3.64	0.77	1.09	13.20	75.90	5.52	0.00
1	34	3.34	0.72	1.08	17.70	48.20	4.36	0.00
1	53	3.17	2.44	0.96	20.00	95.70	5.81	0.00
1	41	2.44	4.09	1.48	55.60	80.70	4.97	0.00
1	40	2.62	0.50	1.08	8.00	54.20	4.80	0.00
2	42	2.00	0.79	0.84	19.90	60.20	5.21	0.00
2	46	2.40	0.96	0.87	15.20	50.50	4.97	0.00
2	37	2.13	0.30	1.66	18.00	43.40	4.65	0.00
2	40	2.00	1.17	0.98	35.00	73.70	5.71	0.00
2	42	3.30	0.63	1.18	9.50	67.40	5.27	0.00
1	51	3.77	0.94	0.81	8.00	55.90	4.91	0.00
1	46	1.98	1.40	0.58	19.70	57.80	5.06	0.00
1	29	2.20	0.93	0.95	14.10	55.90	5.54	0.00
1	39	3.57	2.16	0.77	20.60	55.40	5.39	0.00
1	29	3.28	0.65	1.54	8.50	59.00	4.37	0.00
1	42	2.87	2.34	0.87	24.00	72.70	5.33	0.00
2	48	4.14	1.28	1.62	9.70	42.10	5.56	0.00
1	39	2.40	1.44	1.04	21.40	78.80	5.67	0.00
1	25	2.38	0.61	0.86	15.70	46.50	4.70	0.00
1	42	3.83	0.59	1.54	21.00	61.40	6.02	0.00
2	42	3.81	0.54	1.74	16.00	62.10	4.16	0.00
2	35	2.75	1.10	1.03	12.30	48.50	4.90	0.00
1	48	5.01	2.07	1.05	31.30	104.40	4.98	0.00
2	25	3.02	1.40	1.29	31.00	31.10	4.76	0.00
1	49	3.79	1.41	0.99	8.90	88.50	4.83	0.00
1	61	2.10	1.12	0.78	11.10	65.40	4.94	0.00
1	41	4.35	2.25	1.36	29.10	51.50	5.62	0.00
2	31	4.64	1.39	1.40	15.60	65.50	5.20	0.00
2	25	2.12	0.44	1.84	11.80	51.60	5.83	0.00
1	26	2.64	0.63	0.82	10.70	56.00	4.57	0.00
2	37	2.87	0.69	1.15	16.90	43.90	4.87	0.00
1	27	3.90	1.32	1.19	82.40	65.90	5.24	0.00
1	58	3.11	2.10	1.01	17.40	103.50	5.42	0.00
1	53	4.72	3.51	1.31	21.20	65.70	5.12	0.00
2	30	2.83	0.65	1.12	11.10	48.50	5.10	0.00
2	31	3.01	1.37	1.56	12.40	65.20	5.29	0.00
2	26	3.18	1.27	0.98	17.30	50.30	4.68	0.00
1	25	3.25	1.52	1.11	17.10	73.20	5.37	0.00
2	30	3.51	0.74	1.01	9.60	50.40	5.41	0.00
2	28	3.53	1.22	2.50	10.60	53.90	4.46	0.00
2	48	2.37	1.89	1.17	14.80	55.60	4.46	0.00
2	24	3.42	0.63	1.68	18.30	60.50	4.41	0.00

续表

x_1	x_2	x_3	x_4	x_5	x_6	x_7	血糖 Y	高血糖
1	26	4.03	1.89	1.31	60.40	91.50	5.00	0.00
2	46	3.57	0.57	1.35	13.80	61.00	4.41	0.00
1	31	3.80	2.74	1.05	28.50	59.60	5.33	0.00
1	28	3.12	1.49	0.87	49.80	72.60	5.27	0.00
2	47	3.62	0.51	1.22	85.00	71.30	5.34	0.00
2	48	3.09	0.70	2.01	20.30	68.00	5.80	0.00
2	33	3.76	0.97	0.90	19.20	54.40	4.59	0.00
2	24	2.48	0.67	1.63	9.80	47.40	5.54	0.00
2	42	3.19	0.76	1.23	9.80	52.70	4.60	0.00
2	30	3.31	0.66	1.20	12.00	52.70	4.69	0.00
2	27	2.48	0.73	1.09	11.00	46.70	5.04	0.00
1	50	3.39	0.65	1.83	49.20	71.10	6.04	0.00
1	30	4.59	1.11	0.69	48.90	76.50	4.83	0.00
2	26	3.43	0.42	1.30	13.10	49.80	4.58	0.00
2	24	2.68	0.66	1.57	9.00	58.60	4.88	0.00
2	31	2.35	1.54	0.92	29.60	101.70	5.34	0.00
2	29	3.51	0.53	1.86	12.40	39.30	5.94	0.00
1	39	2.29	1.10	0.88	20.20	62.10	5.14	0.00
1	29	4.60	1.03	1.53	14.90	53.10	4.94	0.00
2	38	3.59	1.00	1.48	10.90	45.50	5.21	0.00
2	28	2.93	0.95	1.25	16.60	50.90	5.46	0.00
1	26	3.34	0.92	1.14	18.60	59.30	4.70	0.00
2	56	3.72	1.46	1.58	17.30	73.50	5.95	0.00
2	24	2.26	0.35	1.47	12.00	53.20	5.12	0.00
1	39	3.67	1.26	1.24	24.50	98.20	4.92	0.00
1	42	5.42	0.99	1.14	25.60	57.00	4.87	0.00
1	48	3.48	2.24	1.17	30.40	73.80	5.26	0.00
2	53	3.85	2.60	1.09	17.60	88.70	5.63	0.00
2	38	2.37	1.37	0.91	10.60	64.20	5.60	0.00
1	46	2.82	2.74	1.23	42.80	70.00	5.84	0.00
1	41	2.89	0.94	1.03	14.70	69.30	5.93	0.00
1	55	2.99	0.76	0.88	15.30	69.10	5.62	0.00
2	28	2.89	1.06	1.87	10.70	65.30	4.46	0.00
1	26	3.32	1.11	1.33	46.20	66.10	5.46	0.00
2	25	3.40	0.48	1.52	8.50	66.50	5.04	0.00
1	58	2.57	2.05	1.03	22.80	44.20	5.67	0.00
1	27	3.11	1.14	0.57	10.20	57.20	4.46	0.00
2	40	3.39	0.86	1.17	13.10	70.30	5.79	0.00
1	26	3.11	3.38	1.22	19.40	63.30	4.78	0.00
1	48	3.91	3.66	1.44	35.40	71.70	6.21	1.00
1	58	1.88	3.33	0.92	22.30	45.80	6.54	1.00
1	43	3.17	2.19	0.84	25.30	94.80	7.51	1.00
1	35	2.14	2.30	0.76	116.20	73.50	6.73	1.00
1	42	3.20	1.73	0.66	69.50	78.30	7.67	1.00
1	53	3.50	1.55	1.05	143.80	63.10	11.08	1.00
1	42	4.26	2.49	0.96	32.80	58.80	6.33	1.00
1	46	3.29	3.28	1.70	39.90	120.50	6.53	1.00
1	63	2.62	2.95	1.22	14.00	68.30	14.29	1.00
1	40	3.20	3.86	1.05	84.50	83.00	6.95	1.00
1	58	4.39	3.26	1.21	20.80	96.10	12.06	1.00

续表

x_1	x_2	x_3	x_4	x_5	x_6	x_7	血糖 Y	高血糖
1	50	2.55	1.28	1.08	17.70	217.20	15.90	1.00
1	29	-2.31	15.28	1.17	172.10	88.50	6.87	1.00
1	43	3.75	1.52	0.97	10.90	55.00	6.77	1.00
1	43	3.44	1.80	1.18	10.90	79.90	6.21	1.00
1	42	4.32	1.44	1.45	16.40	46.00	6.38	1.00
1	58	4.22	3.63	1.16	17.70	79.30	23.00	1.00
1	49	2.43	1.15	1.80	32.80	117.80	7.08	1.00
2	56	3.46	1.14	0.98	21.60	82.10	6.39	1.00
1	52	1.90	0.48	1.53	19.30	55.90	8.28	1.00
1	59	3.37	3.28	0.93	21.50	49.30	6.78	1.00
1	48	4.30	1.37	1.43	16.10	46.50	6.58	1.00
1	56	3.37	2.25	0.98	10.70	77.80	8.08	1.00
1	65	4.56	1.62	1.12	22.40	61.10	7.06	1.00
1	51	1.96	1.76	0.91	45.40	44.30	6.28	1.00
1	39	-0.96	8.57	1.31	17.10	77.30	8.62	1.00
1	25	4.21	3.03	1.13	42.20	63.80	7.40	1.00
1	62	2.83	1.08	0.75	30.10	42.50	7.09	1.00
1	53	3.30	3.21	0.83	58.10	60.80	10.10	1.00
1	58	3.82	1.06	0.99	24.50	72.60	6.33	1.00
1	56	1.93	1.34	0.97	31.10	88.80	6.36	1.00
1	49	2.11	3.32	1.04	28.10	76.40	6.55	1.00
1	40	5.62	1.01	1.33	36.30	95.80	6.14	1.00
1	48	5.78	3.00	1.37	89.60	59.80	8.10	1.00
1	57	2.48	2.24	0.81	48.60	53.20	6.38	1.00
1	57	4.18	2.60	1.45	59.20	61.80	6.36	1.00
1	30	4.49	2.23	1.30	52.60	52.30	6.12	1.00
1	58	2.74	5.09	0.83	15.10	72.00	16.91	1.00
1	58	5.03	1.53	1.30	88.90	45.30	6.50	1.00
1	52	2.44	1.53	0.99	32.00	71.80	6.56	1.00
1	41	1.91	6.39	0.83	38.90	62.20	9.85	1.00
1	45	3.40	1.19	0.90	45.50	69.50	6.52	1.00
1	40	2.31	2.90	0.80	32.10	90.70	6.78	1.00
2	31	2.09	0.36	0.72	5.70	44.90	6.47	1.00
1	49	3.90	0.90	0.92	20.80	86.50	8.32	1.00
1	64	3.65	1.48	0.78	7.20	106.20	8.21	1.00

【分析】 该资料共有7个变量，属于多变量的计量资料，应采用多因素分析的方法，同时分析性别、年龄、低密度胆固醇、甘油三酯、高密度胆固醇、谷丙转氨酶、碱性磷酸酶对血糖的影响。因为血糖是计量资料且近似服从正态分布的变量，对于本问题可采用多重线性回归分析。

【操作】 调用 SPSS 的 Regression 过程实现。

1. 数据准备

（1）建立数据库：激活 SPSS 的数据编辑窗口，单击窗口左下角的 Variable View（变量视图），定义第一个变量名为 X1，在 Values（变量值标签）中用 1 表示男，2 表示女；第二个变量名为 X2，第三个变量名为 X3，依次定义 X4 至 X7。Y 为血糖值，第九个变量名为高血糖，在 Values 中用 1 表示是，0 表示不是。如图 14-1 所示。选择菜单 File → Save 或 Save as，以 "例 14-1".sav 文件名保存。

（2）输入数据：点击数据编辑窗口左下角的 Data View（数据视图），按顺序输入相应的数据，如图 14-2 所示。

	名称	类型	宽度	小数	标签	值
1	x1	数值	11	0		{1, 男}...
2	x2	数值	11	0		无
3	x3	数值	11	2		无
4	x4	数值	11	2		无
5	x5	数值	11	2		无
6	x6	数值	11	2		无
7	x7	数值	11	2		无
8	y	数值	11	2		无
9	血糖高	数值	8	2		{.00, 否}...

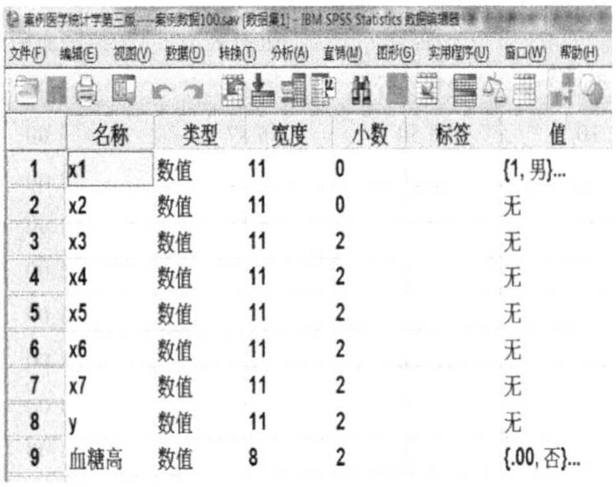

图 14-1　**SPSS 的 Variable View 窗口**

	x1	x2	x3	x4	x5	x6	x7	y	血糖高
1	男	33	4.25	.96	1.24	19.90	82.00	5.44	否
2	女	26	2.46	.62	1.13	10.10	51.20	5.00	否
3	男	50	3.00	1.45	.75	18.60	51.70	5.74	否
4	女	23	2.96	.71	.63	9.60	55.90	5.31	否
5	男	33	3.06	.87	.78	34.80	87.30	5.07	否
6	男	36	4.13	1.39	.67	30.60	87.90	5.59	否
7	女	25	3.59	1.30	1.24	10.80	108.30	5.29	否
8	男	42	2.70	2.06	1.14	24.40	88.00	4.67	否
9	女	24	3.01	.57	.89	9.70	52.10	5.07	否

图 14-2　**SPSS 的 Data View 窗口**

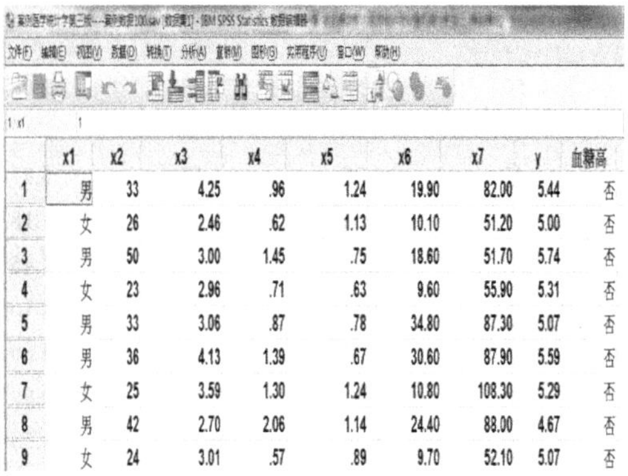

2. 统计分析

（1）选择菜单 **Analyze →Regression → Linear**，弹出 **Regression Linear**（线性回归）主对话框，如图 14-3 所示：①选择变量“Y”，单击第一个▶，将其送入 **Dependent**（因变量）框中；②选择变量“X1”，“X2”，至“X7”，单击第二个▶，将其送入 **Indenpent（s）**（自变量）框中；③在图 14-4 中 **Method** 框中给出了建立回归方程的不同方法。选择的方法为单击此框的向下箭头。**Enter**（全部引入法或全回归法，系统默认）：所选择的变量全部进入方程。**Remove**（强迫剔除法）：系统根据设定的条件剔除部分变量。**Stepwise**（逐步回归法）：根据在 **Option** 对话框中设定的标准在计算过程中选入或剔除单个变量，直到建立的方程外（或内）不在含有可选入（或剔除）的变量为止。**Backward**（向后法或后退法）：开始将全部变量选进入方程，根据 **Option** 对话框中所设定的标准每次剔除一个变量，直到方程不再含有可剔除的变量为止。**Forward**（向前法或前进法）：根据 **Option** 对话框中所设定的标准每次选入一个变量，至到方程外不再含有可选入的变量为止。

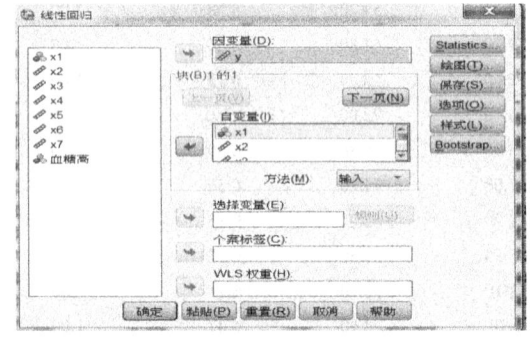

图 14-3　**Linear Regression** 主对话框

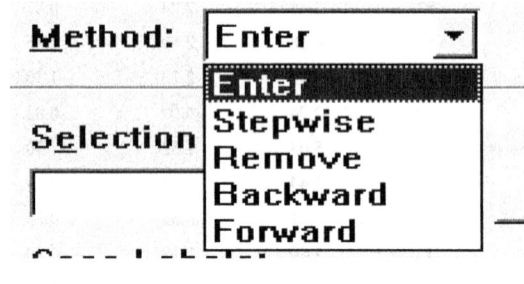

图 14-4　**Method** 菜单

（2）单击右侧的 **Statistics** 按钮展开如图 14-5 对话框，进行相关统计量的选择。系统默认为 **Estimates**、**Model fit**。**Estimates**：提供在方程中的各变量的回归系数 B、标准误、标准化回归系数 **Beta** 及 t 检验双侧的概率；**Model fit**：提供复相关系数、确定系数、校正确定系数、剩余标准差、方差分析（ANOVA）表、回归系数等。单击 **Continue** 返回。

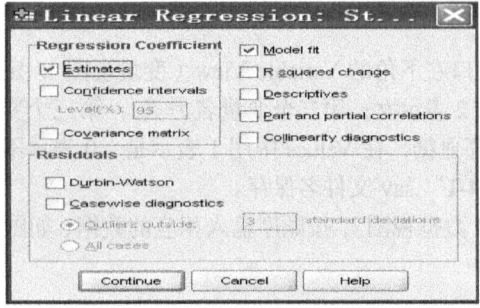

图 14-5　**Statistics** 子对话框

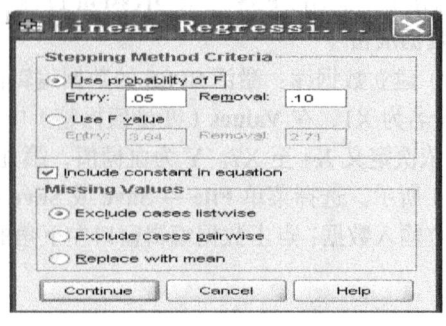

图 14-6　**Options** 子对话框

（3）单击右侧的 **Option** 展开如图 14-6 对话框，对逐步回归的的筛选变量的界值进行确定。

Use probability of F：使用 F 的概率作为进入水准 α 值（**Entry value**）与剔除水准 β 值（**Removal value**）。所设定的进入水准值 α 必须小于剔除水准值 β，系统默认为 $\alpha=0.05$ 与 $\beta=0.10$。

Use F value：使用 F 值作为进入水准值（**Entry value**）与剔除水准值（**Removal value**）。所设定的进入值必须大于剔除值。

单击 **Continue** 返回。再单击 **OK**，输出结果。

【结果】 例 14-1 的 **SPSS** 多重线性回归分析的结果如下：

Regression

Variables Entered/Removed[a]

Model	Variables Entered	Variables Removed	Method
1	x7, x3, x5, x6, x2, x1, x4[b]	.	Enter

a. Dependent Variable: y；b. All requested variables entered

Model Summary

Model	R	R Square	Adjusted R Square	Std. Error of the Estimate
1	.509[a]	.259	.232	1.81498

a. Predictors:（Constant），x7，x3，x5，x6，x2，x1，x4

ANOVA[a]

Model		Sum of Squares	df	Mean Square	F	Sig.
1	Regression	220.851	7	31.550	9.578	.000[b]
	Residual	632.480	192	3.294		
	Total	853.331	199			

a. Dependent Variable: y；b. Predictors:（Constant），x7，x3，x5，x6，x2，x1，x4

Coefficients[a]

Model		Unstandardized Coefficients		Standardized Coefficients	t	Sig.
		B	Std. Error	Beta		
1	(Constant)	2.289	1.020		2.244	.026
	x1	−.153	.328	−.035	−.467	.641
	x2	.049	.012	.276	4.057	.000
	x3	.156	.158	.071	.986	.325
	x4	.384	.111	.284	3.468	.001
	x5	−.297	.424	−.047	−.700	.485
	x6	−.005	.006	−.066	−.904	.367
	x7	.017	.007	.176	2.685	.008

a. Dependent Variable: y

【解释】

（1）第一个表格为引入/剔除变量（**Variables Entered/Removed**）及建立方程的方法。本例本例引入变量为 X1 至 X7，没有剔除变量，方法采用 **Enter** 法，因变量为 Y（血糖值）。选入变量与剔除变量的标准均采用系统默认的检验水准，进入水准 α=0.05，剔除水准 β=0.10。

（2）第二个表格为模型摘要表（**Model Summary**），给出了复相关系数（R）、确定系数（R Square）、调整确定系数（adjusted R squared）与剩余标准差（Std. Error of the Estimate），本例 $R=0.509$，$R^2=0.259$，$R^2_{adj}=0.232$，$s_y=1.815$。

（3）第三个表格为方差分析（**ANOVA**）表，给出了方程整体效应的检验结果。检验结果为 $F=9.578$，$P=0.000$，按 $\alpha=0.05$ 水准，拒绝 H_0，接受 H_1，该方程有统计学意义，即血糖与性别、年龄、低密度胆固醇、甘油三酯、高密度胆固醇、谷丙转氨酶、碱性磷酸酶（即 X1 至 X7）的回归方程成立。

（4）第四个表格为回归系数（**Coefficients**）表，给出了方程回归系数 B、回归系数标准误、标准化回归系数 Beta 及回归系数检验统计量 t 值及其概率值。

1）回归方程（写方程用偏回归系数 B，比贡献大小用标准化偏回归系数 Beta）为：

$\hat{y} = 2.289 - 0.153x_1 + 0.049x_2 + 0.156x_3 + 3.384x_4 - 0.297x_5 - 0.005x_6 + 0.017x_7$，方程中偏回归系数 $b_1=-0.153$ 的含义是在年龄、低密度胆固醇、甘油三酯、高密度胆固醇、谷丙转氨酶、碱性磷酸酶的前提下，女性比男性的血糖低 0.153 单位。$b_5 = -0.297$ 的含义是在性别、年龄、低密度胆固醇、甘油三酯、谷丙转氨酶及碱性磷酸酶不变的前提下，高密度胆固醇每增加一个单位血糖减少 0.297 单位。

2）贡献大小（比较标准化偏回归系数 Beta 的绝对值）：本例 Beta 分别是 0.284、0.276、0.176、0.071、-0.066、-0.047、-0.035，依其绝对值大小来看，甘油三酯贡献最大、年龄贡献次之、性别贡献最小。

3）偏回归系数的检验结果：性别（x_1）、低密度胆固醇（x_3）、高密度胆固醇（x_5）、谷丙转氨酶（x_6）对应的 $P>0.05$，因此其对血糖的影响无统计学意义；而年龄（x_2）、甘油三酯（x_4）、碱性磷酸酶（x_7）对应的 $P<0.05$，其对舒张压的影响有统计学意义。

一般多重回归分析时，不是引入模型的变量越多越好。从本例可以看出，Enter 法是将全部自变量引入方程，由于没有统计学意义的变量引入方程，与 y 不相干的变量引入模型不但不能改善模型的预测效果，可能还会增加预测误差，降低方程的精度。因此，**自变量在两个以上时不能用 Enter 法，应对自变量进行筛选，常用 Forward（向前法或前进法）、Backward（向后法或后退法）和 Stepwise（逐步回归法），根据研究目的选择适当的变量筛选方法**。

3. 逐步回归分析　逐步回归分析（stepwise regression）是一种多重线性回归中进行变量筛选拟合"较优"的模型的方法。逐步回归分析的数据准备、统计分析、结果解释与前述的多重线性回归分析相同，仅在 **Method** 选择时选择 **Stepwise**。例 14-1 中以血糖（Y）为因变量，性别、年龄、低密度胆固醇、甘油三酯、高密度胆固醇、谷丙转氨酶、碱性磷酸酶（即 X1 至 X7）为自变量，进入水准 $\alpha=0.05$，剔除水准 $\beta=0.10$，进行逐步回归分析（**Stepwise**）。调用 SPSS 的 **Regression** 过程实现。具体 SPSS 软件操作为：点 **Analyze** → **regression** → **linear**，将血糖（Y）选入 **dependent** 窗口，X1 至 X7 等自变量选入 **independent** 窗口，在 **Method** 中选择 **Stepwise**，点击 **OK** 即可，逐步回归分析结果如下：

Regression

Variables Entered/Removed[a]

Model	Variables Entered	Variables Removed	Method
1	x2	.	Stepwise (Criteria: Probability-of-F-to-enter <= .050, Probability-of-F-to-remove >= .100).
2	x4	.	Stepwise (Criteria: Probability-of-F-to-enter <= .050, Probability-of-F-to-remove >= .100).
3	x7	.	Stepwise (Criteria: Probability-of-F-to-enter <= .050, Probability-of-F-to-remove >= .100).

a. Dependent Variable: y

Model Summary

Model	R	R Square	Adjusted R Square	Std. Error of the Estimate
1	.392[a]	.154	.150	1.90947
2	.469[b]	.220	.212	1.83824
3	.500[c]	.250	.239	1.80700

a. Predictors: （Constant），x2; b. Predictors: （Constant），x2, x4; c. Predictors: （Constant），x2, x4, x7

ANOVA[a]

Model		Sum of Squares	df	Mean Square	F	Sig.
1	Regression	131.405	1	131.405	36.040	.000[b]
	Residual	721.926	198	3.646		
	Total	853.331	199			
2	Regression	187.644	2	93.822	27.765	.000[c]
	Residual	665.687	197	3.379		
	Total	853.331	199			
3	Regression	213.340	3	71.113	21.779	.000[d]
	Residual	639.991	196	3.265		
	Total	853.331	199			

a. Dependent Variable: y; b. Predictors: (Constant), x2; c. Predictors: (Constant), x2, x4; d. Predictors: (Constant), x2, x4, x7

Coefficients[a]

Model		Unstandardized Coefficients B	Std. Error	Standardized Coefficients Beta	t	Sig.
1	(Constant)	3.058	.484		6.320	.000
	x2	.070	.012	.392	6.003	.000
2	(Constant)	2.853	.469		6.089	.000
	x2	.061	.011	.340	5.303	.000
	x4	.354	.087	.262	4.080	.000
3	(Constant)	1.953	.561		3.478	.001
	x2	.055	.012	.305	4.736	.000
	x4	.321	.086	.237	3.718	.000
	x7	.018	.006	.180	2.805	.006

a. Dependent Variable: y

Excluded Variables[a]

Model		Beta In	t	Sig.	Partial Correlation	Collinearity Statistics Tolerance
1	x1	-.154[b]	-2.268	.024	-.159	.908
	x3	-.053[b]	-.795	.428	-.057	.979
	x4	.262[b]	4.080	.000	.279	.961
	x5	-.059[b]	-.905	.366	-.064	.991
	x6	.096[b]	1.462	.145	.104	.993
	x7	.213[b]	3.253	.001	.226	.949
2	x1	-.077[c]	-1.100	.273	-.078	.818
	x3	.069[c]	.986	.325	.070	.805
	x5	-.044[c]	-.691	.490	-.049	.987
	x6	-.025[c]	-.348	.728	-.025	.794
	x7	.180[c]	2.805	.006	.196	.931
3	x1	-.046[d]	-.667	.506	-.048	.796
	x3	.058[d]	.844	.400	.060	.802
	x5	-.043[d]	-.691	.490	-.049	.987
	x6	-.042[d]	-.601	.548	-.043	.788

a. Dependent Variable: y; b. Predictors in the Model: (Constant), x2; c. Predictors in the Model: (Constant), x2, x4; d. Predictors in the Model: (Constant), x2, x4, x7

【解释】

（1）第一个表格为引入/剔除变量（**Variables Entered/Removed**）及建立方程的方法。本例引入变量为性别、睡眠时间，没有剔除变量，方法采用 **Stepwise** 法，因变量为血糖。选入变量与剔除变量的标准均采用系统默认的检验水准，进入水准 α=0.05，剔除水准 β=0.10。第一步选入变量年龄，第二步选入变量甘油三酯，第三步选入变量碱性磷酸酶，没有变量被剔除。**结果解释以最后一步或最后一个模型为准（不管进行多少步或多少个模型）。本例以第三步或模型 3 为例解释。**

（2）第二个表格为回归模型摘要（**Model Summary**）表，给出了每个回归方程的复相关系数（R）、确定系数（R Square）、调整确定系数（Adjusted R Squared）与剩余标准差（Std. Error of the Estimate）。复相关系数（R）是随着引入的变量增加而增大，剩余标准差（Std. Error of the Estimate）则随引入的变量增加而减少。本例模型 2 中 $R=0.500$，$R^2=0.250$，$R_{adj}^2=0.239$，$s_y=1.807$。

（3）第三个表格为方差分析（**ANOVA**）表，给出了每个方程整体效应的检验结果。$F=21.779$，$P<0.001$，按 $α=0.05$ 水准，拒绝 H_0，接受 H_1，该方程有统计学意义，即血糖与年龄（x_2）、甘油三酯（x_4）、碱性磷酸酶（x_7）的回归方程成立。

（4）第四个表格为回归系数（**Coefficients**）表，给出了每个方程的回归系数 B、回归系数标准误、标准化回归系数 Beta 及回归系数检验统计量 t 值及其概率值。选入的年龄（x_2）、甘油三酯（x_4）、碱性磷酸酶（x_7）均有统计学意义，年龄对血糖影响最大，其次是甘油三酯，碱性磷酸酶影响最小。年龄、甘油三酯、碱性磷酸酶与舒张压的回归方程为：

$$\hat{y} = 1.953 + 0.055x_2 + 0.321x_4 + 0.018x_7$$

从方程中可以看出，年龄、甘油三酯、碱性磷酸酶与血糖呈正相关。

（5）第五个表格是剔除回归方程的各变量系数的估计和检验（**Excluded Variables**）。从表中 P 值可见，当进入水准 α 提高到多少时，可以引入那些变量，本例 α 提高到 0.40 时，可引入低密度胆固醇（x_3）。

（二）Logistic 回归

【**问题 14-2**】 数据资料同例 14-1，见表 14-1。若分析是否发生高血糖的影响因素应该用何种统计方法？（教材第十四章问题 14-2）

【**分析**】 同样是多变量资料，自变量有分类变量也有数值变量，而因变量是两分类变量，不符合多重线性逐步回归分析的应用条件，因此应选用两分类 Logistic 回归分析。

【**操作**】 调用 SPSS 的 Regression 过程实现。数据准备与多重线性回归分析相同。以例 14-1 为例，以高血糖为因变量，性别（x_1）、年龄（x_2）、低密度胆固醇（x_3）、甘油三酯（x_4）、高密度胆固醇（x_5）、谷丙转氨酶（x_6）、碱性磷酸酶（x_7）为自变量，进入水准 α=0.05，剔除水准 β=0.10，进行两分类 Logistic 回归分析。

1. 选择菜单 **Analyze →Regression →Binary Logistic**，弹出 **Logistic Regression** 主对话框，如图 14-7 所示。

2. ①选择变量"高血糖"，单击第一个 ▶，将其送入 **Dependent**（因变量）框中；②选择变量性别（x_1）、年龄（x_2）、低密度胆固醇（x_3）、甘油三酯（x_4）、高密度胆固醇（x_5）、谷丙转氨酶（x_6）、碱性磷酸酶（x_7）即（X1 至 X7），单击第二个 ▶，将其送入 **Covariates**（协变量）框中。

3. 单击右侧 **Categorical** 按钮，对分类协变量进行设定，如图 14-8 所示。如果协变量是多分类的，必须从待选协变量对话框（**Covariates**）中，选择该变量进入分类变量对话框中（**Categorical Covariates**）后再来分析。系统默认的是以多分类协变量中的指示变量（**Indicator**）的最大取值（**Last**）为对照。单击 **Continue** 返回。

4. 选择 **Method**，**Method** 框中给出了建立回归方程的不同方法。选择的方法为单击此框的向下箭头，展开如图 14-9 菜单。**Enter**（全回归法，系统默认）：所选变量全部一次进入方程。**Forward Conditional**（条件似然比向前法）：利用条件统计量筛选变量的前进法。**Forward LR**（似然比向前法）：利用似然比统计量筛选变量的前进法。**Forward Wald**（Wald 向前法）：利用 Wald 统计量筛选变量的前进法。**Backward Conditional**（条件似然比向后法）：利用条件似然比统计量筛选变量的后退法。**Backward LR**（似然比向后法）：利用似然比统计量筛选变量的后退法。**Backward Wald**（Wald 向后法）：利用 Wald 统计量筛选变量的后退法。本例选择 Backward LR，选入变量与剔除变量的标准均采用系统默认的检验水准，进入水准 α=0.05，剔除水准 β=0.10。

第14章 多因素分析

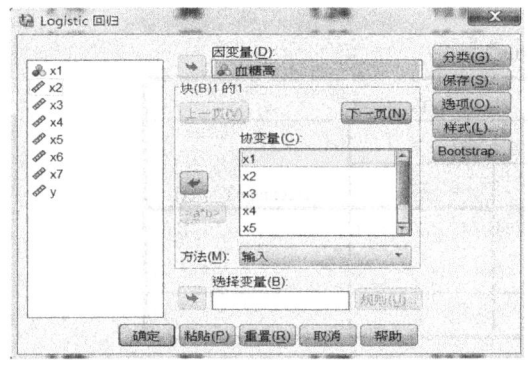

图 14-7 Logistic Regression 主对话框

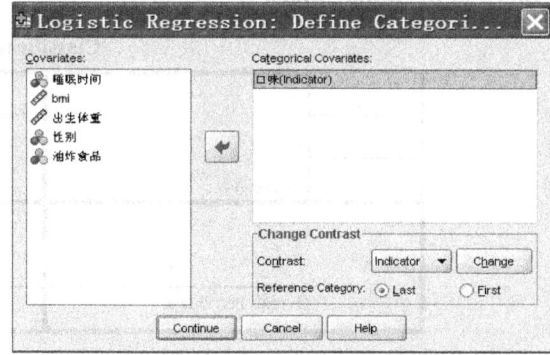

图 14-8 Define Categorical Variables 对话框

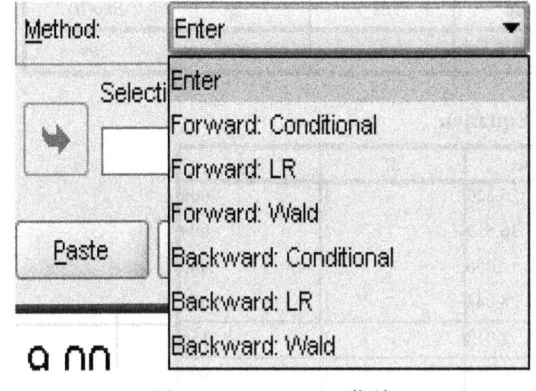

图 14-9 Method 菜单

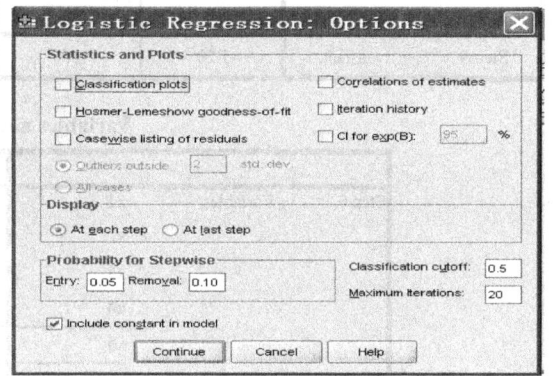

图 14-10 Options 对话框

5. 单击右侧 **Option** 按钮进行选择项的设定，见图 14-10，确定进入和剔除变量的概率标准，同多重线性回归。

6. 单击 **Continue** 返回，点 **OK** 即可

【结果】 问题 14-2 的 **SPSS** 输出结果如下：

Logistic Regression

Case Processing Summary

Unweighted Cases[a]		N	Percent
Selected Cases	Included in Analysis	200	100.0
	Missing Cases	0	.0
	Total	200	100.0
Unselected Cases		0	.0
Total		200	100.0

a. If weight is in effect, see classification table for the total number of cases

Dependent Variable Encoding

Original Value	Internal Value
否	0
是	1

Block 0: Beginning Block

Classification Table[a, b]

			Predicted		
			高血糖		
Observed			否	是	Percentage Correct
Step 0	高血糖	否	154	0	100.0
		是	46	0	.0
Overall Percentage					77.0

a. Constant is included in the model; b. The cut value is .500

Variables in the Equation

		B	S.E.	Wald	df	Sig.	Exp(B)
Step 0	Constant	-1.208	.168	51.714	1	.000	.299

Variables not in the Equation

			Score	df	Sig.
Step 0	Variables	x1	25.320	1	.000
		x2	36.513	1	.000
		x3	.000	1	.989
		x4	28.044	1	.000
		x5	2.012	1	.156
		x6	14.965	1	.000
		x7	5.932	1	.015
	Overall Statistics		60.301	7	.000

Block 1: Method = Backward Stepwise（Likelihood Ratio）

Omnibus Tests of Model Coefficients

		Chi-square	df	Sig.
Step 1	Step	72.654	7	.000
	Block	72.654	7	.000
	Model	72.654	7	.000
Step 2[a]	Step	-.222	1	.637
	Block	72.432	6	.000
	Model	72.432	6	.000
Step 3[a]	Step	-.677	1	.411
	Block	71.755	5	.000
	Model	71.755	5	.000
Step 4[a]	Step	-1.112	1	.292
	Block	70.643	4	.000
	Model	70.643	4	.000

a. A negative Chi-squares value indicates that the Chi-squares value has decreased from the previous step

Model Summary

Step	-2 Log likelihood	Cox & Snell R Square	Nagelkerke R Square
1	143.057[a]	.305	.462
2	143.279[a]	.304	.460
3	143.955[b]	.301	.457
4	145.067[b]	.298	.451

a. Estimation terminated at iteration number 7 because parameter estimates changed by less than .001; b. Estimation terminated at iteration number 6 because parameter estimates changed by less than .001

Classification Table[a]

	Observed		Predicted 高血糖 否	Predicted 高血糖 是	Percentage Correct
Step 1	高血糖	否	141	13	91.6
		是	22	24	52.2
	Overall Percentage				82.5
Step 2	高血糖	否	140	14	90.9
		是	22	24	52.2
	Overall Percentage				82.0
Step 3	高血糖	否	141	13	91.6
		是	23	23	50.0
	Overall Percentage				82.0
Step 4	高血糖	否	139	15	90.3
		是	22	24	52.2
	Overall Percentage				81.5

a. The cut value is .500

Variables in the Equation

		B	S.E.	Wald	df	Sig.	Exp(B)
Step 1[a]	x1	-1.862	.810	5.282	1	.022	.155
	x2	.092	.021	19.078	1	.000	1.096
	x3	.269	.237	1.285	1	.257	1.308
	x4	.435	.170	6.557	1	.010	1.545
	x5	-.385	.822	.219	1	.640	.681
	x6	.013	.008	2.252	1	.133	1.013
	x7	.008	.009	.751	1	.386	1.008
	Constant	-5.219	1.813	8.286	1	.004	.005
Step 2[a]	x1	-1.939	.795	5.956	1	.015	.144
	x2	.091	.021	19.050	1	.000	1.096
	x3	.240	.228	1.105	1	.293	1.272
	x4	.421	.166	6.416	1	.011	1.523
	x6	.013	.008	2.356	1	.125	1.013
	x7	.007	.009	.679	1	.410	1.007
	Constant	-5.401	1.773	9.280	1	.002	.005
Step 3[a]	x1	-1.939	.789	6.039	1	.014	.144
	x2	.092	.021	19.260	1	.000	1.096
	x3	.241	.229	1.106	1	.293	1.272
	x4	.421	.166	6.433	1	.011	1.523
	x6	.013	.008	2.263	1	.132	1.013
	Constant	-4.863	1.645	8.745	1	.003	.008
Step 4[a]	x1	-1.911	.785	5.928	1	.015	.148
	x2	.093	.021	19.797	1	.000	1.097
	x4	.353	.155	5.152	1	.023	1.423
	x6	.014	.008	2.777	1	.096	1.014
	Constant	-4.067	1.448	7.883	1	.005	.017

a. Variable(s) entered on step 1: x1, x2, x3, x4, x5, x6, x7

Variables not in the Equation

			Score	df	Sig.
Step 2[a]	Variables	x5	.220	1	.639
	Overall Statistics		.220	1	.639
Step 3[b]	Variables	x5	.148	1	.700
		x7	.705	1	.401
	Overall Statistics		.923	2	.630
Step 4[c]	Variables	x3	1.116	1	.291
		x5	.013	1	.910
		x7	.697	1	.404
	Overall Statistics		2.025	3	.567

a. Variable（s） removed on step 2: x5； b. Variable（s） removed on step 3: x7； c. Variable（s） removed on step 4: x3

【解释】

（1）第一个表为数据处理情况汇总（**Case Processing Summary**），说明参与分析的样本例数及缺失值的例数。本例参与分析的数据有 200 例，无缺失例数。

（2）第二个表为因变量的取值编码（**Dependent Variable Encoding**），本例因变量取值为 0 和 1。

（3）第三个表至第五个表表示没有变量选入时，即第 0 步的模型信息。

（4）第六个表为模型系数综合检验（**Omnibus Tests of Model Coefficients**）表，模型（Model）$\chi^2 = 70.643$，$P<0.001$，按 α=0.05 水准，可认为拟合的方程有统计学意义。

（5）第七个表为模型摘要（**Model Summary**）表，Cox&Snell R^2 以及 Nagelkerke R^2 检验是回归方程的拟合优度检验，类似于多重线性回归分析的 R^2 统计量，其数值大小反映方程的拟合优度好坏，R^2 越大表明方程拟合优度效果越好。本例 Cox&Snell R^2 为 0.298，Nagelkerke R^2 为 0.451。

（6）第八个表为分类表（**Classification Table**），观测值（**Observed**）与预测值（**Predicted**）的交叉表，本例总验证正确率达到 81.5%，说明模型较为稳定。

（7）第九个表方程中的变量（**Variables in the Equation**），Step1 所有变量都在方程内，Step2 "X5" 被剔除方程，Step3 "X7" 被剔除，Step4 "X3" 被剔除，此时方程内的变量不能再被剔除，得到最终 Logistic 回归方程，性别（x_1）、年龄（x_2）、甘油三酯（x_4）、谷丙转氨酶（x_6）选入方程，其方程为

$$\ln(\frac{p}{1-p}) = -4.067 - 1.911x_1 + 0.093x_2 + 0.353x_4 + 0.014x_6$$

从方程中可以看出，性别（x_1）、是否发生高血糖呈负相关，男性比女性易患血糖，年龄（x_2）、甘油三酯（x_4）、谷丙转氨酶（x_6）与是否发生高血糖呈正相关。性别的优势比是 0.148，表示女生发生高血糖的可能性是男性的 0.148 倍；年龄的优势比是 1.097，表示年龄每增加一岁高血糖发生可能性是原先的 1.097 倍。依此类推。

（8）第十个表剔除方程的变量（**Variables not in the Equation**），从表中 P 值可见，当进入水准 α 提高到多少时，可以引入那些变量，本例 α 提高到 0.30 时，可引入低密度胆固醇。

三、思考练习参考答案

（一）是非题

1. Logistic 回归分析的结果，只能是 OR 值，不能是 RR 值。

【答案】 – 【评析】 本题考察点是对计数资料的描述指标，在不同的调查设计下，采用的指标是不同的，前瞻性调查用 RR 值，回顾性调查用 OR 值。

2. 在多重线性回归分析中，可用偏回归系数比较各自变量作用的大小。

【答案】 – 【评析】 本题考察点：偏回归系数与标准偏回归系数的意义不同。由于偏回归系数有单位，当自变量的单位改变时，偏回归系数也相应的改变，因而不能直接比较偏回归系数的大小。标准化的偏回归系数（Beta）无单位，若比较自变量对因变量的贡献大小，应采用标准化的偏回归系数。

3. 在多重线性回归分析中，确定系数与调整的确定系数一样，随着模型中自变量个数的增加，它们都增大。

【答案】 －　【评析】　本题考察点：确定系数与调整的确定系数的区别。

确定系数是复相关系数的平方，用以反映线性回归模型能在多大程度上解释因变量 y 的变异，随着模型中自变量个数的增加，确定系数增大。而当方程中增加了一个贡献极小或无贡献的自变量时，调整的确定系数却会降低。

4. 在多重线性回归分析中，调整确定系数越大表明模型对数据的拟合程度就越好。

【答案】 ＋　【评析】　本题考察点：调整确定系数的意义。

调整确定系数表示回归方程包含有多个自变量时，当方程中增加了一个贡献大的自变量时，调整确定系数增大，而当方程中增加了一个贡献极小或无贡献的自变量时，调整确定系数却会降低，为评价方程优良的主要指标。

5. Logistic 回归分析是一种适用于因变量为分类变量的多因素曲线模型。

【答案】 ＋　【评析】　本题考察点：Logistic 回归分析的应用条件。

Logistic 回归的应用条件：因变量 y 是分类变量。

6. 在多重线性回归分析中，偏回归系数与标化的偏回归系数都是无单位数值。

【答案】 －　【评析】　本题考察点：偏回归系数与标准偏回归系数的意义不同。

偏回归系数表示在其他自变量固定的前提下，该自变量每改变一个单位时 y 的平均变化量，偏回归系数有单位。而标准化的偏回归系数无单位，若比较自变量对因变量的关系贡献大小，应采用标准化的偏回归系数。

7. 在多重线性回归分析中，用剩余标准差与调整的确定系数来选择方程时，其结果可能是不一样的。

【答案】 －　【评析】　本题考察点：剩余标准差与调整的确定系数之间的关系。

$$R_{ad}^2 = 1 - \frac{MS_{误差}}{MS_{总}}$$

由上式可见，剩余标准差越小，调整的确定系数越大。在多重线性回归分析中，剩余标准差越小即调整的确定系数越大的方程预测效果越优，依此原则来选择回归方程，结果应该是一致的。

8. 在 Logistic 回归分析中，依据剩余标准差的大小选择最佳预测模型。

【答案】 －　【评析】　本题考察点：多重线性回归分析与 Logistic 回归分析模型选择标准不同。

多重线性回归分析中，依据剩余标准差与调整的确定系数来选择方程；而 Logistic 回归分析中，要根据模型的预测符合率来选择模型，预测符合率越大，模型的预测效果越好。

（二）选择题

1. 多重线性回归中要很好地考虑各因素的交互作用，最好选用＿＿＿＿＿＿。

a. 最优子集法　　b. 逐步法　　c. 前进法　　d. 后退法　　e. 强制法

【答案】　d　【评析】　本题考察点：多重线性回归分析中的自变量筛选。

采用不同的变量筛选方法或进入水准不同得到的"最优"方程不同，一般说来，不考虑各个因素的交互作用可以用前进法，考虑各个因素的交互作用可以用后退法，如果要兼有二者的优点，选择逐步法，逐步回归能使问题得到简化，用得最多。

2. 多重线性回归中，若自变量的的计量单位发生改变，则＿＿＿＿＿＿。

a. 偏回归系数改变　　b. 标化偏回归系数改变　　c. 两者都改变　　d. 两者都不改变　　e. 以上均可

【答案】　a　【评析】　本题考察点：偏回归系数的概念。

偏回归系数表示在其他自变量固定的前提下，该自变量每改变一个单位时 y 的平均变化量，偏回归系数有单位，当自变量的单位改变时，偏回归系数也相应的改变。而标化偏回归系数无单位，其值不受自变量单位变化的影响。

3. 为了研究一组因素 $x_1, x_2, \cdots, x_g$ 对一组肺癌患者生存时间长短的影响，对病人进行追踪随访观察，观察结果分为两档，即病人生存时间≤2年和＞2年，考察的危险因素有治疗方法（4种）、治疗前病人的状态（6种）、病人的年龄、癌细胞的类型（3种）等。问这种资料最适合选用什么统计方法分析＿＿＿＿＿＿。

a. 方差分析　　b. 多重线性回归分析　　c. t 检验　　d. COX 回归分析　　e. Logistic 回归分析

【答案】　e　【评析】　本题考察点：Logistic 回归分析的应用条件。

观察结果分为两档，即病人生存时间≤2年和＞2年，是二分类变量，因此可采用 Logistic 回归进行多因素分析。

4. 作多重回归分析时，若降低进入的 F 界值，则进入方程的变量一般会＿＿＿＿＿＿。

a. 增多　　　　b. 减少　　　　c. 不变　　　　d. 可增多也可减少　　　　e. 以上都对

【答案】 a 【评析】 本题考察点：多重回归分析筛选变量时，F 界值的作用。

确定自变量选入或剔除的概率值（或 F 值），确定的概率值越大（或 F 值越小），自变量越容易被选入或不易被剔除，方程内的变量一般会增多，反之，方程内的变量一般减少。

5. 可用来进行多重线性回归方程整体效应的检验是_____。

a. χ^2 检验　　b. F 检验　　c. z 检验　　d. Ridit 检验　　e. t 检验

【答案】 b 【评析】 本题考察点：多重线性回归方程的检验。

对线性回归方程的检验可以用方差分析法，计算 F 统计量。

6. 确定系数 R^2 是指_____。

a. 残差平方和占总离差平方和的比重　　　　b. 总离差平方和占回归平方和的比重
c. 回归平方和占总离差平方和的比重　　　　d. 回归平方和占残差平方和的比重
e. 以上都不对

【答案】 c 【评析】 本题考察点：确定系数 R^2 的概念。

确定系数为复相关系数的平方，反映线性回归模型能在多大程度上解释因变量 y 的变异，即回归平方和占总离差平方和的比重。

（三）应用分析题

1. 为探讨女大学生的体重、胸围与胸围呼吸差对肺活量的影响，某研究者调查了 20 名女大学生的相关资料（表 14-2），试建立肺活量的多重线性逐步回归分析。

表 14-2　20 名女大学生肺活量等指标的调查数据

编号	胸围 x_1（cm）	体重 x_2（kg）	胸围呼吸差 x_3（cm）	肺活量 y（mL）	编号	胸围 x_1（cm）	体重 x_2（kg）	胸围呼吸差 x_3（cm）	肺活量 y（mL）
1	35	51	0.7	1600	11	42	57	3.0	2500
2	37	58	2.0	1600	12	43	59	3.3	2500
3	38	60	1.5	1650	13	40	66	2.6	2600
4	36	61	0.8	1800	14	41	64	2.5	2700
5	40	56	2.0	2100	15	42	66	3.0	2650
6	41	57	2.0	2000	16	40	64	3.0	2600
7	45	60	1.5	2200	17	43	70	4.3	2750
8	44	60	1.8	2200	18	44	65	3.2	2800
9	37	64	1.1	2300	19	43	70	4.3	2750
10	39	63	1.4	2400	20	45	67	3.2	2950

【解答】

（1）该资料共有 4 个变量，属于多变量的计量资料。要分析体重、胸围与胸围呼吸差对肺活量的影响，应采用多因素分析的方法，同时分析体重、胸围与胸围呼吸差的影响，对于本问题可采用逐步回归分析。

（2）建立数据文件，调用 SPSS 的 Regression → Linear 过程进行逐步回归分析，肺活量为因变量，体重、胸围与胸围呼吸差为自变量，选入变量与剔除变量的标准均采用系统默认的检验水准：$\alpha=0.05$，$\beta=0.10$。主要结果如下：

Coefficients[a]

Model		Unstandardized Coefficients		Standardized Coefficients	t	Sig.
		B	Std. Error	Beta		
4	(Constant)	-3331.970	791.085		-4.212	.001
	体重	48.498	11.639	.558	4.167	.001
	胸围	65.336	18.877	.464	3.461	.003

a. Dependent Variable: 肺活量

从上述的结果可以看出逐步回归分析的迭代过程，逐步回归方程为
$$\hat{y} = -3331.97 + 48.50体重 + 65.34胸围$$
【评析】 本题考察点：逐步回归分析的应用。

2. 某医生收集了35名产妇的资料，其中体重为孕妇最后一次月经期内的体重、是否患高血压（1-是，0-否）、是否吸烟（1-是，0-否）、低体重（1-是，0-否），见表14-3，请分析影响婴儿低体重的主要因素。

表14-3　某地低体重影响因素分析

年龄（岁）	体重（kg）	高血压	吸烟	低体重	年龄（岁）	体重（kg）	高血压	吸烟	低体重
20	57	1	1	1	29	59	1	0	1
20	54	0	0	0	30	64	1	0	1
21	49	1	1	1	30	49	0	0	0
21	52	0	0	0	27	56	1	0	0
22	72	0	0	0	31	45	0	0	0
22	54	1	0	1	32	60	0	0	0
23	44	0	1	1	32	48	1	0	0
24	60	1	1	1	26	70	0	1	1
24	63	1	0	0	25	52	0	0	0
24	50	0	0	0	23	50	0	0	0
25	54	1	0	0	24	54	0	0	0
25	48	1	1	0	27	68	0	1	0
26	44	1	0	1	21	61	0	0	0
26	73	0	0	0	23	58	0	0	0
27	59	0	0	1	24	54	0	0	0
28	54	1	1	1	25	58	0	0	0
28	82	1	0	1	25	49	1	1	1
28	59	0	0	0					

【解答】

（1）该资料是多变量资料，有分类变量也有数值型变量，而因变量"低体重"是两分类资料，因此应选用两分类 Logistic 回归分析。

（2）建立数据文件，调用 SPSS 的 Regression →Binary Logistic 过程进行 Logistic 回归分析。选取 Backward LR 法，选入与剔除的水准为系统默认：$\alpha=0.05$，$\beta=0.10$，主要结果如下：

Variables in the Equation

		B	S.E.	Wald	df	Sig.	Exp(B)
Step 3[a]	高血压	2.571	1.175	4.787	1	.029	13.081
	吸烟	3.868	1.421	7.411	1	.006	47.835
	Constant	-2.906	1.048	7.684	1	.006	.055

a. Variable（s） entered on step 1: 年龄，体重，高血压，吸烟

由表中可得到 Logistic 回归方程为
$$\ln(\frac{p}{1-p}) = -2.906 + 2.571高血压 + 3.868吸烟$$

高血压的 OR 是 13.081，表示母亲有高血压的婴儿低体重的可能性是母亲无高血压婴儿的 13.081 倍；吸烟的 OR 是 47.835，表示母亲吸烟的婴儿低体重的可能性是母亲不吸烟婴儿的 47.835 倍。

【评析】 本题考察点：Logistic 回归的应用。

四、补充思考练习

（一）是非题（正确记"+"，错误记"-"）

1. 当自变量的单位改变时，偏回归系数也相应的改变。（ ）
2. 复相关系数用以反映线性回归模型能在多大程度上解释因变量 y 的变异。（ ）
3. 复相关系数的取值范围是 $-1 \sim 1$。（ ）
4. 两分类 Logistic 回归模型的一般定义中，因变量 y 是 0-1 变量。（ ）
5. Logistic 回归分析肺癌发病资料，其中吸烟、居住环境、遗传史 3 个因素进入方程，由此可认为这 3 个因素与肺癌发病有因果关系。（ ）

（二）选择题（从 a~e 中选出一个最佳答案）

1. 多重线性回归中要说明哪个变量对因变量作用大，应采用_____。
   a. 偏回归系数　　　　　　　b. 偏回归系数的标准误　　　　c. 标准偏回归系数
   d. 偏回归系数检验 t 值　　　e. 偏回归系数检验 P 值

2. 某人在某地抽样调查了 29 例儿童的血红蛋白与 4 种微量元素的含量，资料如下，试问：如用 4 种微量元素（x_1、x_2、x_3、x_4）来预测血红蛋白（y）的含量，应选用的统计分析方法_____。

No.	y	x_1	x_2	x_3	x_4
1	135.0	13.70	12.68	80.32	0.16
2	130.0	18.09	17.51	83.65	0.26
……					
29	105.0	13.75	13.57	79.80	0.14

   a. t 检验　　b. 方差分析　　c. COX 回归　　d. 多重线性回归　　e. Logistic 回归

3. 多重线性回归的因变量是_____。
   a. 正态的和方差齐性的　　　b. 生存时间和结局变量　　　c. 生存时间
   d. 结局变量　　　　　　　　e. 完全数据（未截尾）

4. 以下哪个指标越小说明线性回归方程的估计精度越高_____。
   a. 确定系数　　b. 调整确定系数　　c. 剩余标准差　　d. 复相关系数　　e. 标准偏回归系数

（三）应用分析题

1. 某研究者调查了某企业工人 30 人，其资料见表 14-4，试建立收缩压的多重线性回归分析。

表 14-4　某企业工人收缩压影响因素分析

工龄（年）	体重（kg）	吸烟（年）	饮酒（年）	收缩压(kPa)	工龄（年）	体重（kg）	吸烟（年）	饮酒（年）	收缩压(kPa)
10	51	9	10	11.0	24	57	15	0	12.0
10	65	5	0	12.0	42	61	40	10	16.6
7	60	0	0	12.1	40	69	31	2	16.1
21	73	20	3	14.0	28	71	30	19	14.7
2	67	10	0	12.5	36	60	10	0	14.1
10	65	7	5	12.0	35	59	20	14	14.0
13	81	0	0	13.0	12	60	0	20	13.3
18	68	10	5	13.7	34	57	12	0	13.3
16	80	20	15	15.0	13	57	16	4	14.4
20	71	17	20	13.3	20	67	0	0	13.3
26	76	20	5	15.5	1	78	5	19	11.9
13	70	9	0	13.9	1	81	5	0	13.0
10	70	25	10	13.3	1	59	3	2	12.5
10	54	10	10	13.3	39	81	6	20	14.5
25	55	27	16	15.5	30	79	21	24	16.0

2. 某研究者调查了 40 名腔隙性脑梗塞患者（表 14-5），其中 20 例单发，20 例多发，记录了与脑梗死是否多发的可能有关的危险因素情况：x_1 性别（1-男性，0-女性）；x_2 吸烟否（1-是，0-否）；x_3 患糖尿病（1-是，0-否）；x_4 胆固醇；x_5 甘油三酯；x_6 低密脂蛋白；x_7 高密脂蛋白；y 单发多发（1-多发，0-单发）。请分析影响脑梗塞是否多发的主要因素。

表 14-5　40 名腔隙性脑梗死患者的调查数据

性别 x_1	吸烟否 x_2	患糖尿病 x_3	胆固醇 x_4	甘油三酯 x_5	低密脂蛋白 x_6	高密脂蛋白 x_7	单发多发 y
0	0	1	5.65	2.34	3.61	1.98	0
0	0	0	6.23	3.89	2.11	.99	0
1	0	1	5.14	2.73	2.88	1.02	0
0	0	0	5.20	1.79	3.15	1.24	0
0	0	0	4.92	2.13	2.85	1.31	0
1	1	0	6.10	1.88	4.19	1.06	0
1	0	1	5.35	1.42	3.56	1.14	0
1	0	0	4.14	.92	2.61	1.23	0
0	0	0	5.09	2.41	2.96	1.03	0
1	0	0	5.23	2.15	3.15	1.10	0
1	1	1	5.18	2.10	3.06	1.17	0
1	0	0	6.10	3.11	3.85	1.84	0
1	0	0	4.30	1.90	2.58	.86	0
1	1	0	4.46	2.69	2.33	.91	0
1	0	0	5.63	1.81	3.70	1.11	0
0	0	1	6.86	2.45	4.70	1.05	0
1	0	0	4.35	1.62	2.52	1.09	0
0	0	1	6.23	1.97	4.31	1.02	0
1	1	0	4.00	2.20	1.90	1.10	0
1	1	1	5.45	2.79	3.29	.89	0
0	1	1	3.73	3.95	.56	1.37	1
0	0	0	4.50	2.34	2.19	1.25	1
0	1	0	5.30	3.89	3.04	1.40	1
1	1	0	4.20	1.26	2.46	1.17	1
1	0	0	4.07	1.34	2.20	1.26	1
1	0	0	4.74	1.85	2.78	1.12	1
1	1	0	4.56	2.14	2.24	1.35	1
1	0	0	4.45	1.12	2.71	1.23	1
1	1	0	3.70	2.07	2.04	1.17	1
0	0	0	3.97	1.20	2.04	1.38	1
1	1	1	4.38	1.87	2.41	1.12	1
0	0	0	2.68	2.25	1.39	1.27	1
1	1	1	3.96	2.49	1.59	1.24	1
0	0	0	6.12	1.37	3.99	1.51	1
1	1	0	3.87	1.86	1.80	1.22	1
0	0	0	4.30	1.79	2.64	1.30	1
1	1	0	3.35	.81	1.68	1.30	1
1	1	0	4.78	1.40	2.15	.99	1
1	1	0	5.23	1.12	3.69	1.03	1
1	1	0	2.89	1.20	1.95	1.39	1

五、补充思考练习参考答案

（一）是非题

1. +　　　2. +　　　3. −　　　4. +　　　5. −

（二）选择题

1. c　　　2. d　　　3. a　　　4. c

（三）应用分析题

1. 【解答】

（1）该资料共有 5 个变量，属于多变量资料。要分析工龄、体重、吸烟、饮酒对收缩压的影响，应采用多因素分析的方法，因变量收缩压是正态定量变量，因此对于本问题可采用多重线性逐步回归分析。

（2）建立数据文件，调用 SPSS 的 Regression → Linear 过程进行多重逐步线性回归分析，收缩压为因变量，工龄、体重、吸烟、饮酒为自变量，选入变量与剔除变量的标准均采用系统默认的检验水准：$\alpha=0.05$，$\beta=0.10$，主要结果如下：

Coefficients^a

Model		Unstandardized Coefficients		Standardized Coefficients	t	Sig.
		B	Std. Error	Beta		
3	(Constant)	9.176	1.120		8.196	.000
	吸烟（年）	.065	.018	.483	3.697	.001
	工龄（年）	.048	.015	.423	3.240	.003
	体重（kg）	.040	.016	.262	2.503	.019

a. Dependent Variable: 收缩压（kPa）

从上述的结果可以看出逐步回归分析的迭代过程，逐步回归方程为
$$\hat{y} = 9.176 + 0.065 吸烟 + 0.048 工龄 + 0.040 体重$$

2. 【解答】

（1）该资料是多变量资料，因变量"单发与多发"是两分类变量，应选用两分类 Logistic 回归分析。

（2）建立数据文件，调用 SPSS 的 Regression →Binary Logistic 过程进行 Logistic 回归分析。选取 Backward LR 法，选入与剔除的水准为系统默认：$\alpha=0.05$，$\beta=0.10$，主要结果如下：

Variables in the Equation

		B	S.E.	Wald	df	Sig.	Exp(B)
Step 3^a	性别（x_1）	-3.221	1.878	2.942	1	.086	.040
	吸烟（x_2）	4.075	1.773	5.281	1	.022	58.828
	胆固醇（x_4）	-2.874	1.132	6.451	1	.011	.056
	甘油三酯（x_5）	-2.029	1.085	3.497	1	.061	.131
	高密脂蛋白（x_7）	4.570	2.741	2.780	1	.095	96.529
	Constant	12.376	6.795	3.318	1	.069	237149.410

a. Variable (s) entered on step 1: 性别，吸烟否，患糖尿病，胆固醇，甘油三酯，低密脂蛋白，高密脂蛋白

由此结果可得到相应 Logistic 回归表达式是：
$$\ln(\frac{p}{1-p}) = 12.38 - 3.22x_1 + 4.08x_2 - 2.87x_4 - 2.03x_5 + 4.57x_7$$

从方程中可以看出，性别、胆固醇、甘油三酯与脑梗死多发呈负相关，吸烟、高密度脂蛋白与脑梗死多发呈正相关。性别（x_1）的优势比是 0.04，表示男性多发的可能性是女性的 0.04 倍，吸烟（x_2）的优势比是 58.828，表示吸烟者多发的可能性是不吸烟者 58.828 倍；甘油三酯（x_5）优势比是 0.131，表示甘油三酯每增加一个单位多发的可能性是原先的 0.131 倍。依此类推。

（宋桂荣　刘启贵）

主要参考文献

李志辉，罗平. 2005. SPSS for Windows 统计分析教程. 2版：北京：电子工业出版社.
李志辉，罗平. 2010. PASW/SPSS Statistics 中文版统计分析教程. 3版. 北京：电子工业出版社.
罗家洪，郭秀花. 2011. 医学统计学（供临床研究生使用）. 2版. 北京：科学出版社.
罗家洪，郭秀花. 2012. 医学统计学计算机操作教程（供临床本科生使用）. 2版. 北京：科学出版社.
罗家洪，郭秀花. 2015. 卫生统计学（供临床研究生使用）. 2版. 北京：科学出版社.
罗家洪，郭秀花. 2015. 卫生统计学计算机操作教程（供临床研究生使用）. 2版. 北京：科学出版社.
罗家洪，李健. 2010. 流行病学（供临床本科生使用）. 北京：科学出版社.
罗家洪，李健. 2011. 流行病学学习指导（供临床本科生使用）. 北京：科学出版社.
苏金明. 2004. 统计软件 SPSS12.0 for Windows 应用及开发指南. 北京：电子工业出版社.
万崇华，罗家洪. 2005. 卫生统计学学习辅导. 2版. 昆明：云南民族出版社.
万崇华，罗家洪. 2010. 卫生统计学学习辅导. 3版. 昆明：云南民族出版社.
万崇华，罗家洪. 2014. 高级医学统计学. 北京：科学出版社.
张文彤. 2002. SPSS11 统计分析教程（高级篇）. 北京：北京希望电子出版社.

附录一　《医学统计学》期末模拟考试题（一）

学号_____　　姓名_____　　班级_____　　成绩_____

一、填空题（每空 0.5 分，共 15 分）

1. 科研结果的好坏取决于_____的好坏，研究设计是统计工作的基础和关键，决定着整个统计工作的成败。
2. 概率是_____。小概率事件是指_____的随机事件。
3. 实验设计四大原则为_____、_____、_____、_____。
4. 实验设计三要素是指_____、_____、_____。
5. 假设检验的基本思想是_____和_____。
6. 随机抽样是指_____。
7. Ⅱ类错误的意思是_____。
8. 作两样本均数的比较时，如 $P>0.05$，则应_____无效假设，结论为_____。
9. 变异系数用于_____，或_____资料间变异程度的比较。
10. 均衡性原则是指_____。
11. 正态分布 $N(\mu, \sigma^2)$ 中有两个参数：_____和_____。
12. 标准化死亡比（SMR）是_____之比。
13. 计算标准化率时，一般选择"标准"的方法有两种：
    （1）_____；
    （2）_____。
14. χ^2 值反映_____的符合程度。
15. 四格表 χ^2 检验的注意事项：
    （1）当_____时，用四格表 χ^2 检验的基本公式或专用公式计算 χ^2 值。
    （2）当_____时，需要用校正公式计算 χ^2 值。
    （3）当_____时，不宜计算 χ^2 值，需采用四格表确切概率法直接计算概率。
16. 多发病是指_____高的疾病。
17. 剂量反应是_____。

二、是非题（每题 1 分，共 10 分）

1. 假定变量 X 与 Y 的相关系数 r_1 是 0.8，$P_1<0.05$；变量 M 与 N 的相关系数 r_2 为 -0.9，$P_2<0.05$，则 X 与 Y 的相关密切程度较高。（　　）
2. 有 9 名出生婴儿的头围（cm）为：60，55，45，48，56，65，50，62，49，其中位数为 56cm。（　　）
3. 算得 $r=0.85$，可认为两变量间相关较密切。（　　）
4. 实验设计的特点之一就是研究者能人为设置处理因素。（　　）
5. 患病率高的疾病称为常见病。（　　）
6. $1-\beta$ 越小，所需样本例数越多。（　　）
7. α 越大，所需样本含量越小。（　　）
8. 三行四列的表作 χ^2 检验允许有一个 $T<5$。（　　）
9. 两组资料比较的秩和检验中，T 值在 T 界值范围以内时则 P 值大于界值所对应的概率。（　　）
10. 在配对符号秩和检验中，T 值在 T 界值范围以外则 P 值大于界值所对应的概率。（　　）

三、选择题（每题 1 分，共 10 分）

1. t 检验中，不同类型资料的 t 检验的区别是_____。
   a. 检验步骤不同　　　　b. 统计量 t 的计算公式不同　　　　c. 确定 P 值时查的表不同
   d. 根据 P 值判断结果的方法不同　　　　e. 以上都不对
2. 某医师研究腹腔镜胆囊手术疗效时，实验组用腹腔镜胆囊手术疗法，对照组用传统胆囊手术疗法，这属于_____。
a. 空白对照　　b. 标准对照　　c. 实验对照　　d. 历史对照　　e. 安慰剂对照

3. 两个四格表一个 $\chi^2 > \chi^2_{(0.01)}$，另一个 $\chi^2 > \chi^2_{(0.05)}$，可认为_____。
a. 前者两个的百分数相差大　　　　　　b. 后者两个的百分数相差大
c. 前者更有理由认为两总体率不同　　　d. 后者更有理由认为两总体率不同
e. 尚不能下结论

4. 样本例数估计需要事先确定_____。
a. α、β、μ、δ　　b. δ、β、S、σ　　c. δ、β、μ、α　　d. δ、$1-\beta$、S、α　　e. α、β、μ、$1-\beta$

5. t 检验中，$t > t_{0.05(v)}$，$P < 0.05$，拒绝检验假设，其依据是_____。
a. 原假设本身是人为的，应该拒绝　　　b. 原假设成立的可能性很小
c. 原假设成立是完全荒谬的　　　　　　d. 计算结果证明原假设是错误的
e. 原假设不可能成立

6. 相关系数检验的无效假设 H_0 是_____。
a. $\rho=0$　　b. $\rho\neq 0$　　c. $\rho>0$　　d. $\rho<0$　　e. $\beta=0$

7. 同一双变量资料，进行直线相关与回归分析，有_____。
a. $r>0$，$b<0$　　b. $r>0$，$b>0$　　c. $r<0$，$b>0$
d. r 与 b 的符号毫无关系　　e. r 与 b 的符号可以相同也可以不同

8. 某医师作了一个配对秩和检验，$n=10$，$T_+=15$，$T_-=40$，查 T 界值表得 $T_{0.05}=8\sim 47$，则 P 值为_____。
a. $P>0.05$　　b. $P<0.05$　　c. $P=0.05$　　d. $P\leq 0.05$　　e. $P\geq 0.05$

9. 某医师作了一个两样本秩和检验，$n_1=12$，$T_1=95$，$n_2=10$，$T_2=158$，查 T 界值表得 $T_{0.05}=84\sim 146$，则 P 值为_____。
a. $P>0.05$　　b. $P<0.05$　　c. $P=0.05$　　d. $P\leq 0.05$　　e. $P\geq 0.05$

10. 某病人的某项指标低于正常人，但有部分重叠，为控制漏诊率应当考虑_____。
a. 提高正常值上限值　　b. 降低正常值上限值　　c. 提高正常值下限值
d. 降低正常值下限值　　e. 以上都不对

四、应用分析题（共 65 分）

1. 某医生随机抽取正常人和脑病病人各 11 例，测定尿中类固醇排出量（mg/dl），结果如表 F1-1。该医生根据此资料算得正常人尿中类固醇排出量的均数 $\bar{x}_1=4.266$ mg/dl，标准差 $s_1=0.985$ mg/dl；脑病病人尿中类固醇排出量的均数 $\bar{x}_2=5.732$ mg/dl，标准差 $s_2=1.626$ mg/dl，配对 t 检验结果，$t=-3.098$，$P<0.05$，故认为脑病病人尿中类固醇排出量高于正常人。（9 分）

表 F1-1　正常人和脑病病人尿中类固醇排出量（mg/dl）测定结果

分组	尿中类固醇排出量										
正常人	2.90	5.41	5.48	4.60	4.03	5.10	4.97	4.24	4.37	3.05	2.78
脑病病人	5.28	8.79	3.84	6.46	3.79	6.64	5.89	4.57	7.71	6.02	4.06

问：（1）该资料属于何种设计方案？
（2）该医生的统计处理是否正确？为什么？

2. 某医师用某种中草药治疗不同类型的小儿肺炎，其中病毒性肺炎 60 例，细菌性肺炎 60 例，治疗结果见表 F1-2。该医师对此资料采用行×列 χ^2 检验，得 $\chi^2=7.077$，$P=0.069$，差异无统计学意义，故认为此种中草药对不同类型小儿肺炎的疗效分布无差别。（8 分）

表 F1-2　某种中草药治疗不同类型小儿肺炎的疗效比较

小儿肺炎类型	治愈	显效	有效	无效	合计
病毒性肺炎	21	17	11	11	60
细菌性肺炎	11	13	17	19	60
合计	32	30	28	30	120

问：（1）该研究是什么设计？
（2）统计分析的目的是什么？统计方法是否正确？

3. 某医院分别用中西药治疗胃炎患者，结果西药组治疗 80 人，有效 64 人，中药组治疗 55 人，有效 48 人，问两种药物的疗效有无差别（8 分）：

问：（1）这是什么资料？
（2）能否根据有效率直接下结论，为什么？
（3）若要比较两药有效率有无差别，应选用何种统计方法？（写出步骤，不必计算）

4. 在用中药溃疡灵治疗溃疡病的研究中，研究者用中药溃疡灵结合其他治疗措施，治疗胃溃疡 40 例（其中 15 例合用西药胃舒平，15 例加服云南白药，10 例加针灸），结果 40 例均全部治愈。该研究者据此认为："以中药溃疡灵为主，治疗胃溃疡 40 例，临床治愈率 100%，效果非常满意"。试从统计学角度对其过程和结论进行分析评价（不必计算）。（8 分）

5. 两种药物治疗扁平足资料如表 F1-3，问两种药物疗效是否不同？（8 分）

表 F1-3　治疗扁平足疗效表

病例号	1	2	3	4	5	6	7	8	9	10
中药	好	好	中	好	好	中	好	好	中	好
西药	中	中	中	好	中	差	中	中	差	差

问：（1）这是什么资料？
（2）试验两种药物疗效有无差别，应选用何种统计方法？（写出步骤，不必计算）

6. 某防疫站研究甲、乙两种方法测定血清钙含量的差别，随机对 10 名正常成年男子分别用甲、乙两种方法测得其血清钙含量（mg/L）如表 F1-4 所示：

表 F1-4　两种方法方法测血清钙含量

编号	1	2	3	4	5	6	7	8	9	10
甲法	7.2	10.5	8.1	9.6	8.3	10.8	8.7	9.1	12.0	9.9
乙法	8.1	10.4	9.9	8.2	9.1	12.3	9.5	8.8	11.7	12.5

假设血清钙含量数据服从正态分布。问：比较甲乙两种方法测定的血清钙含量有无差别？应选用何种统计方法？写出步骤，不必计算。（8 分）

7. 某地对血吸虫流行区进行血吸虫与大肠癌关系的调查研究，抽查 39 个乡的资料，各乡抽查人数相同。血吸虫感染率最低为 8.9%，最高为 79.3%。将血吸虫感染率（%）作 x，大肠癌标化死亡率（1/10 万）为 y，作相关回归分析，得 $r=0.6315$，$P<0.01$，$b=0.1344$，$a=4.152$。（8 分）

问：（1）能否用直线回归方程描述两者的关系，为什么？
（2）若血吸虫感染率为 20%，则大肠癌标化死亡率平均是多少？
（3）若血吸虫感染率为 90%，大肠癌标化死亡率平均又是多少？

8. 某医师自称松球用水煎后制成的松球合剂对慢性气管炎有较好的疗效。但经有关专家检验后发现：所谓的松球合剂中含有麻黄和地龙这两种对该病有一定治疗作用的药物，因而怀疑"松球对该病有较好疗效"的结论是不正确的。请你设计一个试验，验证"松球对该病有较好疗效"的结论的真伪。（8 分）

（罗家洪　彭林珍　罗　健）

附录二 《医学统计学》期末模拟考试题（二）

学号_____ 姓名_____ 班级_____ 成绩_____

一、填空题（每空0.5分，共15分）

1. 假设检验的基本思想是_____和_____。
2. 医学原始资料的类型有_____、_____、_____。
3. 统计工作步骤为_____、_____、_____、_____。
4. 两组正态分布资料的比较，当方差不齐时，可采用的方法是_____，_____，_____。
5. 抽样误差的意思是_____。
6. Ⅰ类错误的意思是_____。
7. 作两样本率的比较时，如$P>0.05$，则应_____无效假设，结论为_____。
8. 直线回归分析的前提是：（1）_____；（2）_____；（3）_____；（4）_____。
9. 实验设计的基本原则是_____，_____，_____。
10. 重复原则是指_____。
11. 常用相对数有_____、_____、_____。
12. 常见病是指_____高的疾病。
13. 总体是指_____。

二、是非题（每题1分，共10分）

1. 非参数统计不依赖于总体分布类型，但可对总体参数进行统计推断。（ ）
2. 在配对t检验中，用药前数据减用药后数据与用药后数据减用药前数据，所得到的结论相同。（ ）
3. 拒绝H_0时，P值越小越好，接受H_0时，P值越大越好。（ ）
4. χ^2检验时，当$\chi^2>\chi^2_{0.05(v)}$，$P<0.05$，可认为两总体率不同。（ ）
5. 偏倚是指在试验中由于某些非实验因素的干扰所形成的系统误差，歪曲了处理因素的真实效应。（ ）
6. 假设检验只回答差别有无统计学意义，而不能回答所比较事物的实际差别。（ ）
7. 进行三个率差别的χ^2检验，当$P<0.05$时，可认为各样本率之间总的来说有差别，但不能说明彼此之间都有差别。（ ）
8. 若甲地老年人的比重比标准人口的老年人比重大则甲地标准化后的食道癌死亡率比原来的低。（ ）
9. 调查100名"腹泻"病人，发现他们中99%的人在××餐厅用过餐，可能这个餐厅的食物是引起"腹泻"的原因。（ ）
10. δ越小，所需样本含量越小。（ ）

三、选择题（每题1分，共10分）

1. H_0是假设差异由_____所致。
   a. 第Ⅰ类错误　　b. 第Ⅱ类错误　　c. 抽样误差　　d. 本质差异　　e. 以上都不对
2. 两样本均数比较的t检验，差别有统计学意义时，P值越小，则_____。
   a. 两样本均数差异越大　　b. 两总体均数差异越大　　c. 越有理由认为两总体均数不同
   d. 越有理由认为两样本均数不同　　e. 以上都不对
3. 散点呈直线趋势，当X增加Y则减少，则可初步判断两变量为_____。
   a. 正相关关系　　b. 负相关关系　　c. 无相关关系　　d. 还不能确定　　e. 以上都不对
4. 为研究苗药"胃灵丹"治疗胃病（胃炎、胃溃疡等）疗效，在某医院选择50例胃炎和胃溃疡病人，随机分成实验组和对照组，实验组用胃灵丹治疗，对照组用公认有效的"胃苏冲剂"。这种对照在实验设计中称为_____。
   a. 空白对照　　b. 标准对照　　c. 实验对照　　d. 历史对照　　e. 安慰剂对照

5. 四格表中的一个实际数字为1_____。
a. 就不能作 χ^2 检验　　　　　b. 就必须用校正 χ^2 检验　　　　c. 不能确定是否需要校正
d. 作 χ^2 检验不必校正　　　　e. 还不能决定是否可作 χ^2 检验

6. 回归直线 $\hat{y} = a + bx$ 的 $b > 0$，表示_____。
a. y 随 x 增大而减小　　　　b. y 随 x 减小而增大　　　　c. y 随 x 减小而减小
d. y 与 x 无线性依存关系　　e. 以上都不对

7. 直线回归分析的前提条件为_____。
a. 线性（linearity）　　　　　b. 独立性（independent）　　　c. 正态性（normality）
d. 方差齐性（equal variances）　e. 以上都对

8. 配对比较的符号秩和检验，确定 P 值的方法是_____。
a. T 值越大，P 值越小　　　b. T 值越大，P 值越大　　　c. T 值即为 z 值，可查 z 界值表
d. T 值在界值范围内，P 值大于相应的概率　　e. T 值在界值范围外，P 值大于相应的概率

9. 四个样本百分率比较时，有一个理论频数小于5大于1时_____。
a. 必须先作合理的校正　　　　b. 作 χ^2 检验不必校正　　　c. 不能作 χ^2 检验
d. 必须作校正检验　　　　　　e. 不能确定是否需要校正

10. 配对计量资料（数据呈偏态分布）比较时，一般首选_____。
a. 配对 t 检验　　　　　　　b. 成组 t 检验　　　　　　　c. 方差分析
d. 配对秩和检验　　　　　　　e. 多个样本比较的秩和检验

四、应用分析题（共 65 分）

1. 某医师用中药和西药治疗贫血病人，中药治疗 100 人，治愈人数为 88 人，治愈率为 88.0%；西药治疗 100 人，治愈人数为 75 人，治愈率为 75.0%。根据此资料回答下列问题（15 分）
（1）这是什么资料？
（2）能否根据治愈率直接下结论，为什么？
（3）若要比较两种药物治愈率有无差别，应选用何种统计方法？（写出步骤，不必计算）

2. 某地检查健康男性工人 225 人的血液红细胞，得均数为 470 万/mm^3，标准差为 30 万/mm^3。（写出公式，代入数据解释，不必计算）（10 分）
（1）推测该地健康工人的血液红细胞数平均含量。
（2）现有一男性工人的红细胞数为 420 万/mm^3，问该男性工人的红细胞数是否正常？

3. 某医师研究果胶治疗铅中毒疗效时，采用治疗前后血铅和尿铅作为观察指标，治疗 40 名铅中毒患者，结果治疗前测得血铅为 0.181±0.029mg/L，尿铅为 0.116±0.009mg/L；治疗后血铅为 0.073±0.019mg/L，尿铅为 0.087±0.010mg/L。血铅、尿铅治疗前后比较 P 值均小于 0.01，差异有统计学意义，结论为：果胶有良好的驱铅作用，可以用于治疗铅中毒患者。请你从统计学角度进行分析。（不必计算）。（7 分）

4. 某厂工人保健站在"职工健康状况报告"中写道："在 946 名工人中，患慢性病的有 274 人，其中女工 219 人，占 80%，男工 55 人，占 20%，所以女工易患慢性病"。你认为是否正确？为什么？（6 分）

5. 某市卫生防疫站用两种消毒药分别对 10 个水井消毒前后中细菌总数检验结果如表 F2-1，问消毒前后每升水中细菌总数有无差别？（写出方法步骤，不必计算）（10 分）

表 F2-1　细菌总数检测

编号	消毒前	消毒后
1	1245	563
2	2568	652
3	560	156
4	3564	356
5	5879	269
6	235	19
7	1879	159
8	465	32
9	887	165
10	532	43

6. 为观察"麦普宁"治疗急性脑梗死的临床疗效和安全性,某医师将90例急性脑梗死住院患者随机分为两组,在相同的常规治疗基础上,试验组46例采用"麦普宁"治疗(30例加用"甘露醇"),对照组44例采用"复方丹参"治疗,结果试验组有效40例,有效率为87.0%,对照组有效29例,有效率为65.9%。该医师采用χ^2检验比较两组疗效,得$\chi^2=5.569$,$P=0.018$,差异有统计学意义,故认为麦普宁治疗急性脑梗死的疗效优于复方丹参。请从统计学角度进行分析。(6分)

7. 某防疫站研究甲、乙两种方法测定血清钙含量的差别,随机对10名正常成年男子分别用甲、乙两种方法测得其血清钙含量(mg/L)如表F2-2所示:

表F2-2 测定血清钙含量

编号	1	2	3	4	5	6	7	8	9	10
甲法	7.2	10.5	8.1	9.6	8.3	10.8	8.7	9.1	12.0	9.9
乙法	8.1	10.4	9.9	8.2	9.1	12.3	9.5	8.8	11.7	12.5

假设血清钙含量数据服从正态分布,问甲乙两种方法测定的血清钙含量有无差别?(写出方法步骤,不必计算)(10分)

8. 改进下列统计表。(6分)
临床症状改善表,改善表F2-3。

表F2-3 类风湿性关节炎疗效观察

总例数	有效				无效
	近期痊愈		好转		
	例数	%	例数	%	例数
100	20	0.2	40	0.4	40

(罗家洪 彭林珍 罗 健)

附录三 《医学统计学》期末模拟考试题（三）

（计算机网络考试：应用分析题为多选题，其余为单选题）

学号_____　　姓名_____　　班级_____　　成绩_____

1. 甲地正常成年男子 Hb 均数为 14.5 克%，标准差为 1.20 克%，从该地随机抽取 10 名正常成年男子，其 Hb 均数为 12.8 克%，标准差为 2.25 克%。又从乙地随机抽取 15 名正常成年男子，其 Hb 均数为 16.8 克%，标准差为 1.85 克%。推断断 16.8 克%与 12.8 克%代表的总体有无差别，选用的方法是_____。（1.0 分）
a. 样本均数与总体均数比较的 t 检验　　b. 配对 t 检验　　c. 成组 t 检验
d. z 检验　　　　　　　　　　　　　　　　　　　　　　e. 无法比较

2. 甲地正常成年男子 Hb 均数为 14.5 克%，标准差为 1.20 克%，从该地随机抽取 10 名正常成年男子，其 Hb 均数为 12.8 克%，标准差为 2.25 克%。又从乙地随机抽取 15 名正常成年男子，其 Hb 均数为 16.8 克%，标准差为 1.85 克%。推断 16.8 克%与 14.5 克%代表的总体有无差别，选用的方法是_____。（1.0 分）
a. 样本均数与总体均数比较的 t 检验　　b. 配对 t 检验　　c. 成组 t 检验
d. z 检验　　　　　　　　　　　　　　　　　　　　　　e. 无法比较

3. t 检验中，$t > t_{0.05(v)}$，$P < 0.05$，拒绝检验假设，其依据是_____。（1.0 分）
a. 原假设本身是人为的，应该拒绝　　　　b. 若认为原假设成立，正确的可能性很小
c. 原假设成立是完全荒谬的　　　　　　　d. 计算结果证明原假设是错误的
e. 原假设不可能成立

4. 为调查某地成年男子 RBC 数，随机抽取 100 名成年男子，其均数为 $4.8 \times 10^{12}/L$，标准差为 $0.42 \times 10^{12}/L$，则该地 95%成年男子 RBC 均数落在的范围是_____。（1.0 分）
a. $4.8 \pm 1.96 \times 0.42$　　　　b. $4.8 \pm 1.96 \times 0.42/\sqrt{100}$　　　　c. $4.8 \pm 1.645 \times 0.42$
d. $4.8 \pm 1.96 \times 0.42\sqrt{100}$　　　e. $4.8 \pm 1.645 \times 0.42\sqrt{100}$

5. 为调查某地成年男子 RBC 数，随机抽取 100 名成年男子，其均数为 $4.8 \times 10^{12}/L$，标准差为 $0.42 \times 10^{12}/L$，则该地 95%成年男子 RBC 数落在的范围是_____。（1.0 分）
a. $4.8 \pm 1.96 \times 0.42$　　　　b. $4.8 \pm 1.96 \times 0.42\sqrt{100}$　　　　c. $4.8 \pm 1.645 \times 0.42$
d. $4.8 \pm 1.96 \times 0.42\sqrt{100}$　　　e. $4.8 \pm 1.645 \times 0.42\sqrt{100}$

6. 假设检验中，Ⅱ型错误的定义为"接受无效假设时所犯的错误"_____。（1.0 分）

7. 评价某人的某项指标是否正常，所用的范围是 $\bar{x} \pm t_{0.05,v} s_x$ _____。（1.0 分）
a. +　　　　b. −

8. 两样本比较时，分别取以下检验水准，下列何者所取_____第二类错误最大。（1.0 分）
a. $\alpha = 0.05$　　b. $\alpha = 0.01$　　c. $\alpha = 0.15$　　d. $\alpha = 0.20$　　e. $\alpha = 0.30$

9. 评价某人的血红蛋白值是否正常，可选用的范围是_____。（1.0 分）
a. $\bar{x} \pm 1.96s$　　b. $\mu \pm 1.96\sigma$　　c. $\bar{x} \pm t_{0.05\mu} s_x$　　d. $\mu \pm 1.96\sigma_{\bar{x}}$　　e. $\bar{x} \pm 1.96 s_{\bar{x}}$

10. 在 t 检验中，若拒绝 H_0，P 值越小，则说明两总体均数差别越大_____。（1.0 分）
a. +　　　　b. −

11. 对数变换可以使某些资料达到方差齐性的要求_____。（1.0 分）
a. +　　　　b. −

12. LSD-t 检验主要用于事先有明确假设的证实性研究_____。（0.5 分）
a. +　　　　b. −

13. 完全随机设计资料可用随机区组设计方差分析进行统计处理以提高统计效率_____。（0.5 分）
a. +　　　　b. −

14. 两独立样本均数差别的假设检验可用 t 检验，也可以用方差分析_____。（0.5 分）
a. +　　　　b. −

15. 方差分析中，当 $P<0.05$ 时，可进一步作 _____ 检验。（0.5 分）
a. F 检验 b. z 检验 c. χ^2 检验 d. q 检验 e. t 检验

16. 配对计量资料进行假设检验时，_____。（0.5 分）
a. 仅能用配对 t 检验 b. 仅能用随机区组方差分析 c. 用配对 t 检验和随机区组方差分析都可以
d. 仅能用成组 t 检验 e. 以上都不对

17. SNK（Students-Newman-Keuls）法主要用于探索性研究 _____。（0.5 分）
a. + b. −

18. 随机区组设计资料的方差分析将总变异分为 _____。（0.5 分）
a. 组间变异、组内变异两部分 b. 处理、区组、误差三部分
c. 抽样、系统、随机测量三部分 d. 标准差、标准误两部分
e. 以上说法都不对

19. 进行 4 个样本均数之间的比较，若 $P<0.05$，则可认为各样本均数之间有差别，但不能认为 4 个样本均数彼此之间都有差别 _____。（0.5 分）
a. + b. −

20. 多个均数差别的假设检验，$F>F_{0.05, v}$，可认为各组均数都不相同 _____。（0.5 分）
a. + b. −

21. 四格表资料在哪种情况下可以直接用 χ^2 检验 _____。（1.0 分）
a. $T>5$ b. $n>40$ c. $T>1$ d. $1<T<5$ e. $T>5$ 且 $n>40$

22. 两个四格表一个 $\chi^2>\chi^2_{(0.01)}$，另一个 $\chi^2>\chi^2_{(0.05)}$，可认为 _____。（1.0 分）
a. 前者两个的百分数相差大 b. 后者两个的百分数相差大
c. 前者更有理由认为两总体率不同 d. 后者更有理由认为两总体率不同
e. 尚不能下结论

23. 四格表中的一个实际数字为 1 _____。（1.0 分）
a. 就不能作 χ^2 检验 b. 就必须用校正 χ^2 检验 c. 还不能决定是否可作 χ^2 检验
d. 作 χ^2 检验不必校正 e. 不能确定是否需要校正

24. 配对计数资料既可作相关分析又可作差异比较 _____。（0.5 分）
a. + b. −

25. 进行三个率差别的 χ^2 检验，当 $P<0.05$ 时，可认为各样本率之间总的来说有差别，但不能说明彼此之间都有差别 _____。（0.5 分）
a. + b. −

26. 三个工厂门诊疾病构成比作比较时，不可作 χ^2 检验 _____。（0.5 分）
a. + b. −

27. 胃溃疡患者的病情程度和精神紧张程度之间的相关性分析中，χ^2 检验的 H_0 为 _____。（0.5 分）
a. 胃溃疡患者的病情程度和精神紧张程度相同
b. 胃溃疡患者的病情程度和精神紧张程度不同
c. 胃溃疡患者的病情程度和精神紧张程度之间有相关关系
d. 胃溃疡患者的病情程度和精神紧张程度之间无相关关系
e. 以上都不对

28. 当四格表的周边合计数不变时，如果某一个格子的实际数有变化，则其理论数 _____。（0.5 分）
a. 增大 b. 减小 c. 不变 d. 不确定 e. 以上都不对

29. 五个样本百分率比较时，有 2 个理论频数小于 5 大于 1 时 _____。（0.5 分）
a. 必须先作合理的并组 b. 直接作 χ^2 检验 c. 不能作 χ^2 检验
d. 必须作校正 χ^2 检验 e. 不能确定是否需要校正

30. 三行四列的表作 χ^2 检验允许有一个 $T<5$ _____。（0.5 分）
a. + b. −

31. 在两组资料比较的秩和检验中，以例数较多者的秩和为统计量 T _____。（0.5 分）
a. + b. −

32. 在两组资料比较的秩和检验中，T值在界值范围内则P值小于相应的概率_____。（0.5分）
   a. +　　　　　　b. −

33. 在配对资料秩和检验中，两组数据统一从小到大编秩次_____。（0.5分）
   a. +　　　　　　b. −

34. 某医师作了一个两样本秩和检验，$n_1=12$，$T_1=95$，$n_2=10$，$T_2=158$，查T界值表得$T_{0.05}=84\sim146$，则P值为_____。（0.5分）
   a. $P>0.05$　　b. $P<0.05$　　c. $P=0.05$　　d. $P\leq0.05$　　e. $P\geq0.05$

35. 某医师作了一个配对秩和检验，$n=10$，$T_+=15$，$T_-=40$，查T界值表得$T_{0.05}=8\sim47$，则P值为_____。（0.5分）
   a. $P>0.05$　　b. $P<0.05$　　c. $P=0.05$　　d. $P\leq0.05$　　e. $P\geq0.05$

36. 两组不配对计量资料，分布接近正态分布而方差不齐，假设检验最好用_____。（0.5分）
   a. t检验　　b. F检验　　c. χ^2检验　　d. 配对符号检验　　e. t'检验

37. 两组原始资料的秩和检验中，由于_____必须进行z检验的校正。（0.5分）
   a. 例数较多时　　b. 等级较多时　　c. 频数较多时　　d. 相同秩次较多时　　e. 例数较少时

38. 某医师作了一个两样本秩和检验，$n_1=10$，$T_1=78$，$n_2=11$，$T_2=153$，查T界值表得$T_{0.05}=81\sim139$，则P值为_____。（0.5分）
   a. $P>0.05$　　b. $P<0.05$　　c. $P=0.05$　　d. $P\leq0.05$　　e. $P\geq0.05$

39. 某医师作了一个配对秩和检验，$n=8$，$T_+=12$，$T_-=24$，查T界值表得$T_{0.05}=3\sim33$，则P值为_____。（0.5分）
   a. $P>0.05$　　b. $P<0.05$　　c. $P=0.05$　　d. $P\leq0.05$　　e. $P\geq0.05$

40. 等级资料的比较宜采用_____。（0.5分）
   a. t'检验　　b. t检验　　c. Z检验　　d. 秩和检验　　e. 方差分析

41. 进行b的假设检验应先确定是用单侧还是双侧检验_____。（0.5分）
   a. +　　　　　　b. −

42. 服从双变量正态分布的资料都可以进行线性回归分析_____。（0.5分）
   a. +　　　　　　b. −

43. b为负值时，表示x每增加一个单位，y就平均减少$|b|$个单位_____。（0.5分）
   a. +　　　　　　b. −

44. 凡是可以做线性回归的资料，均可做线性相关分析_____。（0.5分）
   a. +　　　　　　b. −

45. 作回归分析的程序通常为：_____。（0.5分）
   a. 先进行相关分析，有相关关系时，再进行回归分析
   b. 先绘制散点图，有线性趋势时，再进行回归分析
   c. 绘制散点图，有线性趋势时，作相关分析，有相关关系时，再作回归分析
   d. 直接作回归分析
   e. 绘制散点图，有线性趋势时，相关、回归分析一起作

46. 线性回归分析要求资料_____。（0.5分）
   a. x和y必须服从双变量正态分布　　b. x必须服从正态分布　　c. y必须服从正态分布
   d. x和y都可以不服从正态分布　　e. 对资料没有要求

47. 回归分析中，b越大，S_b也越大_____。（0.5分）
   a. +　　　　　　b. −

48. 直线回归分析的前提条件：_____。（0.5分）
   a. 线性（linearity）：两个变量间存在线性关系
   b. 独立性（independent）：任意两个观察值互相独立
   c. 正态性（normality）：应变量y是服从正态分布的随机变量
   d. 方差齐（equal variances）：给定x后，应变量y的方差相等
   e. 以上均对

49. 同一资料,有 $t_r=t_b=$SQRT（F）_____。（0.5分）

a. +　　　　b. −

50. 某资料算得 $b=3.25$，作 t 检验得 $P<0.05$，说明两变量是_____。（0.5分）

a. 正相关　　　　b. 负相关　　　　c. 无相关

d. 可能是正相关也可能是负相关　　　　e. 还不能判断是否能作相关分析

51. 实验设计的基本三要素是指_____。（0.5分）

a. 受试对象、实验效应、观察指标　　　　b. 随机化、重复、设置对照

c. 齐同对比、均衡性、随机化　　　　d. 处理因素、受试对象、实验效应

e. 以上都不是

52. $1-\beta$ 越大，所需样本例数越多_____。（0.5分）

a. +　　　　b. −

53. Ⅱ期临床试验是通过盲法的随机对照试验，对新药的有效性和安全性作出初步评价，推荐临床给药剂量_____。（0.5分）

a. +　　　　b. −

54. 在实际工作中可以先收集一些资料，然后再决定用什么方法处理_____。（0.5分）

a. +　　　　b. −

55. 非实验性研究中，研究者能人为施加干预措施（即处理因素）_____。（0.5分）

a. +　　　　b. −

56. 实验设计中均衡性原则是指实验组和对照组间一切条件应尽可能相同_____。（0.5分）

a. +　　　　b. −

57. 完全随机设计的两组计量资料比较时，一般首选_____。（0.5分）

a. 配对 t 检验　　b. 成组 t 检验　　c. 方差分析　　d. 配对秩和检验　　e. 随机区组秩和检验

58. 为明确某新美容化妆品对皮肤有无损害作用，将20只大白兔的左背部涂抹该化妆品，右侧涂生理盐水作为对照，72小时后观察皮肤反应。这属于_____。（0.5分）

a. 实验对照　　b. 自身对照　　c. 相互对照　　d. 标准对照　　e. 历史对照

59. 临床试验的特点是_____。（0.5分）

a. 以人为试验对象　　　　b. 对干预措施进行前瞻性的追踪研究

c. 试验受多种因素影响，结果可能出现偏倚　　　　d. 试验病例需一定时间的积累

e. 以上均对

60. 实验设计四大原则是_____。（0.5分）

a. 对照原则、少选择样本例数、均衡性原则和随机化原则

b. 对照原则、随机化原则、齐同对比原则、均衡性原则

c. 对照原则、重复原则、齐同对比原则、均衡性原则

d. 重复原则、对照原则、盲法原则、均衡性原则

e. 对照原则、重复原则、随机化原则、均衡性原则

61. 线图、半对数线图、直方图均可用于连续性资料_____。（0.5分）

a. +　　　　b. −

62. 欲比较甲乙两地20年来心脏病和恶性肿瘤死亡率的上升速度，宜选用_____。（0.5分）

a. 直方图　　b. 圆图　　c. 条图　　d. 半对数线图　　e. 普通线图

63. 某厂全厂职工不同年龄组呼吸系统疾病的发病率如表F3-1，据此可认为_____。（0.5分）

表 F3-1　某厂职工呼吸疾病发病率

年龄（岁）	人数	发病数	发病率（%）
35～	67	8	10.9
45～	53	11	20.7
合计	120	19	15.8

a. 年龄越大呼吸系统发病率越高　　　　b. 两组来自不同的年龄，不具可比性
c. 进行假设检验后再下结论　　　　　　d. 该厂工人呼吸系统发病率45岁组高于35岁组
e. 以上都不对

64. 发病率高的疾病称为常见病_____。（0.5分）
a. +　　　　b. −

65. 百分位数适用于任何分布类型的资料，因此在选用描述资料集中趋势的指标时，应首选百分位数_____。（0.5分）
a. +　　　　b. −

66. 某病病人的某项指标高于正常人，但有部分重叠，为控制漏诊率应当考虑_____。（0.5分）
a. 提高参考值上限值　　　b. 降低参考值上限值　　　c. 提高参考值下限值
d. 降低参考值下限值　　　e. 以上都不对

67. 城市噪音（−、+、++、+++、++++、+++++）资料属于_____。（0.5分）
a. 计量资料　　　　　　　b. 还不能决定是计量资料还是计数资料　　　c. 计数资料
d. 既可作计量也可作计数资料　　　e. 等级资料

68. 某医师欲了解降压药伲福达对高血压患者的降压效果，调查了15例已确诊的高血压患者，分别测定了服用伲福达前后的血压值。数据如表F3-2所示。该医师计算服用伲福达前后的血压值的差值，均数为11（mmHg），故认为伲福达对高血压患者有明显的降压效果。

表 F3-2　服用伲福达前后的血压值（mmHg）

编号	1	2	3	4	5	6	7	8	9	10	11	12	13	14	15
用药前	98	92	96	93	100	106	88	95	97	103	108	95	87	91	102
用药后	90	81	85	83	88	89	79	89	86	91	90	86	80	83	86

SPSS 输出结果如下：

T-Test

Paired Samples Statistics

		Mean	N	Std. Deviation	Std. Error Mean
Pair 1	治疗前	96.7333	15	6.20445	1.60198
	治疗后	85.7333	15	3.84460	.99267

Paired Samples Correlations

		N	Correlation	Sig.
Pair 1	治疗前 & 治疗后	15	.847	.000

Paired Samples Test

		Paired Differences					t	df	Sig. (2-tailed)
		Mean	Std. Deviation	Std. Error Mean	95% Confidence Interval of the Difference				
					Lower	Upper			
Pair 1	治疗前-治疗后	11.00000	3.58569	.92582	9.01431	12.98569	11.881	14	.000

选择答案：_____。（2.0分）

a. 第一个表格为成对样本统计量描述表，分别描述了配对变量的基本情况：均数（Mean）、对子数（N）、标准差（Std. Deviation）、标准误（Std. Error Mean）。本例对子数 n=15，治疗前均数=96.73（mmHg），治疗前标准差（s_1）=6.20（mmHg），治疗前标准误=1.60（mmHg）；治疗后均数=85.73（mmHg），治疗后标准差（s_2）=3.84（mmHg），治疗后标准误=0.99（mmHg）。

b. 本例 t=0.847，v=14，P<0.001

c. 本例 t=11.881，v=14，P<0.001

d. 按 α=0.05 水准，不拒绝 H_0，差异无统计学意义，尚不能可认为治疗前后血压值有差别，治疗后血压值没有降低，可认为伲福达无降压作用

e. 按 α=0.05 水准，拒绝 H_0，接受 H_1，差异有统计学意义，可认为治疗前后血压值有差别，治疗后血压值降低，可认为伲福达有降压作用

69. 某医疗机构为了解某市中学生肥胖儿的甘油三脂水平，用全自动生化分析仪测定肥胖组和对照组中学生甘油三脂（TG）含量，结果见表 F3-3，问两组人群 TG 含量有无差异？

表 F3-3　两组人群 TG 含量比较（均数±标准差，mmol/L）

组别	例数	TG 含量
对照组	120	1.108±0.449
肥胖组	120	2.167±0.356

问：（1）该资料属于何种设计方案？
（2）该资料可以用何种统计方法处理？

选择答案：＿＿＿＿＿＿。（2.0 分）

a. 该资料属于配对设计

b. 该资料属于完全随机设计（两个样本均数比较）

c. 该资料可以用配对 t 检验

d. 该资料可以用比较两个独立样本均数的 t 检验

e. 该资料可以用两个独立样本均数的 z 检验

70. 某医院医生随机抽取住院慢性阻塞性肺病（COPD）患者 11 例，以正常人 11 例为对照，应用脉搏波速度测量仪测得颈动脉-股动脉的脉搏波速度（C-FPWV）（m/s），结果如表 F3-4。该医生根据此资料算得 COPD 患者 C-FPWV 的均数均数 1=9.92m/s，标准差 1=2.25m/s；正常人的均数 2=11.9m/s，标准差 2=1.55m/s，配对 t 检验结果，t=−2.22，P>0.05，故还不能认为慢性阻塞性肺病（COPD）患者的颈动脉-股动脉的脉搏波速度与正常人有差别。

问：（1）该资料属于何种设计方案？
（2）该医生的统计处理是否正确？为什么？

表 F3-4　两组患者颈动脉-股动脉的脉搏波速度（m/s）测定结果

分组	颈动脉-股动脉的脉搏波速度										
COPD 患者	9.90	11.41	6.48	10.60	5.89	12.10	11.97	8.43	10.37	9.20	12.78
正常人	10.98	12.79	13.84	13.16	10.79	13.64	9.64	12.57	9.71	13.02	10.82

选择答案：＿＿＿＿＿＿。（2.0 分）

a. 该资料是随机从两人群（研究的两个总体）中抽取样本，测量颈动脉-股动脉的脉搏波速度（C-FPWV）（m/s），属于完全随机设计

b. 该统计处理不正确。对完全随机设计的资料不宜用配对 t 检验

c. 该统计处理正确

d. 本资料应用完全随机设计两样本均数比较的 t 检验，目的是判断两样本均数分别代表的两个总体均数是否相同

e. 本资料应用配对设计的 t 检验，目的是判断差值的总体均数是否为零

71. 某医生欲了解一种新药治疗骨质疏松症的临床疗效，随机抽取了服用新药的 12 名骨质疏松症患者，按年龄配对随机抽取了常规治疗药物的 12 名女性配成对子。测得前臂末端 BMD（骨密度）值，见表 F3-5。试了解新药的临床治疗效果？

表 F3-5　骨质疏松症患者服用钙片治疗前后前臂末端 BMD（骨密度）值（g/cm²）

配对号	服用药物组	未服用药物组	d	配对号	服用药物组	未服用药物组	d
1	0.379	0.321	0.058	7	0.226	0.205	0.021
2	0.378	0.351	0.027	8	0.344	0.321	0.023
3	0.268	0.255	0.013	9	0.298	0.247	0.051
4	0.278	0.265	0.013	10	0.287	0.221	0.066
5	0.238	0.213	0.025	11	0.256	0.254	0.002
6	0.269	0.247	0.022	12	0.248	0.251	−0.003

SPSS 结果如下：

Paired Samples Statistics

		Mean	N	Std. Deviation	Std. Error Mean
Pair 1	服用药物组	.28908	12	.051727	.014932
	未服用药物组	.26258	12	.045630	.013172

Paired Samples Correlations

		N	Correlation	Sig.
Pair 1	服用药物组 & 未服用药物组	12	.911	.000

Paired Samples Test

	Paired Differences					t	df	Sig. (2-tailed)
	Mean	Std. Deviation	Std. Error Mean	95% Confidence Interval of the Difference Lower	Upper			
Pair 1　服用药物组 - 未服用药物组	.026500	.021433	.006187	.012882	.040118	4.283	11	.001

选择答案：_____。（2.0 分）

a. $t=0.911$，$v=11$，$P=0.000$ 即 $P<0.001$
b. $t=4.283$，$v=11$，$P=0.001$
c. 按 $a=0.05$ 水准，拒绝 H_0，接受 H_1，差异有统计学意义
d. 按 $a=0.05$ 水准，不拒绝 H_0，差异无统计学意义
e. 可认为服用药物组与未服用药物组前臂末端 BMD（骨密度）值有差别，该新药治疗骨质疏松症有一定的临床效果

72. 某地区为了分析蒙古族初中男生的营养状况，随机调查了牧区蒙古族 30 名初中男生的身高和体重，他们的营养状况指标体重指数如表 F3-6，试与 10 年前同年龄组初中男生的营养状况指标进行比较。10 年前大量调查的同年龄组男生的体重指数均数为 19.35（kg/m²）。

表 F3-6　30 名初中男生的体重指数的测量值（kg/m²）

21.6	20.1	19.1	20.8	18.6	22.1	19.8	21.0	21.3	20.5
21.7	19.8	20.2	21.1	20.2	21.7	22.1	21.9	22.8	20.7
20.3	20.0	19.9	19.1	20.8	20.4	20.6	22.0	21.3	22.9

SPSS 结果如下：

T-Test

One-Sample Statistics

	N	Mean	Std. Deviation	Std. Error Mean
体重指数	30	20.8133	1.06924	.19521

One-Sample Test

	Test Value = 19.35					
					95% Confidence Interval of the Difference	
	t	df	Sig.（2-tailed）	Mean Difference	Lower	Upper
体重指数	7.496	29	.000	1.46333	1.0641	1.8626

选择答案：_____。（2.0 分）

a. 第一个表格为统计描述表，描述了分析变量的基本情况。从左到右依次为例数（N）、均数（Mean）、标准差（Std. Deviation）、标准误（Std. Error Mean）。本例 n=30，均数=20.813（kg/m²），标准差=1.069（kg/m²），标准误=0.195（kg/m²）

b. 第二个表格为单样本 t 检验的统计分析结果，第一行注明了用于比较的已知总体均数为 19.35；第二行依次为 t 值、自由度（v 或 df）、双侧 P 值[Sig.（2-tailed）]、两均数的差值（Mean Difference）、差值 95%可信区间（95% Confidence Interval of the Difference）的下限（Lower）和上限（Upper）

c. 本例 t=7.496，v=29，双侧 P=0.000 即 P<0.001，按 α=0.05 水准，拒绝 H_0，差异有统计学意义，可认为该地区蒙古族初中学生的营养状况指标体重指数高于 10 年前本地区同年龄初中生的体重指数

d. 本例 t=7.496，v=29，双侧 P=0.000 即 P<0.001，按 α=0.05 水准，不拒绝 H_0，差异无统计学意义，尚不能认为该地区蒙古族初中学生的营养状况指标体重指数高于 10 年前本地区同年龄初中生的体重指数

e. 以上都不对

表 F3-7 智商关系调查表

农民	工人	教师	干部
109	98	149	148
115	120	120	119
98	141	135	139
130	115	140	125
145	108	130	128
95	94	135	129
103	132	99	105
105	90	139	97
112	98	125	107
107	125	142	97
96	102	130	99
95	93	125	123

73. 2015 年 9 月昆明市某小学为了解父母亲职业与新生智商的关系，调查某班资料如表 F3-7，问不同职业的子女智商有无差别？

问题

（1）该资料是什么类型的资料？
（2）该研究是什么设计类型？
（3）该资料应该用何种统计分析方法？

选择答案：_____。（2.0 分）

a. 由于是智商，属于多组计量资料　　b. 该资料属于随机区组设计方案
c. 该资料属于完全随机设计方案　　　d. 该资料应用完全随机设计计量资料的方差分析进行假设检验
e. 该资料应该选用随机区组设计的方差分析方法进行假设检验。

74. 昆明市某化工厂职工医院用某种中草药治疗 10 例砷中毒患者 BAL 三个疗程尿砷排除量资料如表 F3-8，请作适当的统计处理。

表 F3-8　中草药排砷统计表

病人编号	一疗程	二疗程	三疗程
1	3.20	0.90	0.34
2	2.70	0.80	0.10
3	1.80	0.75	0.25
4	0.90	0.55	0.15
5	1.50	1.00	0.26
6	1.20	0.87	0.16
7	1.10	0.45	0.19
8	2.50	1.55	0.80
9	2.00	0.95	0.28
10	3.00	1.25	0.20

问题
（1）该资料是什么类型的资料？
（2）该研究是什么设计类型？
（3）该资料应该用何种统计分析方法？
选择答案：＿＿＿＿＿。（2.0 分）
a. 由于是尿砷排除量，属于多组计量资料
b. 该资料属于随机区组设计方案
c. 该资料属于完全随机设计方案
d. 该资料应用完全随机设计计量资料的方差分析进行假设检验
e. 该资料应该选用随机区组设计的方差分析方法进行假设检验

75. 为研究克拉霉素的抑菌效果，某实验室对 40 个短小芽孢杆菌平板依据菌株的来源不同分成了 10 个区组，每组 4 个平板用随机的方式分配给标准药物高剂量组（SH）、标准药物低剂量组（SL），以及克拉霉素高剂量组（TH）、克拉霉素低剂量组（TL）。给予不同的处理后，观察抑菌圈的直径，结果见表 F3-9，请对该资料进行分析。

表 F3-9　不同剂量克拉霉素对不同来源短小芽孢杆菌平板菌株的抑菌圈直径（mm）

区组	SL	SH	TL	TH
1	18.23	21.41	18.12	19.65
2	18.15	20.20	18.25	20.85
3	18.02	19.89	18.38	19.96
4	18.35	19.85	18.54	19.62
5	18.36	19.95	18.22	19.64
6	18.05	20.22	18.15	19.62
7	18.43	19.93	18.58	19.21
8	18.32	19.96	18.25	19.47
9	18.24	19.98	18.36	19.85
10	18.05	20.24	18.48	19.95

SPSS 计算主要结果（描述结果略）为：
Univariate Analysis of Variance

Tests of Between-Subjects Effects

Dependent Variable:抑菌圈

Source	Type III Sum of Squares	df	Mean Square	F	Sig.
Corrected Model	30.194[a]	12	2.516	19.864	.000
Intercept	14629.860	1	14629.860	115497.544	.000
处理组	29.554	3	9.851	77.772	.000
区组	.640	9	.071	.561	.816
Error	3.420	27	.127		
Total	14663.474	40			
Corrected Total	33.614	39			

a. R Squared = .898　（Adjusted R Squared = .853）

Post Hoc Tests
处理组
Based on observed means.The error term is Mean Square（Error）= .127
*. The mean difference is significant at the .05 level

Homogeneous Subsets(齐性子集)

抑菌圈

	处理组	N	Subset 1	Subset 2	Subset 3
Student-Newman-Keuls[a,b]	SL	10	18.2200		
	TL	10	18.3330		
	TH	10		19.7820	
	SH	10			20.1630
	Sig.		.484	1.000	1.000

Means for groups in homogeneous subsets are displayed

Based on observed means

The error term is Mean Square(Error) = .127

a. Uses Harmonic Mean Sample Size = 10.000

b. Alpha = 0.05

选择答案:_____。(2.0分)

a. 主要结果输出第一个表为方差分析主效应表,分别输出校正模型(Corrected Model)(分析模型中的系数有无统计学意义)、截距(Intercept)(无实际意义,可忽略)、处理组和区组的离均差平方和(Type Ⅲ Sum of Squares)、自由度(df)、均方(Mean Square)、F 值(F)和 P 值(Sig.)

b. 本例校正模型 $F=19.864$,$P<0.001$,有统计学意义

c. 处理组 $F=77.772$,$P<0.001$,差异有统计学意义,在 $\alpha=0.05$ 的水准上,各种药物的抑菌圈不同或不全相同,需进一步进行两两比较的 LSD 和(或)q 检验

d. 区组 $F=0.561$,$P<0.816$,差异无统计学意义,不需要作两两比较的 LSD 或 q 检验

e. 第二个表为处理组两两比较的 q 检验,结果标准药物低剂量组 SL 和克拉霉素低剂量组 TL 的均数在同一栏,$P>0.05$,差异无统计学意义;两者均数分别与克拉霉素高剂量组 TH、标准药物高剂量组 SH 的均数在不同栏,$P<0.05$,差异有统计学意义

两两比较结果,在 $\alpha=0.05$ 的水准上,除了标准药物低剂量组 SL 和克拉霉素低剂量组 TL 抑菌圈无差别外,其余两两比较差异均有统计学意义,可认为标准药物高剂量组 SH 的抑菌效果最好,其次是克拉霉素高剂量组 TH,再次是标准药物低剂量组 SL 和克拉霉素低剂量组 TL。

76. 某研究者在某单位工作人员中进行了体重指数(BMI)抽样调查,随机抽取不同年龄组男性受试者各 16 名,测量了被调查者的身高和体重值,由此按照 BMI=体重(kg)/[身高(m)]^2 公式计算了体重指数,结果如表 F3-10,目的是比较不同年龄组的体重指数有无差异。

该研究者对上述资料采用两独立样本均数 t 检验进行 3 次比较,得出结论:18~岁组与 30~岁组、30~岁组与 45~60 岁组差异有统计学意义($P<0.05$),30~岁组与 45~岁组差异无统计学意义($P>0.05$)。

表 F3-10 北京某机构男性工作人员不同年龄组体重指数

年龄(岁)	BMI(kg/m^2)							
18~	21.65	20.66	25.32	26.02	22.14	18.23	27.43	22.26
	22.91	21.30	21.36	20.13	19.57	18.19	27.09	18.82
30~	27.15	28.58	23.44	27.03	27.32	25.72	29.71	30.48
	21.31	25.97	28.02	23.76	24.50	20.50	27.59	23.93
45~60	20.28	22.88	24.45	22.58	25.26	27.18	29.42	24.76
	26.59	29.83	24.62	22.41	26.37	29.14	25.56	26.49

问题

（1）这是什么类型的资料？

（2）该资料属于何种设计方案？

（3）该研究者处理方法是否正确？为什么？

选择答案：_____。（2.0分）

a. 由于同时测量了三个年龄组工作人员的体重指数，属于多组计量资料

b. 随机抽取不同年龄组男性各16名，属于完全随机设计方案

c. 该研究者统计处理方法正确，因为 t 检验适用于完全随机设计的计量资料的比较

d. 该研究者统计处理方法不正确，因为 t 检验适用于完全随机设计的两组计量资料的比较，不适用于多组计量资料的比较

e. 要比较检验多组完全随机设计计量资料的多个样本均数有无差别，需用采用本章对计量资料进行的完全随机设计方差分析

77. 为比较三种治疗药物A、B、C对病毒性肝炎治疗效果，将24只大鼠感染肝炎后，按照性别、体重条件配成8组，然后将各配伍组中3只大白鼠随机分配到给予A、B和C药物治疗的三个组。治疗2周后，测定大鼠血清谷丙转氨酶浓度（U/L），如表F3-11。三种药物的疗效是否相同？

表F3-11　A、B、C三种药物治疗后大鼠血清谷丙转氨酶浓度（U/L）

区组号	药物A	药物B	药物C
1	653.21	624.34	445.13
2	741.32	772.32	432.44
3	675.40	632.50	362.50
4	582.54	473.60	348.50
5	491.78	462.80	345.33
6	412.60	431.80	312.56
7	494.60	484.90	296.34
8	379.50	380.70	228.23

SPSS 输出结果如下：

Univariate Analysis of Variance

Between-Subjects Factors

		Value Label	N
处理组	1.00	处理A	8
	2.00	处理B	8
	3.00	处理C	8
区组	1.00		3
	2.00		3
	3.00		3
	4.00		3
	5.00		3
	6.00		3
	7.00		3
	8.00		3

Tests of Between-Subjects Effects

Dependent Variable:谷丙转氨酶

Source	Type III Sum of Squares	df	Mean Square	F	Sig.
Corrected Model	448919.193a	9	49879.910	21.233	.000
Intercept	5476868.717	1	5476868.717	2331.408	.000
处理组	208725.424	2	104362.712	44.425	.000
区组	240193.769	7	34313.396	14.607	.000
Error	32888.356	14	2349.168		
Total	5958676.266	24			
Corrected Total	481807.549	23			

a. R Squared = .932 （Adjusted R Squared = .888）

Post Hoc Tests
处理组

Multiple Comparisons

Dependent Variable:谷丙转氨酶

	(I) 处理组	(J) 处理组	Mean Difference (I-J)	Std. Error	Sig.	95% Confidence Interval	
						Lower Bound	Upper Bound
LSD	处理A	处理B	20.9988	24.23411	.401	−30.9782	72.9757
		处理C	207.4900*	24.23411	.000	155.5130	259.4670
	处理B	处理A	−20.9988	24.23411	.401	−72.9757	30.9782
		处理C	186.4913*	24.23411	.000	134.5143	238.4682
	处理C	处理A	−207.4900*	24.23411	.000	−259.4670	−155.5130
		处理B	−186.4913*	24.23411	.000	−238.4682	−134.5143

Based on observed means
The error term is Mean Square（Error）= 2349.168

*. The mean difference is significant at the 0.05 level

Homogeneous Subsets

谷丙转氨酶

	处理组	N	Subset	
			1	2
Student-Newman-Keulsab	处理C	8	346.3787	
	处理B	8		532.8700
	处理A	8		553.8688
	Sig.		1.000	.401

Means for groups in homogeneous subsets are displayed
Based on observed means
The error term is Mean Square（Error）= 2349.168

a. Uses Harmonic Mean Sample Size = 8.000

b. Alpha = 0.05

选择答案：_____。（2.0分）

a. 第一个表格为所分析因素的取值情况列表，由表中可见，处理组分为3个水平，各有8次测量（k=8）；区组因素共有8个水平，各有3次测量（N_i=3）

b. 第二个表格为随机区组方差分析的结果 Tests of Between-Subjects Effects（组间效应检验）：①检验结果的第一行是校正方差分析模型（Corrected Model）的检验，$F=21.233$，$P<0.001$，差异有统计学意义，可以用它来继续判断模型中系数有无统计学意义；②第二行是截距（Intercept），在分析中无实际意义，可忽略；③第三行是处理组的方差分析结果，$F=44.425$，$P<0.001$，按 $\alpha=0.05$ 水准，拒绝 H_0，接受 H_1，差异有统计学意义，可认为 A、B、C 三种药物效果不全相同；④第四行是区组的方差分析结果，$F=14.607$，$P<0.001$，按 $\alpha=0.05$ 水准，拒绝 H_0，差异有统计学意义，可认为 8 个区组的总体均数不全相同

c. 第三个表格为处理组采用 LSD 检验进行两两比较的结果，按 $\alpha=0.05$ 水准，除了处理 A 与处理 B 比较差异无统计学意义（$P=0.401$），处理 A 与处理 C 比较、处理 B 与处理 C 比较差异均有统计学意义（$P<0.001$）

d. 第四个表格为处理组采用 S-N-K 检验进行两两比较的结果（本研究主要是想了解不同药物的疗效是否相同），由表中可见，处理 C 方第 1 亚组，处理 A 与处理 B 在第 2 亚组。按 $\alpha=0.05$ 水准，A 药与 C 药、B 药与 C 药之间的差异均无统计学意义，可认为 A 药与 C 药、B 药与 C 药的疗效相同；A 药与 B 药疗效不相同

e. 第四个表格为处理组采用 S-N-K 检验进行两两比较的结果（本研究主要是想了解不同药物的疗效是否相同），由表中可见，处理 C 方第 1 亚组，处理 A 与处理 B 在第 2 亚组。按 $\alpha=0.05$ 水准，A 药与 C 药、B 药与 C 药之间的差异均有统计学意义，可认为 A 药与 C 药、B 药与 C 药的疗效并不相同；A 药与 B 药疗效相同

78. 某医师用某种中草药治疗不同类型的小儿肺炎，其中病毒性肺炎 60 例，细菌性肺炎 60 例，治疗结果见表 F3-12。该医师对此资料采用行×列 χ^2 检验，得 $\chi^2=7.077$，$P=0.069$，差异无统计学意义，故认为此种中草药对不同类型小儿肺炎的疗效分布无差别。

表 F3-12 某种中草药治疗不同类型小儿肺炎的疗效比较

小儿肺炎类型	治愈	显效	有效	无效	合计
病毒性肺炎	21	17	11	11	60
细菌性肺炎	11	13	17	19	60
合计	32	30	28	30	120

问题
（1）该资料是什么类型资料？
（2）该研究是什么设计？
（3）统计方法是否正确？为什么？
选择答案：＿＿＿＿＿＿。（2.0 分）
a. 该资料为等级资料或有序分类资料
b. 该资料为完全随机设计方案
c. 欲比较两组的疗效是否有差别，其比较的结局变量（分析变量）是等级资料，为单向有序分类资料。用 χ^2 检验不妥，因为如果对其中的两列不同疗效的数值进行调换，χ^2 值不会有变化，但秩和检验统计量有变化
d. 该资料应该采用利用信息较好的 t 检验或方差分析
e. 该资料应该采用利用等级信息较好的秩和检验或 Ridit 分析

79. 2015 年某医师用中药和西药治疗结核病患者 40 人，结果见表 F3-13。试问中药和西药治疗结核病的疗效有无差别？

表 F3-13 中药和西药治疗结核病患者有效率的比较

药物	有效	无效	合计	有效率（%）
中药	14	14	28	50.0
西药	2	10	12	16.7
合计	16	24	40	40.0

SPSS 主要输出结果如下：

药物 * 疗效 Crosstabulation

			疗效		Total
			有效	无效	
药物	中药	Count	14	14	28
		Expected Count	11.2	16.8	28.0
		% within 药物	50.0%	50.0%	100.0%
	西药	Count	2	10	12
		Expected Count	4.8	7.2	12.0
		% within 药物	16.7%	83.3%	100.0%
Total		Count	16	24	40
		Expected Count	16.0	24.0	40.0
		% within 药物	40.0%	60.0%	100.0%

Chi-Square Tests

	Value	df	Asymp. Sig. (2-sided)	Exact Sig. (2-sided)	Exact Sig. (1-sided)
Pearson Chi-Square	3.889[a]	1	.049		
Continuity Correction[b]	2.624	1	.105		
Likelihood Ratio	4.211	1	.040		
Fisher's Exact Test				.079	.050
Linear-by-Linear Association	3.792	1	.052		
N of Valid Cases	40				

a. 1 cells (25.0%) have expected count less than 5. The minimum expected count is 4.80

b. Computed only for a 2x2 table

选择答案：_____。（2.0 分）

a. 第一个表格为统计描述表，描述了中西药治疗结核病的疗效。本例中药治疗 28 人，有效 14 人，有效率 50.0%；西药治疗 12 人，有效 2 人，有效率 16.7%；总例数 n=40；有 1 个格子的理论频数小于 5 大于 1（T_{21}=4.8）

b. 第二个表格为四格表 χ^2 检验的结果：χ^2=3.889，P=0.049

c. 第二个表格为四格表 χ^2 检验的结果：χ^2=2.624，P=0.105

d. 按 α=0.05 水准，拒绝 H_0，接受 H_1，差异有统计学意义，可认为两药治疗结核病的疗效不同，中药疗效优于西药

e. 按 α=0.05 水准，不拒绝 H_0，差异无统计学意义，尚不能认为两药治疗结核病的疗效不同，中药疗效与西药基本相同

80. 某医院采用甲乙两种方法测定 60 例恶性肿瘤患者体内 ck_{20} 基因表达阳性率，甲法测定阳性率为 70.0%，乙法测定阳性率为 38.3%，两种方法一致测定阳性率为 26.7%。为比较甲乙两种方法的测定阳性率是否有差异，该医生首先将资料整理为表 F3-14。然后采用四格表 χ^2 检验进行假设检验，得 χ^2=12.118，P<0.005，差异有统计学意义，故认为甲乙两种方法的测定结果有差别，甲法测定阳性率较高。

表 F3-14 两种方法测定结果比较

测定方法	阳性数	阴性数	合计	阳性率（%）
甲法	42	18	60	70.0
乙法	23	37	60	38.3
合计	65	55	120	54.2

问题

（1）这是什么资料？
（2）该资料属于何种设计方案？
（3）该医师统计方法是否正确？为什么？
（4）资料应采用何种方法？

选择答案：_____。（2.0分）

a. 该资料是按两种方法测定结果（阳性、阴性）分类的计数资料
b. 该设计为同一受试对象接受两种不同的处理，属于自身配对设计方案
c. 该医师用完全随机设计资料的四格表 χ^2 检验分析配对设计资料，其统计表和统计方法均不正确
d. 比较甲乙两种方法测定结果的阳性率是否有差别，应采用行×列表 χ^2 检验
e. 比较甲乙两种方法测定结果的阳性率是否有差别，应采用配对 χ^2 检验（或 McNemar 检验）

81. 某医师采用甲乙两种方法测定 100 例恶性肿瘤患者体内 bcl-2 基因表达阳性率，甲法测定阳性率为 80.0%，乙法测定阳性率为 60.0%，两种方法一致测定阳性率为 50.0%。为比较甲乙两种方法的测定阳性率是否有差异，该医师采用四格表 χ^2 检验进行假设检验，得 $\chi^2=9.524$，$P=0.002$，差异有统计学意义，故认为甲乙两种方法的测定结果有差别，甲法测定阳性率较高。

现将资料整理为配对计数资料的四格表，见表 F3-15。该实验结果表明：甲$_+$乙$_+$为 a，甲$_+$乙$_-$为 b，甲$_-$乙$_+$为 c，甲$_-$乙$_-$为 d，由于甲乙两法一致阳性数 a 和一致阴性数 d 相同，如果要比较甲乙两法何者为优，只要比较 b 和 c 即可，采用配对 χ^2 检验（或 McNemar 检验）；如果要了解甲乙两法测定结果之间有无相关关系，则要考虑 a、b、c、d，采用普通四格表 χ^2 检验。

表 F3-15 两种方法测定结果比较

甲法	乙法		合计
	+	−	
+	50（a）	30（b）	80
−	10（c）	10（d）	20
合计	60	40	100

SPSS 输出结果如下：

甲法 * 乙法 Crosstabulation

			乙法		Total
			阳性	阴性	
甲法	阳性	Count	50	30	80
		Expected Count	48.0	32.0	80.0
		% of Total	50.0%	30.0%	80.0%
	阴性	Count	10	10	20
		Expected Count	12.0	8.0	20.0
		% of Total	10.0%	10.0%	20.0%
Total		Count	60	40	100
		Expected Count	60.0	40.0	100.0
		% of Total	60.0%	40.0%	100.0%

Chi-Square Tests

	Value	df	Asymp. Sig.（2-sided）	Exact Sig.（2-sided）	Exact Sig.（1-sided）
Pearson Chi-Square	1.042a	1	.307		
Continuity Correctionb	.586	1	.444		
Likelihood Ratio	1.026	1	.311		
Fisher's Exact Test				.320	.221
Linear-by-Linear Association	1.031	1	.310		
McNemar Test				.002c	
N of Valid Cases	100				

a. 0 cells （.0%） have expected count less than 5. The minimum expected count is 8.00

b. Computed only for a 2x2 table

c. Binomial distribution used

选择答案：_____。（2.0 分）

a. 第一个表格为统计描述表，描述了甲乙两法的测定结果。甲法阳性数为 80 人，阳性率为 80.0%；乙培养基阳性数为 60 人，阳性率为 60.0%；两种方法一致测定阳性率为 50.0%

b. 第二个表格为四格表 χ^2 检验的结果：①注释：b. 0 个（0.0%）格子的理论频数小于 5，最小理论频数为 8.00。本例 $n=100$，$T>5$，相关性分析可选择未校正 χ^2 检验；②相关性分析：未校正 χ^2 检验结果为 $\chi^2=1.042$，$P=0.307$，按 $\alpha=0.05$ 水准，不拒绝 H_0，差异有统计学意义，可认为甲乙两种方法的测定结果之间有相关关系

c. 第二个表格为四格表 χ^2 检验的结果：①注释：b. 0 个（0.0%）格子的理论频数小于 5，最小理论频数为 8.00。本例 $n=100$，$T>5$，相关性分析可选择未校正 χ^2 检验；②相关性分析：未校正 χ^2 检验结果为 $\chi^2=1.042$，$P=0.307$，按 $\alpha=0.05$ 水准，不拒绝 H_0，差异无统计学意义，尚不能认为甲乙两种方法的测定结果之间有相关关系

d. 未校正 χ^2 检验结果为 $\chi^2=1.042$，$P=0.307$，按 $\alpha=0.05$ 水准，不拒绝 H_0，差异无统计学意义，尚不能认为甲乙两种方法的测定结果有差别

e. 优劣性检验：McNemar 检验的双侧 P 值为 0.002，按 $\alpha=0.05$ 水准，拒绝 H_0，接受 H_1，差异有统计学意义，可认为甲乙两种方法的测定结果有差别，甲法测定阳性率较高

82. 某医师为比较中药和西药治疗慢性气管炎的疗效，随机抽取 200 例慢性气管炎患者分成中药组和西药组，结果见表 F3-16。试问中药和西药治疗慢性气管炎的疗效有无差别？

表 F3-16　中西药治疗慢性气管炎患者有效率的比较

药物	有效	无效	合计	有效率（%）
中药	95	5	100	95.0
西药	85	15	100	85.0
合计	180	20	200	90.0

SPSS 输出结果如下：
Crosstabs

Case Processing Summary

	Cases					
	Valid		Missing		Total	
	N	Percent	N	Percent	N	Percent
药物 * 疗效	200	100.0%	0	.0%	200	100.0%

药物 * 疗效 Crosstabulation

			疗效		Total
			有效	无效	
药物	中药	Count	95	5	100
		Expected Count	90.0	10.0	100.0
		% within 药物	95.0%	5.0%	100.0%
	西药	Count	85	15	100
		Expected Count	90.0	10.0	100.0
		% within 药物	85.0%	15.0%	100.0%
Total		Count	180	20	200
		Expected Count	180.0	20.0	200.0
		% within 药物	90.0%	10.0%	100.0%

Chi-Square Tests

	Value	df	Asymp. Sig. (2-sided)	Exact Sig. (2-sided)	Exact Sig. (1-sided)
Pearson Chi-Square	5.556[a]	1	.018		
Continuity Correction[b]	4.500	1	.034		
Likelihood Ratio	5.788	1	.016		
Fisher's Exact Test				.032	.016
Linear-by-Linear Association	5.528	1	.019		
N of Valid Cases	200				

a. 0 cells (.0%) have expected count less than 5. The minimum expected count is 10.00; b. Computed only for a 2x2 table

选择答案：_____。（2.0 分）

a. 第一个表格为记录处理情况概要，依次为有效（Valid）、缺失（Missing）、合计（Total）的例数和百分数。本例有效例数为 200，缺失值为 0，总例数为 200

b. 第二个表格为统计描述表，描述了中西药治疗慢性气管炎的疗效。从上到下依次为中药、西药和合计的实际频数（Count）、理论频数（Expected Count）、百分数（%）。本例中药治疗 100 人，有效 95 人，有效率 95.0%；西药治疗 100 人，有效 85 人，有效率 85.0%；总例数 n=200；所有基本格子的理论频数均大于 5

c. 第三个表格为四格表 χ^2 检验的结果：①注释：a. 仅为 2×2 表计算（Computed only for a 2×2 table），即只在 2×2 表时系统才计算校正 χ^2 值；b. 0 个（0.0%）格子的理论频数小于 5，最小理论频数为 24.00 [0 cells (.0%) have expected count less than 5. The minimum expected count is 10.00]。本例 n=200，T>5，应选择未校正 χ^2 检验（四格表 χ^2 检验的注意事项）；②表中从左到右依次为检验统计量值（Value）、自由度（df）、双侧 P 值[Asymp. Sig.（2-sided）]、双侧确切概率法 P 值[Exact Sig.（2-sided）]、单侧确切概率法 P 值[Exact Sig.（1-sided）]；从上到下依次为未校正 χ^2 检验或 Pearson 卡方检验（Pearson Chi-Square）、校正 χ^2 检验（Continuity Correction）、似然比估计 χ^2 检验（Likelihood Ratio）、Fisher's 确切概率法（Fisher's Exact Test）、线性模型估计 χ^2 检验（Linear-by-Linear Association）、有效例数（N of Valid Cases）

d. 本例未校正 χ^2 检验结果为 χ^2=5.556，P=0.018，按 α=0.05 水准，不拒绝 H_0，差异无统计学意义，可认为两药的有效率相同

e. 本例未校正 χ^2 检验结果为 χ^2=5.556，P=0.018，按 α=0.05 水准，拒绝 H_0，接受 H_1，差异有统计学意义，可认为两药的有效率不同，中药疗效高于西药

83. 某研究者抽取 20 例 II 型糖尿病患者随机分为两组，分别用西药制剂和中药制剂治疗六个月后，测得其空腹血糖含量（mmol/L）如下，试问西药制剂和中药制剂的治疗效果是否相同？

西药制剂组：7.5　5.3　6.8　5.1　4.3　5.9　5.6　6.7　10.3　6.9
中药制剂组：7.1　8.6　4.3　12.3　12.7　4.9　6.8　5.7　13.2　14.3

SPSS 输出结果如下：
NPar Tests
Mann-Whitney Test

Ranks

	分组	N	Mean Rank	Sum of Ranks
血糖含量	西药组	10	8.60	86.00
	中药组	10	12.40	124.00
	Total	20		

Test Statistics [b]

	血糖含量
Mann-Whitney U	31.000
Wilcoxon W	86.000
Z	−1.437
Asymp. Sig. （2–tailed）	.151
Exact Sig. [2*（1–tailed Sig.）]	.165[a]

a. Not corrected for ties

b. Grouping Variable: 分组

选择答案：_____。（2.0 分）

a. 第一个表格为编秩情况列表，默认是从小到大的顺序编秩。本例西药组例数为 10，平均秩次为 8.60，秩和为 86.00；中药组例数为 10，平均秩次为 12.40，秩和为 124.00。由此可见，中药组的秩和高于西药组

b. 第二个表格为两独立样本秩和检验结果，依次为 Mann-Whitney U 统计量、Wilcoxon W 统计量、z 值、双侧 P 值和确切概率法计算的 P 值

c. 本例 $z=-1.437$，$P=0.151$

d. 按 $\alpha=0.05$ 水准，拒绝 H_0，接受 H_1，差异有统计学意义，尚不能认为用西药制剂组和中药制剂组治疗六个月后空腹血糖含量无差别

e. 按 $\alpha=0.05$ 水准，不拒绝 H_0，差异无统计学意义，尚不能认为用西药制剂组和中药制剂组治疗六个月后空腹血糖含量有差别

84. 观查龙葵浓缩果汁对 S_{180} 实体瘤鼠 NK 细胞活性的影响。将同种属的 32 只大白鼠按窝别、性别、体重配成 8 个区组，建成 S_{180} 实体瘤模型。一定时间后将小鼠脱椎处死，测定并计算 NK 细胞活性（%），结果见表 F3-17。试做统计分析表 F3-18。

表 F3-17　龙葵浓缩果汁不同剂量组的小鼠 NK 细胞活性测定结果（%）

区组编号	高剂量组	中剂量组	低剂量组	肿瘤对照组
1	20.7	17.3	12.3	6.5
2	12.4	11.6	18.6	8.4
3	14.9	14.6	10.8	11.3
4	18.5	9.4	19.9	15.6
5	13.2	9.0	9.0	8.9
6	14.2	20.1	11.5	14.1
7	12.8	11.5	7.3	12.3
8	13.5	11.7	14.7	10.6
9	14.4	10.9	12.6	9.8
10	13.8	18.4	9.5	7.2

SPSS 输出结果如下：
NPar Tests
Friedman Test

Ranks	Mean Rank
高剂量组	3.50
中剂量组	2.55
低剂量组	2.45
肿瘤对照	1.50

Test Statistics[a]	
N	10
Chi-Square	12.152
df	3
Asymp. Sig.	.007

a. Friedman Test

表 F3-18　龙葵浓缩果汁不同剂量组的小鼠 NK 细胞活性（%）两两比较

对比组	z 值	P	检验水准调整值 α'	检验结果
高剂量组与中剂量组	−1.070	0.285	0.008	—
高剂量组与低剂量组	−1.580	0.114	0.008	—
高剂量组与肿瘤对照组	−2.805	0.005	0.008	*
中剂量组与低剂量组	−0.533	0.594	0.008	—
中剂量组与肿瘤对照组	−1.785	0.074	0.008	—
低剂量组与肿瘤对照组	−1.376	0.169	0.008	—

注："*"表示差异有统计学意义，"—"表示差异无统计学意义

选择答案：＿＿＿＿＿＿。（2.0 分）

a. 第一个表格为编秩情况列表，高剂量组平均秩次为 3.50，中剂量组平均秩次为 2.55，低剂量组平均秩次为 2.45，肿瘤对照组平均秩次为 1.50

b. 第二个表格为 Friedman 检验结果，χ^2=12.152，ν=3，P=0.007

c. 按 α=0.05 水准，拒绝 H_0，接受 H_1，差异有统计学意义，可认为龙葵浓缩果汁四个剂量组的小鼠 NK 细胞活性都不相同

d. 按 α=0.05 水准，拒绝 H_0，接受 H_1，差异有统计学意义，可认为龙葵浓缩果汁四个剂量组的小鼠 NK 细胞活性不全相同

e. 不同剂量组的小鼠 NK 细胞活性之间两两比较的 SPSS 结果：除高剂量组与肿瘤对照组差异有统计学意义外，其他两两之间的差异均无统计学意义，可认为高剂量组的细胞活性高于肿瘤对照组，其他各对比组的细胞活性基本相同

85. 某医生用某种中药治疗 1 型糖尿病患者和 2 型糖尿病患者共 45 例，结果见表 F3-19。试评价该中药对两型糖尿病的疗效有无差别。

表 F3-19　某种中药治疗两型糖尿病的疗效比较

疗效等级	1 型糖尿病	2 型糖尿病	合计
无效	9	3	12
好转	8	9	17
显效	5	11	16
合计	22	23	45

SPSS 输出结果如下：
NPar Tests
Mann-Whitney Test

Ranks

	分组	N	Mean Rank	Sum of Ranks
疗效等级	1 型糖尿病	22	18.82	414.00
	2 型糖尿病	23	27.00	621.00
	Total	45		

Test Statistics [a]

	疗效等级
Mann-Whitney U	161.000
Wilcoxon W	414.000
Z	−2.224
Asymp. Sig.（2-tailed）	.026

a. Grouping Variable: 分组

选择答案：_____。（2.0 分）

a. 第一个表格为编秩情况列表，1 型糖尿病例数为 22，平均秩次为 18.82，秩和为 414.00；2 型糖尿病例数为 23，平均秩次为 27.00，秩和为 621.00。由此可见，2 型糖尿病的秩和较高

b. 第二个表格为两独立样本秩和检验结果，$z = -2.224$，$P=0.026$

c. 按 $\alpha=0.05$ 水准，不拒绝 H_0，差异无统计学意义，可认为该中药对两型糖尿病的疗效无差别，两型糖尿病的疗效基本相同

d. 按 $\alpha=0.05$ 水准，拒绝 H_0，接受 H_1，差异有统计学意义，可认为该中药对两型糖尿病的疗效有差别，2 型糖尿病的疗效较好

e. 以上都不对

86. 某医生为研究慢性阻塞性肺部疾病患者的肺动脉血氧分压情况，按肺动脉压的分级标准将 44 例患者分为三组，分别测量肺动脉血氧分压，结果见表 F3-20。经方差分析，$F=14.089$，$P<0.01$，差异有统计学意义。进一步用 t 检验作两两比较，三组测量结果两两之间的差异均有统计学意义（$P<0.05$），该医生认为三组患者之间动脉血氧分压有明显差异。

表 F3-20　三组患者动脉血氧分压测量结果

肺动脉压正常组	55	69	69	72	80	80	84	90	91	92	95	97	100	108	109
隐性肺动脉高压组	45	56	57	59	66	66	70	74	76	77	78	80	83	90	92
肺动脉高压组	24	38	39	42	50	50	56	60	62	65	68	71	81	81	

问题
（1）该资料是什么资料？
（2）该研究是什么设计？
（3）统计分析中有无不妥之处？

选择答案：_____。（2.0 分）

a. 该资料为多组计量资料

b. 研究设计为完全随机设计

c. 统计方法不正确。首先，多个样本均数的比较可采用单因素方差分析，但该资料不服从正态分布（经正态性检验，$P<0.05$），因此不能用方差分析进行比较。其次，用方差分析进行多组样本均数比较，当差异有统计学意义时，不能用 t 检验进行两两比较，而应采用 q 检验或 LSD 检验等

d. 该资料可通过变量转换成正态分布用方差分析

e. 该资料可采用非参数检验的 Kruskal-Wallis 多组样本比较的秩和检验进行分析

87. 某医生研究男性甲状腺机能减退症患者尺骨骨矿含量与正常人是否有差别，随机抽取 10 例患者和 10 例正常人，分别测得骨矿含量如下（g/cm^2）。

患者组：0.31　0.35　0.37　0.39　0.52　0.62　0.62　0.63　0.74　0.98
正常组：0.28　0.29　0.31　0.35　0.36　0.37　0.41　0.48　0.53　0.53

该医生对此资料作两样本均数比较的 t 检验，得 t=2.235，$P<0.05$，故认为男性甲状腺机能减退症患者尺骨骨矿含量与正常人有差别，患者尺骨骨矿含量较高。

问题

（1）该资料是什么类型的资料？
（2）研究采用的是何种设计？
（3）统计分析中有无不妥之处？

选择答案：_____。（2.0 分）

a. 该资料为计量资料。
b. 研究设计为完全随机设计。
c. 统计方法不正确。两样本均数比较 t 检验的前提条件是资料服从正态分布，并且方差齐。而该资料的方差不齐（F=4.926，$P<0.05$），因此不应作 t 检验。
d. 可采用 t' 检验、通过变量转换使资料达到方差齐或用非参数检验。
e. 可采用非参数检验中的 Wilcoxon 秩和检验，目的是推断两样本分别代表的总体分布是否不同。

88. 为探讨儿童缺锌对生长发育的影响，某医生随机抽取某幼儿园 4 岁男童 12 名，分析其发锌含量（x）与身高（y）之间的关系。数据如表 F3-21。

表 F3-21　某幼儿园 12 名 4 岁男童的发锌与身高值

编号	1	2	3	4	5	6
发锌（μmol/g）	1.78	1.76	1.69	1.59	1.55	1.82
身高（cm）	105.3	104.1	102.5	101.6	98.4	103.5
编号	7	8	9	10	11	12
发锌（μmol/g）	1.57	1.86	1.77	1.9	1.87	1.63
身高（cm）	99.5	104.4	106.8	107.3	107.5	104

SPSS 输出结果如下：

Model Summary

Model	R	R Square	Adjusted R Square	Std. Error of the Estimate
1	.859[a]	.737	.711	1.55459

a. Predictors:（Constant），发锌（μmol/g）

ANOVA[b]

Model		Sum of Squares	df	Mean Square	F	Sig.
1	Regression	67.742	1	67.742	28.030	.000[a]
	Residual	24.167	10	2.417		
	Total	91.909	11			

a. Predictors:（Constant），发锌（μmol/g）; b. Dependent Variable: 身高（cm）

Coefficients[a]

Model		Unstandardized Coefficients		Standardized Coefficients	t	Sig.
		B	Std. Error	Beta		
1	（Constant）	68.913	6.594		10.451	.000
	发锌（μmol/g）	20.103	3.797	.859	5.294	.000

a. Dependent Variable: 身高（cm）

选择答案：_____。（2.0 分）

a. 简单线性回归分析得 $R=0.859$，$R^2=0.737$。
b. 方差分析得 $F=28.030$，$P=0.000$ 即 $P<0.001$，有统计学意义，两个变量存在回归关系。
c. 回归系数假设检验 $t_b=5.294$，$P<0.001$。
d. 发锌含量（x）与身高（y）回归方程为 $y=6.594+3.797x$。
e. 发锌含量（x）与身高（y）回归方程为 $y=68.913+20.103x$。

89. 某实验室给大鼠喂食高脂饲料，研究高脂饮食与心血管疾病的关系，测得 10 只大鼠周进食量（g）与收缩压（mmHg），数据见表 F3-22。以周进食量为自变量（x），收缩压为因变量（y），试做直线回归分析。

表 F3-22　10 只大鼠高脂饲料周进食量与收缩压

编号	1	2	3	4	5	6	7	8	9	10
周进食量（g）	220	180	200	205	240	180	190	170	230	160
收缩压（mmHg）	130	122	128	119	135	108	121	115	125	105

SPSS 输出结果如下：

Model Summary

Model	R	R Square	Adjusted R Square	Std. Error of the Estimate
1	.847[a]	.718	.682	5.33988

a. Predictors: (Constant), 周进食量（g）

ANOVA[b]

Model	Sum of Squares	df	Mean Square	F	Sig.
Regression	579.485	1	579.485	20.323	.002[a]
Residual	228.115	8	28.514		
Total	807.600	9			

a. Predictors: (Constant), 周进食量（g）; b. Dependent Variable: 收缩压（mmHg）

Coefficients[a]

Model	Unstandardized Coefficients B	Std. Error	Standardized Coefficients Beta	t	Sig.
(Constant)	60.722	13.433		4.520	.002
周进食量（g）	.304	.067	.847	4.508	.002

a. Dependent Variable: 收缩压（mmHg）

选择答案：_____。（2.0 分）

a. 简单线性回归分析得 $R=0.847$，$R^2=0.718$
b. 方差分析得 $F=20.323$，$P=0.002$，有统计学意义，两个变量存在回归关系
c. 回归系数假设检验 $t_b=4.508$，$P=0.002$
d. 周进食量（g）（x）与收缩压（mmHg）（y）回归方程为 $y=13.433+0.067x$
e. 周进食量（g）（x）与收缩压（mmHg）（y）回归方程为 $y=60.722+0.304x$

90. 为研究铬的含量与分光光密度的关系，某人测量了 10 份样品的铬的含量（μg/g）和分光光密度值，

结果见表 F3-23。

表 F3-23 10 份样品的铬的含量（μg/g）和分光光密度值的测定结果

编号	1	2	3	4	5	6	7	8	9	10
铬含量	0.063	0.086	0.967	1.270	0.234	0.073	0.853	1.138	0.168	0.465
光密度	0.012	0.016	0.138	0.172	0.028	0.014	0.106	0.164	0.019	0.079

SPSS 的 Bivariate 过程进行 Pearson 直线相关分析，得 $r=0.994$，$P=0.000$。

SPSS 的 Linear 过程进行简单直线回归分析，得：①复相关系数 $R=0.994$，决定系数 $R^2=0.987$。②回归方程的方差分析：$F=624.728$，$P=0.000$。③$a=0.002$，$b=0.136$，$t_b=24.995$，$P=0.000$。

问题

（1）样品中铬的含量与分光光密度之间是否有相关关系？

（2）样品中铬的含量与分光光密度之间是否有直线回归关系？如有，请写出直线回归方程。

（3）若样品中铬的含量为 0.987μg/g，其分光光密度为多少？

（4）若某成年女性体重为 2.320μg/g，其分光光密度为多少？

【解答】 铬的含量与分光光密度

a. SPSS 的 Bivariate 过程进行 Pearson 直线相关分析，得 $r=0.994$，$P=0.000$，按 $\alpha=0.05$ 水准，拒绝 H_0，接受 H_1，可认为样品中铬的含量与分光光密度之间存在正相关关系，铬的含量越高，分光光密度也越高

b. SPSS 的 Linear 过程进行简单直线回归分析，得：①复相关系数 $R=0.994$，决定系数 $R^2=0.987$。②回归方程的方差分析：$F=624.728$，$P=0.000$，按 $\alpha=0.05$ 水准，拒绝 H_0，接受 H_1，可认为两变量的直线回归方程有统计学意义。③$a=0.002$，$b=0.136$，$t_b=24.995$，$P=0.000$。按 $\alpha=0.05$ 水准，拒绝 H_0，接受 H_1，可认为铬的含量与分光光密度之间存在直线回归关系。④铬的含量推算分光光密度的直线回归方程为 $y=0.002+0.136x$

c. 将 $x=0.987$ 代入回归方程，求得 $y=0.136$，即铬的含量为 0.987 时，其分光光密度为 0.136

d. 将 $x=2.320$ 代入回归方程，求得 $y=0.318$，即铬的含量为 2.320 时，其分光光密度为 0.318

e. 由于铬含量的实测值范围是 0.063~1.270，2.320 已超出此范围，不宜用该回归方程来估计其分光光密度值（2.0 分）

91. 某研究者检测了 10 个不同污灌区的土壤中的镉含量（mg/kg）和该污灌区种植的谷穗中的镉含量（mg/kg），数据如表 F3-24。据此分析土壤中的镉含量（x）和谷穗中的镉含量（y）有无相关关系。

表 F3-24 土壤中的镉含量（x）和谷穗中的镉含量（y）

污灌区编号	1	2	3	4	5	6	7	8	9	10
土壤镉含量（mg/kg）	0.20	0.23	0.40	0.48	0.65	0.80	0.62	0.45	0.50	0.42
谷穗镉含量（mg/kg）	0.050	0.060	0.070	0.078	0.085	0.093	0.069	0.071	0.058	0.065

SPSS 输出结果如下：

Correlations

Correlations

		土壤镉含量	谷穗镉含量
土壤镉含量	Pearson Correlation	1	.843**
	Sig.（2-tailed）		.002
	N	10	10
谷穗镉含量	Pearson Correlation	.843**	1
	Sig.（2-tailed）	.002	
	N	10	10

. Correlation is significant at the 0.01 level （2-tailed）

选择答案：_____。（2.0分）

a. Pearson 直线相关分析结果中，从上到下依次为 Pearson 相关系数（Pearson Correlation）、双侧 P 值[Sig. (2-tailed)]和例数（N），数据区四个格子中的数据呈矩阵形式对称排列

b. 本例，谷穗镉含量和土壤镉含量的 Pearson 相关系数 $r=1$，$P=0$，无统计学意义

c. 本例，谷穗镉含量和土壤镉含量的 Pearson 相关系数 $r=0.843$，$P=0.002$，有统计学意义

d. 按 $\alpha=0.05$ 水准，不拒绝 H_0，无统计学意义，尚不能认为调查污灌区的土壤镉含量和谷穗镉含量间存在正相关关系

e. 按 $\alpha=0.05$ 水准，拒绝 H_0，接受 H_1，有统计学意义，可认为调查污灌区的土壤镉含量和谷穗镉含量间存在正相关关系，土壤镉含量增加，谷穗镉含量也增加

92. 为探讨儿童缺锌对生长发育的影响，某医生随机抽取某幼儿园 4 岁男童 12 名，分析其身高与发锌含量之间的关系。数据如表 F3-25。

表 F3-25　某幼儿园 12 名 4 岁男童的发锌与身高值

编号	1	2	3	4	5	6
发锌（μmol/g）	1.78	1.76	1.69	1.59	1.55	1.82
身高（cm）	105.3	104.1	102.5	101.6	98.4	103.5
编号	7	8	9	10	11	12
发锌（μmol/g）	1.57	1.86	1.77	1.9	1.87	1.63
身高（cm）	99.5	104.4	106.8	107.3	107.5	104

问题

（1）这是什么资料？

（2）该资料应如何进行统计分析？

选择答案：_____。（2.0分）

a. 身高与发锌含量都是随机定量变量，属于双变量计量资料

b. 两变量反映了研究对象的不同特征，无法用前述的 t 检验、方差分析、卡方检验等假设检验方法进行比较，这里将用到的是另一大类统计方法，用于分析反映研究对象不同特征的两个或多个变量间的关系

c. 相关分析是其中用于分析两个或多个变量间相互关系的统计分析方法。直线相关分析是分析两个变量间有无直线关系的统计方法

d. 可以用卡方检验来分析两个变量间有无直线关系

e. 可以用直线相关来分析两个变量间有无直线关系

93. 某研究者欲测试一种新型 Ca 制剂用于治疗缺钙孕妇的治疗。将 120 例研究对象，随机分为两组，分别使用该新型 Ca 制剂和葡萄糖酸钙剂。孕妇血钙的临床检查分别在基线和开展实验 2 个月后进行。结果实验组和对照组差值比较，差异有统计学意义。故认为新型 Ca 制剂的补钙效果优于葡萄糖酸钙剂。

问题

（1）该研究者遵循的均衡原则是否合理？为什么？

（2）该研究的混杂因素是什么？

（3）有哪些方法可以控制混杂因素？

（4）可采用何种统计分析方法？

选择答案：_____。（2.0分）

A. 该实验设计的未遵循均衡原则，因为将 120 例研究对象，随机分为两组，两组研究对象的年龄和性别可能不均衡，基线调查差异未进行假设检验，因此认为这个设计是不均衡设计。

B. 本研究的混杂因素是年龄、性别等。这些混杂因素得不到控制，就不能得出上述结论。

C. 可以采用配比、分层、多因素分析等方法控制混杂因素。

D. 如果数据呈正态分布或近似正态分布，方差齐性，可用 t 检验或方差分析。

E. 如果数据呈偏态分布或分布不明，可用秩和检验。

94. 某研究者欲研究某药预防流感的疗效,在甲幼儿园随机抽取大、中、小班儿童共150名组成试验组,服用该药物(剂量按年龄、体重严格计算),在乙幼儿园随机抽取大、中、小班儿童共150名组成对照组,不服用该药物,其中两所幼儿园参加此项试验的儿童的饮食、作息时间和体育活动情况完全相同。结果发现:甲幼儿园150名儿童流感的发病率明显低于乙幼儿园150名儿童流感的发病率($P<0.001$)。于是,研究者得出结论:该药有预防流感的作用。

问题

(1) 该研究者遵循了均衡原则吗?为什么?

(2) 该研究的混杂因素有哪些?

(3) 应该怎样正确设计?

选择答案:_____。(2.0分)

a. 该实验设计的缺陷是违背了均衡的原则,两组儿童流感发病率的差异不能完全归之于是否用药,即除了药物以外的其他影响因素(混杂因素)也可能造成两组儿童发病率的差异,虽然研究者强调了两所幼儿园儿童的某些影响因素是相同的,但这只是一些目前已知的影响因素,还有一些未知的影响因素在两组儿童中是否相同就未可知晓了。因此认为该设计是非均衡设计,结论的真实性较差

b. 本研究的混杂因素有家庭经济条件、父母文化程度、地理位置、营养条件等。这些混杂因素得不到控制,上述结论就会存在缺陷。但要通过改变儿童营养条件等来控制这些混杂因素是不现实的,可通过交叉均衡设计或随机化的方法,以达到均衡目的

c. 正确设计:将甲幼儿园随机抽取的150名儿童随机分成两组,一组服药,对照组不服药;乙幼儿园随机抽取的150名儿童也随机分成两组,一组服药,对照组不服药

d. 观察一段时间后,分别比较甲、乙两所幼儿园试验组与对照组儿童流感发病率有无差异

e. 另一种设计方法是按分层随机化的方法进行分组,即将随机抽取到的300名儿童按大、中、小班随机分配到试验组和对照组,这样两组除了药物以外的其它影响因素就均衡了,才能衬托出药物的效果

95. 将20只肝癌模型大白鼠随机分为4组,分别接受不同剂量的实验处理,4周后体内存活的肿瘤细胞数如表F3-26,问各组大白鼠4周后体内肿瘤细胞数有无差异?

表F3-26 不同实验处理后存活肿瘤细胞数(有丝分裂细胞/10个高倍镜视野)

对照(未服药)	低剂量	中剂量	高剂量
49	46	24	6
51	52	21	5
48	49	20	0
52	47	23	3
47	45	19	2

问题

(1) 这是什么资料?

(2) 该实验设计的处理因素是什么?

(3) 每个处理因素有几个水平?

(4) 可采用何统计分析方法?

选择答案:_____。(2.0分)

a. 此资料中每只大白鼠在实验后都有具体的指标(存活细胞数),表现为具体的数值大小,有单位,故为计量资料

b. 处理因素是研究者施加于研究对象并能引起效应的因素,处理因素可以是生物的,也可以是化学的或物理的。本例中只有一个处理因素(不同剂量的抗癌药物),为单因素设计

c. 因素在数量或强度上可有不同,这种数量或强度上的不同称为水平(level)。本例中,有四个对比组,故为单因素四水平的完全随机设计资料

d. 此资料中,若每组的数据服从于正态分布及方差齐,可以采用单因素的方差分析,若整体检验有统计学意义,还可进一步作两两检验(*LSD-t* 检验,*SNK* 检验,*DUNNET-t* 检验)

e. 此资料中，若数据不服从正态分布或方差不齐，可作秩和检验

96. 《补骨一号对大鼠类固醇性骨质疏松的作用》一文中，作者将24只大鼠随机分成3组，每组8只，分别为正常对照组（生理盐水灌胃）、激素组（氢化可的松灌胃）、补骨一号合用激素组（氢化可的松+补骨一号）。实验一段时间后，测定骨小梁面积等定量指标，经分析，认为补骨一号有防治类固醇性骨质疏松的作用。

问题
（1）该实验有几个处理因素，各处理因素有几个水平？
（2）作者的设计是否合理？为什么？
（3）如何正确设计？

选择解答： _____ 。（2.0分）

a. 该试验有两个处理因素，即激素和补骨一号；每个处理因素有两个水平，即用或不用。

b. 作者的设计不合理。

c. 因为补骨一号合用激素组的效应包括补骨一号的效应、激素的效应以及二者共同效应，但该试验只设置了激素组，未设置补骨一号组，所以，有可能将补骨一号合用激素组的交互效应归结为单用补骨一号的效应。

d. 正确做法：再加设补骨一号组，共4个组，为两个因素各有两个水平的4种组合，即2×2析因设计，该设计不仅可以分析各因素的单独效应，还可以分析因素之间可能存在的交互效应。

e. 以上都不对

97. 欲在昆明医学院第一附属医院中医科、第二附属医院中医科、云南中医学院附属医院、云南省第一人民医院中医科和昆明儿童医院进行新药"复方翻白草"治疗糖尿病的临床实验，欲观察成人500人，对照200人，请作一个临床实验设计。

选择答案： _____ 。（2.0分）

a. 该临床试验的目的是评价复方翻白草治疗糖尿病的疗效。

b. 研究对象必须是符合WHO诊断标准的成年糖尿病住院患者；门诊糖尿病患者、非糖尿病患者、未成年人排除在外。

c. 本次试验采用完全随机设计方案，样本含量为700例。根据纳入标准和排除标准，从昆明医学院第一附属医院等5个医疗机构分别抽取140例确诊的住院糖尿病患者作为受试对象，然后按完全随机化原则分组，试验组各100例，对照组各40例。

d. 采用双盲法进行治疗和观察，记录指标以客观指标为主，包括一般生命体征、空腹血糖、餐后2h血糖等等。

e. 数据采用SPSS统计软件包分析，分别对试验组和对照组治疗前后的血糖值进行配对t检验或配对符号秩和检验，评价试验组和对照组疗效；试验组和对照组疗效比较，计量资料（治疗前后差值形成新样本）采用完全随机设计两样本均数比较的t检验或两样本资料的秩和检验；计数资料采用分层χ^2检验；等级资料采用秩和检验。

（罗家洪　彭林珍　罗　健）

附录四 《医学统计学》期末模拟考试题（四）

（计算机网络考试：应用分析题为多选题，其余为单选题）

学号_____ 姓名_____ 班级_____ 成绩_____

1. t 检验时，当 $t < t_{0.05(v)}$，$P > 0.05$，就证明两总体均数相同_____。（1.0 分）
a. +   b. −

2. 甲地正常成年男子 Hb 均数为 14.5 克%，标准差为 1.20 克%，从该地随机抽取 10 名正常成年男子，其 Hb 均数为 12.8 克%，标准差为 2.25 克%。又从乙地随机抽取 15 名正常成年男子，其 Hb 均数为 16.8 克%，标准差为 1.85 克%。推断断 16.8 克%与 12.8 克%代表的总体有无差别，选用的方法是_____。（1.0 分）
a. 样本均数与总体均数比较的 t 检验   b. 配对 t 检验   c. 成组 t 检验
d. z 检验   e. 无法比较

3. 甲地正常成年男子 Hb 均数为 14.5 克%，标准差为 1.20 克%，从该地随机抽取 10 名正常成年男子，其 Hb 均数为 12.8 克%，标准差为 2.25 克%。又从乙地随机抽取 15 名正常成年男子，其 Hb 均数为 16.8 克%，标准差为 1.85 克%。推断 16.8 克%与 14.5 克%代表的总体有无差别，选用的方法是_____。（1.0 分）
a. 样本均数与总体均数比较的 t 检验   b. 配对 t 检验   c. 成组 t 检验
d. z 检验   e. 无法比较

4. t 检验中，$t > t_{0.05(v)}$，$P < 0.05$，拒绝检验假设，其依据是_____。（1.0 分）
a. 原假设本身是人为的，应该拒绝   b. 若认为原假设成立，正确的可能性很小
c. 原假设成立是完全荒谬的   d. 计算结果证明原假设是错误的
e. 原假设不可能成立

5. 为调查某地成年男子 RBC 数，随机抽取 100 名成年男子，其均数为 $4.8 \times 10^{12}/L$，标准差为 $0.42 \times 10^{12}/L$，则该地 95% 成年男子 RBC 均数落在的范围是_____。（1.0 分）
a. $4.8 \pm 1.96 \times 0.42$ b. $4.8 \pm 1.96 \times 0.42/\sqrt{100}$ c. $4.8 \pm 1.645 \times 0.42$
d. $4.8 \pm 1.96 \times 0.42\sqrt{100}$ e. $4.8 \pm 1.645 \times 0.42/\sqrt{100}$

6. 为调查某地成年男子 RBC 数，随机抽取 100 名成年男子，其均数为 $4.8 \times 10^{12}/L$，标准差为 $0.42 \times 10^{12}/L$，则该地 95% 成年男子 RBC 数落在的范围是_____。（1.0 分）
a. $4.8 \pm 1.96 \times 0.42$ b. $4.8 \pm 1.96 \times 0.42/\sqrt{100}$ c. $4.8 \pm 1.645 \times 0.42$
d. $4.8 \pm 1.96 \times 0.42\sqrt{100}$ e. $4.8 \pm 1.645 \times 0.42/\sqrt{100}$

7. 从昆明市抽取 500 名 20 岁女青年，测定其血红蛋白值，估计该市 20 岁女青年血红蛋白均值可能所在范围，应选用的公式是_____。（1.0 分）
a. $\bar{x} \pm 1.96s$ b. $\mu \pm 1.96\sigma$ c. $\bar{x} \pm t_{0.05v}s$ d. $\mu \pm 1.96\sigma_{\bar{x}}$ e. $\bar{x} \pm 1.96s_{\bar{x}}$

8. 评价某人的血红蛋白值是否正常，可选用的范围是_____。（1.0 分）
a. $\bar{x} \pm 1.96s$ b. $\mu \pm 1.96\sigma$ c. $\bar{x} \pm t_{0.05\mu}s_x$ d. $\mu \pm 1.96\sigma_{\bar{x}}$ e. $\bar{x} \pm 1.96s_{\bar{x}}$

9. 在 t 检验中，若拒绝 H_0，P 值越小，则说明两总体均数差别越大。
a. +   b. −

10. 在两样本均数比较的 z 检验中，若 $z \geq z_{0.05}$，则在 $a=0.05$ 水平上可认为两总体均数不等_____。（1.0 分）
a. +   b. −

11. 平方根变换可以使服从 Poisson 分布的资料或轻度偏态资料正态化_____。（1.0 分）
a. +   b. −

12. 如果把随机区组设计的资料用完全随机设计方差分析来分析，那么前者的 $SS_{区组} + SS_{误差}$ 等于后者的 $SS_{组内}$，因此这样做就降低了统计效率_____。（1.0 分）
a. +   b. −

13. LSD-t 检验主要用于事先有明确假设的证实性研究＿＿＿＿。（1.0 分）
a. ＋　　　　b. －

14. 表示全部观察值的变异度的统计指标是 $MS_{组间}$＿＿＿＿。（1.0 分）
a. ＋　　　　b. －

15. 完全随机设计方差分析中，＿＿＿＿。（1.0 分）
a. $SS_{组内}$不会小于 $SS_{组内}$　　　b. $SS_{组间}$不会小于 $SS_{组间}$　　　c. $MS_{组间}$不会小于 $MS_{组内}$
d. F 值不可能是负数　　　　　　e. F 值可能是负数

16. SNK（Students-Newman-Keuls）法主要用于探索性研究＿＿＿＿。（1.0 分）
a. ＋　　　　b. －

17. 随机区组设计资料的方差分析将总变异分为＿＿＿＿。（0.5 分）
a. 组间变异、组内变异两部分　　　　b. 处理、区组、误差三部分
c. 抽样、系统、随机测量三部分　　　d. 标准差、标准误两部分
e. 以上说法都不对

18. 随机区组设计资料的方差分析中，处理组 F 值的计算公式为＿＿＿＿。（0.5 分）
a. $MS_{区组}/MS_{误差}$　　　b. $MS_{区组}/MS_{处理}$　　　c. $MS_{处理}/MS_{误差}$
d. $MS_{处理}/MS_{区组}$　　　e. $MS_{误差}/MS_{处理}$

19. 个样本均数的两两比较可用成组 t 检验＿＿＿＿。（0.5 分）
a. ＋　　　　b. －

20. 多个均数差别的假设检验，$F > F_{0.05, v}$，可认为各组均数都不相同＿＿＿＿。（0.5 分）
a. ＋　　　　b. －

21. 对于有序行列表，在比较各处理组的效应有无差别时，用 χ^2 检验不是最好的方法＿＿＿＿。（0.5 分）
a. ＋　　　　b. －

22. χ^2 检验的分析表 F4-1 后，回答两种诊断中哪一种方法较好＿＿＿＿。（0.5 分）
a. ＋　　　　b. －

表 F4-1　配对 2×2 列联表

病理诊断	临床诊断		合计
	恶性肿瘤	良性肿瘤	
恶性肿瘤	15	40	55
良性肿瘤	20	15	35
合计	35	55	90

23. 2×2 列联表资料的 χ^2 检验，如 $\chi^2 > \chi^2_{0.05(1)}$，可认为两样本率不同＿＿＿＿。（0.5 分）
a. ＋　　　　b. －

24. 三个工厂门诊疾病构成比作比较时，不可作 χ^2 检验＿＿＿＿。（0.5 分）
a. ＋　　　　b. －

25. 两个四格表一个 $\chi^2 > \chi^2_{0.01}$，另一个 $\chi^2 > \chi^2_{0.05}$，可认为＿＿＿＿。（0.5 分）
a. 前者两个的百分数相差大　　　　b. 后者两个的百分数相差大
c. 前者更有理由认为两总体率不同　　d. 后者更有理由认为两总体率不同
e. 尚不能下结论

26. 四格表中的一个实际数字为 1＿＿＿＿。（0.5 分）
a. 就不能作 χ^2 检验　　　b. 就必须用校正 χ^2 检验　　　c. 还不能决定是否可作 χ^2 检验
d. 作 χ^2 检验不必校正　　e. 不能确定是否需要校正

27. 四个样本百分率比较时，有一个理论频数小于 5 大于 1 时＿＿＿＿。（0.5 分）
a. 不能确定是否可作 χ^2 检验　　b. 可以作 χ^2 检验　　c. 不能作 χ^2 检验
d. 必须作校正 χ^2 检验　　　　　e. 不能确定是否需要校正

28. 四个样本率进行 χ^2 检验，拒绝 H_0 时，结论为＿＿＿＿。（0.5 分）

a. 各组总体率都不相同　　　b. 各组总体率不全相同　　　c. 各组样本率都不相同

d. 各组样本率不全相同　　　e. 以上都不是

29. 当四格表的周边合计数不变时，如果某一个格子的实际数有变化，则其理论数_____。（0.5分）

a. 增大　　　b. 减小　　　c. 不变　　　d. 不确定　　　e. 以上都不对

30. 三行四列的表作 χ^2 检验允许有一个 $T<5$ _____。（0.5分）

a. +　　　b. −

31. 在两组资料比较的秩和检验中，以例数较多者的秩和为统计量 T _____。（0.5分）

a. +　　　b. −

32. 在两组资料比较的秩和检验中，T 值在界值范围内则 P 值小于相应的概率_____。（0.5分）

a. +　　　b. −

33. 在配对资料秩和检验中，两组数据统一从小到大编秩次_____。（0.5分）

a. +　　　b. −

34. 两组资料比较的秩和检验中，当采用 z 检验时，此时检验属于参数检验_____。（0.5分）

a. +　　　b. −

35. 作配对秩和检验时，对子数 n 必须大于 5 _____。（0.5分）

a. +　　　b. −

36. 某医师作了一个两样本秩和检验，$n_1=10$，$T_1=78$，$n_2=11$，$T_2=153$，查 T 界值表得 $T_{0.05}=81\sim139$，则 P 值为_____。（0.5分）

a. $P>0.05$　　　b. $P<0.05$　　　c. $P=0.05$　　　d. $P\leq 0.05$　　　e. $P\geq 0.05$

37. 某医师作了一个配对秩和检验，$n=8$，$T_+=12$，$T_-=24$，查 T 界值表得 $T_{0.05}=3\sim 33$，则 P 值为_____。（0.5分）

a. $P>0.05$　　　b. $P<0.05$　　　c. $P=0.05$　　　d. $P\leq 0.05$　　　e. $P\geq 0.05$

38. 多个样本均数比较的假设检验，如果总体方差不等且分布呈偏态，宜选用_____。（0.5分）

a. z 检验　　b. t 检验　　c. F 检验　　d. Kruskal-Wallis H 检验　　e. Wilcoxon 秩和检验

39. 两样本比较的秩和检验中，当 T 等于 $T_{0.05(20)}$ 的下限值，则_____。（0.5分）

a. $P<0.05$　　　b. $P=0.05$　　　c. $P>0.05$　　　d. $P\leq 0.05$　　　e. $P\geq 0.05$

40. 成组设计多个样本比较的秩和检验中，当 $n_i\geq 5$ 时，应查_____确定 P 值。

a. T 界值表　　b. H 界值表　　c. M 界值表　　d. χ^2 界值表　　e. t 界值表

41. 进行 b 的假设检验应先确定是用单侧还是双侧检验_____。（0.5分）

a. +　　　b. −

42. 回归系数与相关系数的假设检验等价，是因为 b 和 r 的符号相同_____。（0.5分）

a. +　　　b. −

43. 凡是可以做线性回归的资料，均可做线性相关分析_____。（0.5分）

a. +　　　b. −

44. 线性回归分析可用于研究_____之间的关系。

a. 性别与职业　　　b. 肺活量与胸围　　　c. 职业与血型

d. 国籍与基因型　　　e. 母亲的血型与新生儿的血型

45. 两组资料中，回归系数大的资料，_____。（0.5分）

a. 相关系数也大　　　b. x 变化引起 y 的变化幅度也大　　　c. 进行 t 检验的 t 值也大

d. x 变化引起 y 的变化幅度反而较小　　　e. x 变化引起 y 的变化幅度可能大也可能小

46. 线性回归分析要求资料_____。（0.5分）

a. x 和 y 必须服从双变量正态分布　　　b. x 必须服从正态分布　　　c. y 必须服从正态分布

d. x 和 y 都可以不服从正态分布　　　e. 对资料没有要求

47. 直线回归分析的前提条件_____。（0.5分）

a. 线性（linearity）：两个变量间存在线性关系；

b. 独立性（independent）：任意两个观察值互相独立；

c. 正态性（normality）：应变量 y 是服从正态分布的随机变量；

d. 方差齐（equal variances）：给定 x 后，应变量 y 的方差相等。
e. 以上均对

48. 同一资料，有 $t_r=t_b=$SQRT（F）＿＿＿＿＿。（0.5 分）
a. +　　　　　　b. −

49. 简单相关分析的前提条件：两个随机变量；散点图呈线性关系；服从双变量正态分布＿＿＿＿＿。（0.5 分）
a. +　　　　　　b. −

50. 线性回归与相关分析中，以下哪项正确？＿＿＿＿＿。（0.5 分）
a. $\rho=0$ 时，$r=0$　　　　b. $|r|>0$ 时，$b>0$　　　　c. $r>0$ 时，$b<0$
d. $r<0$ 时，$b<0$　　　　e. $|r|=1$ 时，$b=1$

51. 实验设计的基本三要素是指＿＿＿＿＿。（0.5 分）
a. 受试对象、实验效应、观察指标　　　　b. 随机化、重复、设置对照
c. 齐同对比、均衡性、随机化　　　　d. 处理因素、受试对象、实验效应
e. 以上都不是

52. $1-\beta$ 越大，所需样本例数越多＿＿＿＿＿。（0.5 分）
a. +　　　　　　b. −

53. δ 愈大，所需样本例数越小＿＿＿＿＿。（0.5 分）
a. +　　　　　　b. −

54. 在实际工作中可以先收集一些资料，然后再决定用什么方法处理＿＿＿＿＿。（0.5 分）
a. +　　　　　　b. −

55. 单盲法是让受试对象知道自己在实验组或对照组，但不知道用什么处理＿＿＿＿＿。（0.5 分）
a. +　　　　　　b. −

56. 实验设计中均衡性原则是指实验组和对照组间一切条件应尽可能相同＿＿＿＿＿。（0.5 分）
a. +　　　　　　b. −

57. 对照组在实验中也被看成是一种处理，而且是实验设计的一个重要内容＿＿＿＿＿。（0.5 分）
a. +　　　　　　b. −

58. 临床试验的特点是＿＿＿＿＿。（0.5 分）
a. 以人为试验对象　　　　b. 对干预措施进行前瞻性的追踪研究
c. 试验受多种因素影响，结果可能出现偏倚　　　　d. 试验病例需一定时间的积累
e. 以上均对

59. 某医师研究复方首乌片治疗贫血的疗效时，实验组服用复方首乌片，对照组服用淀粉，这属于＿＿＿＿＿。（0.5 分）
a. 实验对照　　b. 空白对照　　c. 安慰剂对照　　d. 标准对照　　e. 历史对照

60. 实验设计四大原则是＿＿＿＿＿。（0.5 分）
a. 对照原则、少选择样本例数、均衡性原则和随机化原则
b. 对照原则、随机化原则、齐同对比原则、均衡性原则
c. 对照原则、重复原则、齐同对比原则、均衡性原则
d. 重复原则、对照原则、盲法原则、均衡性原则
e. 对照原则、重复原则、随机化原则、均衡性原则

61. 描述 300 人肺活量与身高关系可画散点图＿＿＿＿＿。（0.5 分）
a. +　　　　　　b. −

62. 表示某地 7 岁女孩的身高的频数分布情况，可用＿＿＿＿＿。（0.5 分）
a. 直方图　　b. 圆图　　c. 百分条图　　d. 半对数线图　　e. 散点图

63. 发病率高，患病率也高的疾病称为常见多发病＿＿＿＿＿。（0.5 分）
a. +　　　　　　b. −

64. 某医院的资料，计算了各种疾病所占的比例，该指标为＿＿＿＿＿。（0.5 分）
a. 发病率　　b. 构成比　　c. 相对比　　d. 动态数列　　e. 患病率

65. 某病病人的某项指标高于正常人，但有部分重叠，为控制漏诊率应当考虑＿＿＿＿＿。（0.5 分）

a. 提高参考值上限值　　　　b. 降低参考值上限值　　　　c. 提高参考值下限值
d. 降低参考值下限值　　　　e. 以上都不对

66. 用百分位数法确定正常值范围，适用于＿＿＿＿＿＿资料。

a. 分布不对称或不知分布　　　b. 正态分布　　　　　　　　c. 大样本资料
d. 小样本资料　　　　　　　　e. 以上都对

67. 某医院发生的医疗事故属于小概率事件＿＿＿＿＿＿。（0.5分）
a. ＋　　　　　　b. －

68. 某市为分析不同时期儿童的生长发育情况，随机调查了30名8岁男小学生，测量他们的体重发育指标如表F4-2，试与10年前同年龄组男孩的体重发育指标进行比较。10年前大量调查的同年龄组男孩的体重均数为22.68（kg）。

表 F4-2　30名8岁男小学生的体重发育指标测量值（kg）

26.6	23.1	23.5	24.8	23.4	22.1	19.8	23.0	22.3	24.0
25.3	24.7	25.5	24.5	25.2	25.0	26.1	27.9	26.8	27.2
24.3	24.5	23.9	19.9	26.9	25.4	26.4	25.0	26.3	31.9

SPSS 输出结果如下：

T-Test

One-Sample Statistics

	N	Mean	Std. Deviation	Std. Error Mean
体重	30	24.843	2.3447	.4281

One-Sample Test

	Test Value = 22.68					
	t	df	Sig.（2-tailed）	Mean Difference	95% Confidence Interval of the Difference	
					Lower	Upper
体重	5.054	29	.000	2.1633	1.288	3.039

选择答案：＿＿＿＿＿＿。

a. 第一个表格为单样本统计量描述表（**One-Sample Statistics**），描述了分析变量的基本情况。从左到右依次为例数（N）、均数（**Mean**）、标准差（**Std. Deviation**）、标准误（**Std. Error Mean**）。本例 $n=30$，均数=24.84（kg），标准差（s）=2.34（kg），标准误=0.43（kg）。

b. 第二个表格为单样本 t 检验（**One-Sample Test**）的统计分析结果，第一行注明了用于比较的已知总体均数为22.68；第二行依次为 t 值（t）、自由度（**df**）、双侧 P 值[**Sig.**（**2-tailed**）]、两均数的差值（**Mean Difference**）、差值95%可信区间（**95% Confidence Interval of the Difference**）的下限（**Lower**）和上限（**Upper**）。

c. 本例 $t=5.054$，$v=29$，双侧 $P<0.001$，按 $\alpha=0.05$ 水准，不拒绝 H_0，差异无统计学意义，可认为该城市8岁男小学生的平均体重与10年前同年龄男孩的体重。

d. 本例 $t=5.054$，$v=29$，双侧 $P<0.001$，按 $\alpha=0.05$ 水准，拒绝 H_0，接受 H_1，差异有统计学意义，可认为该城市8岁男小学生的平均体重低于10年前同年龄男孩的体重。

e. 本例 $t=5.054$，$v=29$，双侧 $P<0.001$，按 $\alpha=0.05$ 水准，拒绝 H_0，接受 H_1，差异有统计学意义，可认为该城市8岁男小学生的平均体重高于10年前同年龄男孩的体重。

69. 为了解老年人的心理健康问题，随机抽取了某市65岁及以上的常住老年人304人，用SCL-90量表进行测定，算得十项因子总分的均分为124.6，标准差为19.53，全国因子总分的均分为130.0，问该市老年人的总分是否与全国水平相同。

问题
（1）该资料属于何种设计方案？
（2）该资料可以用何种统计方法处理？
选择答案：＿＿＿＿＿＿＿＿＿。（2.0分）

A. 该资料属于单样本设计（样本均数与总体均数比较）。
B. 该资料属于完全随机设计（两个样本均数比较）。
C. 该资料可以用单样本 t 检验。
D. 该资料可以用两个样本均数比较的 t 检验。
E. 该资料可以用单样本 z 检验。

70. 某医院医生测得慢性消化道疾病和慢性胆囊炎患者的空腹血糖（mmol/L）值如表 F4-3，并据 t 检验结果认为两种病人空腹血糖不同，慢性胆囊炎患者的空腹血糖高于慢性消化道疾病患者。

表 F4-3　两种病人的空腹血糖比较（均数±标准差，mmol/L）

患者	n	空腹血糖	t	P
慢性胆囊炎	24	7.412±3.286	−2.065	0.044
慢性消化道疾病	28	6.014±1.330		

问题
（1）该资料属于何种设计方案？
（2）该医生的统计处理是否正确？为什么？
选择答案： _____。（2.0 分）

a. 该资料是随机从两个研究总体中抽取样本，测量空腹血糖，属于完全随机设计。
b. 该统计处理不正确。
c. 完全随机设计两样本均数比较的 t 检验要求样本来自正态总体，且两总体方差齐，即在做两样本均数比较的 t 检验之前，应首先对两样本进行正态性检验和方差齐性检验（F 检验）。
d. 根据医学专业知识，空腹血糖测量值一般呈正态分布；但经方差齐性检验表明，慢性消化道疾病和慢性胆囊炎患者的空腹血糖（mmol/L）的总体方差不齐（$F=6.104$，$P<0.05$），因此该资料不满足完全随机设计两样本均数比较的 t 检验的应用条件。
e. 该资料可以用近似 t 检验、秩和检验、变量变换使方差齐后再做 t 检验。

71. 某医生欲了解一种新药治疗骨质疏松症的临床疗效，随机抽取了服用新药的 12 名骨质疏松症患者，按年龄配对随机抽取了常规治疗药物的 12 名女性配成对子。测得前臂末端 BMD（骨密度）值，见表 F4-4。试了解新药的临床治疗效果？

表 F4-4　骨质疏松症患者服用钙片治疗前后前臂末端 BMD（骨密度）值（g/cm²）

配对号	服用药物组	未服用药物组	d
1	0.379	0.321	0.058
2	0.378	0.351	0.027
3	0.268	0.255	0.013
4	0.278	0.265	0.013
5	0.238	0.213	0.025
6	0.269	0.247	0.022
7	0.226	0.205	0.021
8	0.344	0.321	0.023
9	0.298	0.247	0.051
10	0.287	0.221	0.066
11	0.256	0.254	0.002
12	0.248	0.251	−0.003

SPSS 结果如下：

Paired Samples Statistics

	Mean	N	Std. Deviation	Std. Error Mean
Pair 1　服用药物组	.28908	12	.051727	.014932
未服用药物组	.26258	12	.045630	.013172

Paired Samples Correlations

	N	Correlation	Sig.
Pair 1　服用药物组 & 未服用药物组	12	.911	.000

Paired Samples Test

	Paired Differences					t	df	Sig. (2-tailed)
	Mean	Std. Deviation	Std. Error Mean	95% Confidence Interval of the Difference				
				Lower	Upper			
Pair 1 服用药物组 - 未服用药物组	.026500	.021433	.006187	.012882	.040118	4.283	11	.001

选择答案：＿＿＿＿＿＿＿＿＿＿。（2.0 分）

a. $t=0.911$，$v=11$，$P=0.000$ 即 $P<0.001$
b. $t=4.283$，$v=11$，$P=0.001$
c. 按 $a=0.05$ 水准，拒绝 H_0，接受 H_1，差异有统计学意义，
d. 按 $a=0.05$ 水准，不拒绝 H_0，差异无统计学意义
e. 可认为服用药物组与未服用药物组前臂末端 BMD（骨密度）值有差别，该新药治疗骨质疏松症有一定的临床效果。

72. 某医师欲了解分割放射疗法对肿瘤的治疗效果，在 15 只大白鼠身上成功制造了肿瘤模型，分别测定了大白鼠放射分割疗法治疗前后的肿瘤最大直径。数据如表 F4-5 所示。该医师计算了大白鼠肿瘤治疗前后最大直径的差值，均数为 1.5（cm），故认为分割放射疗法对肿瘤治疗有明显的效果。

表 F4-5　分割放射治疗前后的肿瘤最大直径（cm）

编号	1	2	3	4	5	6	7	8	9	10	11	12	13	14	15
用药前	8.1	9.4	7.3	8.7	8.9	7.3	8.6	9.0	6.3	8.0	9.4	9.2	9.1	8.3	8.5
用药后	6.5	8.5	5.2	7.1	7.5	5.6	5.9	7.4	6.0	6.9	7.5	8.6	7.4	6.5	7.0

SPSS 结果如下：
T-Test

Paired Samples Statistics

		Mean	N	Std. Deviation	Std. Error Mean
Pair 1	用药前	8.4067	15	.88517	.22855
	用药后	6.9067	15	.97941	.25288

Paired Samples Correlations

		N	Correlation	Sig.
Pair 1	用药前 & 用药后	15	.802	.000

Paired Samples Test

	Paired Differences					t	df	Sig. (2-tailed)
	Mean	Std. Deviation	Std. Error Mean	95% Confidence Interval of the Difference				
				Lower	Upper			
Pair 1 用药前 - 用药后	1.50000	.59402	.15337	1.17104	1.82896	9.780	14	.000

选择答案：＿＿＿＿＿＿＿＿＿＿。（2.0 分）
a. 第一个表格为统计描述表，分别描述了配对变量的基本情况：均数（Mean）、对子数（N）、标准差（Std.

Deviation)、标准误(Std. Error Mean)。本例对子数 n=15，用药前均数 1=8.4067(cm)，s_1=0.8852(cm)，标准误 1=0.2286(cm)；用药后均数 2=6.9067(cm)，s_2=0.9794(cm)，标准误 2=0.2529(cm)。

b. 第二个表格为配对变量间的相关分析，本例对子数 n=15，相关系数(Correlation) r=0.802，P=0.000 即 $P<0.001$。

c. 第三个表格为配对 t 检验的统计分析结果，从左到右依次为差值的均数(Mean)、标准差(Std. Deviation)、标准误(Std. Error Mean)、差值的95%可信区间(95% Confidence Interval of the Difference)的下限(Lower)和上限(Upper)、t 值、自由度(df)、双侧 P 值(Sig.(2-tailed))。

d. 本例 t=9.780，v=14，P=0.000 即 $P<0.001$，按 a=0.05 水准，拒绝 H_0，接受 H_1，差异有统计学意义，可认为治疗前后肿瘤直径值有差别，治疗后肿瘤缩小。

e. 本例 t=9.780，v=14，P=0.000 即 $P<0.001$，按 a=0.05 水准，不拒绝 H_0，差异无统计学意义，尚不能认为治疗前后肿瘤直径值有差别。

73. 某医院儿科采用"健脾灵"治疗 10 例婴儿贫血，每个疗程一个月，治疗三个疗程后结果如表 F4-6，问治疗前后各组血红蛋白(g/L)有无差别？

表 F4-6 "健脾灵"疗效统计

患者编号	治疗前	第一疗程	第二疗程	第三疗程
1	102	101	112	125
2	99	103	109	119
3	99	105	112	125
4	92	102	109	125
5	103	105	111	123
6	98	105	112	125
7	93	99	105	118
8	103	105	112	129
9	101	104	106	118
10	101	103	109	119

问题
(1) 该资料是什么类型的资料？
(2) 该研究是什么设计类型？
(3) 该资料应该用何种统计分析方法？

选择答案：_____。(2.0分)
a. 由于是组血红蛋白(g/L)，属于多组计量资料
b. 该资料属于随机区组设计方案
c. 该资料属于完全随机设计方案
d. 该资料应用完全随机设计计量资料的方差分析进行假设检验
e. 该资料应该选用随机区组设计的方差分析方法进行假设检验

74. 分析三个车间工人血清总蛋白含量(见表 F4-7)是否相同。

表 F4-7 三个车间工人血清总蛋白含量比较

车间	抽查人数	平均值	标准差
A	60	7.10	0.34
B	49	7.23	0.38
C	25	6.13	0.40

问题
(1) 该资料是什么类型的资料？

(2) 该研究是什么设计类型？
(3) 该资料应该用何种统计分析方法？

选择答案：_____。(2.0 分)

a. 由于是血清总蛋白含量，属于多组计量资料
b. 该资料属于随机区组设计方案
c. 该资料属于完全随机设计方案
d. 该资料应用完全随机设计计量资料的方差分析进行假设检验
e. 该资料应该选用随机区组设计的方差分析方法进行假设检验

75. 某研究者为研究核黄素缺乏对尿中氨基氮的影响，将 60 只 Wistar 大白鼠随机分为核黄素缺乏、限食量、不限食量三组不同饲料组。每组 20 只大白鼠。一周后测尿中氨基氮的三天排出量，结果如表 F4-8。三组间尿中氨基氮的三天排出量是否不同？

表 F4-8　三组大白鼠在进食一周后尿中氨基氮的三天排出量（mg）

核黄素缺乏组	6.02	3.70	2.46	4.71	3.82	7.04	4.73	4.77	3.93	6.56
	8.69	3.44	5.96	3.60	2.36	4.65	3.77	6.94	4.62	4.63
限食量组	3.23	3.47	2.59	3.30	2.60	4.99	3.20	4.27	3.14	8.42
	7.14	2.49	3.13	3.26	2.50	3.21	2.61	4.90	3.23	4.07
不限食量组	8.21	5.66	5.34	7.36	6.84	5.20	5.11	4.69	9.33	11.55
	9.98	4.04	8.06	5.48	5.19	7.30	6.76	5.08	5.05	4.61

SPSS 计算结果为：

Oneway

Descriptives

尿中氨基氮的三天排出量

	N	Mean	Std. Deviation	Std. Error	95% Confidence Interval for Mean		Minimum	Maximum
					Lower Bound	Upper Bound		
核黄素缺乏组	20	4.8200	1.61339	.36077	4.0649	5.5751	2.36	8.69
限食量组	20	3.7875	1.55658	.34806	3.0590	4.5160	2.49	8.42
不限食量组	20	6.5420	2.02557	.45293	5.5940	7.4900	4.04	11.55
Total	60	5.0498	2.06220	.26623	4.5171	5.5826	2.36	11.55

Test of Homogeneity of Variances

尿中氨基氮的三天排出量

Levene Statistic	df1	df2	Sig.
1.449	2	57	.243

ANOVA

尿中氨基氮的三天排出量

	Sum of Squares	df	Mean Square	F	Sig.
Between Groups	77.457	2	38.729	12.727	.000
Within Groups	173.449	57	3.043		
Total	250.906	59			

Post Hoc Tests（验后概率）
Homogeneous Subsets

尿中氨基氮的三天排出量

	组别	N	Subset for alpha = 0.05	
			1	2
Student-Newman-Keuls[a]	限食量组	20	3.7875	
	核黄素缺乏组	20	4.8200	
	不限食量组	20		6.5420
	Sig.		.066	1.000

Means for groups in homogeneous subsets are displayed
a. Uses Harmonic Mean Sample Size = 20.000

选择答案：_____。（2.0 分）

a. 结果输出第一个表为统计描述（**Descriptives**），输出各组的例数、均数、标准差、标准误、95%可信区间（下限和上限）、最小值和最大值

b. 第二个表为多组方差齐性检验（**Test of Homogeneity of Variances**），$P=0.243$，各组总体方差齐性

c. 第三个表为方差分析表（**ANOVA**），$F=12.727$，$P<0.001$。在 $\alpha=0.05$ 水准上，不拒绝 H_0，差异无统计学意义，尚不能认为核黄素缺乏、限食量、不限食量三组尿中氨基氮的三天排出量不同或不全相同

d. 第三个表为方差分析表（**ANOVA**），$F=12.727$，$P<0.001$。在 $\alpha=0.05$ 水准上，拒绝 H_0，接受 H_1，差异有统计学意义，核黄素缺乏、限食量、不限食量三组尿中氨基氮的三天排出量不同或不全相同

e. 第四个表输出进一步两两比较的 SNK 检验（Post Hoc Tests—Multiple Comparisons），除了核黄素缺乏组与限食量组尿中氨基氮的三天排出量差异无统计学意义外，其余两两比较差异有统计学意义。不限食量组尿中氨基氮的三天排出量最高，其次是核黄素缺乏组与限食量组

76. 为比较三种治疗药物 A、B、C 对病毒性肝炎治疗效果，将 24 只大鼠感染肝炎后，按照性别、体重条件配成 8 组，然后将各配伍组中 3 只大白鼠随机分配到给予 A、B 和 C 药物治疗的三个组。治疗 2 周后，测定大鼠血清谷丙转氨酶浓度（U/L），如表 F4-9。该医师用完全随机设计资料的方差分析方法对资料进行了分析，$F=8.025$，$P<0.05$，故认为三种药物的疗效不全相同。

表 F4-9 A、B、C 三种药物治疗后大鼠血清谷丙转氨酶浓度（U/L）

区组号	药物 A	药物 B	药物 C
1	653.21	624.34	445.13
2	741.32	772.32	432.44
3	675.40	632.50	362.50
4	582.54	473.60	348.50
5	491.78	462.80	345.33
6	412.60	431.80	312.56
7	494.60	484.90	296.34
8	379.50	380.70	228.23

问题
（1）该资料的资料类型是什么？
（2）该研究是何种设计？
（3）分析所用的方法是否正确？

选择答案：_____。（2.0 分）

a. 本例测定的是血清谷丙转氨酶浓度（U/L），属于多组计量资料

b. 24 只大鼠，按性别相同、体重接近分为 8 个区组。每个区组 3 只大鼠随机采用 A、B、C 三种药物治疗，故属于随机区组设计方案

c. 该医师应用完全随机设计计量资料的方差分析进行检验是正确的

d. 该医师应用完全随机设计计量资料的方差分析进行检验是不正确的，应该选用重复测量设计的方差分析方法进行检验

e. 该医师应用完全随机设计计量资料的方差分析进行检验是不正确的，应该选用随机区组设计的方差分析方法进行检验

77. 为研究某研究所工作人员的血脂水平与男性年龄的关系，随机抽取不同年龄组男性 12 名，检测总胆

固醇含量（mmol/L），结果如表 F4-10。研究者想要知道血脂水平在不同年龄组之间有没有差别？

表 F4-10　三组人群的总胆固醇含量（mmol/L）

青年组	4.90	4.85	4.92	5.16	4.92	4.75
	5.16	4.88	5.06	5.20	4.88	5.13
中年组	5.11	5.12	4.88	5.22	4.98	5.13
	5.15	4.97	5.16	5.24	5.12	5.23
老年组	5.15	5.26	5.23	5.12	5.46	5.24
	5.20	4.99	5.16	5.18	5.25	5.10

SPSS 输出结果如下：

Descriptives

总胆固醇含量

	N	Mean	Std. Deviation	Std. Error	95% Confidence Interval for Mean		Minimum	Maximum
					Lower Bound	Upper Bound		
青年组	12	4.9842	.14933	.04311	4.8893	5.0790	4.75	5.20
中年组	12	5.1092	.11180	.03227	5.0381	5.1802	4.88	5.24
老年组	12	5.1950	.11318	.03267	5.1231	5.2669	4.99	5.46
Total	36	5.0961	.15057	.02509	5.0452	5.1471	4.75	5.46

Test of Homogeneity of Variances

总胆固醇含量

Levene Statistic	df1	df2	Sig.
2.151	2	33	.132

ANOVA

总胆固醇含量

	Sum of Squares	df	Mean Square	F	Sig.
Between Groups	.270	2	.135	8.500	.001
Within Groups	.524	33	.016		
Total	.793	35			

Post Hoc Tests

Multiple Comparisons

Dependent Variable: 总胆固醇含量

	（I）分组变量	（J）分组变量	Mean Difference（I-J）	Std. Error	Sig.	Interval	
						Lower Bound	Upper Bound
LSD	青年组	中年组	−.12500*	00.05143	0.021	−0.2296	−0.0204
		老年组	−.21083*	0.05143	0	−0.3155	−0.1062
	中年组	青年组	.12500*	0.05143	0.021	0.0204	0.2296
		老年组	−.0.08583	0.05143	0.105	−0.1905	0.0188
	老年组	青年组	.21083*	0.05143	0	0.1062	0.3155
		中年组	0.08583	0.05143	0.105	−0.0188	0.1905

*. The mean difference is significant at the 0.05 level

选择答案：_____。（2.0分）

a. 第一个表格为统计描述表，描述了不同年龄组血清总胆固醇水平的集中趋势和离散趋势指标

b. 第二个表格为方差齐性检验结果，**Levene** 统计量为 2.151，$v_1=2$，$v_2=33$，$P=0.132$，可认为样本所在各总体的方差齐

c. 第三个表格为单因素方差分析的结果，本例 $F=8.500$，$P=0.001$，按 $\alpha=0.05$ 水准，拒绝 H_0，接受 H_1，差异有统计学意义，可认为不同年龄组血清总胆固醇水平的差异有统计学意义

d. 第四个表格为采用 LSD-t 检验进行两两比较的结果，均数差值[Mean Difference（I-J）]用"*"标注者，表示所对应的两组均数间差异有统计学意义（$P<0.05$）。由表中可见，中年和老年组之间差异无统计学意义（$P=0.105$），青年组与中年、老年组之间的差异均有统计学意义（$P\leq0.021$）

e. 第四个表格为采用 LSD-t 检验进行两两比较的结果，均数差值[Mean Difference（I-J）]用"*"标注者，表示所对应的两组均数间差异无统计学意义（$P>0.05$）。由表中可见，中年和老年组之间差异有统计学意义（$P=0.105$），青年组与中年、老年组之间的差异均无统计学意义（$P\leq0.021$）

78. 2016 年某医师在研究中药治疗流感的疗效中，采用热毒清、板兰根、复方板兰根治疗流感患者 360 例，结果见表 F4-11。试问三种中药治疗流感的疗效有无差别？

表 F4-11　三种中药治疗流感的疗效比较

组别	有效	无效	合计	有效率（%）
热毒清	116	4	120	96.7
板蓝根	96	24	120	80.0
复方板蓝根	114	6	120	95.0
合计	326	34	360	90.6

SPSS 输出结果如下：

药物 * 疗效 Crosstabulation

			疗效		Total
			有效	无效	
药物	热毒清	Count	116	4	120
		Expected Count	108.7	11.3	120.0
		% within 药物	96.7%	3.3%	100.0%
	板兰根	Count	96	24	120
		Expected Count	108.7	11.3	120.0
		% within 药物	80.0%	20.0%	100.0%
	复方板兰根	Count	114	6	120
		Expected Count	108.7	11.3	120.0
		% within 药物	95.0%	5.0%	100.0%
Total		Count	326	34	360
		Expected Count	326.0	34.0	360.0
		% within 药物	90.6%	9.4%	100.0%

Chi-Square Tests

	Value	df	Asymp. Sig. (2-sided)
Pearson Chi-Square	23.645[a]	2	.000
Likelihood Ratio	22.330	2	.000
Linear-by-Linear Association	.194	1	.659
N of Valid Cases	360		

a. 0 cells （.0%） have expected count less than 5. The minimum expected count is 11.33.

表 F4-12　3 种中药治疗流感有效率之间的两两比较

对比组	四格表 χ^2 值	P	检验水准调整值 α'	检验结果
热毒清与板蓝根	16.173	<0.001	0.017	*
热毒清与复方板蓝根	0.417	0.518	0.017	—
板蓝根与复方板蓝根	12.343	<0.001	0.017	*

注:"*"表示差异有统计学意义,"—"表示差异无统计学意义,"#"表示连续性校正 χ^2 值

选择答案:＿＿＿＿＿＿。(2.0 分)

a. 第一个表格为统计描述表,描述了 3 种中药治疗流感的疗效。本例热毒清治疗 120 人,有效 116 人,有效率 96.7%;板蓝根治疗 120 人,有效 96 人,有效率 80.0%;复方板蓝根治疗 120 人,有效 114 人,有效率 95.0%;总例数 $n=360$;所有基本格子的理论频数均大于 5

b. 第二个表格为行×表 χ^2 检验的结果:①注释:a. 0 个(0.0%)格子的理论频数小于 5,最小理论频数为 11.33。现 $n=360$,$T>5$,可直接做 χ^2 检验(行×表资料 χ^2 检验注意事项参见教材)。②未校正 χ^2 检验结果为 $\chi^2=23.645$,$P<0.001$

c. 按 $\alpha=0.05$ 水准,拒绝 H_0,接受 H_1,差异有统计学意义,可认为 3 种中药治疗流感的有效率都不相同

d. 按 $\alpha=0.05$ 水准,拒绝 H_0,接受 H_1,差异有统计学意义,可认为 3 种中药治疗流感的有效率不全相同

e. 将 3 种中药治疗流感有效率之间两两比较的 SPSS 结果整理为表 14(检验水准调整值 α' 为 0.017)。除热毒清与复方板兰根有效率之间的差异无统计学意义外,其余两两之间的差异均有统计学意义,可认为热毒清与复方板兰根的疗效基本相同,均优于板兰根

79. 为比较中西药治疗急性心肌梗死的疗效,某医师将 27 例急性心肌梗死患者随机分成两组,分别给予中药和西药治疗,结果见表 F4-13。经 χ^2 检验,得连续性校正 $\chi^2=3.134$,$P>0.05$,差异无统计学意义,故认为中西药治疗急性心肌梗死的疗效基本相同。

表 F4-13　两种药物治疗急性心肌梗死的疗效比较

药物	有效	无效	合计	有效率(%)
中药	12(9.33)	2(4.67)	14	85.7
西药	6(8.67)	7(4.33)	13	46.2
合计	18	9	27	66.7

问题
(1)这是什么资料?
(2)该研究是什么设计?
(3)统计方法是否正确?
(4)应该用何种统计方法?

选择答案:＿＿＿＿＿＿。(2.0 分)

a. 该资料是按中西药的治疗结果(有效、无效)分类的计数资料
b. 27 例患者随机分配到中药组和西药组,属于完全随机设计方案
c. 患者总例数 $n=27<40$,该医师用 χ^2 检验是不正确的
d. 当 $n<40$ 或 $T<1$ 时,不宜计算 χ^2 值,需采用四格表确切概率法(exact probabilities in 2×2 table)直接计算概率
e. 因中药的有效率比西药高的多,不可能比西药低,故应该用单侧检验

80. 对 380 名钩端螺旋体病人同时用间接免疫荧光抗体实验和显微镜凝聚实验进行血清学诊断,结果间接免疫荧光抗体实验诊断阳性率 78.95%,显微镜凝聚实验诊断阳性率为 73.68%,两法诊断一致阳性率为 68.42%,问两种方法诊断阳性率有无差别?

SPSS 输出结果如下:

间接 * 显微镜 Crosstabulation

			显微镜		Total
			阳性	阴性	
间接	阳性	Count	260	40	300
		% of Total	68.4%	10.5%	78.9%
	阴性	Count	20	60	80
		% of Total	5.3%	15.8%	21.1%
Total		Count	280	100	380
		% of Total	73.7%	26.3%	100.0%

Chi-Square Tests

	Value	df	Asymp. Sig. (2-sided)	Exact Sig. (2-sided)	Exact Sig. (1-sided)
Pearson Chi-Square	123.862[a]	1	.000		
Continuity Correction[b]	120.702	1	.000		
Likelihood Ratio	112.436	1	.000		
Fisher's Exact Test				.000	.000
Linear-by-Linear Association	123.536	1	.000		
McNemar Test				.013[c]	
N of Valid Cases	380				

a. 0 cells (.0%) have expected count less than 5. The minimum expected count is 21.05; b. Computed only for a 2x2 table; c. Binomial distribution used

Symmetric Measures

		Value	Approx. Sig.
Nominal by Nominal	Contingency Coefficient	.496	.000
N of Valid Cases		380	

选择答案：_____。（2.0分）

a. 第一个表格为统计描述表，描述了间接免疫荧光抗体实验和显微镜凝聚实验两法的测定结果。间接免疫荧光抗体实验阳性数为 300 人，阳性率为 78.9%；显微镜凝聚实验阳性数为 280 人，阳性率为 73.7%；两种方法一致测定阳性人数 260 人，阳性率为 68.4%

b. 第二个表格为四格表 χ^2 检验的结果：①注释：b. 0 个（0.0%）格子的理论频数小于 5，最小理论频数为 21.05。本例 $n=380$，$T>5$，相关性分析可选择未校正 χ^2 检验；②相关性分析：未校正 χ^2 检验结果为 $\chi^2=123.862$，$P<0.001$，按 $\alpha=0.05$ 水准，不拒绝 H_0，差异无统计学意义，可认为甲乙两种方法的测定结果之间无相关关系

c. 第二个表格为四格表 χ^2 检验的结果：①注释：b. 0 个（0.0%）格子的理论频数小于 5，最小理论频数为 21.05。本例 $n=380$，$T>5$，相关性分析可选择未校正 χ^2 检验；②相关性分析：未校正 χ^2 检验结果为 $\chi^2=123.862$，$P<0.001$，按 $\alpha=0.05$ 水准，拒绝 H_0，接受 H_1，差异有统计学意义，可以认为甲乙两种方法的测定结果之间有相关关系，列联系数为 0.496

d. 未校正 χ^2 检验结果为 $\chi^2=123.862$，$P<0.001$，按 $\alpha=0.05$ 水准，不拒绝 H_0，差异无统计学意义，尚不能认为甲乙两种方法的测定结果有差别

e. 优劣性检验：McNemar 检验的双侧 P 值为 0.013，按 $\alpha=0.05$ 水准，拒绝 H_0，接受 H_1，差异有统计学意义，可认为两种方法的测定结果有差别，间接免疫荧光抗体实验测定阳性率较高

81. 2014 年某医师在研究中药治疗脑中风的疗效中，采用血塞通片、灯盏花素片、银杏叶片治疗脑中风患者 360 例，结果见表 F4-14，该医师采用行×列表资料的 χ^2 检验比较 3 种中药治疗脑中风的有效率，得 $\chi^2=23.645$，$P<0.001$，差异有统计学意义，故认为 3 种中药治疗流感的疗效都不相同，血塞通片最好（95.8%），银杏叶片次之（85.0%），灯盏花素片最差（80.0%）。

表 F4-14 三种中药治疗脑中风的疗效比较

组别	有效	无效	合计	有效率（%）
血塞通片	115（104.3）	5（15.7）	120	95.8
灯盏花素片	96（104.3）	24（15.7）	120	80.0
银杏叶片	102（104.3）	18（15.7）	120	85.0
合计	313	47	360	86.9

SPSS 输出结果如下（两两比较的输出结果略）：
Crosstabs

药物 * 疗效 Crosstabulation

			疗效		Total
			有效	无效	
药物	血塞通片	Count	115	5	120
		Expected Count	104.3	15.7	120.0
		% within 药物	95.8%	4.2%	100.0%
	灯盏花素片	Count	96	24	120
		Expected Count	104.3	15.7	120.0
		% within 药物	80.0%	20.0%	100.0%
	银杏叶片	Count	102	18	120
		Expected Count	104.3	15.7	120.0
		% within 药物	85.0%	15.0%	100.0%
Total		Count	313	47	360
		Expected Count	313.0	47.0	360.0
		% within 药物	86.9%	13.1%	100.0%

Chi-Square Tests

	Value	df	Asymp. Sig. (2-sided)
Pearson Chi-Square	13.851[a]	2	.001
Likelihood Ratio	15.842	2	.000
Linear-by-Linear Association	6.186	1	.013
N of Valid Cases	360		

a. 0 cells (.0%) have expected count less than 5. The minimum expected count is 15.67

选择答案：_____。（2.0 分）

a. 第一个表格为统计描述表，描述了 3 种中药治疗脑中风的疗效。本例血塞通片治疗 120 人，有效 115 人，有效率 95.8%；灯盏花素片治疗 120 人，有效 96 人，有效率 80.0%；银杏叶片治疗 120 人，有效 102 人，有效率 85.0%；总例数 $n=360$；所有基本格子的理论频数均大于 5

b. 第二个表格为行×表 χ^2 检验的结果：①注释：a. 0 个（0.0%）格子的理论频数小于 5，最小理论频数为 15.67。现 $n=360$，$T>5$，可直接做 χ^2 检验（行×表资料 χ^2 检验注意事项参见教材）。②未校正 χ^2 检验结果为 $\chi^2=13.851$，$P=0.001$，按 $\alpha=0.05$ 水准，拒绝 H_0，接受 H_1，差异有统计学意义，可认为 3 种中药治疗脑中风的有效率不全相同

c. 第二个表格为行×表 χ^2 检验的结果：①注释：a. 0 个（0.0%）格子的理论频数小于 5，最小理论频数为 15.67。现 $n=360$，$T>5$，可直接做 χ^2 检验（行×表资料 χ^2 检验注意事项参见教材）。②未校正 χ^2 检验结果为 $\chi^2=13.851$，$P=0.001$，按 $\alpha=0.05$ 水准，拒绝 H_0，接受 H_1，差异有统计学意义，可认为 3 种中药治疗脑中风的有效率都不相同

d. 将 3 种中药治疗脑中风有效率之间两两比较的 SPSS 结果整理为表 F4-15（检验水准调整值 α' 为 0.017）

表 F4-15　3 种中药治疗脑中风有效率之间的两两比较

对比组	四格表 χ^2 值	P	检验水准调整值 r	检验结果
血塞通片与灯盏花素片	14.159	<0.001	0.017	*
血塞通片与银杏叶片	8.127	0.004	0.017	*
灯盏花素片与银杏叶片	1.039	0.308	0.017	—

注："*"表示差异有统计学意义，"—"表示差异无统计学意义

E. 除灯盏花素片与银杏叶片有效率之间的差异无统计学意义外，其余两两之间的差异均有统计学意义，可认为血塞通片疗效优于灯盏花素片和银杏叶片，而灯盏花素片与银杏叶片的疗效基本相同。（**这与该医师所得结论不同**）

82. 某医师为比较中药和西药治疗慢性气管炎的疗效，随机抽取 200 例慢性气管炎患者分成中药组和西药组，结果见表 F4-16。试问中药和西药治疗慢性气管炎的疗效有无差别？

SPSS 输出结果如下：

Crosstabs

表 F4-16　中西药治疗慢性气管炎患者有效率的比较

药物	有效	无效	合计	有效率（%）
中药	95	5	100	95.0
西药	85	15	100	85.0
合计	180	20	200	90.0

Case Processing Summary

	Cases					
	Valid		Missing		Total	
	N	Percent	N	Percent	N	Percent
药物 * 疗效	200	100.0%	0	.0%	200	100.0%

药物 * 疗效 Crosstabulation

			疗效		Total
			有效	无效	
药物	中药	Count	95	5	100
		Expected Count	90.0	10.0	100.0
		% within 药物	95.0%	5.0%	100.0%
	西药	Count	85	15	100
		Expected Count	90.0	10.0	100.0
		% within 药物	85.0%	15.0%	100.0%
Total		Count	180	20	200
		Expected Count	180.0	20.0	200.0
		% within 药物	90.0%	10.0%	100.0%

Chi-Square Tests

	Value	df	Asymp. Sig. (2-sided)	Exact Sig. (2-sided)	Exact Sig. (1-sided)
Pearson Chi-Square	5.556[a]	1	.018		
Continuity Correction[b]	4.500	1	.034		
Likelihood Ratio	5.788	1	.016		
Fisher's Exact Test				.032	.016
Linear-by-Linear Association	5.528	1	.019		
N of Valid Cases	200				

a. 0 cells （.0%） have expected count less than 5. The minimum expected count is 10.00; b. Computed only for a 2x2 table

选择答案：＿＿＿＿＿＿＿＿。（2.0 分）

A. 第一个表格为记录处理情况概要，依次为有效（Valid）、缺失（Missing）、合计（Total）的例数和百分数。本例有效例数为 200，缺失值为 0，总例数为 200。

B. 第二个表格为统计描述表，描述了中西药治疗慢性气管炎的疗效。从上到下依次为中药、西药和合计的实际频数（Count）、理论频数（Expected Count）、百分数（%）。本例中药治疗 100 人，有效 95 人，有效率 95.0%；西药治疗 100 人，有效 85 人，有效率 85.0%；总例数 $n=200$；所有基本格子的理论频数均大于 5。

C. 第三个表格为四格表 χ^2 检验的结果：①注释：a. 仅为 2×2 表计算（Computed only for a 2×2 table），即只在 2×2 表时系统才计算校正 χ^2 值；b. 0 个（0.0%）格子的理论频数小于 5，最小理论频数为 24.00 [0 cells（.0%）have expected count less than 5. The minimum expected count is 10.00]。本例 $n=200$，$T>5$，应选择未校正 χ^2 检验（四格表 χ^2 检验的注意事项）；②表中从左到右依次为检验统计量值（Value）、自由度（df）、双侧 P 值[Asymp. Sig.（2-sided）]、双侧确切概率法 P 值[Exact Sig.（2-sided）]、单侧确切概率法 P 值[Exact Sig.（1-sided）]；从上到下依次为未校正 χ^2 检验或 Pearson 卡方检验（Pearson Chi-Square）、校正 χ^2 检验（Continuity Correction）、似然比估计 χ^2 检验（Likelihood Ratio）、Fisher's 确切概率法（Fisher's Exact Test）、线性模型估计 χ^2 检验（Linear-by-Linear Association）、有效例数（N of Valid Cases）。

D. 本例未校正 χ^2 检验结果为 $\chi^2=5.556$，$P=0.018$，按 $\alpha=0.05$ 水准，不拒绝 H_0，差异无统计学意义，可认为两药的有效率相同。

E. 本例未校正 χ^2 检验结果为 $\chi^2=5.556$，$P=0.018$，按 $\alpha=0.05$ 水准，拒绝 H_0，接受 H_1，差异有统计学意义，可认为两药的有效率不同，中药疗效高于西药。

83. 为研究化疗的毒副作用，某医师测量了 10 例肺癌患者化疗前后尿中白蛋白（Alb）含量，数据见表 F4-17。问肺癌患者化疗前后尿中白蛋白（Alb）含量是否相同？

表 F4-17　10 例肺癌患者化疗前后尿中白蛋白含量（mg/L）

患者号	1	2	3	4	5	6	7	8	9	10
化疗前	5.4	11.8	7.9	8.8	13.5	7.3	4.6	2.1	13.4	6.2
化疗后	3.7	24.3	14.5	10.4	26.1	11.6	8.9	5.7	12.1	10.4

SPSS 输出结果如下：

Wilcoxon Signed Ranks Test

Ranks

		N	Mean Rank	Sum of Ranks
化疗后 − 化疗前	Negative Ranks	2[a]	2.00	4.00
	Positive Ranks	8[b]	6.38	51.00
	Ties	0[c]		
	Total	10		

a. 化疗后＜化疗前；b. 化疗后＞化疗前；c. 化疗后=化疗前

Test Statistics[b]

	化疗后 − 化疗前
Z	−2.397[a]
Asymp. Sig.（2-tailed）	.017

a. Based on positive ranks；b. Wilcoxon Signed Ranks Test

选择答案：＿＿＿＿＿＿＿＿。（2.0 分）

a. 第一个表格为编秩情况列表，采用的是化疗后−化疗前的差值。从左到右依次为例数（N）、平均秩次（Mean Rank）、秩和（Sum of Ranks）；从上到下依次为负秩（Negative Ranks）、正秩（Positive Ranks）、相持（Ties）、合计（Total）。本例负秩（化疗后＜化疗前）例数为 2，平均秩次为 2.00，秩和为 4.00；正秩（化疗后＞化疗前）例数为 8，平均秩次为 6.38，秩和为 51.00；相持（化疗后=化疗前）例数为 0。由此可见，正秩和较多，即化疗后的尿中白蛋白含量较高

b. 第二个表格为 Wilcoxon 符号秩和检验结果，列出了基于正秩（Based on Positive Ranks）的统计量 z

值和双侧 P 值[Asymp. Sig.（2-tailed）]

 c. 本例 $z=-2.397$，$P=0.017$

 d. 按 $\alpha=0.05$ 水准，不拒绝 H_0，差异无统计学意义，可认为肺癌化疗前后患者尿中白蛋白含量无差别，化疗前后基本相同

 e. 按 $\alpha=0.05$ 水准，拒绝 H_0，接受 H_1，差异有统计学意义，可认为肺癌化疗前后患者尿中白蛋白含量有差别，化疗后有所增加

84. 为探讨某中药对大鼠外周血 T 细胞亚群的影响，某医师将随机抽取的 30 只雄性 SD 大鼠随机分为正常对照组（生理盐水）、免疫抑制组（氢化可的松）、中药治疗组（氢化可的松+中药），其中 $CD4^+$ 细胞百分率的测定结果见表 F4-18。试问三组大鼠的 $CD4^+$ 细胞百分率有无差别？

表 F4-18   30 只大鼠的 $CD4^+$ 细胞百分率的测定结果（%）

分组	$CD4^+$（%）									
正常对照组	58.60	57.20	43.00	62.00	50.30	56.70	60.20	59.30	45.00	35.90
免疫抑制组	36.30	51.50	39.10	40.10	39.80	38.20	42.20	43.00	56.10	38.70
中药治疗组	47.50	45.20	46.30	44.70	45.40	47.20	48.60	58.80	59.20	61.70

SPSS 输出结果如下：

NPar Tests

Kruskal-Wallis Test

Ranks

	分组	N	Mean Rank
CD4	正常对照组	10	19.55
	免疫抑制组	10	8.55
	中药治疗组	10	18.40
	Total	30	

Test Statistics [a, b]

	CD4
Chi-Square	9.463
df	2
Asymp.Syg	0.009

a. Kruskal Wallis Test; b. Grouping Variable: 分组

表 F4-19   三组大鼠的 $CD4^+$ 细胞百分率的两两比较

对比组	z 值	P	检验水准调整值 a'	检验结果
正常对照组与免疫抑制组	-2.533	0.011	0.017	*
正常对照组与中药治疗组	-0.529	0.597	0.017	—
免疫抑制组与中药治疗组	-2.721	0.007	0.017	*

注：表中"*"表示差异有统计学意义，"—"表示差异无统计学意义

选择答案：_____。（2.0 分）

 a. 第一个表格为编秩情况列表，正常对照组例数为 10，平均秩次为 19.55；免疫抑制组例数为 10，平均秩次为 8.55；中药治疗组例数为 10，平均秩次为 18.40

 b. 第二个表格为 Kruskal-Wallis 秩和检验结果，$\chi^2(H)=9.463$，$v=2$，$P=0.009$

 c. 按 $\alpha=0.05$ 水准，拒绝 H_0，接受 H_1，差异有统计学意义，可认为三组大鼠的 $CD4^+$ 细胞百分率都不相同

 d. 按 $\alpha=0.05$ 水准，拒绝 H_0，接受 H_1，差异有统计学意义，可认为三组大鼠的 $CD4^+$ 细胞百分率不全相同

 e. 三组大鼠的 $CD4^+$ 细胞百分率之间两两比较的 SPSS 结果：除正常对照组与中药治疗组之间的差异无

统计学意义外，其他两两之间的差异均有统计学意义，可认为正常对照组与中药治疗组的大鼠 $CD4^+$ 细胞百分率基本相同，且都高于免疫抑制组

85. 某医生研究男性甲状腺机能减退症患者尺骨骨矿含量与正常人是否有差别，随机抽取 10 例患者和 10 例正常人，分别测得骨矿含量如下（g/cm^2）。试问患者与正常人的尺骨骨矿含量是否相同？

患者组：0.31 0.35 0.37 0.39 0.52 0.62 0.62 0.63 0.74 0.98

正常组：0.28 0.29 0.31 0.35 0.36 0.37 0.41 0.48 0.53 0.53

SPSS 输出结果如下：

NPar Tests

Mann-Whitney Test

Ranks

	分组	N	Mean Rank	Sum of Ranks
骨矿含量	患者组	10	13.05	130.50
	正常组	10	7.95	79.50
	Total	20		

Test Statistics [b]

	骨矿含量
Mann-Whitney U	24.500
Wilcoxon W	79.500
Z	−1.931
Asymp. Sig. （2-tailed）	.053
Exact Sig. [2*（1-tailed Sig.）]	.052[a]

a. Not corrected for ties；b. Grouping Variable: 分组

选择答案：_____。（2.0 分）

a. 第一个表格为编秩情况列表，默认是从小到大的顺序编秩。本例患者组例数为 10，平均秩次为 13.05，秩和为 130.50；正常组例数为 10，平均秩次为 7.95，秩和为 79.50。由此可见，患者组的秩和高于正常组

b. 第二个表格为两独立样本秩和检验结果，依次为 Mann-Whitney U 统计量、Wilcoxon W 统计量、z 值、双侧 P 值和确切概率法计算的 P 值

c. 本例 $z=-1.931$，$P=0.053$

d. 按 $\alpha=0.05$ 水准，不拒绝 H_0，差异无统计学意义，尚不能认为男性甲状腺功能减退症患者尺骨骨矿含量与正常人不同

e. 按 $\alpha=0.05$ 水准，拒绝 H_0，接受 H_1，差异有统计学意义，可认为男性甲状腺功能减退症患者尺骨骨矿含量与正常人不同

86. 某医生用某种中药治疗 1 型糖尿病患者和 2 型糖尿病患者共 45 例，结果见表 F4-20。为评价该中药对两型糖尿病的疗效有无差异，该医生对此资料进行 χ^2 检验，得 $\chi^2=5.289$，$P>0.05$，差异无统计学意义，故认为该中药对两型糖尿病患者的疗效基本相同。

表 F4-20 某种中药治疗两型糖尿病的疗效比较

疗效等级	1 型糖尿病	2 型糖尿病	合计
无效	9	3	12
好转	8	9	17
显效	5	11	16
合计	22	23	45

问

（1）该资料是什么资料？
（2）该研究是什么设计？
（3）统计分析中有无不妥之处？
（4）该资料应该用何种统计方法？

选择答案：_____。（2.0分）

a. 该资料的分组变量（两型糖尿病）是二分类资料，分析变量（疗效等级）是等级资料，称为单向有序分类资料

b. 研究设计为完全随机设计

c. 统计分析不正确。该医生的研究目的是比较中药治疗两型糖尿病的疗效，用 χ^2 检验只能说明各处理组的效应在分布上有无不同，而不能说明各处理组效应的平均水平有无差别，也就是说 χ^2 检验没有利用等级信息，因此效率较低

d. 该资料应该用 Wilcoxon 符号秩和检验，目的是推断样本与已知总体中位数的差值是否来自中位数为零的总体

e. 该资料应该用非参数检验的 Wilcoxon 秩和检验，目的是推断两样本分别代表的总体分布是否不同

87. 某医师在某地某工厂随机抽取 16 名工人，测得尿铅含量（μmol/L）为 0.65, 0.78, 2.13, 2.48, 2.54, 2.68, 2.73, 3.01, 3.13, 3.27, 3.54, 4.38, 4.47, 5.05, 6.08, 11.27。已知该地正常人尿铅含量的中位数为 2.50μmol/L。该医师对此资料采用单样本 t 检验，得 $t=1.837$，$P>0.05$，差异无统计学意义，故认为该厂工人的尿铅含量不高于当地正常人。

问

（1）这是什么资料？
（2）该医师统计方法是否正确？为什么？
（3）该资料应该用何种统计方法？

选择答案：_____。（2.0分）

a. 该资料为计量资料

b. 该医师统计方法不正确。尿铅资料通常为偏态分布资料，从本例的资料也可看出变异较大，故不能用 t 检验处理

c. 当资料分布为非正态分布，或总体分布无法确定，应用非参数检验方法

d. 本例可选用 χ^2 检验，目的是推断两个总体率是否相同

e. 本例可选用 Wilcoxon 符号秩和检验，目的是推断与已知总体中位数的差值是否来自中位数为零的总体

88. 某地对血吸虫流行区进行血吸虫与大肠癌关系的调查研究，抽查 39 个乡的资料，各乡抽查人数相同，血吸虫感染率最低为 8.9%，最高为 79.3%。将血吸虫感染率（%）作 x，大肠癌标化死亡率（1/10万）为 y 作相关回归分析，得 $r=0.6315$，$P<0.01$，$b=0.1344$，$a=4.152$。

问

（1）能否用直线回归方程描述两者的关系，为什么？
（2）若血吸虫感染率为 20%，则大肠癌标化死亡率平均是多少？
（3）若血吸虫感染率为 90%，大肠癌标化死亡率平均又是多少？

选择答案：_____。（2.0分）

a. 能用直线回归方程描述两变量间的关系，因为回归系数的假设检验与相关系数的假设检验等价，既然 r 的假设检验 $P<0.01$，可认为两变量有直线关系，所以能用直线回归方程来描述两变量间的关系

b. 用血吸虫感染率（%）（x）推大肠癌标化死亡率（1/10万）（y）的回归方程为：$y=4.152+0.1344x$

c. 将 $x=20$ 代入方程，求得 $y=6.84$，则血吸虫感染率为 20% 时，大肠癌标化死亡率平均是 6.84/10万

d. 将 $x=90$ 代入方程，求得 $y=16.25$，则血吸虫感染率为 20% 时，大肠癌标化死亡率平均是 16.25/10万

e. 由于血吸虫感染率的实测值范围是 8.9%～79.3%，90% 已超出此范围，不宜用该回归方程来估计大肠癌标化死亡率

89. 某地对重金属镉污染区进行土壤镉与人体尿镉关系的调查研究，抽查 10 个村的资料，各村抽查人数相同。土壤镉最低为 4.14μg/L，最高为 27.39μg/L。将土壤镉作 x，人体尿镉为 y，作相关回归分析，得 $r=0.787$，

$P=0.007$，$b=0.228$，$a=6.503$。

（1）能否用直线回归方程描述两者的关系，为什么？

（2）若土壤镉为 6.58μg/L，则人体尿镉平均是多少？

（3）若土壤镉为 32.15μg/L，则人体尿镉平均又是多少？

选择答案： _____。（2.0 分）

a. 能用直线回归方程描述两变量间的关系。因为回归系数 b 的假设检验与相关系数 r 的假设检验等价，既然 r 的假设检验 $P=0.007$，可认为两变量间有直线回归关系，所以能用直线回归方程来描述两变量间的关系

b. 现已知 $a=6.503$，$b=0.228$，故直线回归方程为 $y=6.503+0.228x$

c. 将 $x=6.58$ 代入回归方程，求得 $y=8.003$，即土壤镉为 6.58μg/L，则人体尿镉平均是 8.003μg/L

d. 将 $x=32.15$ 代入回归方程，求得 $y=13.833$，即土壤镉为 32.15μg/L，则人体尿镉平均是 13.33μg/L

e. 由于土壤镉的实测值范围是 4.14μg/L～27.39μg/L，32.15μg/L 超出此范围，不宜用该回归方程来估计人体尿镉

90. 为研究钙摄入与骨密度的关系，某医师测量了 12 例 20～25 岁成人每日钙摄入量（mg）和左前臂的骨密度（BMD）g/cm^2，结果见表 F4-21。

问：（1）成人钙摄入量与左前臂 BMD 之间是否有相关关系？（2）成人钙摄入量与与左前臂 BMD 之间是否有直线回归关系？如有，请写出直线回归方程。

表 F4-21　12 例成人钙摄入量（mg）和左前臂 BMD（g/cm^2）的测定结果

编号	11	22	33	44	55	66	77	88	99	110	1111	12
钙（mg）	520	540	490	510	450	580	590	550	570	630	620	600
BMD（g/cm^2）	0.806	0.898	0.798	0.885	0.785	1.116	0.965	1.105	0.965	1.253	1.288	1.161

SPSS 输出结果如下：

Correlations

		钙	BMD
钙	Pearson Correlation	1	.889**
	Sig.（2-tailed）		.000
	N	12	12
BMD	Pearson Correlation	.889**	1
	Sig.（2-tailed）	.000	
	N	12	12

**. Correlation is significant at the 0.01 level（2-tailed）

Model Summary

Model	R	R Square	Adjusted R Square	Std. Error of the Estimate
1	.889a	.790	.769	26.22601

a. Predictors:（Constant），BMD

ANOVAb

Model		Sum of Squares	df	Mean Square	F	Sig.
1	Regression	25813.630	1	25813.630	37.531	.000a
	Residual	6878.037	10	687.804		
	Total	32691.667	11			

a. Predictors:（Constant），BMD; b. Dependent Variable: 钙

Coefficients^a

Model		Unstandardized Coefficients		Standardized Coefficients	t	Sig.
		B	Std. Error	Beta		
1	(Constant)	281.263	45.186		6.225	.000
	BMD	272.336	44.454	.889	6.126	.000

a. Dependent Variable: 钙

选择答案：_____。（2.0 分）

a. 该研究属于配对设计。目的是分析钙摄入量（mg）（x）和左前臂的骨密度（BMD）（g/cm^2）（y）之间有无相关关系，服从双变量正态分布，应采用 Pearson 直线相关与回归分析

b. Pearson 直线相关分析，得 $r=0.889$，$P<0.001$，按 $α=0.05$ 水准，拒绝 H_0，接受 H_1，可认为每日钙摄入量（mg）和左前臂的骨密度（BMD）（g/cm^2）之间有相关关系

c. 简单线性回归分析得 $R=0.889$，$R^2=0.790$

d. 方差分析得 $F=37.531$，$P<0.001$，有统计学意义

e. 钙摄入量（mg）（x）和左前臂的骨密度（BMD）（g/cm^2）（y）方程为 $y=281.263+272.336x$

91. 某研究者检测了 10 个不同污灌区的土壤中的镉含量（mg/kg）和该污灌区种植的谷穗中的镉含量（mg/kg），数据如表 F4-22。据此分析土壤中的镉含量（x）和谷穗中的镉含量（y）有无相关关系。

表 F4-22　土壤中的镉含量（x）和谷穗中的镉含量（y）

污灌区编号	11	12	23	44	55	66	77	88	99	110
土壤镉含量（mg/kg）	0.20	0.23	0.40	0.48	0.65	0.80	0.62	0.45	0.50	0.42
谷穗镉含量（mg/kg）	0.050	0.060	0.070	0.078	0.085	0.093	0.069	0.071	0.058	0.065

SPSS 输出结果如下：
Correlations

Correlations

		土壤镉含量	谷穗镉含量
土壤镉含量	Pearson Correlation	1	.843**
	Sig.（2-tailed）		0.002
	N	10	10
谷穗镉含量	Pearson Correlation	.843**	1
	Sig.（2-tailed）	0.002	
	N	10	10

**. Correlation is significant at the 0.01 level （2-tailed）

选择答案：_____。（2.0 分）

a. Pearson 直线相关分析结果中，从上到下依次为 Pearson 相关系数（Pearson Correlation）、双侧 P 值[Sig.（2-tailed）]和例数（N），数据区四个格子中的数据呈矩阵形式对称排列。

b. 本例，谷穗镉含量和土壤镉含量的 Pearson 相关系数 $r=1$，$P=0$，无统计学意义。

c. 本例，谷穗镉含量和土壤镉含量的 Pearson 相关系数 $r=0.843$，$P=0.002$，有统计学意义。

d. 按 α=0.05 水准，不拒绝 H_0，无统计学意义，尚不能认为调查污灌区的土壤镉含量和谷穗镉含量间存在正相关关系。

e. 按 α=0.05 水准，拒绝 H_0，接受 H_1，有统计学意义，可认为调查污灌区的土壤镉含量和谷穗镉含量间存在正相关关系，土壤镉含量增加，谷穗镉含量也增加。

92. 为探讨儿童缺锌对生长发育的影响，某医生随机抽取某幼儿园 4 岁男童 12 名，分析其身高与发锌含量之间的关系。数据如表 F4-23。

表 F4-23　某幼儿园 12 名 4 岁男童的发锌与身高值

编号	1	2	3	4	5	6
发锌（μmol/g）	1.78	1.76	1.69	1.59	1.55	1.82
身高（cm）	105.3	104.1	102.5	101.6	98.4	103.5
编号	7	8	9	10	11	12
发锌（μmol/g）	1.57	1.86	1.77	1.9	1.87	1.63
身高（cm）	99.5	104.4	106.8	107.3	107.5	104

问题

（1）这是什么资料？

（2）该资料应如何进行统计分析？

选择答案：＿＿＿＿＿＿。（2.0 分）

a. 身高与发锌含量都是随机定量变量，属于双变量计量资料

b. 两变量反映了研究对象的不同特征，无法用前述的 t 检验、方差分析、卡方检验等假设检验方法进行比较，这里将用到的是另一大类统计方法，用于分析反映研究对象不同特征的两个或多个变量间的关系

c. 相关分析是其中用于分析两个或多个变量间相互关系的统计分析方法。直线相关分析是分析两个变量间有无直线关系的统计方法

d. 可以用卡方检验来分析两个变量间有无直线关系

e. 可以用直线相关来分析两个变量间有无直线关系

93. 某研究者欲评价多糖铁复合物治疗儿童轻度缺铁性贫血的疗效，在城北小学抽取 60 名确诊为轻度缺铁性贫血的儿童，服用多糖铁复合物为实验组；在城南小学抽取 60 名确诊为轻度缺铁性贫血的儿童，未服用多糖铁复合物为对照组，观察指标是血红蛋白含量。结果城北小学观察对象血红蛋白均值明显上升，城南小学观察对象血红蛋白略有提高，但比城北小学低，故认为多糖铁复合物有升血红蛋白作用，能有效治疗缺铁性贫血。

问题

（1）该研究者遵循的均衡原则是否合理？为什么？

（2）该研究的混杂因素是什么？

（3）应该怎样正确设计？

选择答案：＿＿＿＿＿＿。（2.0 分）

a. 该实验设计的缺陷是违背了均衡原则，即不清楚两所小学儿童的家庭经济条件、地理位置、儿童饮食习惯、营养条件是否相同或很相近，如果明显不同，则影响血红蛋白含量的因素除药物外，也可能是儿童饮食营养条件，不能将血红蛋白量升高这一结果完全归之于多糖铁复合物的疗效。因此认为这个设计是不均衡设计

b. 本研究的混杂因素是饮食习惯和营养条件等。这些混杂因素得不到控制，就不能得出上述结论。但要通过改变儿童饮食习惯和营养条件来控制这些混杂因素是比较困难的，可通过交叉均衡设计，以达到均衡目的

c. 正确设计：将城南小学 60 名儿童随机分成两组，30 名服用多糖铁复合物，30 名不服药；城北小学 60 名儿童也随机分成两组，30 名服药，30 名不服药。观察一段时间后，对城南和城北小学分开比较试验组和对照组即服药与不服药的血红蛋白有无差别

d. 也可将测得城南小学 30 名服药儿童和城北小学 30 名服药儿童合并，作为实验组求平均值，再将两小

学各30名未服药儿童的测定结果合并，作为对照组求平均值

e. 对实验组和对照组的平均值进行假设检验，如果实验组的血红蛋白值高于对照组，且差异有统计学意义，可认为多糖铁复合物对血红蛋白有影响，对儿童轻度缺铁性贫血有治疗作用

94. 某社区医生想研究卡维地洛治疗老年应激性高血压的疗效，该医生将该社区体检发现的老年高血压患者180例，按区域分为对照组90例（口服复方降压片），研究组90例（口服卡维地洛），某种药物分3组，1次/天组、2次/天组、3次/天组，每次均服用1粒药物。随访观察两组患者的临床疗效、动脉血压和并发症情况。用药1个月，第1周测血压每天2次，第2～4周测血压每天1次。

问题

（1）该实验有几个处理因素，各处理因素有几个水平？

（2）该研究的设计是否合理？为什么？

（3）研究对象的入选标准和排除标准应该有哪些？

选择答案：＿＿＿＿＿＿＿。（2.0分）

a. 该试验有1个处理因素，即服用的降压药（口服复方降压片或者口服卡维地洛）；每个处理因素有3个水平，即1次/天组、2次/天组、3次/天组

b. 作者的设计不合理。研究对象的选择应符合老年应激性高血压的诊断，而不只是高血压患者就行。研究对象的分组应该随机分组，保证两组人群的均衡性

c. 正确做法：抽取符合老年应激性高血压的诊断患者。研究对象的入选标准：按照WHO制定的高血压标准，即收缩压（SBP）>140 mmHg和（或）舒张压（DBP）>90 mmHg；排除标准：糖尿病、心力衰竭、冠心病及严重的肝肾损害等疾病

d. 将患者随机分为卡维地洛试验组和复方降压片对照组，试验组与对照组除疗法不同外，其他条件尽可能相同

e. 采用盲法治疗和观察，结果经假设检验后再下结论

95. 为评价某西药治疗胃炎的临床疗效，某医师抽取符合入选条件的胃炎患者140例，按患者经济条件分为两组，经济条件较好组服用该西药，经济条件较差组服用公认效果佳的中药，临床观察结果见表F4-24。经四格表χ^2检验，得$\chi^2=7.78$，$P<0.01$，差异有统计学意义，故认为该西药疗效优于中药。

表 F4-24　中、西两药有效率的比较

分组	例数	有效	有效率（%）
西药	80	64	80.00
中药	60	35	58.33

问题

（1）该研究属何种类型？

（2）在设计的过程中是否遵循了实验设计的基本原则？

（3）该临床试验为何种对照？

（4）该医师的结论是否可靠？为什么？

选择答案：＿＿＿＿＿＿＿。（2.0分）

a. 该研究属临床试验研究

b. 在设计与实施的过程中，该医师是按照患者经济条件分为两组，未能按照随机化的原则分组

c. 该临床试验为标准对照

d. 由于该医师未遵循随机化原则，导致两组患者的非处理因素不均衡，可比性差，因此其结论不可靠

e. 以上都不对

96. 某单位研究两种饲料的营养价值，用雄性大白鼠做实验，先将10只大白鼠随机分为两组，每组饲喂一种饲料，于9周、10周、11周和12周分别测量体重增加量，所得结果见表F4-25。

表 F4-25　三种饲料喂养的大白鼠在不同时间的体重增加量（g）

饲料	大白鼠编号	测量时间（周）			
		9	10	11	12
A	1	39.3	41.1	41.3	49.4
	2	37.6	45.1	49.8	55.3
	3	37.2	45.5	47.8	48.8
	4	37.2	38.5	48.5	50.6
	5	40.6	46.3	50.2	56.8
B	6	36.4	35.2	33.8	35.6
	7	35.6	34.8	38.2	36.3
	8	34.0	35.6	35.6	35.6
	9	34.4	37.6	36.2	37.2
	10	35.2	36.3	36.8	37.4

问题
（1）这是什么资料？
（2）该实验设计有哪些处理因素？
（3）每个处理因素有几个水平？
（4）哪些是主要处理因素？哪些是次要处理因素？

选择答案：＿＿＿＿＿＿。（2.0 分）
a. 该资料变量值是定量的，表现为数值的大小，为计量资料
b. 本实验中饲料是一个处理因素，不同的测量时间是另一个处理因素
c. 本实验的饲料有两个水平，测量时间有五个水平
d. 本实验的饲料有两个水平，测量时间有四个水平
e. 本实验中饲料为主要处理因素，测量时间为次要处理因素

97. 欲观察某新药"克癌灵"的毒副作用，拟用大白鼠作毒理试验，请作一实验设计。

选择答案：＿＿＿＿＿＿。（2.0 分）
a. 该动物实验的目的是观察克癌灵的毒副作用
b. 一般实验设计
① 实验对象为随机抽取的同种属、同窝别、月龄、体重相近的 100 只 SPF 级 SD 雄性大白鼠，染癌后作为研究对象。
② 实验设计方案为完全随机设计。将 100 只染癌大白鼠统一编号后，按随机分配原则将其分为两组，实验组（50 只）给予克癌灵，对照组（50 只）为空白对照（或标准对照），即不接受任何处理因素（或公认有效的治癌药物）。实验组和对照组之间除了处理因素不同之外，其他一切条件尽可能相同或一致。
③ 观察指标以客观指标为主，包括一般生命体征、细胞计数、死亡情况等等。
④ 数据采用 SPSS 统计软件包分析，计量资料采用完全随机设计两样本均数比较的 t 检验或两样本资料的秩和检验；计数资料采用 χ^2 检验；等级资料采用秩和检验。
c. 急性毒理实验设计
① 实验对象为随机抽取的同种属、同窝别、月龄、体重相近的 100 只 SPF 级 SD 雄性大白鼠。
② 将 100 只 SPF 级 SD 雄性大白鼠随机分成 5 个组，每组 20 只大白鼠。
③ 将克癌灵配成低、中、高等 5 个剂量，分别对 5 组大白鼠进行染毒。
④ 观察记录各组大白鼠的死亡情况。
d. 采用寇氏法、加权直线回归法等计算 LD_{50} 及其 95% 可信区间，以及 LD_5、LD_{95} 等，对克癌灵的毒性做出评价
e. 以上都不对

（罗家洪　彭林珍　罗　健）